临床诊疗案例分析丛书

生殖医学临床诊疗案例分析

主编　宋学茹　田文艳　白晓红

天津出版传媒集团

天津科学技术出版社

图书在版编目(CIP)数据

生殖医学临床诊疗案例分析 / 宋学茹，田文艳，白晓红主编. -- 天津 : 天津科学技术出版社，2025. 5.
(临床诊疗案例分析丛书). -- ISBN 978-7-5742-2834-4

Ⅰ. R339.2

中国国家版本馆 CIP 数据核字第 2025V1H203 号

生殖医学临床诊疗案例分析
SHENGZHI YIXUE LINCHUANG ZHENLIAO ANLI FENXI
责任编辑：张　跃
出　　版：天津出版传媒集团 / 天津科学技术出版社
地　　址：天津市西康路 35 号
邮　　编：300051
电　　话：(022) 23332399
网　　址：www.tjkjcbs.com.cn
发　　行：新华书店经销
印　　刷：天津午阳印刷股份有限公司

开本 787×1092　1/16　印张 22.75　彩插 9　字数 700 000
2025 年 5 月第 1 版第 1 次印刷
定价：90.00 元

编者名单

主　编　宋学茹　田文艳　白晓红

副主编　张　静　罗海宁　徐凤琴　王　刚　张慧英　王建梅

编　委

曹希蕊　陈海霞　陈　琪　崔领兵　刁俊荣　方　祺　冯雅茹

顾　艳　韩　姹　韩　莹　何　玲　何　庆　蒯　丹　匡　拓

李　芳　李凤翱　李　洁　李美玲　李明月　李　娜　李亨宁

李小燕　刘　岩　刘燕萍　吕　睿　吕永焕　穆晓环　尚　洁

苏　婧　田　欢　田　烨　王　瑾　王素美　王艳霞　王颖梅

魏丽坤　武文轩　夏　辉　肖　楠　许艳萍　杨　琳　要丽君

袁丽娜　张慧娟　张　妍　张艳芳　张印峰　赵明飞

序

《临床诊疗案例分析》系列丛书的问世，是天津市医学会精心组织、辛勤努力的结果，我首先祝贺这套丛书的成功出版。

天津的临床医学有着悠久的历史和深厚的文化底蕴，从医疗资源到医疗人才、医疗设施等各个方面在全国都有举足轻重的地位。为了把临床医师们多年来积累的宝贵经验传承下去，发扬光大，天津市医学会自 2021 年开始，组织所属的 88 个专科分会中经验丰富的临床医师，将自己多年来的临床案例分析撰写成文，由医学会总其成，编辑为《临床诊疗案例分析》丛书，将其奉献给读者，这不仅可以促进临床医师之间经验共享，从而更好地提高临床诊疗技术，促进相关学科发展。同时也可以将临床医师的宝贵经验保存下来，传承下去。

临床医生既要具备扎实的理论知识，也要拥有足够的实践经验。系列丛书对临床医生和青年学者是一个不可多得的知识宝库。丛书内容实用，贴近临床，全书以病例讨论的形式呈现，所有案例均来自于临床真实病例，涵盖各学科的常见病、多发病、疑难病等，临床思维成熟，诊疗思路清晰，处理规范。丛书严谨生动，可读性强，通过典型临床案例的分享，引导青年医师在诊疗过程中及诊疗结束后总结思考，培养青年医师横向思维、发散思维能力，提高青年医师临床诊疗水平。

万千砂砾寻明珠，大浪淘沙始出金。《临床诊疗案例分析》系列丛书是我市临床医学多年来的实践工作优秀成果，出版后将使更多的临床医生受益，对普通读者而言，也可以从中获得医学知识的普及。愿这套丛书能在早日实现健康中国的目标中发挥助力作用。

国医大师　中国工程院院士　吴咸中

序　　言

生殖医学是一门专注于研究人类生殖健康及相关疾病的医学学科，涉及妇产科学、男科学、胚胎学、生殖遗传学、伦理学等诸多学科。1978 年世界上首例试管婴儿诞生，这一开创性事件标志着人类辅助生殖技术的重大突破，开启了不孕不育治疗的新纪元。此后，辅助生殖技术在全球范围内迅速发展，不断革新，时至如今，这项技术已成为现代医学中不可或缺的一部分，帮助众多因各种原因无法自然受孕的夫妇实现生育梦想，为无数家庭带来了健康新生命的希望。

随着辅助生殖技术的广泛应用，临床实践中积累了海量的病例。这些病例不仅是医学实践的记录，更是珍贵的知识宝库，蕴含着丰富的经验与深刻的教训。每一个病例都是独特的，它们反映了患者个体的差异、疾病的复杂性以及治疗过程中的种种挑战。通过对这些病例的深入分析，我们能够更全面、深入地理解不孕不育和优生领域的相关疾病，包括女性不孕症、男性不育症和遗传相关的生育障碍的诊治进展等。

目前我国人口出生率趋呈负增长态势，不孕不育是构成低生育水平的重要原因，在天津市医学会的直接推动和大力支持下，《生殖医学临床诊疗案例分析》应运而出，旨在通过系统地整理和剖析辅助生殖领域的典型病例，为广大生殖医学从业者提供参考，有助于提高人类辅助生技术临床诊疗水平。

本书在编写过程中得到了天津医科大学总医院、天津市中心妇产科医院、天津市第一中心医院和天津医科大学第二医院等同仁的大力支持。本书的特点不仅体现系统全面性、实用与指导性，更加兼具了启发与思考性：①书中案例均来源于真实的临床实践，具有广泛的代表性和典型性；②对每个病例进行了全面的分析，包括了病因探讨、诊断依据、治疗方案的选择实施、治疗效果评估及并发症的处理等；③书中不仅呈现了成功的病例，也不回避失败的病例，病例均附专家点评，经验和教训的总结能够引发读者的思考。

人类辅助生殖技术发展日新月异，不断面临新的挑战和机遇。我们希望本书能够成为广大生殖医学工作者的得力助手，在临床实践、教学培训和科学研究中发挥积极的作用，推动辅助生殖技术的进一步发展和完善，为人类生殖健康事业做出更大的贡献！

本书的内容和编排难免有不妥之处，诚恳希望同道们给予批评指正！

天津市医学会医学遗传分会常委

天津市医师协会生殖医学专业委员会第一、二届主任委员

宋学茹

目　录

第一章　女性不孕症

第二章 男性不育症

第三章 遗传相关的生育障碍

第四章 辅助生育技术并发症

第一章　女性不孕症

第一节　输卵管因素

病例 1　双侧输卵管梗阻

【疾病概述】

输卵管具有运送精子、拾取卵子及把受精卵运送到子宫腔的重要作用，输卵管性不孕是指由于各种因素形成输卵管管壁肌肉收缩功能及上皮纤毛蠕动减弱或输卵管粘连、积水和阻塞等，引起输卵管伞拾取卵子及运送受精卵进入宫腔着床的功能丧失，导致女性不孕。输卵管不通或功能障碍是造成女性不孕症的主要原因。输卵管性不孕约占女性不孕的 25%~35%，是女性不孕最主要的病因之一。

【病例介绍】

刘某，女，30 岁，初次就诊时间：2018 年 7 月。

1. 主诉　结婚 1 年，未避孕未孕。

2. 现病史　结婚 1 年，同居，性生活正常，未避孕未孕。平素月经规律，基础性激素正常范围内。2018.8 子宫输卵管超声造影提示：双侧输卵管梗阻，外院予输卵管通液治疗 6 次后仍提示输卵管通而不畅。男方精液正常范围。外院监测排卵 2 个周期均有优势卵泡发育及排卵，指导同房未孕。夫妻双方因“原发不孕、双侧输卵管不全梗阻”要求 IVF 助孕治疗。

3. 月经史　12 岁，7/28 天，量中，痛经(-)。

4. 婚育史　29 岁结婚，配偶体健，G0P0。

5. 既往史　无特殊。

6. 查体　T 36.9℃，P67 bpm，R14 次 / 分，BP118/69 mmHg，H160 cm，W50 kg，妇科检查：外阴(-)，阴道畅，宫颈光，子宫前位，常大，质中，活动，无压痛，双附件区无异常包块及压痛。

7. 辅助检查

(1)2018-09-14 基础性激素：FSH6.94 IU/L，LH 3.17 IU/L，E_2 38.4 pg/mL，T 41.21 ng/dL，PRL 17 ng/mL，TSH1.458 uIU/mL。

(2)2018-08 子宫输卵管超声造影提示：双侧输卵管梗阻。

(3)2018-08-23 阴道 B 超示：子宫前位，49 mm × 46 mm × 41 mm，左卵巢 29 mm × 25 mm，9 个窦卵泡，右卵巢 31 mm × 22 mm，12 个窦卵泡。

(4)2018-08 男方精液检查：密度 126.7 × 10^6/mL，PR36%，正常形态 5%。

诊断：①原发不孕；②双侧输卵管不全梗阻。

【诊治经过】

拟行 IVF：超长方案，尿源性促卵泡素 150 IU 启动，Gn 用量 2475 IU，Gn 天数 12 天，卵泡数 16 个，HCG 日 $E_2$3246.85 pg/mL，LH 0.96 IU/L，P 1.05 ng/mL，于 2019-01-18 行经阴道超声监测下卵泡穿刺术，获卵 8 枚，进行常规 IVF，授精浓度为 2.2×10^4 精 / 卵，16~18 h 后观察受精，形成 2PN 3 枚，优质胚胎 3 枚，选择性移植胚胎 2 枚（$4C_2$I），移植日内膜厚度 14.8 mm，术后给予常规黄体支持，获得双胎妊娠。于 2019. 9.12 孕 35^{+6} 周经剖宫产术分娩一男活婴和一女活婴，体重为 2650 g 和 2600 g，均体健。

【病例讨论】

近年来女性不孕症发病率逐年上升，输卵管因素是女性不孕的最主要的因素之一。输卵管通畅性检查的方法很多，目前临床上常用的方法包括：子宫输卵管造影术（HSG）、腹腔镜下输卵管通液术、子宫输卵管超声造影术（HyCoSy）、宫腔镜下输卵管通液术和输卵管通液术。HSG 是临床上用于判断输卵管通畅性的检测手段，根据输卵管走行和位置、延迟摄片盆腔对比剂弥散情况、输卵管内对比剂残留状况等，对输卵管的通畅性进行综合判断。HSG 是输卵管通畅性检查的首选的诊断方式，具有微创、廉价、方便等特点。若 HSG 提示有异常，则可进一步使用腹腔镜或宫腔镜插管通液术进行检查或治疗。腹腔镜下输卵管通液术为输卵管通畅性检查的金标准。HyCoSy 诊断输卵管通畅性的敏感度和特异性较高，但对于医生经验依赖性较高。输卵管通液术目前一般不用于子宫输卵管通畅性评估，仅用于输卵管手术后的辅助治疗或缺乏条件的基层医院。

双侧输卵管梗阻治疗方案：选择体外受精（IVF）或手术治疗前需要对患者夫妇的生育能力进行充分评估，尤其是卵巢储备功能及男方精子质量。①高龄或卵巢储备功能低下或合并其他不孕因素患者推荐 IVF。②双侧输卵管近端梗阻直接推荐 IVF。输卵管插管过程中输卵管穿孔的发生率为 3%~11%。③双侧输卵管远端梗阻可选择 IVF 或手术治疗，IVF 也是合并高龄或存在男性因素患者的首选。IVF 优于输卵管造口术，适用于年长女性的轻度输卵管积水，也适用于男性因素不孕症或其他因素不孕症的患者，但 IVF 前的输卵管造口术可提高 IVF 成功的可能性，同时仍可为患者提供尝试自然受孕的选择。不合并其他不孕因素的年轻女性，建议采用输卵管插管术治疗近端输卵管阻塞。年轻，不合并其他不孕因素的轻度输卵管积水患者，建议采用腹腔镜输卵管成形术或输卵管造口术。在手术无法修复输卵管积水的情况下，应采用腹腔镜下输卵管切除术治疗远端输卵管阻塞，以提高 IVF-ET 妊娠率。显微外科输卵管吻合术是输卵管结扎后复通的推荐手术方法。

有输卵管手术史和输卵管妊娠史的输卵管梗阻患者的治疗方案：复发性输卵管梗阻、有输卵管妊娠病史的输卵管梗阻推荐直接 IVF。

单侧输卵管梗阻的治疗选择：①卵巢储备功能正常、不合并其他不孕因素的单侧输卵管近端梗阻患者可考虑先促排卵人工授精（ovulation induction，OI/IUI），综合患者个体情况，1~3 个周期未妊娠者可推荐 IVF；②卵巢储备功能正常、不合并其他不孕因素的单侧输卵管远端梗阻患者建议手术治疗，否则可选 IVF 治疗。

COS 方案选择：GnRH-a 相关方案，GnRH 拮抗剂方案，微刺激方案及自然周期方案等。

GnRH-a 长方案是目前 COS 中使用最普遍的方案，其使用办法是从月经周期的第 1 日或黄体期中期开始使用 GnRH-a（长效制剂全量、半量或 1/3 量、1/4 量），14~21 d 后垂体达到降调节时（降调节标准为 FSH、LH<5IU/L，E_2<50 ng/L，内膜 <4~5 mm，无功能性囊肿），再开始用外源性 Gn 促排卵，并维持 GnRH-a 的使用直至 hCG 注射日。在垂体达到降调节标准后，Gn 的启动剂量需要根据患者的年龄、基础窦卵泡（antralfolliclecount，AFC）、基础 FSH 和体表面积综合决定。一般 ≥ 35 岁者可用 225~300 IU/d 启动，30~35 岁者可用 150~225 IU/d 或更低剂量启动，<30 岁者可用 112.5~150.0 IU/d 启动。根据卵泡数目、卵泡直径和血中 FSH、LH 和 E_2 水平调整 Gn 的用量。当 2~3 个主导卵泡直径达到 18mm，平均每成熟卵泡 E_2 水平为 200~300 ng/L 时，注射 hCG5000~100001U 36~38 h 后取卵；通常 Gn 促排卵时间为 10~13 d。长方案的获卵数更多，临床妊娠率更高，但使用的 Gn 量也更多。

GnRH-a 短方案是利用 GnRH-a 的激发作用，通常月经第 2 日开始使用短效激动剂直至注射 hCG 日，第 3 日开始用 Gn 促排卵。现短方案多应用于卵巢反应不良的患者。

GnRH-a 超短方案是利用 GnRH-a 的激发作用，通常月经第 2 日开始使用短效激动剂，第 3 日开始用 Gn 促排卵，使用 Gn 的第 4 日停用短效激动剂。超短方案也大多应用于卵巢储备差的患者。

GnRH-a 超长方案是月经第 2 日注射长效 GnRH-a 全量或半量 21~28 d 后，启动 Gn 促排卵。其他监测与长方案相同。此方案主要适用于 EMs 患者或反复着床失败患者，但卵巢储备较少者慎用。

GnRH- 拮抗剂方案具有使用方便、促排卵时间短、促排卵用药少且无"flare-up"效应、不会产生囊肿、保留垂体反应性、显著降低 OHSS 发生率等优点。①用药时机：GnRH-A 的用药时机有 2 种方案，a）固定给药方案，即在给予 Gn 超促排卵后的第 5~7 日加用拮抗剂；b）灵活给药方案，即根据卵泡的大小和 LH 水平加用拮抗剂，一般选择当主导卵泡达直径 14 mm 或者 LH ≥ 10 IU/L 时加用。扳机时机及药物：拮抗剂方案的扳机时机与普通长、短方案相同，首选药物为 hCG 肌肉注射 5000~10000 IU，如果出现多个卵泡发育，有 OHSS 发生高风险时，可以使用 GnRH-a0.1~0.2 mg+ 小剂量 hCG（1000~1500 IU）诱导卵泡成熟。

黄体支持常用药物包括人绒毛膜促性腺激素（human chorionic gonadotropin，hCG）、孕激素类药物、雌激素及 GnRH-a 等。常用给药途径包括肌肉注射、经阴道给药、口服给药和联合用药。黄体支持的起始时间在取卵日或取卵后 1~3 d，目前多数生殖医学中心在取卵后即开始用孕激素进行黄体支持，最晚不超过胚胎移植日。通常在移植后 12~14 d 抽血检测 hCG 值以了解是否妊娠，若妊娠则继续黄体支持至移植后 4- 6 周行超声检查确定临床妊娠，然后考虑逐渐减少黄体支持药物的剂量，直至妊娠 10~12 周停止黄体支持。

【专家点评】

子宫输卵管造影是诊断输卵管通畅性的首选，超声子宫输卵管造影评估输卵管通畅性有一定价值，与 HSG 相比，HyCoSy 无放射性，对子宫黏膜下肌瘤、宫腔息肉、宫腔粘连等病变的诊断有更高的敏感性。对于怀疑有子宫内膜病变的患者，或患者对 HSG 的放射性有顾虑时，可选择有经验的超声医生行 HyCoSy 检查。IVF 技术已经日渐成熟，女方各种因素导致的配子运输障碍是 IVF 的主要适应证。

张慧娟　田文艳　宋学茹

【相关指南及参考文献】

[1] HONORE GM, HOLDEN AE, SCHENKEN RS.Pathophysiology and management of proximal tubal blockage[J].Fertil Steril, 1999, 5: 785-795.

[2] 输卵管性不孕诊治的中国专家共识 [J]. 生殖医学杂志杂, 2018, 27: 1048-1056.

[3] 输卵管通畅性检查专家共识 [J]. 中华生殖与避孕杂志, 2021, 41: 609-704.

病例 2　输卵管积水栓塞治疗

【疾病概述】

输卵管因素不孕症约占女性不孕症的 25%~35%。输卵管积水是慢性输卵管炎症中常见的一种类型。输卵管积水患者平时多无腹痛症状。临床诊断依靠造影,超声及腹腔镜。输卵管积水患者引起不孕的原因包括:输卵管动力障碍,积水逆流入宫腔冲刷胚胎,输卵管积水理化性质改变对胚胎的毒性作用等。在胚胎移植术前处理输卵管积水,有助于提高胚胎着床率。

【病例介绍】

王某,女,30 岁,初次就诊时间:2020 年 4 月 6 日。

1. 主诉　结婚 3 年,未避孕未孕 2 年。

2. 现病史　结婚 3 年,同居,性生活正常,未避孕未孕 2 年。2016 年因“超声提示左卵巢囊肿,右输卵管积水?”行腹腔镜探查,术中见左侧卵巢囊肿直径约 6 cm,右侧输卵管远端粘连,行左卵巢囊肿剔除术 + 左卵巢成型术 + 右侧输卵管造口术 + 盆腔粘连松解术 + 肠粘连松解术。术后病理提示(左侧)卵巢黏液性囊腺瘤。2020 年 4 月 TVS 提示双侧卵巢窦卵泡数减少(左侧可见 1 个窦卵泡,右侧可见 3 个窦卵泡), AMH: 0.94 ng/mL。现因“卵巢储备功能减低,右输卵管积水造口术后”行 IVF 助孕。

3. 月经史　13 岁,6/29~30 天,量中,痛经(-)。

4. 婚育史　25 岁结婚,配偶体健,G0P0。

5. 既往史　7 岁因“阑尾炎”行阑尾切除术。

6. 个人及家族史　无特殊。

7. 查体　T 36.5℃, P 89 bpm, R 20 次 / 分, BP 108/70 mmHg。

妇科检查:外阴(-),阴道畅,宫颈光,子宫前位,常大,质中,活动,无压痛,双附件区无异常包块及压痛。

8. 辅助检查

(1)2020-04 基础性激素:FSH10.34 IU/L, LH2.7 IU/L, $E_2$50 pg/mL, TSH1.891 UIU/ML。

(2)2020-04 阴道 B 超示子宫 45 mm × 43 mm × 38 mm,左卵巢 1 个窦卵泡,右卵巢 3 个窦卵泡。

(3)2020-04 男方精液检查:密度 69.2 × 10^6/mL, PR71%。

(4)双方染色体正常。

9. 诊断　①原发不孕；②卵巢储备功能减低；③右侧输卵管积水造口术后；④左卵巢黏液性囊腺瘤剥除术后；⑤盆腔粘连松解术后。

【诊治经过】

第一次 IVF：PPOS 方案，Gn 300IU 启动，Gn 用量 3300 IU，Gn 天数 11 天，卵泡数 11 个，HCG 日 $E_2$1654 pg/mL，LH0.37 IU/L，P6.41 ng/mL，于 2020-05-05 行经阴道超声监测下卵泡穿刺术，获卵 9 枚，进行常规 IVF，2PN5 枚，优胚 3 枚。未移植，冷冻 4 枚。

第 1 次 FET：自然周期方案，移植 2 枚 D3 天胚胎 [8（匀）CGI；8（不匀）CGI]，移植日内膜 10.2 mm，未孕。

第 2 次 IVF：拮抗剂方案，Gn 225IU 启动，用量 4350IU，天数 14 天，卵泡数 11 个，HCG 日 $E_2$1855 pg/mL，LH1.1 IU/L，P0.41 ng/mL，于 2020-10-26 行经阴道超声监测下卵泡穿刺术，获卵 10 枚，进行常规 IVF，2PN9 枚，优胚 2 枚。因促排卵监测中可疑双侧输卵管积水未移植，冷冻 2 枚。

患者 2020 年 11 月行双侧输卵管栓塞治疗。推入造影剂，右侧输卵管显影顺利，壶腹部及远端明显扩张。通过微导管引导于右侧输卵管峡部放置金属微弹簧圈 2 枚，位置良好。再次造影未见造影剂通过。后通过微导管引导于左侧输卵管峡部放置金属微弹簧圈 3 枚，位置良好。再次造影未见造影剂通过。

2021 年 1 月宫腔镜提示宫腔形状正常（彩图 1）：宫腔四壁稍充血，宫底内膜可见 4 个出血点，宫腔散在微小息肉，右侧输卵管开口处略扩张，可见金属丝外端，长约 1 cm。联系相关科室会诊，考虑金属微弹簧圈外移，建议钳夹取出金属丝，遂行宫腔镜下输卵管开口处金属丝取出术，长约 3 cm。术后病理提示增殖期子宫内膜，CD138 阳性。抗炎治疗 2 周。

第 2 次 FET：人工周期方案，移植 2 枚胚胎 [10（不匀）CGI；8（不匀）CGII]，移植日内膜 9.5 mm，未孕。

第 3 次 IVF：PPOS 方案，Gn 225IU 启动，用量 4800 IU，天数 15 天，卵泡数 8 个，HCG 日 $E_2$2127 pg/mL，LH0.362 IU/L，P0.26 ng/mL，于 2021-06-26 获卵 7 枚，进行常规 IVF，2PN6 枚，优胚 2 枚。未移植，冷冻 5 枚。

2021 年 5 月子宫内膜容受性检测提示与容受期相符。

第 3 次 FET：人工周期方案，序贯移植 2 枚胚胎 [8（匀）CGI，3GBC]，移植日内膜 11 mm，移植后 14 天 β-hCG1421 mIU/mL，移植后 16 天 β-hCG3311.17 mIU/mL。移植后 4 周超声提示宫内单活胎，孕足月剖娩一女活婴，体重 3400 g，现体健。

【病例讨论】

输卵管积水是导致女性不孕症的常见原因之一，其形成原因包括急性输卵管炎治疗不彻底致输卵管黏膜粘连，输卵管内炎性物质刺激致输卵管分泌液体增加等。临床上常见的治疗方式包括：输卵管造口术，输卵管切除术，输卵管栓塞术及输卵管积水抽吸术。输卵管远端积水患者行输卵管造口术可提高其宫内妊娠率，但积水复发率较输卵管切除术增加。腹腔镜下行输卵管切除术可降低移植后胚胎的异位妊娠率，改善妊娠结局。但有研究表明，切除输卵管可能影响卵巢血供，影响卵巢储备功能。且盆腹腔复杂粘连的患者手术难度大，手术风险增加。输卵管积水抽吸手术复发率亦较高。输卵管栓塞术减少了麻醉及腹腔镜手术相关并发症，具有简单、经济、对卵巢功能无影响等优点，极少部分弹簧圈栓塞后出现脱落现象，影响治疗效果。可能与栓塞位置不准或短期内未达到相应的栓塞效果有关。输卵管栓塞成功的标准为行输卵管造影，远端无造影剂通过。有文献报道栓塞350条输卵管，术后1月造影复查提示15条输卵管有少量造影剂通过栓塞部位，远端输卵管显影，弹簧圈无明显移位。补充栓塞后无造影剂通过。强调术后造影的必要性。

输卵管栓塞弹簧圈是铂金弹簧圈，弹簧圈是由作为支架的铂金丝和人造纤维制成，部分人造纤维突出铂金丝外侧呈毛刷状。输卵管的栓塞是以机械性栓塞为主，通过纤毛为弹簧圈增加与输卵管壁的阻力，使弹簧圈固定在输卵管管腔内。随后2-3周，弹簧圈逐渐产生无菌性炎症刺激纤维组织增生，造成组织的良性增生，固定在输卵管内，阻止了输卵管再通的可能性。弹簧圈阻断了输卵管腔内的通道，使输卵管远端积水不能倒流入子宫腔，提高胚胎着床率。

【专家点评】

本例患者曾行腹腔镜下右侧输卵管造口术，术中同时行盆腔粘连松解 + 肠粘连松解术。冻胚移植前超声提示积水复发。考虑患者卵巢储备功能减低，盆腔粘连及肠粘连分解术后，遂行输卵管栓塞术。栓塞术后2月行宫腔镜检查提示左侧弹簧圈移位，即左侧栓塞手术失败，遂行弹簧圈取出术。在输卵管积水的治疗上，主张行腹腔镜下输卵管切除术。但部分患者难以接受，且腹腔镜费用高，恢复时间较长。临床上输卵管积水的处理一直是辅助生殖医生面临的难题，尚需综合评判，个体化治疗。

许艳萍　张静　宋学茹

【相关指南及参考文献】

[1] ANDERSEN AN, YUE Z, MENG FZ, et al.Low implantation rate after in-vitro fertilization in patients with hydrosalpinges diagnosed by ultrasonography[J].Human Reprod，1994，9(10):1935-1938.

[2] SAYED AHMED M，ABDELMOTY HATEM I，et al.Ultrasound guided aspiration of hydrosalpinx fluid versus salpingectomy in the management of patients with ultrasound visible hydrosalpinx undergoing IVF-ET：a randomized controlled trial[J].BMC Women's Health, 2015, 15:21.

[3] 吴余玲，唐蓉，范秀玲，等. 输卵管积水不同处理方式对体外受精 - 胚胎移植结局的影响：一项回顾性队列研究 [J]. 中华生殖与避孕杂志，2018，38(1)：11-15.

[4] 王婉童，马晓欣. 不同腹腔镜手术方式治疗输卵管积水对卵巢储备功能及IVF-ET妊娠结局的影响 [J]. 中国实用妇科与产科杂志，2019，35(7)：820-822.

[5] D'ARPE S，FRANCESCHETTI S，CACCETTA J，et al.Management of hydrosalpinx before IVF：a literature review[J].J Obst & Gynaecol, 2015, 35(6):547-50.

病例3　输卵管积水手术治疗

【疾病概述】

输卵管积水是指盆腔炎症等病理因素，导致输卵管伞端发生粘连或闭锁，输卵管内浆液性渗出物或者输卵管积脓逐渐被吸收并由浆液性液体替代所形成。输卵管积水引起的不孕占输卵管因素不孕的10%~30%，输卵管积水使体外受精-胚胎移植的妊娠率下降50%，自然流产率增加2倍以上。

【病例介绍】

女方张某，年龄37岁，男方年龄38岁，2020年来院就诊。

1. 主诉　结婚5年，未避孕未再孕1年。

2. 现病史　结婚5年，婚后同居，性生活正常，因"输卵管因素"于外院行IVF-ET4个周期，第一周期2018年微刺激方案，获卵8枚，IVF，正常受精5枚，成胚5枚，移植2枚生化妊娠；其后解冻周期移植3枚生化妊娠。第二周期于2019年6月，拮抗剂方案，获卵5枚，正常受精3枚，优质胚胎2枚，移植2枚孕7周胎停育清宫，未查绒毛染色体。第三周期于2019年12月，拮抗剂方案，获卵4枚，IVF正常受精2枚，移植1枚未孕；第四周期于2020年4月，拮抗剂方案，获卵5枚，IVF正常受精2枚，移植2枚未孕。2020年5月就诊于本中心，患者平素月经规律，5~6天/25~28天，基础性激素：卵泡生成素（FSH）：7.30 IU/L，促黄体生成素（LH）：2.80 IU/L，雌二醇（E_2）：43pg/mL，睾酮（T）：51.35 ng/mL，抗苗勒管激素（AMH）：1.08 ng/mL，B超示：左附件区管状无回声区，35 mm×36 mm×23 mm，壁厚，内见分隔。右附件区管状无回声区，30 mm×25 mm×10 mm，壁厚，内见分隔，考虑双侧输卵管积水可能。男方精液检查示弱精子症？夫妻双方要求再次助孕治疗。

3. 既往史　否认盆腔炎、结核病史，其他无特殊。

4. 月经史　14岁，5-6天/25-28天，量中，痛经（-）。

5. 婚育史　32岁结婚，配偶体健，G1P0，详见现病史。

6. 个人史　无特殊。

7. 家族史　无特殊。

8. 查体　T 36.5℃，P 88次/分，R 16次/分，BP 120/78 mmHg，身高158 cm，体重57 kg。

妇科检查：外阴已婚型，阴道畅，宫颈光，子宫后位，常大，质中，活动，无压痛，双附件区无异常包块及压痛。

9. 辅助检查

（1）2020-05基础性激素：FSH7.30 IU/L，LH2.80 IU/L，$E_2$43 pg/mL，T51.35 ng/mL，AMH：1.08 ng/mL。

（2）2020-05阴道B超示子宫正常大小，左卵巢6个窦卵泡，右卵巢5个窦卵泡。左附件区管状无回声区，35 mm×36 mm×23 mm，壁厚，内见分隔。右附件区管状无回声区，

30 mm × 25 mm × 10 mm，壁厚，内见分隔，考虑双侧输卵管积水可能。

（3）2020-05 男方精液检查：精子密度 59.4×10^6/mL，前向运动率（PR）31%。

10. 诊断　①继发不孕；②双侧输卵管积水；③不良妊娠史。

【诊治经过】

2020 年 8 月本中心第 1 次行体外受精（IVF）治疗：长方案，Gn375IU 启动，用量 6150IU，天数 15 天，卵泡数 10 个，HCG 日 $E_2$3028 pg/mL，LH0.89 IU/L，P0.67 ng/mL，r-HCG6500IU 扳机后 36 h 取卵，获卵 7 枚，IVF 正常受精 1 枚，形成胚胎 1 枚，非优质；余下 5 枚 MII 行补救 - 卵胞浆内单精子显微注射技术（r-ICSI），正常受精 1 枚，无可用胚胎。

2020 年 11 月第 2 次行 ICSI，微刺激方案，氯米芬 50 mg+ 来曲唑 2.5 mg+ 尿促性素 150 IU+ 贺美琦 150 IU 启动，Gn 用量 2775 IU，Gn 天数 10 天，卵泡数 11 个，HCG 日 $E_2$1996 pg/mL，LH4.55IU/L，P0.96 ng/mL，r-HCG6500IU 扳机后 36 h 取卵，获卵 11 枚，正常受精 7 枚，形成胚胎 7 枚，优胚 4 枚，新鲜周期未移植，冷冻胚胎 6 枚（D3 天 4 枚 + 囊胚 2 枚）。

2021 年 1 月宫腔镜检查示：正常宫腔形态，未见微小息肉，诊刮病理示：增殖期子宫内膜，CD138 阴性。

2021 年 3 月自然周期解冻移植 1 枚未孕。

2021 年 4 月于本院行腹腔镜下双侧输卵管切除术 + 子宫肌瘤剥除术 + 盆腔粘连松解术，术中见宫底浆膜下肌瘤 1.3cm，质硬，与周围肌壁分界清。盆腔粘连严重，双侧输卵管均迂曲积水增粗，左侧输卵管迂曲增粗，约 6 × 5 × 4 cm 大小，右侧输卵管增粗，迂曲与周围组织粘连严重，无法分辨输卵管正常解剖结构，行双侧输卵管切除术。

2021 年 11 月自然周期解冻移植 2 枚胚胎，移植后常规黄体支持，移植后 4 周超声提示宫内单活胎，孕足月顺娩一男活婴，体重 3100 g，现体健。

【病例讨论】

输卵管积水是不孕症的常见原因之一，输卵管积水最常见的两大因素：一是慢性输卵管炎，输卵管远端发生粘连或者闭锁，输卵管内的渗出液或者漏出液逐渐积聚形成。二是输卵管内积脓转变而成的，当输卵管内脓细胞或者坏死组织分解后被吞噬细胞清除，没有及时治疗，脓液逐渐转变为清亮的水样液体。

多数研究认为输卵管积水使体外受精 - 胚胎移植（IVF-ET）的着床率、妊娠率和分娩率降低，增加早期流产率。输卵管积水影响 IVF-ET 的原因：①影响卵泡发育：输卵管积水压迫卵巢血管，使卵巢血供减少，影响卵巢对促性腺激素的反应，导致卵泡发育缓慢，获卵率降低。②机械性冲刷作用：输卵管积水直接倒流入宫腔，对宫腔产生冲刷作用，影响胚胎着床。③子宫内膜容受性下降：雌孕激素和许多细胞因子调控子宫内膜容受性，输卵管积水可使与子宫内膜容受性相关的细胞因子表达下降。④输卵管积水的胚胎毒性：输卵管的积水中含有微生物、组织碎片、淋巴细胞及其他毒性物质，这些物质倒流入宫腔，对内膜和胚胎发育产生不良影响，输卵管积水可降低 ART 助孕的着床率、临床妊娠率，增加异位妊娠率及妊娠丢失率，胚胎移植前常规处理输卵管积水是目前已达成的共识。

目前输卵管积水的手术处理方式主要腹腔镜手术（包括输卵管造口术、近端结扎远端造口术和切除术）、宫腔镜下输卵管栓塞术。

伞端造口术主要适用于轻中度积水患者，可持续引流输卵管积水至盆腔，减少积水返流入宫腔，有效降低积水对胚胎、宫腔环境的干扰，有效提高 IVF-ET 助孕的妊娠率，对卵巢血管无损伤，有自然妊娠的机会。缺点是积水复发率高，造口后伞部的功能未能实现完全恢复，异位妊娠的风险增高。

输卵管近端结扎远端造口术优点是一方面可通过造口释放输卵管内的压力，降低输卵管系膜血管阻力，改善卵巢血供，另一方面又通过近端结扎避免了输卵管内积液逆流入宫腔，造成胚胎毒性，提高 IVF-ET 的成功率；缺点是持续存在的积水仍然是一个潜在的病灶，虽然手术中同时进行远端造口术，但可能很快又重新粘连、闭合，结扎后积水复发，也可能影响妊娠结局。

近年来随着卵巢癌的深入研究，发现慢性输卵管炎可能与卵巢癌的发生有关，切除输卵管可以切断慢性输卵管炎症对子内膜容受性的影响，同时可以预防卵巢癌的发生。但是由于切除输卵管时可能损伤子宫动脉卵巢支与卵巢动脉在输卵管系膜内形成的血管吻合弓以及附近神经，可能导致卵巢皮质血供减少，引起卵巢功能减退。目前最常用的手术方式是切除输卵管管芯，保留输卵管系膜，尽可能减少卵巢的损伤。而且可以彻底去除慢性感染的组织，避免脓肿形成。

宫腔镜下输卵管栓塞术是在用微弹簧圈介入栓塞输卵管间质部和峡部之间。轻度机械坏死组织释放的碱性磷酸酶有利于血管组织的淋巴细胞聚集和增殖，促进管腔的栓塞。输卵管积水患者多伴有盆腔广泛粘连，当有腹腔镜手术禁忌时，输卵管栓塞术是处理 IVF 前输卵管积水最有效的选择，缺点是可能出现术后疼痛、感染，甚至输卵管穿孔等并发症。

关于输卵管积水的不同手术方式的研究，多数文献支持处理输卵管积水后显著提高胚胎种植率、临床妊娠率及活产率，而与处理方案无关。为避免切除输卵管对卵巢功能的影响，本中心采取了先取卵，保存生育力后再行输卵管积水的处理。目前手术方式均可作为 IVF-ET 前预处理的方式，术中应该根据盆腔病变程度选择最佳手术方式，手术中注意尽可能减少对卵巢储备功能的影响。

【专家点评】

本例患者盆腔粘连严重，无法进行输卵管抽芯包埋术，采用的是腹腔镜下双侧输卵管切除术，术可能会导致卵巢储备功能下降。但患者已取卵，患者已有胚胎冻存，输卵管切除术后可明显提高 IVF-ET 的妊娠率、降低流产率。

张妍　张静　宋学茹

【相关指南及参考文献】

[1] 刘艳. 输卵管积水对辅助生殖影响机制的研究进展 [J]. 国际生殖健康 / 计划生育杂志，2012，31（3）：239-241，252.

[2] 马彩虹，乔杰. 生殖医学微创手术学.[M]. 北京：北京大学医学出版社，2012：81-85.

[3] KIRICHENKO AK，KHORZHEVSKIT VA.Endometrial vasculature in wonen with hydrosalpinx [J].Arkh Patol，2014，76（3）：59-64.

[4] 胡启彩,曹炎培,香钰婷,等. 腹腔镜下不同术式治疗输卵管积水对近远期卵巢储备功能及妊娠结局的影响 [J]. 中国计划生育和妇产科 2021,13(4):51-53.

[5] FORTNER, RENEE T, Terry, etc.Sexually transmitted infections and risk of epithelial ovarian cancer: results from the Nurses' Health Studies.2019 Apr 16; 120(8):855–860.

[6] 沈亚,丁家怡,施蔚虹.IVF 患者输卵管积水不同预处理方式对卵巢功能的影响 [J]. 实用医学杂志,2014,(4):601-603.

[7] VIGNARAJAN, CHITHIRA PULIMOOTTIL, MALHOTRA, NEENA, SINGH, NEETA. Ovarian Reserve and Assisted Reproductive Technique Outcomes After Laparoscopic Proximal Tubal Occlusion or Salpingectomy in Women with Hydrosalpinx Undergoing in Vitro Fertilization: A Randomized Controlled Trial[J]. Journal of minimally invasive gynecology, 2019, 26(6): 1070- 1075.

[8] ERSAHIN AA, ERSAHIN S, GUNGOR ND. Surgical removal of hydrosalpinx improves endometrium receptivity by decreasing nuclear factorKappa B expression [J]. R eproductive Sciences(Thousand Oaks,Calif),2020,27(3): 787-792.

第二节　排卵障碍

病例 4　多囊卵巢综合征

【疾病概述】

多囊卵巢综合征(polycystic ovary syndrome，PCOS)是一种常见的内分泌代谢紊乱疾病，是女性无排卵型不孕的常见原因，我国育龄女性中的发病率高达 5.6%。典型临床表现为月经稀发 / 闭经、高雄激素 / 高雄激素血症临床表现、卵巢多囊样改变等，可伴有肥胖、胰岛素抵抗、脂代谢异常等全身代谢紊乱，严重影响患者的生命质量、生育及远期健康。

【病例介绍】

女方刘某，年龄 30 岁，男方年龄 32 岁，2020 年来我院就诊。

1. 主诉　月经稀发 2 年，闭经 2 个月。

2. 现病史　患者 17 岁初潮，初潮后月经规律，周期 6~7/30~35 天。2 年前体重增加 20 kg(56.5 kg → 76.5 kg)，后月经稀发，周期 30~180 天，行经 5~8 天，末次月经 2020 年 4 月 1 日。间断外院就诊，给予孕激素治疗，近期面部痤疮明显，患者近 3 个月体重无明显变化，饮食、睡眠正常。

3. 月经史　17 岁初潮，初潮后月经规律，6~7/30~35 天，量中，无痛经。

4. 婚育史　28 岁结婚，均为初婚，丈夫体健。G0P0，计划半年后妊娠。

5. 既往史　否认高血压、冠心病、糖尿病等病史。否认食物药物过敏史。嗅觉正常，精神、睡眠、食欲可，大小便无异常；无吸烟史，无粉尘及毒物接触史，无外伤及腮腺炎病史。

6. 家族史　父母健在，父亲患糖尿病 20 年，否认遗传性疾病及肿瘤家族史。

7. 体格检查　体温 36.5℃，呼吸 20 次 /min，脉搏 80 次 /min，血压 125/70 mmHg，身高 165 cm，体重 76.5 kg，BMI28.09 kg/m^2，腰臀比 0.95。神志清醒，精神可，全身皮肤无皮疹、结节等，面部痤疮(1 分)，多毛(1 分)，无黑棘皮征，浅表淋巴结未及肿大，腋下及会阴部毛发正常；气管居中，甲状腺不大；胸廓对称无畸形，胸壁无压痛，乳房发育正常，双肺呼吸动度对称，叩诊清音，双肺呼吸音清，未闻及干湿性啰音；腹软，肝脾肋下未及，脊柱、神经系统无特殊，无双下肢凹陷性浮肿。专科检查：外阴已婚型，阴蒂无肥大，阴道通畅，少量白色分泌物，宫颈光滑，触血(-)，举痛(-)，子宫前位，正常大小，活动，无压痛；双侧附件未及异常包块及压痛。三合诊同 PV。

8. 辅助检查　阴道超声检查：子宫前位，5.1 cm × 3.7 cm × 4.3 cm，内膜厚度 1.0 cm，内膜回声欠匀，左卵巢：2.3 cm × 2.1 cm，窦卵泡数：20 个，右卵巢：2.3 cm × 1.8 cm，窦卵泡数：15 个。

性激素水平：FSH5.05 mIU/mL，LH15.17 mIU/mL，E_2 37 pg/mL，PRL17.38 ng/mL，P

0.15 ng/mL，T63 ng/dL，AMH8.87 ng/mL，HCG <1.2 mIU/mL。

胰岛素释放实验：

0-0.5h-1h-2h-3h 血糖（mmol/L）：5.77-8.18-6.64-9.62-9.11 mmol/L。

0-0.5h-1h-2h-3h 血胰岛素（mU/L）：17.50-45.69-66.18-168.30-90.27 mU/L。

血脂：总胆固醇 5.76 mmol/L，LDL-C3.43 mmol/L。

血常规、尿常规、肝肾功能均正常范围。

甲状腺、肾上腺功能正常范围。

9. 诊断　①多囊卵巢综合征；②肥胖；③胰岛素抵抗。

【诊疗经过】

患者月经稀发、高雄激素血症、双卵巢多囊样改变，考虑为多囊卵巢综合征，目前闭经 2 个月，HCG 阴性，性激素提示无排卵，超声示内膜 1.0 cm，回声欠均匀，予孕激素撤退性出血，地屈孕酮 10 mg，Bid × 10 天。患者肥胖，OGTT 提示高胰岛素血症及胰岛素抵抗，予口服二甲双胍 0.5g，Tid 治疗。患者近半年无生育要求，经初步检查及与患者沟通后，治疗方案为应用口服避孕药治疗调整月经周期，调整生活方式、适当运动、减重，并继续口服二甲双胍改善胰岛素抵抗。

按照上述方案治疗 6 个周期后，患者减重 5 kg，BMI26.26 kg/m²，复查 OGTT 正常范围，基础性激素 FSH5.36 mIU/mL，LH8.25 mIU/mL，E_2 20 pg/mL，T43 ng/d，肝功能、血脂正常，阴道超声：子宫内膜 7 mm，A 型，双侧 AFC 15-18 个，男方精液正常范围，患者有生育需求，拟自然周期监测排卵。

第一周期：2021 年 2 月月经第 10 天、第 12 天、第 18 天行阴道超声，双测卵巢无优势卵泡生长，口服黄体酮胶囊 200 mg，QN × 10 天。

第二周期：考虑患者多囊卵巢综合征，自然周期无优势卵泡生长，第二周期予药物促排卵、超声监测排卵。2021 年 3 月月经第 3~7 天予口服来曲唑 2.5 mg，Qd × 5 天，月经第 10 天，左侧卵巢优势卵泡 15 × 14 mm，月经第 14 天，左侧优势卵泡 20 × 18 mm，予艾泽 250 μg，皮下注射，并指导同房，2 天后复查超声提示排卵，给予黄体酮胶囊 200 mg，Qn × 14 天黄体支持；排卵后 2 周：血 HCG 265.2 mIU/mL，2 天后血 HCG 672.3 mIU/mL；排卵后 4 周：阴道超声提示宫内妊娠囊，大小为 15 mm × 16 mm × 11 mm，胎芽 5.5 mm，胎心搏动（+）。患者孕期平顺，体重增加 15 kg，血糖、血压正常范围，孕 40+1 周顺娩一男婴，现体健。

【病例讨论】

目前 PCOS 的病因尚不明确，可能与环境因素、遗传因素等相关。PCOS 的诊断标准有美国国立卫生研究院（National Institutes of Health，NIH）提出的 NIH 标准、欧洲生殖和胚胎医学会（European Society of Human Reproduction and Embryology，ESHRE）与美国生殖医学会（American Society for Reproductive Medicine，ASRM）提出的鹿特丹标准和美国雄激素学会（Androgen Excess Society，AES）提出的 AES 标准。2020 年中华医学会妇产科学分会内分泌学组及指南专家组制定了《多囊卵巢综合征中国诊疗指南》，不同年龄阶段诊断标准不同，对于育龄期及围绝经期女性，疑似 PCOS 的诊断标准为月经稀发或闭经或不规则子宫出血是诊断的必需条件，以下 2 项符合任意 1 项：高雄激素临床表现或高雄激素血症、超声下表现为卵巢多囊样改变，具备上述疑似 PCOS 诊断条件后还必须逐一排除其他可能引起高雄激素的疾病和引起排卵异常的疾病才能确定 PCOS 的诊断。而对于青春期女性 PCOS 诊断必须同时符合以下 3 个指标：初潮后月经稀发持续至少 2 年或闭经；高雄激素临床表现或高雄激素血症；超声下卵巢 PCOM 表现，同时应排除其他疾病。

胰岛素抵抗是 PCOS 患者的共同特征，50%~70% 的 PCOS 患者存在不同程度的胰岛素抵抗。胰岛素抵抗是人体生理水平的胰岛素促进器官组织和细胞利用葡萄糖能力下降的一种代谢状态，机体代偿性增加胰岛素的分泌维持正常的血糖水平，从而形成高胰岛素血症。另外，胰岛素抵抗不仅直接影响排卵功能，并通过多种机制刺激卵巢分泌雄激素，引起高雄激素血症。肥胖往往与高水平的胰岛素有关，卵巢雄激素的生成增加。因此调整生活方式、减少体脂是肥胖型 PCOS 患者的首选治疗，有利于患者的不孕治疗结局和远期风险的规避。针对合并超重或肥胖的患者，体重减轻 5%~10% 后可降低血液中胰岛素水平，循环雄激素水平下降，进而有效恢复排卵及规律月经周期。体重减至正常范围内，可以阻止 PCOS 长期发展的不良后果，如糖尿病、高血压、高血脂和心血管疾病等代谢综合征。二甲双胍为胰岛素增敏剂，能抑制肠道葡萄糖的吸收、肝糖原异生，增加组织对葡萄糖的摄取利用，提高胰岛素敏感性，有降低高血糖的作用，是治疗肥胖或者胰岛素抵抗患者的一线治疗药物。有研究证明二甲双胍还可以调节卵母细胞的成熟。该患者 BMI 为 28.09kg/ ㎡ 腰臀比 0.95，减重及口服二甲双胍治疗 6 个月后 BMI 降至 26.26 kg/m²，血糖及血脂恢复正常，雄激素水平下降。

PCOS 在生殖的多个环节影响生育过程，自然周期自发排卵率的减少，胰岛素抵抗引起子宫内膜改变，子宫内膜容受性降低，导致胚胎种植率下降，流产率升高；子宫内膜长期受无排卵的雌激素刺激，子宫内膜不典型增生及癌变的风险升高；高雄激素血症对于卵泡发育具有双重影响，过多的雄激素可以抑制卵泡发生。该患者有生育需求，在减重后予监测排卵指导助孕治疗，监测一周期后无优势卵泡发育，第二周期予来曲唑促排卵治疗。研究表明，多囊卵巢综合征患者应用促排卵治疗（包括克罗米芬、来曲唑和促性腺激素）后累积单胎活产率可达 72%。

【专家点评】

多囊卵巢综合征是一种高度异质性的代谢性综合征，严重影响女性生殖健康。临床工作中，多囊卵巢综合征需明确诊断，诊断是合理治疗的前提，最终根据患者需求进行个体化治疗方案制定并干预，达到患者获益最大化目的。生活方式调整是最基本的治疗方案，对于有生育要求的多囊卵巢综合征患者，在关注生育问题的同时，还需注重全身状态的调节。对于促排卵治疗，一线方案为克罗米芬、来曲唑促排卵治疗，必要时 IVF-ET 助孕治疗。

田文艳　王刚

【相关指南及参考文献】

[1] LI R，ZHANG Q，YANG D，et al. Prevalence of polycystic ovary syndrome in women in China：a large community-based study[J/OL]. Human Reproduction（Oxford，England），

2013，28(9)：2562-2569.

[2] KULSHRESHTHA B，SINGH S，ARORA A. Family background of Diabetes Mellitus，obesity and hypertension affects the phenotype and first symptom of patients with PCOS[J/OL]. Gynecological Endocrinology：The Official Journal of the International Society of Gynecological Endocrinology，2013，29(12)：1040-1044.

[3] ROTTERDAM ESHRE/ASRM-SPONSORED PCOS CONSENSUS WORKSHOP GROUP. Revised 2003 consensus on diagnostic criteria and long-term health risks related to polycystic ovary syndrome[J/OL]. Fertility and Sterility，2004，81(1)：19-25.

[4] AZZIZ R，CARMINA E，DEWAILLY D，et al. The Androgen Excess and PCOS Society criteria for the polycystic ovary syndrome：the complete task force report[J/OL]. Fertility and Sterility，2009，91(2)：456-488.

[5] 中华医学会妇产科学分会内分泌学组及指南专家组. 多囊卵巢综合征中国诊疗指南[J]. 中华妇产科杂志，2018，53(01)：2-6.

[6] GOODARZI M O，DUMESIC D A，CHAZENBALK G，et al. Polycystic ovary syndrome：etiology，pathogenesis and diagnosis[J/OL]. Nature Reviews. Endocrinology，2011，7(4)：219-231.

[7] DEUGARTE C M，BARTOLUCCI A A，AZZIZ R. Prevalence of insulin resistance in the polycystic ovary syndrome using the homeostasis model assessment[J/OL]. Fertility and Sterility，2005，83(5)：1454-1460.

[8] 陈子江. 多囊卵巢综合征相关病因及临床研究——来自山东大学生殖医学中心的报告[J]. 生殖医学杂志，2007(4)：232-235.

[9] RACHOŃ D，TEEDE H. Ovarian function and obesity--interrelationship，impact on women's reproductive lifespan and treatment options[J/OL]. Molecular and Cellular Endocrinology，2010，316(2)：172-179.

[10] 崔琳琳，陈子江. 多囊卵巢综合征诊断标准和诊疗指南介绍 [J]. 国际生殖健康 / 计划生育杂志，2011，30(5)：405-408.

[11] BALEN A H，ANDERSON R A，POLICY & PRACTICE COMMITTEE OF THE BFS. Impact of obesity on female reproductive health：British Fertility Society，Policy and Practice Guidelines[J/OL]. Human Fertility (Cambridge，England)，2007，10(4)：195-206.

[12] 多囊卵巢综合征的诊断和治疗专家共识 [J]. 中华妇产科杂志，2008(07)：553-555.

[13] 乔杰，齐新宇，徐雅兰，等. 关注影响女性健康的重要生殖内分泌疾病多囊卵巢综合征 [J/OL]. 中国实用妇科与产科杂志，2020，36(1)：1-9.

病例 5 垂体瘤术后继发性垂体功能低下促排后多胎妊娠行减胎术

【疾病概述】

垂体是人体最重要的神经内分泌调节中枢，垂体前叶为腺垂体。腺垂体分泌促性腺激素、促甲状腺激素、促肾上腺素、生长激素、泌乳素。这些激素对应靶器官如卵巢、甲状腺、肾上腺、乳腺等，调控机体的代谢、生长、发育和生育等功能。垂体功能减退，各靶器官的功能失调，由于年龄、性别、垂体组织受损程度等因素而表现不同临床症状。而年轻女性由于腺垂体功能低下，可导致卵泡发育障碍、甲状腺功能减低，子宫发育不良，难以自然妊娠，且妊娠并发症，如流产、贫血、妊娠期高血压疾病、胎盘早剥、早产和产后出血等风险随增高。而随着辅助生殖技术的成熟及多学科密切合作使得此类患者成功妊娠有了可能。

【病例介绍】

严某某，女，22 岁，初次就诊我科时间：2011 年 3 月。

1. 主诉 垂体瘤术后 7+ 年，低促性腺激素性闭经，要求助孕。

2. 现病史 患者 2004 年（14 岁）因“头疼伴双眼视物不清、左眼偏盲”就诊于我院，神经外科诊断为垂体巨大肿物（肿物大小约 5 cm × 3 cm），住院行经额鞍区垂体肿瘤切除术，术后病理回报生殖细胞瘤。术后患者头疼症状缓解，左眼有光感，右眼视力改善，右眼动眼神经麻痹症状恢复。术后继发垂体功能低下，予以激素补充治疗（左甲状腺素钠片 50 ug/天、甲状腺片 1 片 / 天、醋酸泼尼松 5 mg/ 天）。患者 2008 年（19 岁，术后 5 年）因原发闭经就诊于妇科，考虑垂体功能低下性性腺功能减退，开始予以雌孕激素序贯周期治疗，诱导月经来潮（戊酸雌二醇 2 mg/ 天 ×21 天，后 10 天添加地屈孕酮 10 mg/ 天），此后药物性月经持续至今。现结婚 1 年，同居，性生活正常，未避孕未孕。就诊于我中心。性激素检测：FSH：<0.3 IU/L，LH：<0.07IU/L，E_2：113.1 pg/mL（人工周期治疗中）。游离甲功：TSH：0.023 IU/L，FT_3：4.12 pmol/L，FT_4：14.38 pmol/L。阴道超声（TVS）：子宫大小：25 mm × 26 mm × 25 mm，内膜厚 3.9 mm，双侧卵巢均可见 1~2 窦卵泡数。考虑患者为垂体瘤术后垂体功能低下所致排卵障碍性不孕，拟行促排卵助孕。

3. 月经史 人工周期，19 岁，7/30 天，量中，痛经（-），末次月经：2010-12-26。

4. 婚育史 21 岁结婚，配偶体健，G0P0。

5. 既往史 自述幼年曾患“甲型肝炎”，已愈。

6. 查体 T 36.2℃，P72 bpm，R18 次 / 分，BP 100/60 mmHg，身高：147 cm，体重：40 kg，体重指数：18.51 kg/m^2。

7. 妇科检查 幼稚型外阴，无阴毛发育，阴道畅，宫颈轻度柱状上皮外移，子宫水平位，偏小，质中，活动，无压痛，双附件区无异常包块及压痛。

8. 辅助检查

（1）血电解质（垂体瘤术后，2004 年）：K+：4.7 mmol/L，Na+：138 mmol/L Cl-：

108 mmol/L。

（2）性激素（垂体瘤术前，2004 年）：FSH：<0.3 IU/L，LH：<0.07 IU/L，PRL：32.31 ng/mL E_2：3.0 pg/mL，P：0.31 ng/mL，T：0.62 mIU/mL。

（3）性激素（2010 年，人工周期）：FSH：<0.05IU/L，LH：0.01IU/L，PRL：8.05 ng/mL，E_2：98 pg/mL，P：<0.1 ng/mL，T：<12.98 ng/dL。

（4）肾上腺皮质功能（2010 年）：Cor：7.89 ug/dL，ACTH：5.67 pg/mL。

（5）生长激素（2010 年）：GH<0.05 ng/mL。

（6）甲状腺功能（2010 年）：TSH：0.023 IU/L，FT3：4.12 pmol/L，FT4：14.38 pmol/L。

（7）阴道超声示（2010 年）：子宫大小：25 mm × 26 mm × 25 mm，内膜厚 3.9 mm，双侧卵巢均可见 1~2 窦卵泡数。

9. 诊断　①原发不孕；②腺垂体功能减退（垂体瘤术后）。

【诊治经过】

1. 助孕阶段　尿促性素（HMG）+ 绒促性素（HCG）促排卵治疗，促排卵用药第 16 天 B 超可见 2 枚优势卵泡发育（卵泡直径分别为 15 mm，16.5 mm），次日注射破卵针并指导同房。2 天后 B 超监测提示多卵泡发育（直径≥ 15 mm 卵泡 5 枚，详见表 1-2-1），告知患者有多胎妊娠及卵巢过度刺激可能，可考虑改行体外受精 - 胚胎移植（IVF-ET）助孕，鉴于患者有同房史，且拒行 IVF-ET。嘱禁同房，密切观察。

HCG 扳机后 9 天患者出现腹痛、恶心，生殖科就诊。当日相关检查如下：

（1）阴道超声：子宫内膜厚 18.8 mm，左卵巢大小：36 mm × 29 mm，右卵巢大小：56 mm × 37 mm，子宫直肠窝液区深 17 mm、左侧髂窝液区深 27 mm、右侧髂窝液区深 35 mm、盆腔可见液性暗区，最深达 62 mm。提示：盆腹腔大量积液、右卵巢增大、子宫内膜增厚。

（2）血 HCG：243 miu/mL。

（3）血常规：WBC：14.71 × 10^9/L，HB：169 g/L，红细胞压积：50.10%。

（4）尿常规：尿蛋白（-），比重 <1.005。

考虑患者妊娠合并晚发型重度卵巢过度刺激综合征，当日予以人血白蛋白 30g、羟乙基淀粉酶 500 mL 静脉滴注治疗；后连续用药 5 天（人血白蛋白 20g、隔日一次 × 5 天，羟乙基淀粉酶 500 mL 每日一次 × 5 天静脉滴注），同时予以黄体酮胶囊 200 mg/ 天黄体支持，监测腹围及出入量，1 周后症状明显缓解。

扳机后 22 天行阴道超声：宫内可见三个孕囊，均可见卵黄囊；双侧卵巢增大。

表 1-2-1　促排卵治疗过程

日期 /（月经周期）	右卵泡（mm × mm）	左卵泡（mm × mm）	内膜（mm）	处理
2010/12/30（5）	3~4 窦卵泡	1 窦卵泡	3.2	HMG 75 IU × 5 天
2011/1/4（10）	2 窦卵泡	1 窦卵泡	5.6	HMG 75 IU × 3 天
2011/1/7（13）	2 窦卵泡	1 窦卵泡	6.1	HMG 150 IU × 4 天
2011/1/11（17）	13 × 12 10 × 8（2 枚）	9 × 8	7.5/A	HMG 150 IU × 2 天

续表

日期 /（月经周期）	右卵泡（mm × mm）	左卵泡（mm × mm）	内膜（mm）	处理
2011/1/13（19）	14 × 12（2 枚） 15 × 9	9 × 8	7.3/A	HMG 150 IU × 2 天
2011/1/15（21）	17 × 16 17 × 13 15 × 12 9 × 9（3 枚）	9 × 8	9.3/A	HMG 150 IU × 1 天
2011/1/16（22）				绒毛膜促性腺激素（HCG）8000 IU，有同房
2011/1/17（23）	20 × 15 17 × 16 15 × 12 14 × 9（2） 11 × 7（3）	14 × 14 12 × 10（3） 10 × 8	9.6/A	建议中止治疗或改行 IVF-ET 助孕，患者拒绝，暂不同房，密切观察
2011/1/19（25）	22 × 14 19 × 11 18 × 14 18 × 13 14 × 11	21 × 14 16 × 13	9.3/C	避免剧烈运动，高蛋白饮食，注意尿量，如腹痛、恶心、少尿随诊

2. 选择性减胎术　扳机后 29 天（妊娠相当于 6^{+1} 周）阴道超声（彩图 2A）：宫内可见三个孕囊，大小分别约：19 mm × 16 mm，胎芽 4.7 mm；13 mm × 13 mm 胎芽 5.7 mm；11 mm × 9 mm 胎芽 5.1 mm；均可见胎心。考虑：宫内孕，三活胎（彩图 2B）。患者身材矮小（身高 147 cm），建议患者行减胎术，仅保留一胎。患者及家属要求减一胎，告知保留两胎孕中、晚期有流产、早产可能性高，或因妊娠负担重患者身体不能承受致妊娠中断。患者及家属了解相关风险后，仍要求减一胎，保留两胎。

孕 7^{+2} 周行阴道 B 超引导下选择性减胎术，手术顺利，术后被减孕囊无胎心，余两胎胎心搏动良好，阴道无活动性出血。术后予以抗生素及黄体酮预防感染及流产。患者术后 2 周（孕 9^{+2} 周）复查 B 超（彩图 2）提示：宫内孕，双活胎。此后规律产检。

3. 妊娠期及围产期处理　患者于我院产科规律产检，孕期血压、血糖平稳，孕期调整用药，优甲乐 75 μg/ 天、甲状腺片 1 片 / 天、醋酸泼尼松 7.5 mg/ 天，定期复查游离甲功及肾上腺皮质功能，与孕前水平相当。

孕 34 周出现间断腹痛，查体发现不规律宫缩，收住院给予硫酸镁静滴抑制宫缩。入院后请内分泌科医师协助诊治，予以定期监测游离甲功及肾上腺皮质功能稳定，同时建议分娩时予以琥珀酸氢化可的松微量泵入，产时根据患者血压、电解质适当增加用量，产后逐渐减量。

患者于 35^{+5} 周胎膜早破，考虑其腺垂体功能低下、均小骨盆，为将垂体危象风险降至最低，急诊于局部浸润麻醉下行子宫下段横切口剖宫产术，分别剖娩一女活婴，1950 g，一男活婴，1800 g，Apgar 评分均 9 分 -10 分 -10 分，转至新生儿科继续治疗。患者术后于 ICU 平稳过渡一天后转至产科，患者术后恢复良好，顺利出院。

4. 随访　子女目前 12 岁，均体健；患者仍人工周期维持月经来潮，规律口服优甲乐 50 ug/ 天、醋酸泼尼松 5 mg/ 天，定期监测甲状腺功能及肾上腺皮质功能平稳。

【病例讨论】

腺垂体功能低下最常见的病因是垂体瘤和产后出血，近年来由于内分泌学和影像学检查的快速发展和广泛应用，垂体瘤的发现率和治疗率显著提高，术后腺垂体功能低下患者发病率增加。垂体瘤术后造成的腺垂体功能低下，以往临床采用腺垂体激素进行治疗，但是此类激素不易补充，且价格昂贵，因此目前临床多采用靶腺激素替代治疗，补充原则应接近生理模式。女性患者靶器官卵巢、甲状腺等功能异常均影响生育，需要妇产科医师帮助，予以雌孕激素替代治疗以促进乳房及子宫的发育，为生育做准备。患者婚后有生育的要求，腺垂体功能低下致低促性腺激素性闭经，患者无排卵，因此造成排卵障碍性不孕，需要给予促性腺激素促排卵治疗。

垂体功能低下患者在促性腺激素治疗后大部分都可以成功诱导排卵，但与其他原因引起的不排卵相比，腺垂体功能低下的患者需要更大剂量的促性腺激素诱导排卵。如本例患者最终促性腺激素应用 17 天，总用量 1650 IU。促性腺激素用量的增多，致使促排卵过程中卵泡发育较多，警惕卵巢过度刺激综合征的发生。与正常孕妇不同，腺垂体功能低下患者缺乏黄体生成素，致黄体功能不全，为避免流产，孕后需要予以黄体支持，持续至胎盘功能完善后。同时孕早期胎儿完全依赖母亲提供甲状腺激素促进发育，故妊娠期间，必须对血清促甲状腺素和游离甲状腺素进行密切监测，左旋甲状腺素的剂量不能间断。围产期密切监测患者生命体征及甲状腺、肾上腺功能，积极联合内分泌医师协助诊治，以保证母儿的安全。垂体功能低下并不是剖宫产的绝对指征，由于垂体功能低下在生产过程中可增加产科并发症的发生率，故应适当放宽垂体功能低下患者的剖宫产指征。此患者身材矮小、均小骨盆且双胎妊娠，剖宫产为分娩最佳选择，垂体功能减退患者对镇静剂及麻醉剂甚为敏感，有时常规剂量可导致昏睡或昏迷，进而出现垂体危象，所以局部麻醉手术相对安全。腺垂体功能低下母亲自身各种激素缺乏及药物替代治疗，可能对孩子产生不良影响，本例患者孕期根据甲状腺及肾上腺水平规律应用甲状腺素及糖皮质激素，后期随访二孩均体健。

【专家点评】

此患者青春期前发病，术后继发腺垂体功能低下，青春期生长及生殖器官发育受限，导致身体发育瘦小及生育障碍。而妊娠期常规产检基础上需要严密监测甲状腺及肾上腺功能，保障胎儿发育，在分娩期避免发生垂体危象。由此病例我们总结出腺垂体功能低下致使相应内分泌轴包括肾上腺、甲状腺、性腺功能低下，甚至生长激素分泌受累，因此患者诊治需要多学科间精细协作。此类患者在神经外科医师诊治的同时，必须有儿科医师、妇产科医师、内分泌医师、麻醉科医师等多学科诊治，为患者提供个性化治疗，为其全生命周期提供保障。

赵明飞　张静　宋学茹

【相关指南及参考文献】

[1] 唐金韧. 创伤性腺垂体功能减退症两例临床分析. 基层医学论坛,2017.21:610-612.

[2] 杨露阳,刘云峰,杨静,等. 腺垂体功能减退合并产后甲状腺炎致高钙血症 1 例. 山西医科大学学报,2017,48:88-90.

[3] OVERTON CE, DAVIS CJ, WEST C, et al. High risk pregnancies in hypopituitary women[J]. Hum Reprod,2002,17(6):1464-1467.

[4] DAVIS LE, LEVENO KJ, CUNNINGHAM FG. Hypothyroidism complicating pregnancy[J]. Obstet Gynecol,1988,72(1):108-112.(5):279-283.

[5] 韦红恩. 经鼻蝶窦行垂体瘤切除术后的激素变化及激素替代治疗疗效. 现代肿瘤医学,2018,26:1517-1520.

[6] 付留俊,袁园,李涛,等. 空泡蝶鞍合并垂体促肾上腺素皮质激素瘤病例报道并文献复习. 中国全科医学,2017,20:4070-4073.

[7] 杜雪,姚艳妮,李增彦. 腺垂体功能低下患者妊娠期准备与围生期处理研究进展 [J]. 国际妇产科学杂志,2014(2):150-153.

病例 6　颅咽管瘤合并卵巢储备功能减低

【疾病概述】

颅咽管瘤是一种中枢系统良性肿瘤,起自颅咽管的上皮细胞、Rathke's 囊的残留(造釉型)、或由原始口凹残留的鳞状上皮细胞化生而来(乳头型),多位于蝶鞍隔上(adamantinomatous craniopharyngioma ACP)。颅咽管瘤发病高峰期为 5~15 岁儿童及 40 岁左右成人。颅咽管瘤虽为良性肿瘤,但位置深在,且毗邻重要神经血管结构,部分患者手术难度较高,术后 5 年总体生存率 90%, 10 年总体生存率达 80% 以上。颅咽管瘤手术治疗后出现不同程度内分泌功能障碍,在及时、有效、安全的高质量内分泌替代治疗可改善患者生活质量,部分儿童可继续生长发育。对于有生育需求的颅咽管瘤患者,保留生育能力、性激素替代治疗至关重要。

【病例介绍】

女方曹某,年龄 32 岁,男方年龄 32 岁,2021 年来我院就诊。

1. 主诉　月经不规律 2 年,发现视物模糊 14 天。

2. 现病史　患者既往月经规律,3~5 天 /30 天,量中等,痛经无,2 年前月经不规律,周期 30 天 ~1 年,经量同前,末次月经 2020 年 1 月。1 年前因月经异常就诊于当地医院, B 超提示双侧窦卵泡数 1~2 个,性激素自诉未见异常,予以中药治疗,未见明显好转。14 天前视物模糊、伴乏力、性格改变(悲伤哭泣减少,莫名欣快)、幻听幻视症状,无肢体麻木、头痛、恶心、呕吐、饮水呛咳、吞咽困难、肢体抽搐、意识障碍及二便失禁。患者就诊于我院神经外科,行头 MRI 示第三脑室上方室间孔区跨大脑镰囊实性占位,为求进一步诊治收入院治疗。患者自本次发病以来,食欲较差,睡眠尚可,二便如常,近 3 月体重增加 5kg。

3. 婚育史 28岁结婚，均为初婚，丈夫体健，G0P0，未避孕未孕2年。

4. 既往史 否认高血压、冠心病、糖尿病等病史。否认药物过敏史，食物过敏史：虾。嗅觉正常，精神、睡眠、食欲可，大小便无异常；无吸烟史，无粉尘及毒物接触史，无外伤及腮腺炎病史。

5. 家族史 父母健在，否认遗传性疾病及肿瘤家族史。

6. 体格检查 体温36.5℃，呼吸15次/min，脉搏95次/min，血压124/82 mmHg；身高：163 cm，体重62 kg，BMI 23.34 kg/m^2。神志清醒，精神可，全身皮肤无皮疹、结节等，浅表淋巴结未及肿大，腋下及会阴部毛发正常；气管居中，甲状腺不大；胸廓对称无畸形，胸壁无压痛，乳房发育正常，双肺呼吸动度对称，叩诊清音，双肺呼吸音清，未闻及干湿性啰音；腹软，肝脾肋下未及，脊椎系统排列整齐，无压痛；软组织无异常；无双下肢凹陷性浮肿。

（1）神经系统检查：意识状态清晰，右利手，精神状态稍欣快，定向力、语言、姿势步态正常，GCS15分，无脑膜刺激征，嗅觉正常，双眼视力减退，双眼眼底正常，无眼睑下垂，眼球运动、面部感觉、角膜反射正常，无面瘫、面肌抽搐，韦伯实验居中，林尼实验阴性，发音、吞咽正常，软腭及悬雍垂居中，咽反射正常，耸肩有力，转颈正常，舌在空中位置居中，伸舌偏向居中，感觉系统正常，运动系统正常，反射系统正常。

（2）妇科检查：外阴：已婚式。阴道：通畅，有阴道分泌物，量少。宫颈：居中，光滑。宫体：前位，常大，形态规则，无压痛，质地软，活动度尚可。双附件区未见明显异常。

7. 辅助检查

2021-11-12头MR：第三脑室上方室间孔区跨大脑镰囊实性占位，建议MR增强检查，双侧筛窦炎。

2021-11-13头CT：鞍上区囊实性占位，伴钙化，建议MR增强检查。

2021-11-19头MR增强：第三脑室上方室间孔区跨大脑镰囊实性占位，考虑颅咽管肿瘤。

2021-11-22阴道超声检查：子宫后位，3.8 cm×3.8 cm×2.6 cm，形态未见异常，肌壁回声欠均匀，子宫内膜厚度0.3 cm，左卵巢：2.3 cm×0.8 cm，1~2AFC，右卵巢：3.4 cm×1.5 cm，2~3AFC，大小1 cm×0.8 cm，宫颈厚度1.9 cm。

8. 诊断 ①颅咽管肿瘤？②继发性闭经；③卵巢储备功能减低；④原发不孕。

【诊疗经过】

患者入院后完善相关检查，性激素水平：2021-11-22：FSH1.43 mIU/mL，LH1.55 mIU/mL，E_2 12.00 pg/mL，PRL7.85 ng/mL，P <0.10 ng/mL，T13.17 ng/dL，AMH0.8 ng/mL，甲状腺功能：TSH1.400 uIU/mL，FT3 4.04 pmol/L，FT4 12.63 pmol/L，肾上腺功能正常范围。血常规、尿常规、便常规、电解质、肝肾功能正常。于2021-11-26全麻下行第三脑室病损切除术。术后病理：（第三脑室）牙釉质细胞型颅咽管瘤，术后予氢化可的松、左甲状腺素、去氨加压素治疗，术后视物模糊、伴乏力、性格改变（悲伤哭泣减少，莫名欣快）、幻听幻视症状好转。

2022年4月因月经未来潮，尿量增加，每日约3500~5000 mL，双手近端指关节及远端指关节、双肩及双膝关节疼痛肿胀，晨起明显，活动后减轻就诊于我院内分泌科，行头颅核磁，考虑颅内占位，不除外肿瘤残留或复发，完善相关检查：阴道超声检查：子宫前位，3.7 cm × 3.3 cm × 2.7 cm，内膜厚度 0.3 cm，肌壁回声均匀，左卵巢：2.1 cm × 1.1 cm，窦卵泡数：3 个，较大者 0.9 cm × 0.7 cm，右卵巢：1.7 cm × 1.1 cm，窦卵泡数：1 个，直径 0.3 cm，宫颈厚 2.4 cm。性激素水平：FSH4.40 mIU/mL，LH0.61 mIU/mL，E_2 <10 pg/mL，PRL22.98 ng/mL，P<0.10 ng/mL，T12.98 ng/dL，AMH0.22 ng/mL，甲状腺功能：TSH0.006 uIU/mL，FT3 6.32 pmol/L，FT4 12.46 pmol/L，渗透压 292mOsm/（kg · H_2O），血常规正常，尿常规、便常规、电解质、肝肾功能正常，肾上腺功能正常范围。进行多学科会诊，内分泌科角度考虑患者术后下丘脑 - 垂体 - 甲状腺轴受损，建议口服左甲状腺素替代治疗，定期复查游离甲功；肾上腺皮质功能处于正常范围，继续氢化可的松治疗；患者尿量增加，调整去氨加压素剂量，监测血尿渗透压、电解质、尿常规。神经外科与影像医学科结合患者的临床表现及影像学检查考虑颅咽管瘤复发，手术难度大，建议继续随访。妇科内分泌考虑患者骨关节症状与雌激素缺乏有关，予雌孕激素序贯治疗。

2022 年 6 月患者有生育需求进一步就诊于我院生殖中心。阴道超声检查：子宫前位，4.3 cm × 4.6 cm × 4.3 cm，内膜厚度 6 mm，左卵巢：1.9 cm × 0.8 cm，窦卵泡数：1~2 个，右卵巢：1.9 cm × 0.9 cm，卵泡数目显示欠清。性激素水平：FSH0.46 mIU/mL，LH0.23 mIU/mL，E_2 93.00 pg/mL，PRL0.85 ng/mL，P <0.10 ng/mL，T16.46 ng/dL，AMH0.52 ng/mL，甲状腺功能：TSH0.018 uIU/mL，FT3 4.34 pmol/L，FT4 11.02 pmol/L，血常规正常，尿常规、便常规、电解质、肝肾功能正常，肾上腺功能正常范围。建议行外源性促性腺激素促排卵治疗，与患者及家属商议后决定待肿瘤稳定后生殖中心继续就诊。

【病例讨论】

颅咽管瘤占颅内肿瘤的 2%~5%，有 5~15 岁、40 岁左右两个高发年龄段，影像学检查可明确肿瘤位置、治疗方式选择。手术是治疗颅咽管瘤的主要手段。颅咽管瘤毗邻重要神经血管结构，手术难度较高，手术治疗需充分保护垂体 - 下丘脑功能及视路结构。

颅咽管瘤是生长相对缓慢的脑部肿瘤，表现为内分泌功能障碍，包括下丘脑 - 垂体 - 生长激素轴、下丘脑 - 垂体 - 性腺轴、下丘脑 - 垂体 - 肾上腺轴、下丘脑 - 垂体 - 甲状腺轴功能障碍。部分颅咽管瘤患者具有下丘脑功能障碍，表现为肥胖、疲劳、性格行为改变、渴感消失、心率、体温和血压改变，甚至发生致死性下丘脑功能障碍。除内分泌功能障碍症状外，肿瘤较大时出现颅内压增高症状（头痛、恶心、呕吐）、视力下降等，若肿瘤继续增大，发展到一定程度，以上临床表现可同时存在。对于儿童患者生长发育障碍、视力障碍常见，成人内分泌功能障碍较常见。该例患者主要表现月经异常、视物模糊、伴乏力、性格改变（悲伤哭泣减少，莫名欣快）、幻听幻视症状，提示可能出现下丘脑 - 垂体 - 性腺轴异常，视力障碍及性格改变考虑为肿瘤压迫所致。

由于颅咽管瘤与下丘脑 - 垂体轴和视神经 / 视交叉的解剖邻近，术后导致相关后遗症，长期生活质量经常受损。垂体激素缺乏（98%）、视力障碍（75%）和肥胖（56%）是最常见的长期后遗症。对于颅咽管瘤患者，术前、围手术期、术后应充分评估垂体前叶激素水平、垂体后叶功能情况，垂体前叶激素包括促肾上腺皮质激素（ACTH）、促甲状腺激素（TSH）、生长激素（GH）、促卵泡生成素（FSH）、黄体生成激素（LH）、泌乳素（PRL）。垂体后叶功能需监测血浆渗透压、24小时尿量、尿比重、尿渗透压及电解质情况。该例患者术后出现闭经、甲状腺功能减低、尿崩症，提示性腺轴、甲状腺轴、垂体后叶功能受损，需补充相应的激素。

颅咽管瘤手术治疗后内分泌功能改善情况是患者生活质量的关键问题，对于儿童患者，通过适当的内分泌替代治疗可继续生长发育。该例患者发病年龄为32岁，有生育需求，在改善内分泌情况的同时能否生育是临床面临的挑战，目前该例患者因颅咽管瘤复发暂缓生育。但通过卵巢功能评估，考虑患者存在卵巢储备功能减低，妊娠概率降低，因患者下丘脑-垂体-性腺轴受损，可通过外源性促性腺激素药物治疗促排卵治疗，对于暂不考虑生育的育龄女性可采用雌孕激素序贯治疗，维持女性第二性征。

【专家点评】

颅咽管瘤患者的诊治需要多学科协作，包括神经外科、内分泌科、儿科、妇科等多个团队，诊治全程不仅警惕颅咽管瘤有无复发，还需注意内分泌功能障碍的纠正、精准化调整替代治疗的剂量，提高患者生活质量。随着颅咽管瘤预后的好转及生存期的延长，成人女性需关注雌孕激素序贯治疗，维持女性第二性征，同时对于病情稳定的患者，育龄女性妊娠并生育后代成为可能，因下丘脑-垂体-性腺轴受损，需通过外源性促性腺激素药物治疗促排卵治疗。

田文艳　王刚

【相关指南及参考文献】

[1] MÜLLER H L，MERCHANT T E，WARMUTH-METZ M，et al. Craniopharyngioma[J/OL]. Nature Reviews. Disease Primers，2019，5（1）：75.

[2] 中华医学会神经外科学分会小儿神经外科学组，《颅咽管瘤治疗专家共识（2016）》编写委员会. 颅咽管瘤治疗专家共识（2016）[J]. 中华医学杂志，2017，97（17）：1283-1289.

[3] 颅咽管瘤治疗专家共识编写委员会，中华医学会神经外科学分会小儿神经外科学组. 颅咽管瘤患者长期内分泌治疗专家共识（2017）[J]. 中华医学杂志，2018，98（1）：11-18.

[4] KARAVITAKI N. Hypopituitarism oddities：craniopharyngiomas[J/OL]. Hormone Research，2007，68 Suppl 5：151-153.

[5] KARAVITAKI N，WASS J A H. Craniopharyngiomas[J/OL]. Endocrinology and Metabolism Clinics of North America，2008，37（1）：173-193.

[6] KARAVITAKI N. Management of craniopharyngiomas[J/OL]. Journal of Endocrinological Investigation，2014，37（3）：219-228.

[7] MÜLLER H L. The Diagnosis and Treatment of Craniopharyngioma[J/OL]. Neuroendocrinology，2020，110（9-10）：753-766.

[8] WIJNEN M，VAN DEN HEUVEL-EIBRINK M M，JANSSEN J A M J L，et al. Very long-term sequelae of craniopharyngioma[J/OL]. European Journal of Endocrinology，

2017, 176(6): 755-767.

[9] 颅咽管瘤治疗专家共识编写委员会，中华医学会神经外科学分会小儿神经外科学组. 颅咽管瘤围手术期管理中国专家共识(2017)[J]. 中华医学杂志，2018, 98(1): 5-10.

病例 7 特发性低促性腺激素性性腺功能减退症

【疾病概述】

特发性低促性腺激素性性腺功能减退症(idiopathic hypogonadotropic hypogonadism, IHH)是指因先天性下丘脑促性腺激素释放激素(GnRH)神经元功能受损，导致 GnRH 合成、分泌或功能障碍，进而垂体分泌促性腺激素减少，引起性腺功能不足的疾病，又称为先天性低促性腺激素性性腺功能减退症(congenital hypogonadotropic hypogonadism, CHH)。临床上分为两大类：伴有嗅觉受损者称为卡尔曼综合征(Kallmann syndrome)；嗅觉正常者，称为嗅觉正常的 IHH(normosmic IHH, nIHH)。国外数据显示 IHH 总体发病率为 1~10/100000，男女比例为 5∶1。

【病例介绍】

女方马某，年龄 27 岁，男方年龄 29 岁，2020 年来我院就诊。

1. 主诉 原发闭经，婚后 1 年，未避孕未孕。

2. 现病史 患者原发闭经，15 岁未月经来潮就诊于当地医院，行性激素、超声、染色体检查，考虑低促性腺激素性闭经，予人工周期治疗，嗅觉正常。2020 年 8 月就诊于我中心，行垂体兴奋实验(+)，查甲状腺功能、肾上腺功能正常范围。提示下丘脑性低促性腺激素性闭经，现婚后 1 年，未避孕未孕。

3. 婚育史 27 岁结婚，均为初婚，丈夫体健。

4. 既往史 否认高血压、冠心病、糖尿病等病史。否认食物药物过敏史。嗅觉正常，精神、睡眠、食欲可，大小便无异常；无吸烟史，无粉尘及毒物接触史，无外伤及腮腺炎病史。

5. 家族史 父母健在，否认遗传性疾病及肿瘤家族史，母亲孕期否认异常用药史。家族中无 IHH 疾病史。

6. 体格检查 体温 36.5℃，呼吸 20 次 /min，脉搏 80 次 /min，血压 125/70 mmHg 身高 170 cm，体重 70 kg，BMI 24.22 kg/m²，腰臀比 0.93。神志清醒，精神可，全身皮肤无皮疹、结节等，浅表淋巴结未及肿大，腋下及会阴部无毛发；气管居中，甲状腺不大；胸廓对称无畸形，胸壁无压痛，乳房发育正常，双肺呼吸动度对称，叩诊清音，双肺呼吸音清，未闻及干湿性啰音；腹软，肝脾肋下未及，脊柱、神经系统无特殊，无双下肢凹陷性浮肿。专科检查：外阴幼稚型，宫颈中度糜烂样改变，触血(-)，举痛(-)，子宫前位，正常大小，活动，无压痛；双侧附件未及异常包块及压痛。三合诊同 PV。

7. 辅助检查

阴道超声检查：子宫前位，5.1 cm × 3.7 cm × 4.3 cm，内膜厚度 0.6 cm，左卵巢：2.1 cm × 2.0 cm，窦卵泡数：4~5 个，右卵巢：1.8 cm × 1.2 cm，窦卵泡数：3~4 个。

性激素水平：FSH0.08 mIU/mL，LH0.05 mIU/mL，E_2 33.05 pg/mL，PRL6.8 ng/mL，P 0.1 ng/mL，T14.99 ng/dL　AMH1.82 ng/mL。

甲状腺功能：TSH3.2 uIU/mL，FT3 5.44 pmol/L，FT4 12.02 pmol/L。

血常规正常，尿常规、便常规、电解质、肝肾功能均正常。

外周血染色体：46XX。

垂体兴奋试验阳性。

肾上腺功能正常范围。

8. 诊断　①原发不孕；②下丘脑性低促性腺激素性闭经。

【诊疗经过】

患者原发不孕、下丘脑性低促性腺激素性闭经，现有生育需求，行初步检查后拟门诊hMG+hCG 诱导排卵，监测排卵及指导同房。

第一周期：于月经第 23 天开始注射 hMG 75IU，肌肉注射，每日 1 次，7 天，未见优势卵泡，继续予 hMG 150 IU，肌肉注射，Qd ×5 天，臀部出现硬结合并发热，予康复科理疗、头孢地尼抗生素治疗，该周期放弃继续促排，予戊酸雌二醇 + 黄体酮人工周期治疗。

第二周期：于月经第 4 天开始注射 hMG 150IU，肌肉注射，Qd×6 天 + 重组人促黄体激素 α 75 IU，皮下注射，Qd×6 天，未见优势卵泡，臀部出现红肿，改为高纯度尿促性素 150 IU+ 重组人促黄体激素 α 75IU，皮下注射，Qd×16 天，右卵巢内可见优势卵泡 19 mm×17 mm，直径 14 mm3~4 个，予重组绒促性素 250 ug，皮下注射，并指导怀孕，3 天后复查超声右卵巢内可见 29 mm×32 mm、32 mm×26 mm 液区，内可见网格形成，考虑 Lufs 形成。

第三周期：于月经第 12 天开始注射 hMG 225 IU，Qd×12 天 + 生长激素 6 IU，皮下注射，Qod×12 天，右卵巢内可见优势卵泡 20 mm×14 mm，左卵巢内可见优势卵泡 28 mm×14 mm、16 mm×15 mm，予曲普瑞林 0.1 mg，皮下注射 + 绒促性素 8000 IU，肌肉注射，Qd×1 天，并指导怀孕，告知有双胎妊娠的可能，3 天后复查超声右卵巢内可见 37 mm×32 mm 液区，左卵巢内可见 30 mm×29 mm、26×25 液区，内可见网格形成，考虑 Lufs 形成。

患者因 hMG+hCG 诱导排卵，监测排卵及指导同房 2 个周期，均 lufs 形成，要求转 IVF 助孕治疗，起针剂量 hMG 300 IU，肌肉注射，Qd×6 天 + 生长激素 6IU，皮下注射，Qod×6 天，Gn 第 7 天改为 hMG 225IU，肌肉注射，每日 2 次，+ 生长激素 6IU，皮下注射，隔日 1 次 + 绒促性素 150 IU，肌肉注射，Qd×11 天，Gn 第 16 天，左卵巢内可见优势卵泡 18~20 mm 5 个，右卵巢内可见优势卵泡 18~20 mm 3 个，直径 14 mm 3 个，予重组绒促性素 250 ug，皮下注射扳机，扳机日 LH 0.32 mIU/mL，$E_2$2671 pg/mL，P 0.79 ng/mL，扳机 36 h 取卵获卵 6 枚，均为 MII，IVF 授精，2PN×5，成胚 5 枚，优胚 2 枚，D2 移植 2 枚 4CI 胚胎，术后用药：雪诺酮 1 枚，阴道塞入，qd×14 d，琪宁 200 mg QN×14 天，HCG 2000 IU，im，qod×6，GH6 单位，IH，QOD×6，术后 14 日：HCG 532.83 mIU/mL，术后 16 日：HCG 1285.2 mIU/mL，移植术后 4 周：宫内双胎，胎囊① 19 mm×11 mm×12 mm，胎芽 5 mm，胎心可见；胎囊② 14 mm×12 mm×10 mm，胎芽 4 mm，胎心可见。孕期平顺，于孕 37+4 周，因“双胎妊娠”剖宫产两活婴，男婴

体重 3500 g，女婴体重 2400 g，未见出生缺陷，现体健。

【病例讨论】

IHH 病因不明，因单一或多个基因突变致病，现已证实 IHH 的致病基因超过 40 个，但仍仅有大约 30% 患者未找到明确致病基因，现已明确 20 余种基因突变可导致 IHH，如 KAL1、FGFR1、FGF8、GnRH、GNRHR、PROK2、PROKR2、TAC3、TACR3、DAX1、NELF、CHD7、SEMA3A、SOX2、FEZF1 等。部分患者呈家族遗传性，可为 X 连锁隐性、常染色体显性或常染色体隐性的遗传模式，但部分患者为散发病例或不符合孟德尔遗传规律。现有的研究发现即使相同基因突变，性腺轴功能也可存在很大差异，且基因型和临床表型之间的关系复杂，目前尚难以准确评估子代致病风险。因此对于 IHH 患者若无家族遗传病史，不推荐常规遗传学检查。

IHH 女性表现为乳腺不发育、幼稚外阴和原发闭经。部分患者骨骺闭合延迟，上部量 / 下部量 <1，指间距 > 身高，易患骨质疏松症。需排除多种垂体前叶激素分泌障碍、体质性青春发育延迟等疾病。除下丘脑 - 垂体 - 性腺轴功能外，还需筛查泌乳素轴、GH-IGF-1 轴、TSH-FT4 甲状腺轴以及 ACTH- 皮质醇轴功能。该例患者以原发闭经、第二性征不发育首次就诊于外院，当地医院行性激素检查提示 FSH、LH 水平低下，染色体检查提示正常，超声未发现其他异常，患者嗅觉正常，当地医院考虑为低促性腺激素性闭经，予人工周期治疗。患者因生育需求就诊于我中心后，进行卵巢功能评估，根据性激素、AMH 及超声窦卵泡数水平，提示卵巢功能正常，同时筛查泌乳素、TSH-FT4 甲状腺轴以及 ACTH- 皮质醇轴功能均在正常范围，故考虑为 nIHH。

对于无生育需求 IHH 患者，予周期性雌孕激素联合替代治疗，促进第二性征发育。有生育需求者，可行促性腺激素促排卵治疗或脉冲式 GnRH 治疗。对于脉冲式 GnRH 治疗，是通过连续脉冲输注 GnRH 类似物，模拟生理性 GnRH 脉冲分泌，发挥下丘脑 - 垂体 - 性腺轴调节机制。对于女性 IHH 患者，治疗 12 周后可出现月经初潮，24 周后恢复排卵，月经周期逐渐规律。与常规传统促性腺激素促排卵治疗相比，二者排卵率及妊娠率近似，为 80%~90%，但在临床上两种治疗方案均需警惕卵巢过度刺激（OHSS）和多胎妊娠的风险。该患者有生育需求，要求尽快妊娠，故进行促性腺激素促排卵治疗，经过促排卵治疗 2 个周期均 Lufs 形成，故转 IVF 治疗。

【专家点评】

IHH 是由于先天性 GnRH 合成、分泌或功能障碍所致的促性腺激素水平低下，从而引起性腺功能不足的一组疾病，女性发病远少于男性。部分患者临床表现不典型，进一步增加了该疾病确诊及鉴别的难度。IHH 发病与基因突变有关，如有条件者可对 IHH 患者进行致病基因筛查，提高和加深该疾病的认识。IHH 治疗方面，从青春期开始应启动激素补充治疗，维持第二性征，有生育要求者需促排卵治疗，促性腺激素促排卵治疗或脉冲式 GnRH 治疗均可获得良好的生育结局，部分患者若出现排卵障碍、输卵管梗阻或男方因素时，需考虑辅助生育技术治疗。对于 IHH 患者需要进行终身临床监测评估。

田文艳　王刚

【相关指南及参考文献】

[1] 中华医学会内分泌学分会性腺学组. 特发性低促性腺激素性性腺功能减退症诊治专家共识 [J]. 中华内科杂志，2015,54(8):739-744.

[2] 唐瑞怡，马淼. 女性特发性低促性腺激素性性腺功能减退症诊疗新进展 [J]. 现代妇产科进展，2018,27(12):942-944.

[3] 熊英，徐克惠. 特发性低促性腺激素性性腺功能减退症的诊治 [J]. 实用妇产科杂志，2017,33(8):561-563.

[4] TOPALOGLU A K. Update on the Genetics of Idiopathic Hypogonadotropic Hypogonadism[J]. J Clin Res Pediatr Endocrinol，2017,9(Suppl 2):113-122.

[5] FATHI A K，LUO X. Normosmic idiopathic hypogonadotropic hypogonadism：update on the genetic background and future challenges[J]. J Pediatr Endocrinol Metab，2013，26(5-6):405-415.

[6] 刘兆祥，伍学焱. 女性低促性腺激素性性腺功能减退症诱导排卵治疗进展 [J]. 中华内分泌代谢杂志，2015,31(1):83-85.

[7] 刘兆祥，茅江峰，伍学焱，等. GnRH 泵治疗女性特发性低促性腺激素性性腺功能减退症的有效性和安全性 [J]. 中华医学杂志，2015,95(42):3432-3435.

[8] 张婷婷，李昕，曲玲，等. 女性特发性低促性腺激素性性腺功能减退症的临床研究——附 16 例病例回顾 [J]. 中华内分泌代谢杂志，2012,28(12):1001-1004.

[9] 马华梅，杜敏联. 促性腺激素释放激素和人绒毛膜促性腺激素激发试验在鉴别低促性腺激素性性腺功能减退和体质性生长和青春发育延迟的作用 [J]. 中华内分泌代谢杂志，2009,25(4):462-464.

[10] 王海，李宏军. 特发性低促性腺激素性性腺功能减退症的药物治疗 [J]. 生殖医学杂志，2016,25(11):1035-1039.

[11] MILSOM S，DUGGAN K，O'SULLIVAN S，et al. Treatment of infertility with hypogonadotropic hypogonadism：10-year experience in Auckland，New Zealand[J]. Aust N Z J Obstet Gynaecol，2012,52(3):293-298.

病例 8 医源性卵巢储备功能减退

【疾病概述】

DOR(diminished ovarianreserve，DOR)是由于卵母细胞的数量减少和(或)质量下降，导致卵巢功能不足,引起生育能力下降,同时伴有抗苗勒管激素(AMH)水平降低、窦卵泡数(AFC)减少、基础 FSH 水平升高。DOR 分为与高龄相关的生理性 DOR 和与年龄不相符的病理性 DOR 两类。

【病例介绍】

患者基本信息:女方年龄 25 岁,男方年龄 27 岁,初次就诊时间:2019 年 9 月。

1. 主诉　结婚 2 年，未避孕未孕。

2. 现病史　2017 年结婚，至今 2 年同居，性生活正常，未避孕未孕。平素月经规律，G0P0；2018.3 月因“继发性痛经 7 年，未避孕未孕 1+ 年”于外院行腹腔镜下双侧卵巢子宫内膜异位囊肿剔除术 + 输卵管通液术 + 盆腔粘连松解术 + 骶韧带病灶电灼术，术中见双侧附件粘连于同侧阔韧带后叶及子宫后壁，右卵巢囊肿直径 2 cm 及 1 cm，左卵巢囊肿直径 2 cm，左骶韧带可见紫蓝色病灶直径 0.3 cm，美兰通液示双侧输卵管通畅，术后予 GnRH-a 治疗 6 个月。停药后患者试孕 1 年未孕，遂于 2019.6 查基础性激素示 FSH：16.07 IU/L，LH：4.22 IU/L，E_2：48.18 pg/mL，AMH：0.33 ng/mL，TVS 示 LOV：4AFC，ROV：1AF。2019.6 至 2019.9 于外院及本中心诱导排卵 2 周期，有优势卵泡排卵，指导同房未孕，要求行 IVF 助孕。

3. 月经史　12 岁，6~7/26~27 天，量中，继发性痛经。

4. 婚育史　23 岁结婚，配偶体健，G0P0。

5. 既往史　无特殊，否认腮腺炎、结核病史。

6. 查体　T 36.3℃，P 64 bpm，R 18 次 / 分，BP 114/72 mmHg。

妇科检查：外阴（-），阴道畅，宫颈光，子宫前位，常大，质中，活动可，无压痛，双附件区无异常包块及压痛。

7. 辅助检查

1.2019 年 6 月基础性激素：FSH 16.07 IU/L，LH 4.22 IU/L，E_2 48.18 pg/mL，P 0.23 ng/mL，T 0.21 ng/mL。

2.2019 年 6 月 AMH：0.33 ng/mL，

3.2019 年 6 月阴道 B 超示子宫前位，50 mm × 47 mm × 41 mm，内膜 3.7 mm，左卵巢 36 mm^2 × 23 mm^2，4 个 AFC，右卵巢 24 mm^2 × 14 mm^2，1 个 AFC。

男方情况简介：男方病史及体格检测无特殊。

男方精液常规示（2019.6）：精液量 2.4 mL，总数 57.8 × 10^6/mL，密度 24.1 × 10^6/mL，精子活动率（PR+NP）46%，前向运动率 35%，正常形态比例 5%。男方染色体 46，XY。

8. 诊断　①原发不孕；②卵巢储备功能减退；③双侧卵巢子宫内膜异位囊肿剥除术后。

【诊治经过】

第一次 IVF：PPOS 方案，孕激素剂量为地屈孕酮 10 mgBid，丽申宝 225 IU 启动，Gn 总用量 3375 U，Gn 天数 12 天。HCG 日 E_2：2204.00 pg/mL，LH：1.9 IU/L，P：0.80 ng/mL，B 超示卵泡数 6 个。扳机后 36 h 取卵，于 2019.10 获卵 6 枚，进行常规 IVF，2PN3 枚，优质胚胎 0 枚。予辅酶 Q10 30 mg Bid、DHEA 25 mg bid 预处理 3 月，后同时给予生长激素 2IU qd 预处理 2 月。

第二次 IVF：克罗米芬 + 来曲唑 +HMG 促排方案，予克罗米芬 50 mg qd+ 来曲唑 2.5 mg qd+HMG 300IU 启动，Gn 总用量 3000 U，Gn 天数 10 天。HCG 日 E_2：266 pg/mL，LH：29.07 IU/L，P：0.39 ng/mL，B 超示卵泡数 1 个，扳机后 12 h 取卵，未获卵。

第三次 IVF：PPOS 方案，孕激素剂量为地屈孕酮 10 mgBid，HMG 300IU 启动，Gn 用量

2925U，Gn 天数 12 天。HCG 日 E_2：1697.00 pg/mL，LH：0.67 IU/L，P：0.58 ng/mL，B 超示卵泡数 5 个。于 2020 年 11 月获卵 5 枚，行 IVF，2PN2 枚，优质胚胎 1 枚，冷冻 2 枚（5CII、2CII）。

2020 年 12 月自然周期移植 2 枚胚胎，单胎妊娠。于 2021 年 9 月孕足月剖宫产 1 女婴，体重 3350g，体健。

【病例讨论】

此患者的诊断为卵巢储备功能减退（DOR），DOR 的诊断依赖于对卵巢储备功能的评价，根据《卵巢储备功能减退临床诊治专家共识》，推荐使用 AMH、AFC、基础 FSH 并结合年龄因素进行综合评估。此共识指出，AMH <1.1ng/mL，两侧卵巢 AFC<5~7 枚，或连续两个月经周期的基础 FSH ≥ 10IU/l 提示 DOR。本例患者 AMH：0.33ng/mL，AFC5 个，多周期 FSH ≥ 10IU/l，符合 DOR 诊断标准。

DOR 的诊断需要与另一概念早发性卵巢功能不全（premature ovarian insufficiency，POI）区分。POI 是指女性在 40 岁以前出现卵巢功能减退，主要表现为月经异常（闭经、月经稀发或频发）、促性腺激素水平升高（FSH>25U/L）、雌激素水平波动性下降。DOR 和 POI 存在一些共同的风险因素，但是目前并无强有力证据表明 DOR 是 POI 的前兆。DOR 与 POI 的区别在于前者强调患者生育力降低，是根据卵巢储备功能参数进行诊断，但不强调年龄、病因和月经状态。

根据《卵巢储备功能减退临床诊治专家共识》，DOR 可有以下一种或多种表现。①生育力减低，主要表现为不孕、受孕困难、早期流产、反复流产等。②DOR 通常有规律的月经，但也可表现为各种月经紊乱，包括月经稀发或频发、经期延长或缩短、闭经、经量时多时少等。③性激素缺乏或波动的相关症状，表现程度不一，与更年期症状类似，但一般较轻或不明显。本例患者主要表现为不孕，月经规律，无明显更年期症状，这与共识中提到的临床表现是一致的。

目前关于 DOR 的病因并不明确，可能的危险因素主要包括年龄、遗传因素、医源性因素、自身免疫因素、感染因素、环境因素、社会心理因素。本例患者 24 岁时行腹腔镜下子宫内膜异位囊肿剔除术，术后给予 GnRH-a 治疗 6 个月，随后患者因"自行试孕 1 年未孕"查性激素后才发现 DOR，根据患者的诊治过程，推测外院术前卵巢功能无明显异常，主要考虑医源性因素造成的 DOR。目前子宫内膜异位症的指南中提出，对青春期及生育年龄患者需在术前及术后均进行生育力评估。本例患者在腹腔镜术前术后没有进行充分的生育力评估，尤其是术后没有及时评估，患者术后 1 年半才发现卵巢储备功能减退，使得患者的助孕治疗更困难。

关于患者的妊娠结局，目前的研究认为，年轻卵巢储备好的人群最高，年轻卵巢储备差的人群次之，高龄卵巢储备好的人群第三，高龄卵巢储备差的人群最低。本例患者属于年轻卵巢储备差的人群，经过 3 次取卵最终获得了单胎活产的妊娠结局。

国内外对于 DOR 的治疗尚无一致意见。目前的治疗方法大多由医生根据临床经验，对有生育需求的患者，采用积极试孕或直接应用辅助生殖技术（ART）进行助孕治疗。在治疗中可应用不同的促排卵（COS）方案以及预处理药物（辅酶Q10、脱氢表雄酮、生长激素、中医药等），但这些方法的疗效尚无定论。常用的COS方案包括温和刺激、常规微刺激、改良自然周期等，应依据患者情况个体化选择促排方案。温和刺激方案和常规微刺激方案的区别在Gn剂量更低，每日最大剂量为150U。本例患者助孕3周期，采用常规微刺激方案及PPOS方案。此外，患者给予了辅酶Q10、生长激素、DHEA预处理，最终获得了活产结局。根据《卵巢储备功能减退临床诊治专家共识》的推荐，对于有生育需求的DOR、胚胎质量低下、薄型子宫内膜以及反复种植失败的患者，在ART过程中推荐提前添加GH 2IU/d，连续3月进行预处理治疗，改善妊娠结局。此外，脱氢表雄酮（DHEA）及辅酶Q10可能改善DOR患者卵巢的反应性，提高卵子或胚胎质量，增加获卵数，提高临床妊娠率，但证据尚不充分。

【专家点评】

鼓励女性适龄婚育，在最佳生育年龄完成生育目标。有高龄、遗传、医源性等DOR高危险因素的女性，建议积极行卵巢储备功能评估。已诊断DOR的已婚女性，鼓励积极试孕，根据年龄可试孕3~6个月，仍未怀孕的可按不孕症处理。未来，仍需进一步研究评价改善卵巢储备功能药物的有效性和安全性，以及探索新药物和新技术以改善DOR女性的妊娠结局。

田烨　张静　李明月　宋学茹

【相关指南及参考文献】

[1] PASTORE LM, CHRISTIANSON MS, STELLINGJ, et al. Reproductive ovarian testing and the alphabet soup of diagnoses: DOR, POI, POF, POR, and FOR[J]. J Assist Reprodu Genet, 2018, 35:17-23.

[2] Practice Committee of the American Society for Reproductive Medicine. Testing and interpreting measures of ovarian reserve: a committee opinion [J]. Fertil Steril, 2015, 103: e9 e17.

[3] YU R, JIN H, HUANG X, et al. Comparison of modified agonist, mild-stimulation and antagonist protocols for in vitro fertilization in patients with diminished ovarian reserve[J].J int Med Res, 2018,46:2327-2337.

[4] XU YM, HAO GM, GAO BL. Application of growth hormone in in-vitro fertilization [J]. Front Endocrinol(Lausanne),2019, 10:502.

[5] 卵巢储备功能减退临床诊治专家共识专家组，中华预防医学会生育力保护分会生殖内分泌生育保护学组. 卵巢储备功能减退临床诊治专家共识 [J]. 生殖医学杂志，2022，31（4）:425-434.

病例9　卵巢早衰患者接受供卵助孕

【疾病概述】

卵巢早衰(premature ovarian failure，POF):女性40岁以前出现闭经、促性腺激素水平升高(FSH>40 U/L)和雌激素水平降低,并伴有不同程度的围绝经期症状。卵巢早衰是早发性卵巢功能不全(premature ovarian insufficiency,POI)的终末阶段。根据是否曾经出现自发月经，POI可以分为原发性POI和继发性POI。常见的致病原因包括遗传因素、医源性因素、免疫因素、环境因素等,其中约一半的病人病因并不明确,称为特发性POI。

【病例介绍】

患者基本信息:女方年龄31岁,男方年龄32岁,初次就诊时间:2013年5月。

1. 主诉　原发闭经,要求赠卵。

2. 现病史　12年前(19岁)因"原发性闭经"就诊,诊为卵巢早衰(染色体正常,其余检查结果不详),予激素替代治疗。3年前结婚,婚后同居,性生活正常。1年半前于外院查FSH为47.2 mIU/mL,雌二醇为51.5 pg/mL,TSH为:2.68 uIU/mL,1个月后复测FSH为72.6 mIU/mL，LH为24.1 mIU/mL,雌二醇为28.3 pg/mL;阴道超声示:子宫大小31 mm×29 mm×24 mm,卵巢小,显示不清。现因"要求行赠卵助孕治疗"于本中心就诊。

3. 月经史　原发闭经,予人工周期治疗。

4. 婚育史　28岁结婚,配偶体健,G0P0。

5. 既往史　既往体健,无手术、外伤史,无自身免疫性疾病史。

6. 个人史　无吸烟、饮酒史,否认食物、药物过敏史,无粉尘及毒物接触史,无出生缺陷。

7. 家族史　无遗传性疾病及不孕不育病史。

8. 体格检查　体温36.5℃,呼吸19次/min,脉搏76次/min,血压110/70 mmHg;身高:170 cm,体重75 kg,BMI 25.95 kg/m^2。乳房发育正常。

妇科检查示:外阴发育正常,阴道畅,无异常分泌物,宫颈轻度糜烂,子宫后位,偏小,质中,活动度可,无压痛;双侧附件无压痛,未触及包块。

9. 辅助检查

1)性激素六项(2013.07):FSH 60.42 miu/mL，LH:24.55 miu/mL，E_2:57.19 pg/mL，P:0.17 ng/mL,PRL:4.4 ng/mL,T:66.41 ng/mL。

2)阴道彩超示(2013.05):子宫后位,大小为31 mm×29 mm×24 mm,子宫内膜厚4.8 mm,双侧卵巢显示不清。

3)宫颈液基细胞学检测(2014.10)示:未见上皮内病变及癌变。

4)子宫内膜病理(2014.10)示:增殖期子宫内膜(人工周期D14天)。

5)女方染色体:46,XX,女方血型:B型。

男方情况简介:

男方病史及体格检测无特殊。

男方精液常规示（2013.4）：精液量 2.0 mL，密度 261.2×10^6/mL，A 级快速前向运动精子率为 16%，B 级慢速前向运动精子率为 8.8%，C 级非前向运动精子率为 3.8%，D 级不运动精子率为 71.4%；形态正常率为 27.1%。男方染色体：46，XY，14p+。

10. 诊断　①原发不孕；②卵巢早衰。

【诊疗经过】

患者因卵巢早衰要求供卵助孕治疗。

供卵 -ICSI 周期：男方于 2013 年 6 月冻精备用。于 2014 年 4 月接受赠卵 5 枚，供卵者获卵 >20 枚，传染病（HIV、乙肝、丙肝、梅毒）阴性，血型 B 型，染色体正常，因“输卵管因素”行 IVF 助孕，无遗传病家族史。

采用男方冻精行 ICSI 治疗，正常受精 4 枚，形成胚胎 4 枚，2 枚为 D2 4CI，1 枚为 D2 3CII，1 枚为 D2 5CII，全胚冷冻。胚胎冷冻半年后，再次复查供卵者传染病（HIV、乙肝、丙肝、梅毒）阴性。

HRT-FET：2014 年 10 月行人工周期，月经 D3 天予补佳乐 3 mg Bid × 10 天，D13 天 B 超示：内膜厚 12.3 mm，加孕激素转化内膜 2 天（黄体酮胶丸 200 mg qd+ 地屈孕酮 10mg Bid+ 黄体酮针 40 mg qd）；D15 移植 2 枚 4C I 级冷冻胚胎，于 2015 年 7 月剖娩 1 男活婴，出生体重 3450 g，体健。

【病例讨论】

原发性 POI 临床症状表现为原发性闭经。继发性 POI 可出现月经周期缩短、经量减少、周期不规律、月经稀发、闭经等。原发性 POI 表现为女性第二性征不发育或发育差。继发性 POI 可有潮热出汗、生殖道干涩灼热感、性欲减退、骨质疏松、骨痛、骨折、情绪和认知功能改变、心血管症状和心律失常等。体征上，原发性 POI 患者可存在性器官和第二性征发育不良、体态和身高发育异常。继发性 POI 患者可有乳房萎缩、阴毛腋毛脱落、外阴阴道萎缩表现。本案例 19 岁诊为原发性闭经，查染色体正常，给予激素替代治疗，31 岁就诊于本中心，性器官、第二性征、身高未见明显异常。

在 POF 的治疗中，多种预处理方案及辅助抗氧化制剂的疗效有待进一步证实。1984 年 Lutjen 等报道了第一例通过接受赠卵获得妊娠的卵巢早衰患者，为 POF 患者提供了获得生育的途径。到目前为止，赠卵 IVF-ET 对 POF 患者来说仍是获得妊娠的最有效治疗。赠卵 IVF-ET 的妊娠率可达 40%~50%。我国《卫生部关于修订人类辅助生殖技术与人类精子库相关技术规范、基本标准和伦理原则的通知》（卫科教发 [2003]176 号）和《卫生部关于印发人类辅助生殖技术与人类精子库校验实施细则的通知》（卫科教发 [2006]44 号）中明确规定接受卵子赠送的适应证包括：①丧失产生卵子的能力；②女方是严重的遗传性疾病携带者或患者；③具有明显的影响卵子数量和质量的因素。赠卵者仅限于接受人类辅助生殖治疗周期中取卵的妇女，在获卵数达到 15 枚自用前提下，超出的卵子可建议捐赠。受卵者胚胎移植时年龄不应超过 52 岁，且助孕前需进行身体和心理健康的评估。此外，基于辅助生殖技术的发展及成熟，建议受卵者接受卵子捐赠数目为 3~5 枚。本案例患者 32 岁时受卵 5 枚，形成胚胎 4 枚，一次移植获得了临床妊娠。

目前，随着科学技术的进步，卵巢早衰的治疗也出现了一些新的方法，例如卵巢移植、卵泡体外激活、干细胞治疗、免疫治疗等。2004 年 10 月首次报道一例人卵巢组织冻存后自体移植使卵巢功能恢复并成功妊娠。随后几年有多个卵巢冻存和移植成功并活产的报道。卵泡体外激活技术是指将卵巢组织体外处理以激活原始卵泡的技术。此技术适用于高龄女性、卵巢早衰患者、早发性卵巢功能不全和卵巢功能低下患者。卵泡体外激活技术用于治疗卵巢早衰在国内外都已经有成功生育的报道。关于卵巢早衰的干细胞治疗，南京鼓楼医院生殖医学中心与中科院遗传与发育所再生医学研究团队合作，于 2015 年在国际上率先开展脐带间充质干细胞干预卵巢早衰合并不孕症临床研究。2015 年 12 月，该团队为卵巢早衰患者实施了干细胞卵巢内移植术，术后复查，卵巢血流有明显改善。2017 年 5 月，患者经检查确认大卵泡活动，当月实现自然妊娠。

【专家点评】

赠卵胚胎移植对卵巢早衰患者来说仍是获得妊娠的最有效的治疗，但目前卵子来源非常有限。我国每年有上万名妇女需要接受赠卵助孕治疗，但每年能够接受到赠卵的仅有数百人；也就是说，其中绝大部分女性由于没有卵子来源而无法获得治疗。因此，在卵巢早衰的治疗中研究者们进行了诸多前沿探索。卵巢移植、原始卵泡体外激活（IVA）、干细胞治疗等均有治疗卵巢早衰获得活产的报道，但目前这些技术在临床中的应用未得到普及。卵巢早衰的治疗仍需未来进一步探索。

田烨　张静　宋学茹

【相关指南及参考文献】

[1] 陈子江，田秦杰，乔杰，等. 早发性卵巢功能不全的临床诊疗中国专家共识 [J]. 中华妇产科杂志，2017，52（9）：577-581.

[2] 邵娟雨，纪亚忠. 早发性卵巢功能不全促排卵用药的研究进展 [J]. 中国计划生育和妇产科杂志，2021，13（9）：53-56.

[3] 中华人民共和国国家卫生和计划生育委员会. 卫生部关于修订人类辅助生殖技术与人类精子库相关技术规范、基本标准和伦理原则的通知（卫科教发 [2003]176 号）[z].

[4] 中华人民共和国国家卫生和计划生育委员会. 卫生部关于印发人类辅助生殖技术与人类精子库校验实施细则的通知（卫科教发（[2006]44 号）[z].

[5] 马彩虹，徐艳文，孙赞，等. 我国人类辅助生殖技术管理问卷调查报告 [J]. 生殖与避孕，2014，34：89-92.

[6] 孙赟，黄国宁，孙海翔，等. 卵子捐赠与供 / 受卵相关问题的中国专家共识 [J]. 生殖医学杂志，2018，27（10）：932-939.

病例 10　高泌乳素血症

【疾病概述】

女性体内泌乳素（PRL），主要由垂体前叶泌乳素细胞合成并分泌。其在雌激素、孕激素、生长激素、皮质醇及胎盘催乳素等激素的协同作用下促进乳腺腺泡小叶生长发育、乳汁生成及产后乳汁分泌。高泌乳素血症（HPRL）是由于垂体前叶释放的 PRL 水平增高，从而抑制下丘脑促性腺激素释放激素分泌，使下丘脑促性腺激素分泌减少，进一步影响卵泡发育，导致排卵障碍。体外研究显示，血 PRL>100 ng/mL（即 4.55 nmol/L）时，卵泡液 PRL 水平也升高，其可抑制卵泡刺激素（FSH）诱导的颗粒细胞芳香酶的活性和雌激素的合成，颗粒黄体细胞合成分泌孕酮依赖于生理量 PRL 的作用，PRL 过高或过低均可抑制孕酮的合成。因此催乳素对于维持黄体功能、促进孕激素分泌有重要的作用，而 HPRL 可能通过抑制下丘脑 - 垂体 - 卵巢轴，导致卵泡发生、卵母细胞成熟受损和黄体功能不全而导致流产。

【病例介绍】

病人基本信息：张某某，女，34 岁，初次就诊我院时间：2016 年（28 岁）。

1. 主诉　结婚 5 年，难免流产清宫术后未避孕未孕 4 年。

2. 现病史　患者 2016 年因“闭经伴泌乳半年”就诊于我院妇科，查基础性激素提示 PRL：145 ng/mL，甲状腺功能正常，垂体 MRI 平扫未见异常。于内分泌科进一步诊治，复查 PRL：172.22 ng/mL，否认抗精神病药物史，诊断为特发性高泌乳素血症，予以溴隐亭治疗（起始剂量 1.25 mg/ 天，逐渐增加至 5 mg/ 天）规律治疗 1+ 年，定期复查 PRL，波动于 65.98~110.43 ng/mL，其间仍月经不规律，5/35~64 天，泌乳持续存在。2017 年 8 月开始予以卡麦角林 0.5 mg/ 周，2 个月后患者自然妊娠，孕后停用溴隐亭及卡麦角林。孕 8 周难免流产，行清宫术，未查绒毛染色体。患者继续予以溴隐亭治疗，其间定期复查垂体 MRI：未见异常。患者用药期间仍月经不规律且伴有泌乳，患者性生活正常，此后未避孕未孕。曾于 2018 年期间外院枸橼酸氯米芬促排卵治疗 3~4 周期，均未见优势卵泡发育。于 2022 年 1 月就诊于生殖门诊，性激素报告提示 PRL：92.62 ng/mL（期间应用溴隐亭 10 mg/ 天），患者要求助孕治疗。

3. 月经史　12 岁月经初潮，7/30~65 天，量中，痛经（-）。

4. 婚育史　29 岁结婚，配偶体健。孕 1 产 0，2018 年 1 月孕 8⁺ 周难免流产，行清宫术。

5. 既往史　体健，否认药敏史、传染病史及手术史。

6. 家族史　否认家族遗传性疾病。

7. 查体　T 36.1℃，P 83bpm，R 17 次 / 分，BP 95/58mmHg，身高 160cm，体重 65kg，体重指数 25.39kg/m^2。

8. 胸部检查　双侧乳头挤压有泌乳。

9. 妇科检查　已婚型外阴，发育正常，阴道畅，宫颈光滑，子宫后位，正常大小，质中，活动，无压痛，双附件区无异常包块及压痛。

10. 辅助检查

1）基础性激素（2021-12-30）：FSH：2.86 IU/L，LH：0.77 IU/L，PRL：92.62 ng/mL，E_2：28 pg/mL，P：0.4 ng/mL，T：0.92 nmol/L。

2）抗缪勒氏管激素（2021-12-30）：4.71 ng/mL。

3）阴道超声示：子宫大小：44 mm × 50 mm × 39 mm，内膜厚 4.3 mm，左卵巢大小：30 mm × 18 mm，可见 8 个窦卵泡，右卵巢大小：22 mm × 14 mm，可见 7 个窦卵泡。提示：子宫双附件未及异常，卵巢储备功能正常。

4）垂体 MRI 平扫及增强（2020-3-21）：未见确切异常。

11. 诊断 ①继发不孕；②高泌乳素血症；③不良妊娠史；④超重。

【诊治经过】

（1）继续高泌乳素血症治疗：卡麦角林 0.5 mg/ 周 + 溴隐亭 5 mg/ 天 均口服给药

（2）促排卵助孕治疗：来曲唑 +HMG+HCG（具体用药如图 1 所示）

（3）同时行免疫因素及易栓症等筛查，

患者有孕早期流产史，行相关检查如下（2022-01-06）：

花生四烯酸诱导血小板聚集率（AA）：86%；

磷脂抗体谱：抗心磷脂抗体 IgM：122.7 U/mL，抗 β2- 糖蛋白 1 抗体均正常范围；

狼疮抗凝物未检出；

凝血功能：游离蛋白 S 含量：103.3%、蛋白 C 活性：115.0%；抗凝血酶 III 活性 100%；

免疫全项 + 风湿因子：抗核抗体：阳性（均质型 1∶80），余未见异常；

淋巴细胞亚群测定：未见异常。

结合患者上述化验，排卵后予以羟氯喹、低分子肝素、阿司匹林及泼尼松治疗。同时于风湿免疫科会诊，建议 3 个月后复查相关化验。

（4）输卵管检查后自然妊娠。患者主要不孕因素为高泌乳素血症致排卵障碍，已促排卵治疗 1 周期，可见排卵，同房未孕，停黄体支持等药物，用药仅保留卡麦角林、溴隐亭。结合患者既往清宫史，不孕年限长，不除外输卵管因素不孕，2022-02-15 月经干净 3 天行子宫输卵管超声造影检查，提示：右侧输卵管通畅，左侧输卵管开口处间断显影，管径粗细不均，伞端见少量造影剂溢出。

患者右侧输卵管通畅，拟于下次月经周期再次促排卵治疗。造影术后 37 天（3 月 24 日）患者月经仍未来潮，就诊当地医院查性激素、绒毛膜促性腺激素及妇科超声（检查报告如下所示），提示患者自然妊娠。

FSH IU/L	LH IU/L	PRL ng/mL	E_2 pg/mL	P ng/mL	T mmol/L	TSH IU/L	FT3 pmol/L	FT4 pmol/L	HCG mIU/mL
0.09	0.04	73.99	231	18.9	1.18	1.442	3.12	0.9	10251.82

妇科 B 超（2022-03-24）：宫内孕囊 10.9 mm × 8.1 mm，可见卵黄囊，未见胎芽。提示：宫内早早孕。考虑患者存在不典型磷脂综合征，即予以羟氯喹、阿司匹林、低分子肝素及地屈孕酮黄体支持（用药剂量同表 1-2-2），停麦角卡林。

（5）孕期监测及用药调整。患者用药持续 2 周因阴道少量出血，褐色，涂抹状，无腹痛于我科复诊。

B 超示：宫腔内孕囊大小 25 mm × 22 mm × 24 mm，胎芽头臀长 16 mm，可见心管搏动。提示：早孕（超声相当于 8 周）。停用阿司匹林，更改地屈孕酮为 20 mg，每日两次，余药不变。

妊娠相当于 9 周复查免疫及凝血功能相关化验，结果如下：

磷脂抗体谱（2022-04-16）：抗心磷脂抗体 IgM：178.8 U/mL，余值均正常范围；

抗核抗体（2022-04-16）：阳性（均质型 1：80）；狼疮抗凝物未检出；

血栓弹力图（2022-04-16）：均正常范围；

血浆 D- 二聚体（2022-04-16）：235ng/mL；

催乳素（2022-04-16）：116.87ng/mL。

此时患者阴道出血停止，结合患者抗心磷脂抗体升高情况继续予以小剂量阿司匹林（阿司匹林片 25 mg，qd），黄体支持减量（地屈孕酮 10 mg，bid）。

用药期间密切监测 B 超，胎儿发育良好，结果如下：

妇科 B 超（2022-04-22）：宫腔内孕囊大小 56 mm × 61 mm × 20 mm，胎芽头臀长 28 mm，可见心管搏动。提示：早孕（超声相当于 9 周 +4 天）。

妇科 B 超（2022-05-06）：宫腔内孕囊大小 62 mm × 42 mm × 35 mm，胎芽头臀长 57 mm，可见心管搏动。提示：宫内孕（超声相当于 12 周 +2 天）。

孕 10 周后逐步减量黄体支持用药，逐步停用溴隐亭、泼尼松及地屈孕酮。患者无阴道出血，阿司匹林逐步增加至 75 mg，并继续应用低分子肝素及羟氯喹。产检期间风湿免疫科随诊，考虑为非典型抗磷脂综合征，于孕 24 周停用低分子肝素，孕 36 周停阿司匹林，羟氯喹用至孕足月，孕期定期监测抗心磷脂抗体，孕 33 周降至正常范围。患者孕 38^{+5} 周入院行促宫颈成熟术后引产，于孕 38^{+6} 周顺娩一子，3090g，体健。

【病例讨论】

有研究表明，在生殖功能异常人群中，HPRL 比例占 9%~17%，而在女性不孕症患者中，HPRL 患病率为 15%~20%。引起 HPRL 的原因很多，包括生理性因素：如妊娠、哺乳、手术、进食、运动等；病理性因素：如泌乳素瘤、抗精神病药物、甲状腺功能减低、巨泌乳素血症、多囊卵巢综合征、自身免疫性疾病等，及无明显继发因素的特发性 HPRL。结合此患者病史及辅助检查考虑为特发性高泌乳素血症。PRL 血症、垂体 PRL 腺瘤（无论微腺瘤或大腺瘤），都可首选多巴胺受体激动剂治疗。

溴隐亭是第 1 个临床应用的多巴胺 D1、D2 受体激动剂，是大多数 PRL 腺瘤的首选治疗药物，临床报道溴隐亭治疗可使 60%~80% 的患者血 PRL 水平降至正常、异常泌乳消失或减少，80%~90% 的患者恢复排卵月经，70% 的患者生育。使用剂量为 2.5~12.5 mg/d，一般从小剂量开始，根据血 PRL 下降情况调整最佳剂量，3 个月为 1 个疗程。使用方式分为口服与阴道给药，研究显示阴道放置可取得与口服相似的疗效，且经阴道给药安全性更高。而对溴隐亭抵抗（15 mg/d 溴隐亭效果不满意）或不耐受溴隐亭治疗的患者，改用卡麦角林。其为具有高度选择性的多巴胺 D_2 受体激动剂，抑制 PRL 的作用更强大而不良反应相对减少，作用时间更长。常用剂量为 0.5~20 mg，每周 1~2 次，最近的研究表明，卡麦角林在治疗顽固性 HPRL 的停经、月经稀发、溢乳方面较溴隐亭更有效，成功妊娠率也更高，同时不良反应发生率更低。本文患者应用溴隐亭效果不佳，两次妊娠均发生于加用麦角卡林后，同文献报道。而首次妊娠孕早期出现流产，不能除外为黄体功能不全所致。患者后因继发不孕就诊于我科后，患者仍表现为月经稀发、泌乳等症状。考虑单用溴隐亭不能有效降低泌乳素水平，难以恢复排卵，此为其不孕主要原因，遂加用卡麦角林增强泌乳素抑制，恢复下丘脑 - 垂体 - 性腺轴生理功能，恢复排卵。考虑患者曾有宫腔操作史，输卵管造影既是检查又起到治疗作用，检查后患者得以顺利自然妊娠。

此患者非典型抗磷脂综合征，而淋巴细胞产生的 PRL 被认为与应激的免疫反应有关，孕期予以阿司匹林、低分子肝素、羟氯喹及黄体支持等治疗后成功维持妊娠。HPRL 患者易发生黄体功能不全，有研究显示使用溴隐亭治疗伴有 HPRL 的复发性流产患者可显著降低其流产率。而且国内研究提示尚未发现多巴胺受体激动剂对胎儿有不良作用，但在怀孕时为避免任何导致胎儿畸形的可能仍应及时停用，若出现瘤体快速增长时，患者应首选溴隐亭治疗。

【专家点评】

血 PRL 水平升高是排卵障碍性不孕的原因之一。服药溴隐亭 4 个月内 90% 的患者恢复排卵，70% 的患者妊娠。仍有少数 PRL 水平下降但未达正常者中也有排卵恢复及妊娠。但仍有患者用药后仍无排卵，推测这些患者下丘脑多巴胺功能紊乱同时累及 PRL 分泌及性腺轴。此时，联合促进垂体 FSH、LH 分泌的药物促排卵治疗可获得良好效果，如卵泡发育不佳，可应用外源性 Gn 制剂促排卵。而女性作为生育的主体，除了要保障排卵正常、生殖道通畅，还需要内膜与配子同步性、黄体功能的支持及机体免疫与凝血系统的协调配合。因此有过不良妊娠史的患者，同时合并高泌乳素血症患者，可积极行免疫方面及易栓症相关检查，发现异常予以积极治疗避免再次发生不良妊娠。

赵明飞　张静　宋学茹

【相关指南及参考文献】

[1] 中华医学会妇产科学分会内分泌学组. 女性高催乳素血症诊治共识 [J]. 中华妇产科杂志，2016，51（3）：161-168.

[2] 中华医学会妇产科学分会产科学组，复发性流产诊治专家共识编写组. 复发性流产诊治专家共识（2022）[J]. 中华妇产科杂志，2022，57（9）：653-667.

[3] 林金芳. 女性高泌乳素血症诊治的共识、争议及循证研究方向 [J]. 上海医学，2008，31（2）：81-82.

[4] 黄禾，田秦杰. 高泌乳素血症妊娠相关治疗策略 [J]. 实用妇产科杂志，2016，32（7）：485-487.

[5] 李玉. 高泌乳素血症研究进展 [J]. 淮北职业技术学院学报，2019，18（2）：108-110，113.

[6] 王佳，张婧芳. 溴隐亭不同给药方式对高泌乳素血症伴不孕症患者的影响 [J]. 深圳中西医结合杂志，2021，31（5）：141-143.

[7] 徐秀营，黄美玲，窦妹. 溴隐亭不同给药方式治疗高泌乳素血症性不孕临床疗效的比较研究 [J]. 临床合理用药杂志，2021，14（21）：138-140.

[8] 苏雅琴，张宁宁，梁小青，等. 卡麦角林治疗女性高泌乳素血症性不孕的疗效分析 [J]. 国际妇产科学杂志，2018，45（2）：196-199.

[9] SOKHADZE K，KVALIASHVILI S，KRISTESASHVILI J. Reproductive function and pregnancy outcomes in women treated for idiopathic hyperprolactinemia：a nonrandomized controlled study[J]. Int J Reprod Biomed，2020，18（12）：10391048.

表 1-2-2　促排卵治疗过程

日期（月经周期）	右卵泡 mm × mm	左卵泡 mm × mm	内膜 mm	处理
2022/1/3（6）	8 窦卵泡	7 窦卵泡	4.3	来曲唑 2.5mg 口服 每日一次 ×5 天
2022/1/8（11）	12 × 7 10 × 6	10 × 8	4.9	HMG 75 IU 肌肉注射 隔日一次 ×4 天
2022/1/15（18）	19 × 12 17 × 11	8 × 8	10.4/A	HMG 75 IU 肌肉注射 隔日一次 ×2 天
2022/1/17（20）	19 × 17 15 × 10	无优势卵泡	7.5/A	指导同房 HCG 8000 IU 肌肉注射 ×1 天
2022/1/19（22）	两枚卵泡均排卵	无优势卵泡	13.5/B	地屈孕酮 10 mg 每日两次 口服 ×12 天 阿司匹林片 75 mg 每日一次 口服 ×12 天 醋酸泼尼松 5 mg 每日两次 口服 ×12 天 羟氯喹 0.2 g 每日两次 口服 ×12 天 低分子肝素（达肝素）0.2 mL/ 日 皮下注射 ×12 天 用药 12 天后自测尿 HCG

第三节　卵巢疾病与女性不孕症

病例 11　双侧卵巢子宫内膜异位囊肿

【疾病概述】

子宫内膜异位症（EMS）是育龄期女性的常见疾病，发病率为 10%~15%，而在不孕症女性中，EMS 患者高达 25%~50%。卵巢内膜异位囊肿是盆腔 EMS 最常见的类型之一，占 17%~44%。异位的子宫内膜，可通过多种病理生理机制影响盆腔内环境，导致盆腔黏连，降低配子和胚胎质量，最终导致不孕症的发生。目前，针对 EMS 合并不孕症患者的主要治疗方式有 3 种：药物治疗、手术治疗和辅助生殖技术（ART）。

【病例介绍】

患者基本信息：孙某，女，36 岁，初次就诊时间：2020 年 4 月 16 日。

1. 主诉　结婚 2 年，未避孕未孕。

2. 现病史　2018 年结婚，婚后同居，性生活正常，未避孕未育。女方月经规律，性激素正常范围。患者 2019 年 4 月因急性阑尾炎行腹腔镜下阑尾切除术，术中探查见：左侧输卵管旁多发系膜囊肿，大小约 3 mm × 3 mm，2 mm × 2 mm，同时伴盆腔炎，术中未处理。2020 年 1 月患者就诊于天津市中心妇产医院，超声提示双侧卵巢子宫内膜异位囊肿，盆腔包裹性积液；肿瘤标志物：CA125 72.4u/ML，余五项正常范围。患者输卵管未查。2020 年于我中心精液检查示精子浓度及活动率未见明显异常。夫妻双方要求因“子宫内膜异位症”行 IVF 助孕治疗。

3. 月经史　12 岁，3/30 天，量正常，痛经（+），程度轻。

4. 婚育史　34 岁结婚，配偶体健，G0P0。

5. 既往史　2019 年行腹腔镜下阑尾切除术，有盆腔炎。

6. 个人史　无特殊。

7. 家族史　无特殊。

8. 查体　T 36.5℃，P 79 次 / 分，R 18 次 / 分，BP 116/76 mmHg，身高 160 cm，体重 70 kg，体重指数 27.3 kg/m^2。

妇科检查：外阴（-），阴道畅，宫颈光，子宫前位，偏大，质中，活动，无压痛，双附件区无异常包块及压痛。

9. 辅助检查

1.2020 年 4 月 AMH：4.11 ng/mL。

2.2020 年 9 月基础性激素：FSH 4.61 IU/L，LH 5.21 IU/L，E_2 75 pg/mL，PRL15.44 ng/mL，P0.22 ng/mL，T23.58 ng/dL。

3.2020 年 8 月阴道 B 超示：子宫大小：51 mm × 44 mm × 47 mm，子宫内膜厚度：6.7 mm，左卵巢 8 个窦卵泡，右卵巢 5 个窦卵泡。子宫前壁肌层厚 12.6 mm，后壁基层厚 37.7 mm，子宫后壁可见低回声 25 mm × 26 mm × 22 mm。子宫前方可见一包块 22 mm × 20 mm × 12 mm，盆腔包裹性积液？

4. 2020 年 10 月男方精液检查：密度 93.2×10^6/mL，前向运动率（PR）48%，男方染色体：46, XY

1. 诊断　①原发性不孕症；②子宫腺肌症；③双侧卵巢子宫内膜异位囊肿；④盆腔包裹性积液？右侧输卵管积水？

【诊治经过】

2020 年 10 月拟行 IVF：超长方案，曲普瑞林 3.75 mg 后 4 周启动，Gn 总量 5625 IU，Gn 总天数 15 天，卵泡数 16 个，HCG 日 $E_2$5370 pg/mL，P 0.99 ng/mL，于 2020-10-16 获卵 15 枚，2PN8 枚，形成胚胎 8 枚，优胚 7 枚，于 2020-10-19 移植胚胎 1 枚，冷冻胚胎 6 枚，术后 5 天 E_2：111 pg/mL，P：21.76 ng/mL，DD：3109 ng/mL。术后 12 天，血 β-HCG<1.2 mIU/mL，结局未妊娠。

FET 方案：降调节 + 人工周期，于 2021-01-15 解冻胚胎数 2 枚，移植胚胎数 2 枚，移植胚胎形态 8（匀）CGI；8（匀）CGI，移植日内膜厚度 13.4 mm。移植后 6 天 E_2：725 pg/mL，P：23.25 ng/mL，DD：233 ng/mL。移植后 13 天，血 β-HCG：639.83 mIU/mL。移植后 15 天，血 β-HCG：1969.68 mIU/mL，E_2：804 pg/mL，P：24.45 ng/mL，DD：217 ng/mL；移植后 53 天，DD：212 ng/mL。移植后 5 周 +4 天超声提示宫内孕囊 1 18 mm × 16 mm × 14 mm，胚芽 3 mm，胎心可见；孕囊 2 20 mm × 21 mm × 13 mm，胚芽隐约可见。移植后 6 周 +4 天超声提示宫内孕囊 1 33 mm × 32 mm × 25 mm，胚芽 6.6 mm，胎心可见；孕囊 2 17 mm × 21 mm × 28 mm，胚芽 7 mm，胎心可见。移植后 7 周 +4 天超声提示宫内孕囊 1 43 mm × 53 mm × 28 mm，胚芽 15.9 mm，胎心可见；孕囊 2 39 mm × 26 mm × 21 mm，胚芽 16.5 mm，胎心可见。移植后 9 周 +4 天超声提示宫内孕囊 1 52 mm × 45 mm × 28 mm，胚芽 31 mm，胎心可见；孕囊 2 53 mm × 59 mm × 41 mm，胚芽 30.7 mm，胎心可见，转产科。患者于 2021-09-15 孕 37 周经剖宫产术分娩一男活婴和一女活婴，体重为 2550 g 和 2500 g，均体键。

【病例讨论】

EMS 发病机制复杂，病因迄今尚未阐明，其不孕原因包括盆腔正常解剖位置改变引起输卵管功能异常；免疫环境的改变和免疫功能失调；卵泡微环境及内分泌发生改变，直接或间接对卵母细胞质量造成损害；胚胎的种植功能受损，对子宫内膜和着床产生不良影响，降低内膜容受性和胚胎着床率等。目前，针对 EMS 合并不孕症患者的主要治疗方式有 3 种：药物治疗、手术治疗和辅助生殖技术（ART）治疗。药物治疗，目的主要是改善盆腔内环境、保护卵巢储备功能，目前临床上推荐的药物包括：来曲唑，GnRH-a，GnRH-A 和非甾体类抗炎药。在使用上述药物时需告知患者 EMS 可导致其受孕率低于正常女性，如果备孕超过一年仍未受孕，可考虑 ART。腹腔镜手术治疗，可在一定程度上提高 EMS 患者妊娠率。近年发展迅速的 ART 治疗，则为重度 EMS 患者及术后复发者提供了新治疗手段。

根据美国生育医学协会修订后的美国生育学会 EMS 分期标准（rAFS），rAFS 为Ⅰ~Ⅱ期 EMS 患者，如子宫输卵管造影提示输卵管通畅，并且丈夫精液质量良好，则可通过宫腔内人工授精提高妊娠率；若 rAFS 为Ⅲ~Ⅳ期 EMS 患者及双侧 OEM 患者，则手术治疗可能进一步破坏其卵巢储备功能，因此可考虑直接采取 IVF-ET 治疗措施；若 EMS 患者同时合并其他生育问题，如丈夫精液质量低，患者自身双侧输卵管梗阻、卵巢储备功能低等，则亦建议其直接进行 IVF-ET 治疗。针对本案例患者为双侧卵巢子宫内膜异位囊肿，符合直接采取 IVF-ET 助孕指征。

卵巢型子宫内膜异位症（OEM）是 EMS 中最常见的类型，具有引起卵巢皮质损伤、与正常卵巢组织致密粘连充血等特点。较大的卵巢囊肿，可压迫卵巢皮质导致其萎缩，降低卵巢储备功能。对 OEM 患者在疾病早期即进行手术治疗，一方面可以缓解其因 EMS 导致的盆腔疼痛症状，另一方面由于卵巢囊肿体积小，手术对卵巢功能的破坏相应较小，EMS 病灶切除可以减缓疾病进展，提高 EMS 患者术后自然受孕率。对于生长速率快、伴盆腔疼痛、囊肿直径过大，并有破裂可能，囊肿性质不明确或者囊肿导致取卵困难的 OEM 患者，应在接受 IVF-ET 或者是自然受孕之前进行卵巢囊肿剥除术。对于卵巢囊肿剥除术后复发的 EMS 患者，推荐直接进行 IVF-ET 治疗。

国内研究提出，在 IVF-ET 中，EMS 患者选择超长方案抑制易位灶复发，再应用 Gn 促排卵，可提高卵子和胚胎质量，获得更多优质胚胎，更高胚胎种植率及临床妊娠率。在 IVF-ET 过程中，使用超长方案进行控制性促超排卵，对于反复 IVF 治疗失败、合并 EMs 等难治性不孕症患者，可获得较高的临床妊娠率及胚胎种植率，且随后的解冻周期妊娠率及胚胎种植率也高于非超长方案。

【专家点评】

EMS 通过降低卵巢储备功能、改变盆腔内解剖环境、影响胚胎着床等多种机制导致 EMS 患者合并不孕症的发生。由于 EMS 是一种进展性疾病，不同患者所处疾病阶段不同，临床表现也不尽相同，在治疗过程中应尽量采取个体化治疗措施。目前对于 EMS 的常用治疗方法中，药物治疗可通过诱发排卵达到促进患者妊娠的目的，因此对于希望自然受孕的轻症 EMS 患者，可给予来曲唑等促排卵药物；手术治疗对于轻至中度 EMS 患者的疗效较好，但是对于重度 EMS 患者的疗效迄今仍存争议。目前，ART 为 EMS 合并不孕症患者适用范围最广的治疗方式。

田文艳　王刚

【参考文献】

[1] TANBO T, FEDORCSAK P. Endometriosis-associated infertility: aspects of pathophysiological mechanisms and treatment options. Acta Obstetricia et Gynecologica Scandinavica. 2017;96(6):659-667.

[2] BUSACCA M, VIGNALI M. Ovarian endometriosis: from pathogenesis to surgical treatment. Current Opinion in Obstetrics and Gynecology. 2003;15(4):321-326.

[3] REEVE L, LASHEN H, PACEY AA. Endometriosis affects sperm–endosalpingeal interac-

tions. Human Reproduction. 2005;20(2):448-451.

[4] KILIC S, EVSEN M, TASDEMIR N, et al. Follicular fluid vascular endothelial growth factor and tumour necrosis factor α concentrations in patients with endometriosis undergoing ICSI. Reproductive BioMedicine Online. 2007;15(3):316-320.

[5] KYAMA CM, OVERBERGH L, MIHALYI A, et al. Endometrial and peritoneal expression of aromatase, cytokines, and adhesion factors in women with endometriosis. Fertility and Sterility. 2008;89(2):301-310.

[6] 夏丽群，冯云. 子宫内膜异位症对卵母细胞质量的影响与机制. 生殖与避孕. 2010; 30(3):199-203.

[7] DU H, TAYLOR HS. The Role of Hox Genes in Female Reproductive Tract Development, Adult Function, and Fertility. Cold Spring Harbor Perspectives in Medicine. 2015: cshperspect.a023002.

[8] 郭松，牛志宏，冯云. 改善子宫内膜容受性的治疗对策. 生殖医学杂志. 2015; 24(8): 682-685.

[9[李林双，章汉旺. 子宫内膜异位症患者的不孕机制和助孕策略研究现状. 中华妇幼临床医学杂志(电子版). 2020(03):272-277.

[10] KITAJIMA M, KHAN KN, HARADA A, et al. Association between ovarian endometrioma and ovarian reserve. Frontiers in bioscience: a journal and virtual library. 2018; 10(Elite 1&Scholar 1):92-102.

[11] 仝丽丽，谭丽，朱桂杰，等. 子宫内膜异位症患者应用不同控制性超促排卵方案体外受精结局分析. 中国计划生育学杂志. 2012;20(7):483-485.

[12] 王丽，黄萍，刘伟信，赵成元，严风英. 不同降调节方案对子宫内膜异位症患者 IVF-ET 妊娠结局的影响. 生殖与避孕. 2009;29(9):613-616.

[13] 杨硕，李蓉，甄秀梅，等. 促性腺激素释放激素激动剂超长方案在反复体外受精失败患者治疗中的应用. 中华临床医师杂志(电子版). 2012;6(7):152-154.

病例 12　双侧卵巢子宫内膜异位囊肿术后助孕妊娠剖宫产发现子宫内膜异位症相关性卵巢癌

【疾病概述】

子宫内膜异位症是指具有生长功能的子宫内膜组织于宫腔以外部位异位生长引起的疾病。多发生于育龄妇女，以盆腔疼痛、不孕和月经不调为主要临床表现。据统计子宫内膜异位症发病率占育龄女性的 10%~15%，占不孕女性的 20%~30%，30%~50% 的子宫内膜异位症患者同时合并不孕，不孕女性患有子宫内膜异位症的概率要比正常女性高 6~8 倍。子宫内膜异位症的治疗以减灭和消除病灶为首要目的，首选治疗方式是手术。手术治疗后患者较快恢复生育力，生育力的恢复随着时间的推移而下降。据统计绝大多数妊娠发生在术后

1 年内，特别是术后半年。

子宫内膜异位症在形态学上呈良性，但流行病学、病理学和分子遗传学等均表明其具有恶性潜能。临床行为学上也具有恶性肿瘤的特点，如生长、侵袭、复发、远处转移以及血管生成等。1925 年 Sampson 首次报道了子宫内膜异位症相关卵巢癌后，子宫内膜异位症相关恶变逐渐引起关注。大约 80% 恶变部位发生在卵巢。异位子宫内膜恶变发生率 0.6%~1.4%。恶变的机制目前还没有明确。我们介绍一例双侧卵巢子宫内膜异位囊肿剥除术后，双侧卵巢子宫内膜异位囊肿复发经 IVF 助孕治疗妊娠，因前置胎盘孕期出血剖宫产发现子宫内膜异位症相关性卵巢癌患者诊治经过以及随访预后，以期关注不孕患者子宫内膜异位症复发、恶变的高危因素及防治策略。

【病例介绍】

患者基本信息：张某，女，29 岁，初次就诊时间：2016 年 2 月

1. 主诉　结婚 3 年，双侧卵巢巧囊剥除术后巧囊复发，未避孕未孕。

2. 现病史　患者主因“双侧卵巢巧囊剥除术后巧囊复发，结婚 3 年（2013 年结婚），未避孕未孕”就诊。患者于 1.5 年前（2014 年 11 月 20 日）因“超声发现双侧卵巢囊肿”行腹腔镜下双卵巢巧克力囊肿剥除术 + 盆腔复杂粘连松解术 + 盆腔子宫内膜异位病灶电灼术。术前 CA199：392.96 U/mL、CA125：275.5 U/mL、HE4：82.68 PM；术后病理：（左卵巢囊肿、右卵巢囊肿）符合子宫内膜异位囊肿。术后用亮丙瑞林治疗 6 个月，治疗 3 个周期后复查 B 超：双侧卵巢无异常改变，停用亮丙瑞林后尝试自行怀孕未孕，术后 1 年半（2016 年 2 月 19 日彩图 3B）定期复查时发现：右附件包块 57 mm × 71 mm × 63 mm，左附件包块 36 mm × 38 mm × 22 mm，考虑卵巢子宫内膜异位囊肿复发，查肿瘤五项：CA199：>700 U/mL，CA125：209.1 U/mL，因肿瘤标志物较高建议 PET-CT 检查或再次腹腔镜手术。但患者生育要求迫切，担心再次腹腔镜手术对卵巢功能造成损伤失去生育机会。拒行 PET-CT 检查或再次腹腔镜手术，要求助孕治疗。

3. 月经史　15 岁初潮，月经规律 7/25 天，量中，原发痛经（+），进行性加重，腹腔镜术后较前缓解。

4. 婚育史　26 岁结婚，配偶体健，G0P0。

5. 既往史　平素体健，否认肝炎结核等传染病史，否认外伤史，1.5 年前行腹腔镜下子宫肌瘤剥除术 + 双卵巢巧克力囊肿剥除术 + 盆腔复杂粘连松解术 + 盆腔子宫内膜异位病灶电灼术 + 盆腔引流术。

6. 查体　体温 36.3℃，呼吸 23 次 /min，脉搏 95 次 /min，血压 124/75 mmHg；浅表淋巴结未及肿大；颈软；气管居中，甲状腺不大；胸廓对称无畸形，乳房发育，双肺呼吸动度对称，叩诊清音，双肺呼吸音清；心律齐，无杂音，腹软，腹部有腹腔镜手术瘢痕。肝脾肋下未及，脊柱、四肢无畸形，神经系统无特殊。

妇科检查：外阴已婚式，阴道畅，未及触痛结节。宫颈光，子宫前位，常大，质中，活动，无压痛，右附件区可及 6 cm × 5 cm 包块，边界清，质地中等，活动差，压痛（-），左侧附件未及明显异常。

7. 辅助检查

（1）基础性激素：FSH14.15 IU/L；LH 4.15 IU/L；PRL19.61 ng/mL；E_2 22.77 pg/mL；P 0.37 ng/mL；T33.15 ng/dL。

（2）超声：就诊当天阴道 B 超检查示：子宫前位，46 mm × 46 mm × 45 mm，内膜 13 mm。左卵巢 38 mm × 24 mm，左卵巢内可见低回声区 19 mm × 13 mm（巧囊？）液区 19 mm × 18 mm（卵泡？），右卵巢 75 mm × 55 mm，内可见多个低回声区，最大 46 mm × 39 mm，最小 17 mm × 14 mm。双侧卵巢窦卵泡不明显。

（3）肿瘤标志物（见表 1-3-1）

表 1-3-1　肿瘤标志物

项目	甲胎蛋 AFP（ng/mL）	铁蛋白	癌胚抗原（ng/mL））	糖链抗原 125（U/ML）	糖链抗 19-9（U/ML）	糖链抗原 242	糖链抗原 153	绒毛膜促性腺激素（mIU/ML）	人附睾上皮分泌蛋白 4（HE4）
2014-10-31	5.89	19.3	<0.5		214.5	41.1	8.6		82.68
2014-11-18	2.9		<0.5	275	392.96			<1	
2016-03-21	5.9		<0.5	209.1	>700			<1	
2016-04-16	8.2		<0.5	40.2	558.63			<1	

（4）其他化验检查：子宫内膜活检：增殖期改变

LCT：未见上皮内病变及癌变

胸片：两肺纹理增多

胃镜：贲门轻度黏膜慢性炎症（2014-11-3）

肠镜：所见结肠未见异常（2014-11-3）

女方染色体 46，XX

子宫内膜病理：子宫内膜呈增殖期形态

男方精液检查（2014.5）：密度 133.9 × 10^6/mL，PR66%

男方染色体 46，XY。

8. 诊断　①原发不孕；②盆腔子宫内膜异位症（双侧卵巢巧囊剥除术后）巧囊复发；③排卵障碍？（LUF）

【诊疗经过】

指导受孕：就诊当日：左卵巢 38 mm × 24 mm，左卵巢内可见低回声区 19 mm × 13 mm（巧囊？液区 19 mm × 18 mm（卵泡？），右卵巢 75 mm × 55 mm，内可见多个低回声区，最大 46 mm × 39 mm，最小 17 mm × 14 mm，予指导受孕，3 天后超声示左侧卵巢内卵泡（Luteinized Unruptured Follicle Synodrome，LUFS）发生。

体外受精胚胎移植（IVF）。

促排方案：拟行超长方案。

第一针降调：于月经第 2 天超声检查双卵巢低回声，无明显窦卵泡，予 GnRHa3.75 mg，2

周后超声检查左卵巢内可见低回声区伴密集光点 26 mm × 15 mm，16 mm × 11 mm（巧囊？），右卵巢 75 mm × 55 mm，内可见多个低回声区伴密集光点，最大 46 mm × 37 mm，最小 17 mm × 18 mm，无明显窦卵泡，考虑巧囊复发，担心有恶变可能，行肿瘤全项检查示：癌胚抗原 <0.5 ng/mL，糖链抗原 125：209.1 U/ML，糖链抗原 19-9>700 U/ML，妇科肿瘤会诊：患者 2014 年术前查肿瘤全项癌胚抗原 <0.5 ng/mL，糖链抗原 125：275 U/ML，糖链抗 19-9：392.96 U/ML，考虑患者巧囊复发，如排除恶变需再次手术排除。可予抽吸后复查肿瘤标志物。并行消化科会诊，因 2014 年巧囊手术前曾因肿瘤标志物异常增高行胃镜肠镜检查，已排除胃肠肿瘤可能。对于糖链抗原 19-9>700U/ML 异常增高，则需行 MRI，全身 PET 检查予以排除，患者因处于备孕期，拒绝检查及手术，要求先行助孕治疗，目前双卵巢超声仅见低回声，无明显窦卵泡，且依据会诊意见患者拒绝 PET 检查及再次手术，于降调 3 周后行囊肿抽吸，左卵巢内抽吸暗褐巧克力样液体 4mL，右卵巢内抽吸暗褐巧克力样液体 65 mL。

第二针降调：抽吸 1 周后再次予 GnRHa3.75 mg，降调 2 周后复查肿瘤标志物癌胚抗原 <0.5ng/mL，糖链抗原 125：40.2 U/ML，糖链抗 19-9：558.63U/ML，降调 3 周复查超声查左卵巢内可见低回声区伴密集光点 19 mm × 12 mm（巧囊？），右卵巢内低回声区伴密集光点 23 mm × 18 mm，21 mm × 14 mm，两侧卵巢内均无明显窦卵泡。

第三针降调：第二次降调 4 周后再次予 GnRHa3.75 mg，降调 3 周复查超声查右卵巢内低回声区伴密集光点 24 mm × 16 mm，19 mm × 15 mm，右侧卵巢内无明显窦卵泡。左侧卵巢内可见低回声区 2 个 13 mm × 7 mm，行宫腔内诊断性刮宫，探腔及右侧卵巢巧囊抽吸，抽吸物为 6 mL 稀薄巧克力样液体，抽吸后左侧卵巢可见 2~3 个窦卵泡，右侧卵巢可见 7~8 个窦卵泡。诊刮子宫内膜病理：子宫内膜呈增殖期形态

第三针降调 4 周后即行促排卵。Gn 300IU 启动，Gn 用量 5400IU，Gn18 天，予以艾泽扳机，36 小时后行 OPU，获卵 10 枚，行 IVF，2PN9 枚 3PN1 枚，优质胚胎 6 枚，ET2 枚单胎妊娠，冻存 4 枚胚胎。

1. 产科处理

孕期常规产检尚平顺。孕 19 周超声提示胎盘低置状态，孕 27 周因“中央性前置胎盘伴产前出血”入院，入院后予硫酸镁保胎至孕 31 周，于孕 31 周突发阴道出血约 500 mL，且仍存在持续活动性出血，硬膜外麻醉下行子宫下段横切口剖宫产术，术中横位转臀位娩 1 男活婴，appar 评分 8-8-9 分，体重 1900 g，转新生儿科。2 个月后体重 4500 g，发育良好。剖宫产术中探查发现盆腔明显粘连，双侧附件与肠管部分粘连封闭直肠窝。子宫直肠窝处盆腔腹膜及双附件周围，右侧圆韧带周围充满了串珠样结构，内容物为乳白色果冻样物质，大小不均，最大直径约 1.0cm，部分串珠样结构粘连成块状，摘除串珠样结构送病理。暴露双侧附件，左侧卵巢大小与年龄相符，外观正常。右侧卵巢稍大，约 4 cm × 3 cm，外观未见赘生物。双侧输卵管迂曲水肿。患者出院后切除组织病理回报示：（双附件周围）高分化子宫内膜样腺癌，免疫组化染色示癌细胞呈 CK7，Vimentin，EMA，ER 和 PR 阳性，P53 部分阳性，PAX-8 和 WT-1 阴性，Ki-67 index 约 20%。联系患者入院进一步明确诊断和进一步治疗。患者个人原因未入院。

2. 子宫内膜异位症恶变妇科处理

患者于“剖宫产术后 23 天，发热 1 天”再次入院，血培养及阴道分泌物培养均提示：大肠埃希菌阳性，尿培养：未见菌落发育。盆腔 MRI（彩图 3A）：宫旁右侧多房囊性包块，考虑感染病变，子宫内膜异位恶变可能。予美罗培南治疗 11 天感染基本控制后行 PET-CT 检查示子宫直肠陷窝多发结节影，盆腔、腹腔多发淋巴结影，代谢异常增高，结合病史，考虑子宫内膜异位病灶恶变转移可能性大。右侧附件区囊实性肿块影，代谢不均匀增高，结合病史，考虑炎性病变可能性大。查糖链抗原 199：368.9 U/ML，糖链抗原 125：119.3 U/ML，

因患者病情复杂，处于产褥期且合并感染。经分析患者情况并全市专家会诊讨论后确定开腹手术探查方案。手术方式为开腹探查 + 全子宫 + 双附件切除术 + 大网膜切除 + 盆腔及腹主动脉旁淋巴结清扫 + 盆腹腔复杂粘连松解（彩图 3C）。术后病理示：右卵巢异位症恶变高分化子宫内膜样癌，左卵巢生发上皮包涵囊肿，子宫内膜增殖期形态，腺肌症；大网膜、送检淋巴结未见癌转移（彩图 3D）。术后行 TC（多西他赛 110 mg+ 卡铂 450 mg）6 疗程化疗。未哺乳。随访三年，未发现复发及转移灶。

【病例讨论】

本病例为 1 例盆腔子宫内膜异位症巧囊剥除术后行 IVF 助孕治疗成功妊娠病例，于孕 31 周中央性前置胎盘出血行紧急剖宫产，术中剥除右侧圆韧带周围串珠样结构，内容物为乳白色果冻样物质，术后病理回报高分化子宫内膜样腺癌患者。30%~50% 的子宫内膜异位症患者同时合并不孕，不孕女性患有子宫内膜异位症的概率要比正常女性高 6~8 倍。目前，大部分学者认为内异症对不孕的影响是多因素、多环节共同作用的结果。内异症导致盆腔致密的粘连，从而使正常盆腔解剖结构或器官位置发生改变，影响输卵管功能而导致不孕。此外内异症患者中有 17%~44 % 伴有卵巢子宫内膜异位囊肿，又称为“巧克力”囊肿。子宫内膜异位囊肿患者卵巢功能下降、AMH 水平及 AFC 下降等均影响妊娠。卵巢内异症囊肿剥除术后 2 年复发率高达 24.6%。复发性内异症患者如再次手术可能降低卵巢储备功能，有卵巢功能早衰风险；且有加重卵巢损伤进而影响 ART 结局可能。有数据显示对于术后复发型内异症，IVF-ET 优于再次手术治疗。本病例术后用亮丙瑞林治疗 6 个月，治疗 3 个周期后复查 B 超：双卵巢无异常改变，停用亮丙瑞林后尝试自行怀孕未孕，术后 1 年半检查发现卵巢囊肿复发就诊于生殖中心，超声检查双侧卵巢无明显窦卵泡。因患者生育愿望强烈，于助孕前予 3 周期 GnRH-a 治疗。我国《指南》指出：EMs 患者 IVF-ET 前使用 GnRHa 预处理 3~6 个 月，有助于提高妊娠成功率（妊娠率可提高 4 倍）。用药时间长短依据患者 EMs 的严重程度、卵巢储备功能进行调整。GnRHa 通过下调下丘脑 - 垂体 - 性腺轴，抑制卵巢分泌雌激素，使异位的子宫内膜萎缩；GnRHa 还可以提高外周血中自然杀伤细胞活性，抑制自身抗体形成，改善盆腔微环境，从而帮助胚胎着床，提高妊娠率。GnRHa 还可以用于恢复子宫内膜中整合素 αυβ3 的表达。与接受长方案的患者相比，接受超长方案（使用 GnRHa 进行 3 个月的垂体抑制）的患者的临床妊娠率和持续妊娠率显著提高。该研究表明，GnRHa 可以减轻 EMs 病灶对盆腔环境的影响，防止囊肿进一步生长，减少其造成的机械性损伤，还可以优化卵泡发育的体内环境。超长方案降调节在卵巢子宫内膜异位囊肿合

并不孕的患者中,可作为优选方案。经过上述处理本病例一次助孕后获宫内妊娠。

近期研究认为,0.7%~1.4% 的内异症有恶变风险,组织学类型大部分为透明细胞癌和子宫内膜样癌。其中不孕症患者恶变风险上升 2.7 倍。年龄是内异症相关恶变的单独预测因素;多数研究表明初诊内异症年龄越大的患者,恶变风险越高;内异症病程越长,恶变概率越高。如何发现恶变的高危因素和标志物, CA125 是由体腔上皮分泌表达的高分子糖蛋白,是卵巢癌诊断时常用的特异性标志物,近年来的研究表明,血清 CA125 水平与子宫内膜异位症的分期密切相关,且在子宫内膜癌患者中会升高。本病例患者 30 岁,巧囊术前曾因 CA125 及 CA199 较高行系列检查未发现其他病灶。巧囊剥除术后病理示子宫内膜异位囊肿,术后 2 年于剖宫产时发现恶变。妊娠期卵巢处于休眠状态;且妊娠期代谢、激素水平、免疫调节发生变化,以及孕期血管再生增加等,异位内膜因高孕激素状态缺乏雌激素支持而萎缩,妊娠对于异位内膜的生长有抑制作用。

越来越多资料表明,内异症不仅减弱妇女的生育能力,同时也影响胎儿的宫内发育和妊娠结局。子宫内膜异位症患者,早产、流产、前置胎盘、大或小于胎龄儿,高血压疾病、妊娠期糖尿病的发生风险各研究结论不同,但各研究发现子宫内膜异位症与前置胎盘存在明显相关性。前置胎盘在子宫内膜异位症妇女中更常见。发现前置胎盘妇女中合并内异症者高达 62.7%;合并前置胎盘风险是非内异症者的 3.3 倍。本病例即因前置胎盘出血行紧急剖宫产。

【专家点评】

内异症相关不孕病情复杂,可能通过影响妊娠的各个环节而引起不孕。对于内异症相关不孕的患者,首先应按照不孕症的诊疗路径进行全面的不孕症检查,依患者情况确定合理的助孕策略。我们应该注意子宫内膜异位症患者癌症风险增加并对其进行密切随访,子宫内膜异位症恶变的高危因素包括肥胖及长期大量应用雌激素,病程长也是恶变的高危因素,瑞典国家癌症中心对 20686 例 EMs 患者(平均年龄 38.8 岁)进行随访,结果显示:在随访的 1~2 年内发生 1 例 EMs 恶变,随访 3~4 年出现 3 例恶变,随访 5~9 年恶变病例数升至 10 例,超过 10 年时达 15 例,而患者平均发生恶变的年龄为 52.3 岁。另外,初潮早、月经周期短、绝经晚也会增加排卵的次数,受损上皮恶变概率增加,因此对于那些具有高危因素的人群。需要加强监测,密切随访,警惕内异症而变的发生。

内异症患者出现以下临床表现时,应注意其发生恶变的可能性:①卵巢内膜异位囊肿直径 >10 cm 或有明显增大的趋势。②于绝经后复发,疼痛节律改变,痛经进展或呈持续性腹痛。③影像学检查发现卵巢囊肿内有实性或乳头状结构,或病灶血流丰富。④血清 CA125 水平过高(>200 IU/L)。⑤超声下卵巢内膜异位囊肿内容物变得稀薄(细光点减少)。对于年轻、轻度内异症、EFI 评分高者:术后可期待自然妊娠 6 个月,术后 6 个月内给予诱发排卵治疗加人工授精技术助孕可提高妊娠率。治疗控制在 3~4 个周期内。EFI 评分低、有高危因素者(年龄在 35 岁以上、不孕年限超过 3 年尤其是原发性不孕者)、重度内异症、盆腔粘连、病灶切除不彻底者及输卵管不通者,应积极行 IVF-ET 助孕。本例患者术后应积极安排 IVF-ET 助孕治疗,而不是选择期待治疗而在随访发现内异症囊肿复发后才考虑助孕治疗。

我国子宫内膜异位症诊治指南推荐,初发卵巢子宫内膜异位囊肿达到手术指征者首选腹腔镜手术,对复发卵巢子宫内膜异位囊肿如卵巢储备功能已下降或卵巢囊肿体积较大者,可选择超声引导下穿刺术,术后给予药物治疗或辅助生殖技术。复发性卵巢子宫内膜异位囊肿单纯药物治疗不能增加妊娠率,最新指南指出再次手术本身也不能明显改善术后妊娠率,而有可能加重卵巢储备功能的损害。因此,不主张反复手术。经临床评估卵巢囊肿无恶变的前提下,建议直接行体外受精 - 胚胎移植(IVF-ET)。如卵巢囊肿直径大于 4 cm 影响取卵操作,可考虑行超声引导下穿刺治疗。故复发卵巢子宫内膜异位囊肿直径 <4 cm 应该首先考虑药物治疗,对囊肿较大,卵巢储备功能下降的患者也可以考虑超声引导下穿刺治疗。对于复发病灶生长较快, CA125 等肿瘤标志物过高患者需高度警惕恶变可能,建议胚胎冻存,病灶切除后再行解冻胚胎移植。

子宫内膜异位症妇女孕期发生多种并发症的风险增高,如子痫前期和胎盘并发症。早产、先天畸形、新生儿死亡率增高。患有子宫内膜异位症的妊娠妇女需要加强围生期的监测,及时对症处理,早期干预,保障妊娠过程的整体安全性,提高围生儿的存活率和生存质量。

王艳霞　宋学茹　王颖梅

【相关指南及参考文献】

[1] 谢幸. 妇产科学 [M]. 第 9 版. 北京：人民卫生出版社，2018：261.

[2] LEONE RMU，GUPTA JK，FERRERO S.Treatment of endometrioma for improvint fertility[J].Eur J Obstet Gynecol Reprod biol,2017,209:81-85.

[3] 中华医学会妇产科学分会子宫内膜异位症协作组. 子宫内膜异位症的诊治指南 [J]. 中华妇产科杂志,2015(3):161-169.

[4] ATA B , M UMUSOGLU S，A SLAN，et al.Which is worse? Comparison of ART outcome between women with primary or recurrent endometriomas[J].Hum Reprod,2017:1-5.

[5] GADDUCCI A，LANFREDINI N，TANA R .Novel insights on the malignant transformation of endometriosis into ovarian carcinoma[J].Gynecol Endocrinol，2014，30(9)：612-617.

[6] 郎景和 . 子宫腺肌病的若干问题 [J]. 中国实用妇科与产科杂志，2017，33(2)：129-133.

[7] PETRAGLIA F，ARCURI F，ZIEGLER D D，et al. Inflammation：a link between endometriosis and preterm birth[J]. Fertility & Sterility，2012，98(1)：36-40.

[8] MAGED AM，RASHWAN H，MAHMOUD M，et al.Effect of Prolonged GnRH Agonist Downregulation on ICSI Outcome in Patients With Endometriomas of Less Than 5 cm：A Randomized Controlled Trial [J].Reprod Sci,2018,25(10):1509-1514.

[9] 中国国医师协会妇产科医师分会,中华医学会妇产科学分会子宫内膜异位症协作组 . 子宫内膜异位症诊治指南(第三版)[. J]. 中华妇产科杂志,2021,56(12):812-824.

病例 13 复发性卵巢交界性肿瘤助孕治疗

【疾病概述】

卵巢交界性肿瘤(Borderline ovarian tumors，BOTs)是 1929 年由 Taylor 首次提出,是一种生物学行为介于卵巢良、恶性肿瘤之间的特殊类型,具有低度恶性潜能和一定的复发率;2014 版 WHO 卵巢肿瘤分类中界定 BOTs 组织学特点为不伴有间质浸润的卵巢上皮细胞不典型增生。BOTs 常见的病理组织学类型为:浆液性(sBOT)、黏液性(mBOT)以及其他少见类型如浆黏液性交界性肿瘤、子宫内膜样肿瘤、透明细胞肿瘤以及 Brenner 肿瘤等;微乳头亚型浆液性交界性肿瘤(MBOT)是 sBOT 中的一个特殊类型,又被称为非浸润性低级别浆液性癌,该肿瘤较普通型的 sBOT 更易出现腹膜种植性病变,复发率高。BOTs 占所有卵巢上皮性肿瘤的 15%~20%;好发于年轻女性,以早期病患多见,总体预后较好;对于有生育需求的育龄期 BOT 女性患者,临床上可行保留生育力的手术(FSS)即保留子宫以及至少一部分卵巢组织。术后尽早完成生育力评估,必要时辅助生殖助孕。

【病例介绍】

患者基本信息:女方 31 岁,男方 33 岁,2020.12 初次就诊。

1. 主诉 结婚 5 年,未避孕未孕 4 年

2. 现病史 患者 2015 年结婚,至今同居,性生活正常,避孕 1 年后单位查体发现盆腔包块,于 2016 年 4 月入外院开腹探查,术中见:子宫正常大小,左卵巢 18 cm × 16 cm × 10 cm,表面凹凸不平,右卵巢增大, 6 cm × 5 cm × 3 cm,表面光滑,双侧输卵管未见明显异常,行左附件切除术,术中冰冻提示左卵巢交界性浆液性乳头状囊腺瘤,遂行右卵巢楔形切除术,术后病理:左卵巢交界性浆液性乳头状囊腺瘤,右卵巢浆液性囊腺瘤,部分呈交界性改变,合并黄体囊肿,诊断为卵巢交界性浆液性乳头状囊腺瘤 Ib 期术后,术后定期随诊。患者术后半年至 2020 年外院卵泡监测指导受孕 10+ 个周期,均有优势卵泡发育及排卵,指导同房未孕。2020.9 外院超声提示右卵巢未见异常回声,子宫内膜回声不均匀。2020 年 11 月外院超声提示右附件区一囊性包块 6.6 cm × 7.3 cm × 5.7 cm(卵巢肿瘤复发?),患者随即于 2020 年 12 月于我院妇科门诊复查 B 超提示:右附件区可见囊实混合回声, 60 mm × 56 mm × 33 mm,以囊性为主,内可见分隔,囊壁及隔壁均可见多发乳头样突起,较大者约 9 mm × 7 mm,其旁另可见不均质回声,范围约 20 mm × 12 mm,形态不规则,表面不平,CDFI:实性区内可见少许条状血流信号。2020-12-05 复查肿瘤标志物:CA125:39.73IU/L。妇科肿瘤专家会诊建议可手术探查。鉴于患者婚后未生育,现有强烈生育愿望,遂就诊于我中心,查基础性激素正常范围内, AMH:1.88 ng/mL,超声提示:右卵巢 5-6AF。现夫妇双方要求助孕治疗。

3. 月经史 13 岁,8/27~30 天,量中,痛经(-)。

4. 婚育史 26 岁结婚,双方均为初婚,配偶体健。G1P0,2011 年左侧输卵管妊娠保守治疗。

5. 个人史　无吸烟，饮酒史，无有毒有害等物质接触史。

6. 家族史　无特殊。

7. 既往史　无特殊。

8. 查体　T 36.0℃，P 70 bpm，R 18 次 / 分 BP，125/70 mmHg，H 168 cm，W 65 kg，BMI 23 kg/m²。

妇科检查：外阴已婚型，阴道畅，宫颈光，子宫前位，常大，质中，活动，无压痛，右附件区可触及一直径约 6 cm 包块，活动，无压痛。

9. 辅助检查

（1）2021 年基础性激素：FSH：4.87 IU/L，LH：3.31 IU/L，E_2 37 pg/mL，P0.19 ng/mL，T25.1 ng/dL，PRL19.73 ng/mL；AMH1.88 ng/mL。

（2）子宫输卵管造影：未查

（3）阴道 B 超示：子宫 41 mm × 38 mm × 34 mm，内膜 6.7 mm；左卵巢切除术后；右附件区可见囊实混合回声，60 mm × 56 mm × 33 mm，以囊性为主，内可见分隔，囊壁及隔壁均可见多发乳头样突起，较大者大小约 9 mm × 7 mm，其旁另可见不均质回声，范围约 20 mm × 12 mm，形态不规则，表面不平，CDFI：实性区内可见少许条状血流信号。5-6AF。

（4）2018-07-16 外院宫腔镜检查示：正常宫腔形态。病理：增殖期子宫内膜，局部轻度不规则增生。

（5）男方精液检查：浓度 32 × 10⁶/mL，PR57%，正常形态 5%。

10. 诊断　①继发不孕；②卵巢交界性浆液性乳头状囊腺瘤 Ib 期术后（左附件切除术后，右卵巢交界性浆液性囊腺瘤楔形切除术后）；③右卵巢肿物：右卵巢交界性浆液性囊腺瘤复发？

【诊治经过】

患者右卵巢交界性浆液性囊腺瘤 Ib 期（无组织学高危因素）术后复发，术后试孕 4 年未孕，右卵巢 5-6AF，AMH1.88 ng/mL。于 2021.1 我院行 IVF，温和刺激方案，月经第 2 天予以克罗米芬 50 mg qd 至 HCG 日，来曲唑 2.5 mg qd 共 5 天，HMG300IUqd 至 HCG 日，获卵 12 枚，正常受精 6 枚，冻存 5 枚优质胚胎。患者于 2021-02-03 行腹腔镜下右卵巢肿物剥除术，术中探查：右卵巢囊性增大 6 cm，表面可见菜花状突起，右侧输卵管外观无异常，剥离肿物过程中，囊肿破裂。术后病理：（右）卵巢交界性浆液性乳头状囊腺瘤。2021-03-12 复查肿瘤标志物 CA125：29.8 U/mL，CA199：20 U/mL，HE4：17.6 pmol/L。2021 年 3 月行自然周期解冻胚胎移植，因卵泡发育欠佳取消。2021-03-31 行诊断性刮宫病理提示：月经期子宫内膜。患者于 2021 年 4 月行人工周期准备内膜，解冻胚胎移植，移植日内膜厚度 10.6 mm，移植 1 枚 4CB 未孕。2021 年 5 月因子宫内膜回声不均质再次行宫腔镜检查示：子宫内膜息肉，宫腔前壁可见息肉样改变，0.6~0.7 cm，予以摘除。病理：增殖期子宫内膜。患者于 2021 年 6 月行 GnRH-a3.75 mg 降调节人工周期解冻胚胎移植，分别于孕激素转化内膜 3 天和 5 天序贯移植了 1 枚 8CI 和 1 枚 6BC，移植日内膜厚度分别为 12.6/14.4 mm，移植后常规黄体支持，移植后 4 周超声提示宫内单活胎，孕足月顺娩一男活婴，体重 3100 g，现体健。随访至今无明显异常。

【病例讨论】

BOTs 患者中约 75% 处于 FIGO 分期 I 期，早期（I 期）BOTs 患者 5 年生存率为 95%~97%。保留生育力的手术（FSS）是年轻 BOTs 患者的标准治疗方式（推荐等级 A）。Guvenal 纳入 539 名 BOTs 患者进行回顾性分析，其中 242 例行 FSS，中位随访时间 36 个月，与根治性手术相比复发率显著增高（8.3% 比 3.0%），总生存率差异无统计学意义。BOTs 保守性手术术后复发率 0%~25%，较根治性手术增加 0%~5%，囊肿剥除术复发率更高 10%~42%，可能与未完整剥除瘤体边缘肿瘤细胞和多个病灶相关，由于复发的类型几乎是交界性，进展为浸润性癌风险低（2%~3%），可通过二次手术治疗，并不影响总体生存率，但复发可能出现在对侧卵巢或累及双侧卵巢。一项对晚期 BOTs 保留生育力手术评价的 meta 分析显示，FSS 较根治性手术增加 BOTs 患者的肿瘤复发风险（OR=3.87，95% CI=1.20~12.44），生存率差异无统计学意义。对有生育要求的 BOTs 患者，保留生育功能的手术是相对安全的。

Fauvet 等报道，BOTs 患者 FSS 术后至妊娠的中位间隔时间（28.6 ± 4.6）个月，临床妊娠率为 32.3%，受孕妇女复发率为 23.8%，复发时间间隔（39.6 ± 28.2）个月，与未孕妇女相比差异无统计学意义。2013 年一项 meta 分析显示，早期 BOTs 术后自然妊娠率为 54%（95% CI=38%~70%，I^2=91%），影响因素有 FSS 手术方式、年龄和肿瘤的组织学亚型，晚期 BOTs 自然妊娠率 34%。对 BOTs 术后不孕症或有不孕高危因素患者应尽早向生殖医生寻求合适的助孕治疗。

理论上，超促排卵（COS）中的高促性腺激素及高雌激素状态可能会对 BOTs 有不利影响，体外研究发现尽管原代培养细胞均表达 FSH 和雌二醇受体，应用促卵泡激素（FSH）和雌二醇后，BOTs 细胞的原代培养无增殖作用。法国一项多中心回顾性研究中，30 名非浸润性种植 BOTs 患者术后接受 ART 治疗，肿瘤复发率为 16%，临床妊娠率为 40%，其中 3 例复发发生在囊肿剥除术后患者，复发可能更多与囊肿剥除术相关，而不是 ART 治疗。Darai 等对 22 个研究共 126 名早期 BOTs 患者的 meta 分析显示，IVF-ET 助孕的累积妊娠率为 80%（95% CI=68%~92%，I^2=57%），复发率为 23%（95% CI=6%~39%，I2=85%），与未接受控制性促排卵的患者相似，即选择 FSS 的早期 BOTs 患者较选择根治性手术的患者虽然面临着更高的复发率，但接受促排卵之后未显著增加这种风险。BOTs 术后不孕症患者尝试 ART 治疗是可行的。而对晚期或有组织学高危因素（微乳头型、间质浸润、腹膜种植和黏液性肿瘤伴上皮内癌）的 BOTs 行 IVF-ET 安全性仅有少许病例，目前尚无统一定论。

2019 年，法国的一项专家共识认为：BOTs 无组织学高危因素的患者 FSS 术后可考虑行控制性超促排卵；有组织学高危因素的 BOTs 患者或者无组织学高危因素出现复发的 BOTs 患者，可在肿瘤和生殖医生讨论下选择合适的 ART 进行助孕；对于有组织学高危因素并出现复发的 BOTs 患者，应慎重或不建议行控制性超促排卵。该病例为卵巢交界性浆液性乳头状囊腺瘤 Ib 期术后复发患者，术后间断卵泡监测自行试孕 3^+ 年未孕，时间较长，复查考虑复发时才积极寻找助孕措施，建议此类患者尽早完成生育力评估，必要时尽早辅助生殖助孕。该患者为无组织学高危因素的右卵巢交界性浆液性囊腺瘤Ⅰb期术后复发，而BOTs大多数仍是交界性复发，因此复发后再给予保守手术治疗是可行的，经妇科肿瘤和生殖医生讨论后认为：为避免再次手术带来的卵巢储备功能下降，建议选择IVF助孕胚胎冻存保留生育力后再进行手术治疗。关于促排卵方案的选择目前尚无统一定论，但有一定倾向性，多数研究推荐来曲唑＋较低剂量促性腺激素的微刺激方案更为合适，其可以减低卵巢刺激过程中高于生理水平的雌孕激素影响，避免FSS术后雌激素受体表达的残余病灶细胞发生恶变或增生。然而亦有研究发现一次微刺激方案获卵数目及胚胎数目较少，妊娠率低，而多次促排卵或过量促排卵药物使用是否增加肿瘤复发风险，有待长期随访数据提供证据。我们在选择促排卵方案时亦需要考虑到卵巢肿物和AFC的关系，若AFC均位于肿物上方，需考虑取卵时肿物可能会影响进针通道，如若无法避免，可选择取消周期手术治疗。若AFC均位于肿物下方，可选择温和刺激方案，在尽量减少低促性腺激素和低雌激素影响下尽量获得足够卵数和优质胚胎。若AFC散在分布于卵巢中，可选择自然周期，选择位置较好时进行卵泡穿刺术。本病例患者超声提示AFC均位于卵巢肿物下方且靠近阴道壁一侧，我们选择温和刺激方案，减少高促性腺激素及高雌激素可能会带来的影响，取卵手术时未触碰肿瘤组织，最终获得5枚优质胚胎冻存。患者随后行腹腔镜下右卵巢交界性浆液性乳头状囊腺瘤剥除术。术后随即进行解冻胚胎移植，最终获得了满意的妊娠结局。随访至今无明显异常。

【专家点评】

BOTs好发于年轻女性，以早期病患多见，总体预后好，对于有生育需求的育龄期BOT女性患者，临床上可行FSS。术后尽早完成生育力评估，必要时辅助生殖助孕。BOTs术后复发大多数仍是交界性复发，复发后再给予保守手术治疗是可行的。BOTs无组织学高危因素的患者FSS术后可考虑行控制性超促排卵保存生育力。该病例为卵巢交界性浆液性乳头状囊腺瘤Ⅰb期术后复发患者，术后间断卵泡监测自行试孕3^{+}年未孕，时间较长，建议此类患者尽早完成生育力评估，必要时尽早辅助生殖助孕，做到尽早就医，早介入，早干预。在术后复发患者COS生育力保存时亦需要关注AFC和肿物的位置关系，从而帮助我们选择更为合适的促排卵方案。关于BOTs患者生育后是否行根治性手术，建议对常规随访患者分娩后不必常规推荐行卵巢切除术，可复发时再考虑行根治性手术。

张静　宋学茹　王颖梅

【相关指南及参考文献】

[1] 王稳，张帅前，王玉东，等. 交界性卵巢肿瘤诊治专家共识[J]. 中国实用妇科与产科杂志，2019，35(9)：1000-1007.

[2] FISCHEROVA D，ZIKAN M，DUNDR P，et al. Diagnosis，treatment，and follow-up of borderline ovarian tumors[J]. Oncologist，2012，17(12)：1515-1533.

[3] Sherman ME，Mink PJ，Curtis R，et al. Survival among women with borderline ovarian tumors and ovarian carcinoma：a population-based analysis[J]. Cancer，2004，100(5)：1045-1052.

[4] TROPE C，DAVIDSON B，PAULSEN T，et al. Diagnosis and treatment of borderline ovarian neoplasms "the state of the art" [J]. Eur J Gynaecol Oncol，2009，30（5）：471-482.

[5] GUVENAL T，DURSUN P，HASDEMIR PS，et al. Effect of surgical staging on 539 patients with borderline ovarian tumors：a Turkish Gynecologic Oncology Group study[J]. Gynecol Oncol，2013，131（3）：546-550.

[6] HUANG Y，ZHANG W，WANG Y. The feasibility of fertilitysparing surgery in treating advanced - stage borderline ovarian tumors：a meta-analysis[J]. Taiwan J Obstet Gynecol，2016，55（3）：319 - 325.

[7] FAUVET R，PONCELET C，BOCCARA J，et al. Fertility after conservative treatment for borderline ovarian tumors：a French multicenter study[J]. Fertil Steril，2005，83（2）：284-290；quiz 525-286.

[8] DARAI E，FAUVET R，UZAN C，et al. Fertility and borderline ovarian tumor：a systematic review of conservative management，risk of recurrence and alternative options[J]. Hum Reprod Update，2013，19（2）：151-166.

[9] BASILLE C，OLIVENNES F，LE CALVEZ J，et al. Impact of gonadotrophins and steroid hormones on tumour cells derived from borderline ovarian tumours[J]. Hum Reprod，2006，21（12）：3241-3245.

[10] FORTIN A，MORICE P，THOURY A，et al. Impact of infertility drugs after treatment of borderline ovarian tumors：results of a retrospective multicenter study[J]. Fertil Steril，2007，87（3）：591-596.

[11] ROUSSET-JABLONSKI C，SELLE F，ADDA-HERZOG E，et al. Fertility preservation，contraception and menopause hormone therapy in women treated for rare ovarian tumours：guidelines from the French national network dedicated to rare gynaecological cancers[J]. Eur J Cancer，2019，116：35-44.

[12] CAKMAK H，KATZ A，CEDARS MI，et al. Effective method for emergency fertility preservation：random-start controlled ovarian stimulation[J]. Fertil Steril，2013，100（6）：1673.

[13] LI S，LIN H，XIE Y，et al. Live births after in vitro fertilization with fertility-sparing surgery for borderline ovarian tumors：a case series and literature review[J]. Gynecol Obstet Invest，2019，84（5）：445-454.

病例 14 卵巢卵黄囊瘤手术和化疗后自然周期 IVF-ET 获得妊娠

【疾病概述】

卵巢卵黄囊瘤（ovarian yolk sac tumor）又称卵巢内胚窦瘤（ovarian endodermal sinus tumor），是卵巢恶性生殖细胞肿瘤（malignant ovarian germ cell tumors，MOGCTs）的常见类型，占卵巢恶性肿瘤的1%，恶性度较高，多见于儿童及年轻女性。手术+术后辅助化疗（BEP方案：博来霉素+依托泊苷+铂类）是该病的标准治疗方法。由于绝大部分生殖细胞恶性肿瘤的病人是有生育需求的年轻女性，且常为单侧卵巢发病，很少累及对侧卵巢和子宫，肿瘤细胞对化疗也十分敏感，因此无论期别早晚，只要子宫和对侧卵巢未受肿瘤累及，均应行保留生育功能的手术。但肿瘤本身、手术和放化疗均可能造成患者生育力降低，术后可能需要借助辅助生殖技术助孕。本例是一名卵黄囊瘤患者手术+化疗后行自然周期IVF-ET成功妊娠的案例，通过本例患者的成功经验，探讨卵黄囊瘤患者的生育助孕策略。

【病例介绍】

患者基本信息：郝某，女，31岁，初次就诊日期：2014年10月

1. 主诉　卵巢卵黄囊瘤术后11年，结婚1年，未避孕未孕1年。

2. 现病史　患者11年前因“卵巢肿瘤”于外院行左侧附件切除术+右侧卵巢畸胎瘤剥除术+右侧卵巢再造术+大网膜切除术+阑尾切除术+盆腔转移病灶切除术+左髂血管淋巴结清扫术。术后病理示：左侧卵巢卵黄囊瘤，右侧卵巢良性畸胎瘤，网膜组织转移瘤。术后诊断：左卵巢卵黄囊瘤，右卵巢畸胎瘤。术后行BEP方案（顺铂50 mg+博来霉素15 mg+依托泊苷100 mg）化疗6个疗程，化疗期间基础性激素水平未查，月经变化情况不详。6个疗程后肿瘤标志物甲胎蛋白（alpha-fetoprotein, AFP）降至正常。此后定期复查，肿瘤无复发。1年前结婚，婚后同居，性生活正常，未避孕未孕。近1年曾外院监测排卵3~4个周期，均发生未破裂卵泡黄素化（LUF）。外院行体外受精（IVF）2周期，均采用自然周期（NC）方案，共获卵2枚，优质胚胎2枚，移植后1次生化妊娠，1次未孕。

3. 月经史　11岁，5/28~31 d，量中等，无痛经。

4. 婚育史　30岁结婚，配偶体健，G0P0。

5. 既往史　2003年外院行卵巢卵黄囊瘤手术，并术后化疗（详见现病史）。

6. 妇科检查　外阴已婚型，阴道畅，宫颈光滑。子宫前位，正常大小，质地中等，活动可，压痛（-），双附件区未及异常。

7. 辅助检查

（1）2012年11月外院行肿瘤标志物检查：CA19-9：21.28 kU/L，甲胎蛋白（AFP）：3.1 ng/mL，均在正常范围。

（2）2014年10月外院基础性激素水平：卵泡刺激素（FSH）：5.28 U/L，黄体生成激素（LH）：2.75 U/L，催乳素（PRL）：17.78 ng/mL，雌二醇（E_2）：168.82 pmol/L，孕酮（P）：3.021 nmol/L，睾酮（T）：131.138 nmol/L。AMH未测。

（3）2014年11月妇科超声：子宫前位，大小51 mm×44 mm×36 mm，子宫内膜厚度5.6 mm；右卵巢窦卵泡3~4个，左卵巢缺如。直肠窝内不均质回声46 mm×30 mm，内有液区23 mm×16 mm及低回声区15 mm×12 mm（考虑盆腔粘连）。

（4）2014年11月男方精液检查：精液量为3.4 mL，精子密度为89.82×10^6/mL，前向运动精子率为44.76%，非前向运动精子率为24.83%，不运动精子率为30.42%。

8. 诊断　①原发性不孕；②左侧卵巢卵黄囊瘤Ⅲ期；③肿瘤减灭术后；④右卵巢良性畸胎瘤剥除术后；⑤排卵障碍（LUF）；⑥盆腔粘连；⑦ 2 次 IVF 失败。

【治疗经过】

患者在本中心共进行了 6 次助孕，具体治疗情况见表 1-3-2。第 6 次助孕后于孕 38+5 周行剖宫产分娩一健康女婴，体质量 3500 g，母婴情况良好，术中探查左卵巢缺如，余未见明显异常。随访至今，患者肿瘤无复发，子代体健。

表 1-3-2　本例患者在本中心行 IVF-ET 治疗情况

助孕周期	周期开始时间	促排卵方案	受精方式	hCG 日卵泡大小（mm × mm）	hCG 日子宫内膜厚度（mm）	hCG 日 E_2 水平（pmol/L）
第 1 周期	2014 年 11 月	NC	IVF	19 × 18	7.6	719.39
第 2 周期	2014 年 12 月	NC	ICSI	20 × 16	6.7	1057.91
第 3 周期	2015 年 3 月	NC	ICSI	22 × 18	5.2	1317.82
第 4 周期	2015 年 7 月	NC	ICSI	25 × 23	7.2	845.71
第 5 周期	2015 年 8 月	NC	ICSI	22 × 14	10.6	358.63
第 6 周期	2015 年 9 月	NC	ICSI+FET	19 × 21	8.0	2069.44
助孕周期	hCG 日 LH 水平（IU/L）	hCG 日 P 水平（nmol/L）	获卵数（个）	受精情况	助孕结果	
第 1 周期	30.86	3.12	1	异常受精	中断周期	
第 2 周期	14.02	1.65	1	D2 优胚一枚	ET 未孕	
第 3 周期	7.01	1.69	1	D2 优胚一枚	冷冻（于 2015 年 9 月解冻）	
第 4 周期	37.64	4.10	1	D2 优胚一枚	冷冻保存中	
第 5 周期	12.14	4.61	1	无成熟卵	中断周期	
第 6 周期	13.10	3.05	1	D2 优胚一枚	移植鲜胚 1 枚 + 冻胚一枚，单胎活产	

注：ICSI：胞浆内单精子注射；FET：冷冻胚胎移植。

【病历讨论】

1. 化疗对卵巢功能的影响

保留生育功能手术（fertility sparing surgery，FSS）+ 术后放 / 化疗的治疗方案，使早期 MOGCTs 的治愈率接近 100%，晚期 MOGCTs 的治愈率也能达到至少 75%，随着 MOGCTs 治疗后长期生存率的提高，人们越来越关注手术和放 / 化疗对患者卵巢功能以及生育能力的影响。

根据化疗药物的作用机制不同，其对卵巢功能损伤的危险程度可以分为低、中、高三个级别。卵巢卵黄囊瘤的标准化疗方案为 BEP 方案，即博来霉素 + 依托泊苷 + 铂类。博来霉素和依托泊苷对卵巢功能的损伤均为低风险，而铂类对卵巢功能的损伤为中风险。

化疗药物损伤卵巢功能的机制尚不明确，可直接作用于生长卵泡的颗粒细胞，引起颗粒细胞凋亡；或诱导卵母细胞染色体断裂以及细胞质分裂成凋亡小体，从而导致卵母细胞凋亡；还可以通过触发休眠的原始卵泡激活和生长，导致卵巢储备减少及大卵泡发生凋亡；或通过损伤卵巢基质细胞、导致间质纤维化，间接影响原始卵泡的储备。

经 FSS+ 以铂类为基础的化疗后，85%~95% 的 MOGCTs 患者可以维持正常月经，年龄增长是化疗后导致卵巢储备功能丧失的主要危险因素。但治疗后持续有规律的月经并不一定意味着卵巢没有受到损害，有研究表明，尽管维持有规律的月经周期，但卵泡耗损仍可能发生，文献报道 MOGCTs 经 FSS+ 放 / 化疗治疗后绝经期提前的发生率为 3%~7.4%，而卵巢早衰发生率在 3.4%~5%。

AMH 是监测卵巢储备功能的常用指标，Bath 等人于 2003 年首次提出用 AMH 监测化疗药物的性腺毒性。此后大量的前瞻性研究都表明，化疗后 AMH 水平出现明显下降，其中一些研究显示在化疗开始后的 1~3 个月内 AMH 迅速下降。化疗结束后，AMH 会有一定程度的回升。但 Ottolina 等对 MOGCTs 化疗后 2 年的随访发现，患者的 AMH 水平在化疗后 2 年仍低于健康人群。由此可见，细胞毒治疗会加速原始卵泡池的消耗，导致生育力受损。因此，推荐任何有生育要求或未完成生育的女性肿瘤患者尽早进行生育力保护及保存的咨询。

2. 生育力保护及保存方法

目前，卵巢恶性肿瘤保留生育功能治疗的方法主要包括：FSS、围术期及放化疗前的生育力保护及保存、治疗后的生育指导及辅助妊娠。在手术和化疗前进行生育力保护及保存，可以有效提高患者术后的生育力。

生育力保存技术包括胚胎冷冻、卵母细胞冷冻、未成熟卵母细胞体外成熟（in vitro maturation，IVM）及卵巢组织冷冻。胚胎冷冻是一种成熟的生育力保存技术，是已婚育龄女性进行生育力保存的有效方法。对于无配偶的未婚女性可以行卵母细胞冷冻进行生育力保存。但胚胎冷冻和卵母细胞冷冻前均需要经过控制性卵巢刺激（controlled ovarian hyperstimulation，COH）和取卵，因此仅适用于可推迟行肿瘤治疗的患者。对于不宜进行控制性卵巢刺激患者，可以直接从卵巢中获取未成熟卵母细胞，在体外培养至成熟卵母细胞阶段，对未婚女性 IVM 后的成熟卵母细胞直接冻存，对已婚女性可将 IVM 成熟卵子受精后，行胚胎冻存。因此，IVM 也可以作为女性生育力体外储备的方法之一。而卵巢组织的冷冻保存目前在我国仅在个别机构实验性地开展。由于卵巢组织保存的有效性及安全性尚未明确，对于卵巢恶性肿瘤患者移植冻存卵巢组织有可能面临恶性肿瘤细胞转移和复发的风险，因此需要非常谨慎地选择是否进行卵巢组织冻存及冻存的时机。

在化疗前使用药物抑制卵巢生理周期，理论上可以降低化疗对卵巢功能的损伤。促性腺激素释放激素类似物（gonadotropin releasing hormone analog，GnRHa）可以通过抑制垂体释放促性腺激素使卵巢处于静止状态、降低卵巢灌注从而减少细胞毒性药物对原始卵泡的影响，以及上调抗凋亡分子如 1- 磷酸 - 神经鞘氨醇（sphingosine-1-phosphate，S1P）等多种途径降低化疗对卵巢功能的损伤，但其对卵巢功能的保护效果尚存在争议，2018 年美国临床肿瘤学会（ASCO）对生育力保存指南更新建议：垂体降调节不能作为一种确切的生育力保存方法。在不具备辅助生殖技术或卵巢组织冷冻与移植技术的情况下，或者患者拒绝生育力保存的情况下，可考虑使用降调节方法减少放、化疗对卵巢功能的影响。其他一些潜在的保护剂如 S1P、他莫昔芬、酞胺哌啶酮、伊马替尼、粒细胞集落刺激因子 Granulocyte colony-stimulating factor（G-CSF）等，尚处于非常早期的研究阶段，仍需要大量研究对这些保护剂的功效进行准确评估。

3.MOGCTs 治疗后的生育指导及辅助妊娠

MOGCTs 在治疗后的 2 年内复发率较高，因此一般建议治疗结束后 24~30 个月开始妊娠。关于 MOGCTs 治疗后的生育情况，由于病例数少，且随访时间短，因此相关文献报道妊娠率波动于 65%~100%，不孕率为 5%~10%。Tamauchi S 等纳入了 105 名经 FSS 治疗、年龄 <40 岁的 MOGCTs 患者，随访 10.3 年，45 例有生育需求的患者（其中 75% 接受了 FSS+ 化疗）中 42 例获得妊娠，妊娠率 93.3%，其中 2 例（4.4%）为 IVF-ET 治疗后获得妊娠。

MOGCTs 患者在治疗前后都需要进行生育力评估，根据患者卵巢储备情况选择助孕策略。卵巢储备良好，无降低妊娠率的其他因素，如输卵管因素，男方因素等，可在肿瘤治疗后尝试自然妊娠。如果患者卵巢储备下降，或者合并不孕，应尽早考虑 IVF 助孕。在 IVF 过程中，应灵活选择合理有效的 COH 方案，避免卵巢过度刺激，避免促排卵时间过长。目前，COH 方案可以在月经周期的任何时候开始，拮抗剂方案、黄体期促排方案、高孕激素状态下促排方案（progestin primed ovarian stimulation，PPOS）等均能够缩短获得卵子需要的时间，使卵巢暴露于激素刺激中的时间减少。自然周期取卵方案（Nature cycle，NC）、微刺激方案等，还可以减少药物对卵巢的刺激。本例患者即采用 NC 方案（优势），IVF-ET 后妊娠，单胎活产，分娩后至今肿瘤未复发，子代体健。对该类患者助孕治疗后肿瘤复发随访情况及子代健康问题的研究仍是终生性的。随着肿瘤诊治和助孕技术的发展，可能会有更多的肿瘤患者寻求助孕技术来解决生育问题，经验的积累将有助于提高肿瘤治愈后不孕患者的治疗有效性和安全性。

【专家点评】

卵巢生殖细胞恶性肿瘤好发于青少年和年轻女性，手术 + 化疗的保留生育功能的治疗方案对于早期的恶性生殖细胞肿瘤，治愈率高达 75%-100%。随着生存率的提高，生存时间的延长，完成生育目标已成为医患共同追求的目标。由于肿瘤本身、手术和放化疗均可能影响卵巢功能，造成患者生育力降低，因此有意识地使用各种卵巢保护措施来保护患者的生育力是非常重要的，同时肿瘤专科医生应提高对女性肿瘤患者生育力保护及保存的意识，在肿瘤治疗前后及时到生殖中心进行生育力评估。AFP 是卵黄囊瘤的特异性肿瘤标志物，在助孕过程中注意定期监测，对可疑复发的患者及时转诊。保留生育功能手术 + 化疗治疗后的患者，大部分可以通过自然妊娠完成生育计划，对于需要借助辅助生育技术妊娠的患者来说，灵活选择 COH 方案，尽最大可能减少超促排卵对肿瘤的影响。

吕永焕　田文艳　宋学茹

【相关指南及参考文献】

[1] 丰有吉，沈铿，马丁. 妇产科学 [M]. 北京：人民卫生出版社，2015，335-336.

[2] J BROWN，M FRIEDLANDER，F J Backes，et al. Gynecologic cancer intergroup（GCIG）consensus review for ovarian germ cell tumors，Int. J. Gynecol. Cancer24（9 Suppl 3）（2014 Nov）S48-54.

[3] DI TUCCI C，CASORELLI A，MORROCCHi E，et al. Fertility management for malignant ovarian germ cell tumors patients[J]. Crit Rev Oncol Hematol. 2017 Dec；120：34-42.

[4] 梁晓燕，李晶洁等. 生育力保存中国专家共识 [J]. 生殖医学杂志，2021，30（9）：1129-1134.

[5] GADDUCCI A，LANFREDINI N，TANA R. Menstrual function and childbearing potential after fertility-sparing surgery and platinum-based chemotherapy for malignant ovarian germ cell tumours. Gynecol. Endocrinol.2014，30（7），467-471.

[6] BATH LE，WALLACE WH，SHAW MP，et al. Depletion of ovarian reserve in young women after treatment for cancer in childhood：detection by anti-müllerian hormone，inhibin B and ovarian ultrasound. Hum. Reprod. 2003，18（11），2368-2374.

[7] VASTA FM，DELLINO M，BERGAMINI A，et al. Reproductive Outcomes and Fertility Preservation Strategies in Women with Malignant Ovarian Germ Cell Tumors after Fertility Sparing Surgery[J]. Biomedicines. 2020，8（12）：554.

[8] DILLON KE，SAMMEL MD，PREWITT M，et al. Pretreatment antimüllerian hormone levels determine rate of posttherapy ovarian reserve recovery：acute changes in ovarian reserve during and after chemotherapy. Fertil. Steril. 2013，99（2），477-483.

[9] OTTOLINA J，MANGILI G，SIGISMONDI C，et al. Reproductive function assessment after surgery plus chemotherapy for germ cell ovarian tumors（MOGCT）：novel clues deriving from the field of fertility preservation. Gynecol. Endocrinol. 2014，30（11），778-780.

[10] 梁晓燕，方丛，李晶洁，等. 中国女性肿瘤患者生育力保护及保存专家共识 [J]. 中国肿瘤临床，2020，47（5）：217-221.

[11] 颜磊，陈子江. 卵巢恶性肿瘤治疗后的生育和助孕策略 [J] 实用妇产科杂志，2016，32（11）：809-811.

[12] DITTRICH R，KLIESCH S，SCHÜRING A，et al. Fertility preservation for patients with malignant disease.Guideline of the DGGG，DGU and DGRM（S2k-level，AWMF Registry No.015/082，November 2017）-Recommendations and statements for girls and women[J]. Geburtshilfe Frauenheilkd，2018，78：567-584.

[13] OKTAY K，HARVEY BE，PARTRIDGE AH，et al. Fertility preservation in patients with cancer：ASCO clinical practive guideline update[J].J Clin Oncol，2018，36：1994-2001.

[14] MANGILI G, SIGISMONDI C, GADDUCCI A, et al. Outcome and risk factors for recurrence in malignant ovarian germ cell tumors a MITO-9 retrospective study. Int. J.Gynecol. Cancer,2011,21(8), 1414-1421.

[15] VASTA FM, DELLINO M, BERGAMINI A, et al. Reproductive Outcomes and Fertility Preservation Strategies in Women with Malignant Ovarian Germ Cell Tumors after Fertility Sparing Surgery[J]. Biomedicines. 2020,8(12):554.

[16] LOW JJ, PERRIN LC, CRANDON AJ, et al. Conservative surgery to preserve ovarian function in patients with malignant ovarian germ cell tumors. A review of 74 cases. Cancer,2000,15(2), 391-39889.

[17] TAMAUCHI S, KAJIYAMA H, YOSHIHARA M, et al. Reproductive outcomes of 105 malignant ovarian germ cell tumor survivors: A multicenter study. Am. J. Obstet. Gynecol. 2018, 219(4), 385.

第四节　子宫因素与女性不孕症

病例 15　子宫内膜复杂性增生

【疾病概述】

子宫内膜增生是因子宫内膜长期受雌激素刺激而缺少孕激素拮抗，呈持续增生的一种疾病，其组织学特点为腺体结构（大小和形态）改变、腺体和间质的比例改变（>1∶1）。2014 年 WHO 根据是否存在细胞不典型性将其分为两类：①子宫内膜增生不伴不典型增生（EH）；②子宫内膜伴不典型增生（AH）。子宫内膜复杂性增生归类为子宫内膜增生不伴不典型增生。

【病例介绍】

女方陈某，年龄 28 岁，男方年龄 38 岁，2020 年 12 月来院就诊。

1. 主诉　结婚 5 年，未避孕未孕。

2. 现病史　结婚 5 年，同居，性生活正常，未避孕未孕，平素月经欠规律，7~15 天 /30-60 天，有月经淋漓不尽史，G0P0，2019 年外院行宫腔镜检查示：宫腔形态正常。诊刮病理示：增殖期状态子宫内膜，局部腺体增生、扩张，建议随查。2020 年 9 月就诊本中心，基础性激素正常范围内。超声提示：内膜 8.0 mm，回声欠均匀，左卵巢 23 mm × 20 mm，窦卵泡显示不清，右卵巢 28 mm × 16 mm，窦卵泡 7 个。2020 年 12 月复查宫腔镜示：宫腔充血明显，内膜明显增厚，宫腔内膜血管丰富，宫腔前壁部分区域内膜呈黄白色。提示：子宫内膜增生。诊刮病理示：子宫内膜呈增殖期状态，局部腺体复杂性增生。口服甲羟孕酮 10 mg，2 次 / 日，治疗 3 个月，2021 年 4 月复查宫腔镜示：宫腔前壁充血明显，偶见微小息肉。前壁内膜片状略不平。提示：慢性子宫内膜炎。诊刮病理示：增殖期子宫内膜，免疫组化染色结果示：CD138 局灶间质细胞和腺体弱阳性。术后予以地屈孕酮 10mg，2 次 / 日，口服 20 天。拟行诱导排卵指导受孕治疗，因男方精液检查示弱畸形精子症转 ICSI 助孕。

3. 既往史　无特殊。

4. 月经史　13 岁初潮，7~15 天 /30~60 天，量中，痛经（-）。

5. 婚育史　23 岁再婚，配偶体健，G0P0。

6. 查体：T 36.2℃，P75bpm，R19 次 / 分，BP 121/65 mmHg，身高 163 cm，体重 65 kg，BMI：24.46 kg/m^2。

妇科检查：外阴已婚型，发育正常，阴道畅，宫颈光，子宫后位，常大，质中，活动，无压痛，双附件区无异常包块及压痛。

7. 辅助检查

（1）2020 年 10 月基础性激素：促卵泡生成素（FSH）：6.38 IU/L，促黄体生成素（LH）：

2.40 IU/L，雌二醇（E_2）：42 pg/mL，睾酮（T）：40.93 ng/mL，抗苗勒管激素（AMH）：2.33 ng/mL，促甲状腺激素（TSH）：2.102 uIU/mL。

（2）2020 年 9 月阴道 B 超示：子宫后位，大小 53 mm × 41 mm × 36 mm，内膜 8.0 mm，回声欠均匀，左卵巢 23 mm × 20 mm，窦卵泡显示不清，右卵巢 28 mm × 16 mm，窦卵泡 7 个。

（3）2020 年 12 月本院宫腔镜示（彩图 4）：宫腔充血明显，内膜明显增厚，宫腔内膜血管丰富。宫腔前壁部分区域内膜呈黄白色。右侧宫角处内膜可见出血。提示：子宫内膜增生。

诊刮病理示：子宫内膜呈增殖期状态，局部腺体复杂性增生。

（4）2021 年 4 月本院复查宫腔镜示（彩图 5）：宫腔前壁充血明显，偶见微小息肉。前壁内膜片状略不平。前壁内膜片状略不平。提示：慢性子宫内膜炎。

诊刮病理示：增殖期子宫内膜，免疫组化染色结果示：CD138 局灶间质细胞和腺体弱阳性。

（5）2020 年 6 月男方精液检查：密度 18×10^6/mL，PR11%。

2020 年 10 月男方精液检查：密度 11×10^6/mL，前行运动率（PR）6%，正常形态比例：1%。

2021 年 5 月男方精液检查：密度 18×10^6/mL，PR13%，正常形态比例：2%。

8. 诊断　①原发不孕；②子宫内膜复杂性增生治疗后；③男方弱精子症。

【诊治经过】

2021 年 6 月行卵胞浆内单精子显微注射技术（ICSI）：卵泡期长方案，Gn225IU 启动，Gn 用量 3600IU，Gn 天数 14 天，卵泡数 7 个，HCG 日 $E_2$828 pg/mL，LH0.16 IU/L，P0.14 ng/mL，获卵 7 枚，正常受精 4 枚，形成胚胎 4 枚，优胚 2 枚，新鲜周期移植胚胎 1 枚获得临床妊娠，2022 年 3 月活产 1 女孩。

【病例讨论】

子宫内膜增生的主要原因是长期无拮抗的雌激素刺激。因此其风险因素包括育龄期妇女长期无排卵或者稀发排卵，如多囊卵巢综合征、排卵障碍性异常子宫出血、分泌雌激素的卵巢肿瘤；肥胖女性来源于脂肪细胞的雌激素过多；长期外源性雌激素摄入，如雌激素治疗缺乏孕激素拮抗；乳腺癌术后接受长期的他莫昔芬治疗。肥胖、初潮过早、绝经晚、不孕、家族性肿瘤史（尤其是子宫内膜癌、结肠癌、卵巢癌和乳腺癌）等也是内膜增生和子宫内膜癌的高危因素。

本例患者有月经淋漓不尽的病史，前次宫腔镜诊刮病理内膜局部腺体有增生、扩张，就诊于本中心后超声提示子宫内膜回声欠均，首先行宫腔镜检查，病理为局部腺体复杂性增生，子宫内膜增生的首选治疗方式为药物治疗，以口服孕激素等药物治疗为主，70%~80% 患者经药物治疗后子宫内膜可完全逆转。因子宫内膜增生患者存在排卵障碍，自然妊娠率较低，故 EH 患者子宫内膜逆转后需积极行促排卵治疗或辅助生殖技术（ART）助孕。

口服孕激素治疗过程中至少 6 个月复检一次，在至少有连续 2 次、间隔 6 个月的组织学检查结果为阴性后，可考虑终止随访；但对于内膜增生风险依然存在的患者，如长期无排卵或稀发排卵、肥胖、胰岛素抵抗、用孕激素拮抗剂等，建议 2 次转阴后改为每年活检随访一次。

本例患者 28 岁，年轻，病理提示局部复杂增生，经孕激素治疗后短时间内转复，拟进行诱导排卵治疗，因男方因素进行 ART 助孕，超促排卵方案选择长方案，促性腺激素释放素（gonadotropin-releasing hormone，GnRH）激动剂，通过对垂体降调节，下调卵巢激素水平，可以抑制子宫内膜增生，长方案中较长时间的降调节还可以降低保守治疗中药物蓄积对子代的影响。但是在超促排卵过程中，需要根据卵泡生长情况给予不同剂量的促性腺激素，在临床实践中需要控制促性腺激素的用量，注意监测子宫内膜情况。

【专家点评】

子宫内膜增生需结合个体健康状况仔细评估患者生育潜力，恰当地指导患者尽快妊娠，积极且谨慎地应用辅助生殖技术，综合考虑患者的子宫内膜状况、年龄及体质指数、合并疾病和生育意愿等制定个体化助孕措施，助孕过程中持续严密监测，以改善患者生育结局。

张妍　张静　宋学茹

【相关指南及参考文献】

[1] 全国卫生产业企业管理协会妇幼健康产业分会生殖内分泌学组. 中国子宫内膜增生管理指南文献 [J]. 生殖医学杂志，2017，26（10）：957-960.

[2] A C L VAN DER MEER，L S HANNA.Development of endometrioid adenocarcinoma despite Levonorgestrel-releasing intrauterine system：a case report with discussion and review of the RCOG/BSGE Guideline on the Management of Endometrial Hyperplasia[J].Clinical obesity.2017，7（1）：54-57.

[3] 赵静，黄国宁，孙海翔，等. 辅助生殖技术中异常子宫内膜诊疗的中国专家共识 [J]. 生殖医学杂志，2018，27（11）：1057-1064.

[4] 范源，田莉. 早期子宫内膜癌及子宫内膜非典型增生患者保留生育功能治疗后的妊娠策略 [J]. 中国妇产科临床杂志，2023，24（02）：116-118.

病例 16　子宫内膜非典型增生

【疾病概述】

子宫内膜非典型增生是指子宫内膜增生存在细胞异型性，但尚无明确浸润证据，其中 25-33% 的患者有进展为子宫内膜癌的可能。目前对于子宫内膜不典型增生的首选治疗方式是全子宫切除术，但切除子宫意味着丧失生育能力，鉴于高达 20%~25% 的子宫内膜癌和子宫内膜不典型增生是绝经前女性，其中 3%~5% 的患者年龄 <40 岁，70% 的患者未孕，有强烈的保留生育功能的愿望，因此利用保守疗法保留生育力代替手术治疗成为这类女性的首要选择。口服高效孕激素和左炔诺孕酮宫内缓释系统（LNG-IUS）是最常用的保留生育功能的治疗方式。研究显示 82%~85.6% 的子宫内膜非典型增生患者经保守治疗后能获得完全缓解。但完全缓解后仍有复发的可能，应尽快完成生育。目前推荐完全缓解后根据患者情况适时借助辅助生殖技术（ART）达到妊娠与活产，缩短生育时间，提高妊娠率与活产

率，同时避免子宫内膜增生的复发。

【病例介绍】

女方张某，年龄27岁，男方年龄31岁，2019年来我院就诊。

1. 主诉　婚后4年，未避孕未孕。

2. 现病史　患者2016年结婚，性生活正常，未避孕未孕。平素月经不规律，3~5/30~90天。2019年4月阴道淋漓出血，多于月经量，伴血块，就诊于天津市某医院，妇科超声提示子宫内膜增厚，行诊刮，病理回报：（宫腔）子宫内膜复杂性增生伴非典型改变，灶性高度疑恶变。外院会诊病理，回报为（宫内膜）子宫内膜复杂性非典型增生。患者2019-06-10就诊于我院门诊，查妇科超声示子宫前位，大小53 mm×46 mm×43 mm，子宫内膜不均质增厚16 mm，双侧卵巢多囊性改变考虑多囊卵巢，宫颈多发囊肿。盆腔核磁检查示：①子宫内膜明显增厚，DWI上信号增高。②宫颈管囊肿。③双侧附件区多发囊状长T2信号结节，考虑卵巢影。④盆腔及双侧腹股沟区多发淋巴结。⑤盆腔少量积液。于我院全麻下行宫腔镜下子宫内膜病灶切除术＋刮宫术＋左炔诺孕酮宫内缓释系统置入。病理回报：（子宫内膜）：子宫内膜复杂性非典型增生伴鳞化。术后规律口服甲地孕酮10个月（2019-07-10至2020-04-01 80 mg Bid×3 month+40 mg Bid×6 month+40 mg Bid×1 month）。2019-09-25、2020-01-03、2020-05-25先后复查宫腔镜3次，宫腔镜示：宫腔形态正常，内膜中等厚度，血管稍丰富。术后病理均提示：符合用药后改变。2020-08-20行宫腔镜下取环术，病理示：符合用药后改变。男方精液检查正常范围，夫妻双方因“子宫内膜非典型增生，PCOS史”要求IVF助孕治疗。

3. 月经史　初潮14岁，3~5/30~90天，量中，痛经（-）。

4. 婚育史　23岁结婚，配偶体健，G0P0。

5. 既往史　胰岛素抵抗病史1年，口服二甲双胍规律治疗中。

6. 查体　T 36.4℃，P 68 bpm，R 16次/分，BP 110/70 mmHg，H 158 cm，W 63 kg。

妇科检查：外阴已婚型，阴道畅，宫颈光滑，子宫前位，常大，质中，活动，无压痛，双附件区无异常包块及压痛。

7. 辅助检查

（1）FSH：7.52 MIU/mL，LH：10.51 MIU/mL，E_2：43 pg/mL，PRL：29.41 ng/mL，P：0.14 ng/mL，T：32.99 ng/mL。

（2）AMH：7.18 ng/mL。

（3）胰岛素释放实验：空腹、0.5 h、1 h、2 h、3 h葡萄糖分别为：5.01-7.89-7.79-5.98-5.79 mmol/L，空腹、0.5 h、1 h、2 h、3 h胰岛素分别为：9.8-78.6-95-82.3-50 mIU/L。

（4）生长激素：<0.05 ng/mL。

（5）皮质醇：37 ug/dL；促肾上腺皮质激素：30.7 pg/mL。

（6）妇科B超：子宫前位，大小53 mm×46 mm×43 mm，子宫内膜厚4.2 mm，双侧卵巢多囊性改变，考虑多囊卵巢，宫颈多发囊肿。

8. 诊断　①原发不孕；②子宫内膜非典型增生逆转；③ PCOS。

【诊治经过】

自 2019.9 月确诊胰岛素抵抗以来，规律口服二甲双胍治疗。2020-08-08 于本中心行 IVF 助孕，予 1/2GnRH 卵泡期中长方案，获卵 7 枚，正常受精 5 枚，优胚 5 枚。2021-01-23 日移植一枚 D3 冻融胚胎，移植后 14 天验尿 HCG 阳性，移植后 4 周查 B 超提示：双胎。移植后 10^+ 周查 B 超提示：早孕，宫内双胎，单绒毛膜双羊膜囊双胎，NT：2.2/2.6 mm，核实孕周大致准确。早孕反应不重。孕早期查空腹血糖 4.7 mmol/L。孕 12 周 Bp136/77 mmHg。孕期规律产检，血压、血糖正常范围。2021-09-17 主因“孕 1 产 0 孕 35+6 周，阴道流液 3^+ 小时”于急诊入院。入院前 3^+ 小时首次发现血压升高，于急诊查血压 155/95 mmHg，尿蛋白 +++，尿潜血 +++，未诉视物不清、头晕、眼花等不适，口服拉贝洛尔 150 mg，后复查血压 146/79 mHg，心率 83 bpm，考虑重度子痫前期，遂于硬膜外麻醉下行子宫下段横切口剖宫产术 + 双侧子宫动脉结扎术，分娩 2 活胎，均体健。

【病例讨论】

年轻的子宫内膜非典型增生患者常合并不孕症、肥胖、胰岛素抵抗、PCOS 等，降低生育能力。因此，推荐子宫内膜非典型增生的患者在进行保守治疗获得完全缓解后尽快完成生育，目前建议根据患者情况适时借助辅助生殖技术（ART）达到妊娠与活产。

本病例中患者子宫内膜非典型增生、PCOS 诊断明确，患者年轻女性，鉴于患者有强烈保留生育功能的愿望，妇科超声及盆腔核磁检查提示无肌层浸润，即使存在恶性变，局限于 I 期，可考虑保留子宫。对于子宫内膜非典型增生的患者，既往文献支持宫腔镜下子宫内膜病灶切除术 + 左炔诺孕酮宫内缓释系统置入能提高疾病的完全缓解率及妊娠结局。本例患者子宫内膜较厚，病灶较大，单纯药物治疗效果不佳，因此我们采取保守治疗的方式入院在全麻下行宫腔镜下子宫内膜病灶切除术 + 刮宫术 + 左炔诺孕酮宫内缓释系统置入术，出院后规律服用甲地孕酮至内膜病变逆转至正常，术后 19 个月行移植一枚 D3 冻胚，后行剖宫产分娩 2 活胎，获得满意的临床结果。

【专家点评】

部分子宫内膜不典型增生患者在确诊时并未生育，因此有强烈的保育意愿。对于具有生育要求的子宫内膜不典型增生患者，可在评估后采用高效孕激素治疗为首选的保育治疗。长期无排卵，无孕激素拮抗，雌激素刺激导致子宫内膜增生，降低患者妊娠率。既往研究发现，妊娠时 BMI、完全缓解时间、维持治疗时间、宫腔镜检查次数、子宫内膜厚度、疾病复发情况是保育治疗后影响患者妊娠的因素。采用促排卵和辅助生育技术可以增加患者受孕机会、缩短受孕时间、改善妊娠结局。Gallos 等在关于子宫内膜癌和子宫内膜不典型复杂增生的研究中发现，辅助生殖技术组活产率高于正常受孕（39.4% vs 14.9%）。并且，Park 等研究表明妊娠对子宫内膜有保护作用，早期子宫内膜癌妊娠组和非妊娠组的复发率分别为 20.5% 和 36.66%。因此，进行完善的生育力与病情评估，制定合适的保育治疗方案，适时联合 ART 助孕治疗并定期随访可提高子宫内膜不典型增生患者临床妊娠率和活产率。

张慧英　颜琪　王刚　田文艳

【相关指南及参考文献】

[1] 李雷，陈晓军，崔满华，等. 中国子宫内膜增生管理指南 [J]. 中华妇产科杂志，2022，57（08）：566-574.

[2] ZHOU R，YANG Y，LU Q，et al. Prognostic factors of oncological and reproductive outcomes in fertility-sparing treatment of complex atypical hyperplasia and low-grade endometrial cancer using oral progestin in Chinese patients[J]. Gynecol Oncol，2015，139（3）：424-428.

[3] BAKER J，OBERMAIR A，GEBSKI V，et al. Efficacy of oral or intrauterine device-delivered progestin in patients with complex endometrial hyperplasia with atypia or early endometrial adenocarcinoma：a meta-analysis and systematic review of the literature[J]. Gynecol Oncol，2012，125（1）：263-270.

[4] BENSHUSHAN A. Endometrial adenocarcinoma in young patients：evaluation and fertility-preserving treatment[J]. Eur J Obstet Gynecol Reprod Biol，2004，117（2）：132-137.

[5] CORZO C，BARRIENTOS S N，WESTIN S N，et al. Updates on Conservative Management of Endometrial Cancer[J]. J Minim Invasive Gynecol，2018，25（2）：308-313.

[6] PARK J Y，KIM D Y，KIM T J，et al. Hormonal therapy for women with stage IA endometrial cancer of all grades[J]. Obstet Gynecol，2013，122（1）：7-14.

[7] WEI J，ZHANG W，FENG L，et al. Comparison of fertility-sparing treatments in patients with early endometrial cancer and atypical complex hyperplasia：A meta-analysis and systematic review[J]. Medicine（Baltimore），2017，96（37）：e8034.

[8] GALLOS I D，YAP J，RAJKHOWA M，et al. Regression，relapse，and live birth rates with fertility-sparing therapy for endometrial cancer and atypical complex endometrial hyperplasia：a systematic review and metaanalysis[J]. Am J Obstet Gynecol，2012，207（4）：261-266.

[9] USHIJIMA K，YAHATA H，YOSHIKAWA H，et al. Multicenter phase II study of fertility-sparing treatment with medroxyprogesterone acetate for endometrial carcinoma and atypical hyperplasia in young women[J]. J Clin Oncol，2007，25（19）：2798-2803.

[10] PARK J Y，KIM D Y，KIM J H，et al. Long-term oncologic outcomes after fertility-sparing management using oral progestin for young women with endometrial cancer（KGOG 2002）[J]. Eur J Cancer，2013，49（4）：868-874.

[11] KALOGERA E，DOWDY S C，BAKKUM-GAMEZ J N. Preserving fertility in young patients with endometrial cancer：current perspectives[J]. Int J Womens Health，2014，6：691-701.

[12] 中国子宫内膜增生诊疗共识 [J]. 生殖医学杂志，2017，26（10）：957-960.

[13] FAN Y，LI X，WANG J，et al. Analysis of pregnancy-associated factors after fertility-sparing therapy in young women with early stage endometrial cancer or atypical endo-

metrial hyperplasia[J]. Reprod Biol Endocrinol, 2021,19(1): 118.

[14] 赵静，黄国宁，孙海翔，等. 辅助生殖技术中异常子宫内膜诊疗的中国专家共识 [J]. 生殖医学杂志，2018,27(11): 1057-1064.

[15] 范源，田莉，王建六. 早期子宫内膜癌和子宫内膜非典型增生患者保留生育功能治疗后的助孕策略研究进展 [J]. 现代妇产科进展，2021,30(08): 633-636.

[16] GALLOS I D, YAP J, RAJKHOWA M, et al. Regression, relapse, and live birth rates with fertility-sparing therapy for endometrial cancer and atypical complex endometrial hyperplasia: a systematic review and metaanalysis[J]. Am J Obstet Gynecol, 2012, 207(4): 261-266.

[17] PARK J Y, SEONG S J, KIM T J, et al. Pregnancy outcomes after fertility-sparing management in young women with early endometrial cancer[J]. Obstet Gynecol, 2013, 121(1): 136-142.

病例 17　早期子宫内膜癌患者保留生育功能治疗后孕期复发

【疾病概述】

随着肥胖的流行和女性生育年龄的延迟，年轻子宫内膜癌（≤ 40 岁）保留生育功能治疗是目前医疗领域热点问题。辅助生殖技术的发展为患者提供了生育力保存的可能。年轻子宫内膜癌保留生育功能治疗适宜人群筛选、辅助生殖助孕时机和策略选择、保留生育功能治疗长期监测随访以及保守治疗前后女性生育力持续评估和生育力保护理念的全程贯彻等多个环节相辅相成，最终决定保留生育功能治疗能否安全、有效切实落地，降低复发率，提高年轻子宫内膜癌患者妊娠率、活产率及抱婴率，改善肿瘤患者生存质量。子宫内膜癌经保守治疗后子宫内膜容受性受损，助孕困难，需长程助孕才能获得临床妊娠，且复发率高。年轻子宫内膜癌保育治疗过程生育力保护、规范病变随访具有重要意义。

【病例介绍】

1. 主诉　结婚 5 年，未避孕未孕。

2. 现病史　5 年前结婚，同居，性生活正常，未避孕未孕至今。3 年前因“异常子宫出血”在外院行诊断性刮宫术，病理提示子宫内膜复杂性增生伴不典型增生，予以甲地孕酮片 160mg/ 天，连续口服 6 月后停药。外院甲地孕酮治疗期间每 3 个月行诊断性刮宫子宫内膜病理检测，两次病理提示子宫内膜腺体呈小直管状，间质蜕膜样改变，停用甲地孕酮，后未规律维持治疗及随访。1 年前再次因“异常子宫出血”于我院行宫腔镜检查见宫腔内膜多发散在黄白色结节，行子宫内膜定位活检术，病理提示子宫内膜不典型增生局部癌变，强烈要求保留生育功能治疗。于我院行甲地孕酮片 320 mg/ 天，连续治疗，疗程 9 月。同时进行生活方式干预及体重管理。子宫内膜癌保守治疗过程每 3 月采用宫腔镜下子宫内膜病灶定位活检随访，连续两次子宫内膜病理逆转至正常后停用甲地孕酮。首次宫腔镜检查及多次随访过程发现患者子宫内膜薄，左侧宫角部致密粘连，于我院行宫腔镜下宫腔粘连切开术及球囊子宫支架置入术。宫腔粘连切开术后 2 月取出球囊子宫支架，宫腔形态恢复正常，内膜薄。因生育需求就诊于生殖中心。

3. 月经史　12 岁初潮，5/20~90 天，量中，无痛经。

4. 婚育史　29 岁结婚，配偶体健，G0P0。

5. 既往史　高血压 1 级，定期监测，未规律口服药物治疗。

6. 体格检查　T 36.9℃，P 98bpm，R 15 次 / 分，BP 140/95 mmHg，身高 160 cm，体重 78 kg BMI：30.5 kg/m^2。

妇科检查：外阴女性型，阴毛分布正常，阴道畅，宫颈轻度糜烂样改变，子宫后位，常大，质中，活动，无压痛，双附件区无异常包块及压痛。

7. 辅助检查

（1）2020 年 1 月 4 日基础性激素：FSH：4.68 IU/L，LH：3.08 IU/L，E_2：27 pg/mL，T<12.98 ng/dL，AMH：2.45 ng/mL，TSH：2.585 uIU/mL，FT3：5.22 pmol/L FT4：13.69 pmol/L，HOMA-IR：3.27。

（2）2019 年 10 月双侧输卵管通液提示双侧输卵管通畅。

（3）2019 年 12 月（口服甲地孕酮 160 mg/ 天）阴道 B 超提示子宫内膜 2.8 mm，回声欠均，左卵巢 9 个窦卵泡，右卵巢 13 个窦卵泡。

（4）2020 年 1 月男方精液检查：密度：90.4 × 10^6/mL，PR：37%，正常形态：2%，大部分精子顶体过小。

（5）夫妻双方染色体均正常。

（6）盆腔 MRI：未见子宫肌层及子宫外受累。

8. 诊断　①原发不孕；②子宫内膜癌 Ia 期（保守治疗后）；③宫腔粘连（分离术后）；④ PCOS；⑤肥胖；⑥胰岛素抵抗；⑦高血压 1 级。

【诊治经过】

门诊促排卵治疗，用药方案，来曲唑 +HMG 促排卵，治疗 1 周期多卵泡发育，且 LUFS 形成，超声监测子宫内膜最厚 4.4 mm。

因男方畸形精子症行 ICSI 助孕

第一周期 ICSI：GnRH-a 超长方案，Gn225IU 启动，Gn 用量 2625 IU，Gn 天数 12 天，卵泡数 12 个，HCG 日 $E_2$2287 pg/mL，LH 0.67 IU/L，P 0.21 ng/mL，获卵 8 枚，2PN 5 枚，形成胚胎 5 枚，优质胚胎 4 枚。控制性超促排卵过程超声提示子宫内膜薄，3.5~6.9 mm，宫腔内液区，因内膜因素行全胚胎冷冻。

宫腔镜随访：第一周期取卵术后 1 月复查宫腔镜提示宫腔见粘连带，子宫内膜薄，左后壁息肉样凸起，表面黄白，粗糙，定位活检病理：子宫内膜复杂性增生伴鳞化。予以甲地孕酮 80mg/ 天，连续口服 3 月后复查宫腔镜，定位活检病理：子宫内膜逆转为正常。

第 2 周期 ICSI：因考虑薄型子宫内膜，再次 PPOS 方案促排卵行生育力保存。Gn225IU 启动，Gn 用量 4350IU，Gn 天数 17 天，卵泡数 20 个，HCG 日 $E_2$2185pg/mL，LH：0.65IU/L，P：

0.27 ng/mL，获卵 17 枚，2PN9 枚，形成胚胎 9 个，优质胚胎 4 个，因高孕酮促排卵方案未移植，全胚胎冷冻。

第 1 周期解冻移植：OI-FET 方案，胚胎移植日子宫内膜厚 4.3 mm/B 型，移植 1 枚囊胚（4GCB），未孕。

第一周期胚胎移植后未孕行宫腔镜检查：正常宫腔形态，子宫内膜菲薄，右侧宫角见 0.3cm 内膜凸起，可见囊性改变，内膜定位活检组织极少，宫腔采集器刷取组织行液体石蜡检查。宫腔刷取组织液体石蜡检查未见肿瘤细胞。内膜活检病理：少许内膜呈晚增殖期形态，部分腺体有分泌反应；个别腺体见腔内乳头，部分腺体背靠背，组织极少。

第 2 周期解冻移植：HRT-FET 方案，胚胎移植日子宫内膜厚 4.6~5 mm/B 型，移植 1 枚 D3 胚胎（8CGI）生化妊娠，最高血 HCG：77 mIU/mL。

第 3 周期解冻移植：HRT-FET 方案，移植前行 HCG 宫腔灌注，胚胎移植日子宫内膜厚 5.5 mm/B 型，移植 1 枚 D3 胚胎（8CGI），获临床妊娠，移植后 6 周胎停育行清宫术，绒毛 CNV：16 号染色体 3 体；吸宫子宫内膜病理检查提示子宫内膜非典型增生，局部可疑癌变。

清宫术后 1 周复查超声：左侧宫角处团块 19 mm × 20 mm × 18 mm，见少许血流信号，与肌壁分界欠清，结合 MRI 考虑宫腔妊娠组织物残留，植入不除外。先后予以缩宫素 10IU/次，肌肉注射 7 天，口服米非司酮 2.5 mg/ 日 12 天，动态监测 HCG 由 133 mIU/mL，降至 3.57 mIU/mL，复查超声提示宫腔内团块呈减小趋势，术后 42 天减小至 11 mm × 9 mm × 8 mm。因宫腔妊娠组织物残留及子宫内膜非典型增生，子宫内膜癌待除外入院行宫腔镜检查 + 子宫内膜活检 + 妊娠组织物切除术 + 宫腔左炔诺孕酮宫内缓释系统置入术，术后病理提示左侧宫角处切除组织为坏死组织中见少许胎盘绒毛残影；少许刮出组织提示为纤维素性渗出及机化组织，散在退变滋养细胞，退变细胞 CK、P63、HPL（+），SMA（-）；多点内膜活检组织提示增殖期子宫内膜。

【病例讨论】

约 80% 年轻子宫内膜癌为 I 型子宫内膜癌，与无对抗雌激素持续过高有关，分化良好，预后良好，基于以上特点对于有生育要求的年轻早期子宫内膜癌患者，可以保留生育功能。年轻早期子宫内膜癌患者保留生育功能适应证：① 年龄≤ 40 岁，有强烈的生育愿望；② 病理组织类型为子宫内膜样腺癌，高分化（G1）；③ 影像学检查证实肿瘤局限在子宫内膜；④ ER、PR 均阳性表达；⑤ 血清 CA 125 正常；⑥ 无孕激素治疗禁忌证；⑦ 治疗前评估生育功能，无其他生育障碍因素；⑧ 签署知情同意书，并有较好的随访条件。该患者符合上述适应证，充分交代风险及获益，签署知情同意书后行高效孕激素治疗。

辅助生殖助孕时机和策略选择：子宫内膜癌经保守治疗达到完全缓解后多在 2 年内复发，有生育要求患者应尽快考虑妊娠，我国专家共识提出，孕激素保育治疗过程中两次内膜活检阴性后可准予妊娠。助孕方案选择根据不同情况实施个体化选择，也可放宽指征，直接采用 ART 助孕，以增加受孕率、缩短妊娠时间以降低疾病复发风险。该患者双侧输卵管通畅，经 1 周期促排卵治疗后发生 Luf；存在肥胖、薄型子宫内膜问题，同时，有男方畸形精子症等多重不孕因素，故予以转体外受精助孕。目前关于子宫内膜癌保守治疗后适宜的促排卵方案尚无统一的共识。有学者推荐应用 GnRH-a 超长方案促排卵，由于 GnRH-a 激动剂通过对垂体的降调节，降低垂体激素及卵巢激素的水平，对子宫内膜增生有抑制作用，同时较长时间的激素抑制可以降低保育治疗中使用的大剂量药物蓄积对子代的潜在影响。黄体期促排卵、高孕激素下促排卵方案能对子宫内膜产生一定的孕激素保护效应，为年轻子宫内膜癌保育治疗女性的助孕治疗方案提供了更多的选择。

【专家点评】

子宫内膜癌患者保育治疗本身也会伴发生育力下降，最为突出的表现在于子宫内膜容受性受损。子宫内膜容受性是女性生育力的重要内容。在子宫内膜癌保育治疗期间，需每 3 个月左右进行子宫内膜活检明确病变情况，频繁的宫腔操作尤其是诊断性刮宫会对子宫内膜造成机械性损伤，引起子宫内膜基底层破坏，导致子宫内膜炎、宫腔粘连和内膜变薄，损害子宫内膜容受性，是影响保育治疗后实现妊娠的关键因素之一。该患者外院治疗随访过程采用刮宫方式进行，转至我院后的首次宫腔镜检查提示薄型子宫内膜，后续子宫内膜癌保守治疗随访时行宫腔镜下内膜活检，尽最大可能减轻对现有内膜的损伤。但因薄型子宫内膜及宫腔粘连，控制性超促排卵周期患者新鲜周期移植妊娠率低，延长助孕周期。在对冻融胚胎移植方案选择上，适宜子宫内膜安全性选择的促排卵方案并不能满足其内膜增长的需求，后续移植选择 HRT 方案，并联合宫腔灌注 HCG 等措施。薄型子宫内膜治疗策略包括宫腔灌注 HCG、生长激素、粒细胞集落刺激因子等，目前对于子宫内膜癌保守治疗患者的相关应用风险及获益未见文献报道，故知情同意下为其进行了尝试性应用，但患者胚胎移植前内膜厚度最高仅 5.5mm，薄型子宫内膜始终是该患者助孕治疗的难点。就本病例的助孕治疗面临的临床处理难点提出：保守治疗前后女性生育力持续评估和生育力保护理念全程贯彻至关重要。

助孕及随访策略与子宫内膜癌复发：ART 期间尤其是控制性超促排卵时，为获取更多的成熟卵泡，超生理的促性腺激素水平会导致子宫内膜的高雌激素环境和内膜分泌功能的改变，是否增加肿瘤的复发风险仍存争议。目前的诸多研究表明，ART 用药与子宫内膜癌进展或复发的风险无相关性。但是总体上讲，子宫内膜癌是雌激素依赖性肿瘤，无论采取何种促排卵方案，应在促排卵过程中尽量控制雌激素水平的峰值。此人群患者在促排卵时同时使用来曲唑或者左炔诺孕酮宫内缓释系统可最大化保护子宫内膜；此外，左炔诺孕酮宫内缓释系统还能抑制子宫内膜增殖，从而起到保护子宫内膜的作用，同时不影响卵子和胚胎的质量。该患者促排卵时间较长，次数较多，助孕治疗过程中，我们需特别注意子宫内膜的监测和保护，需遵循年轻子宫内膜癌保育治疗每 3-6 个月随访 1 次的原则，尤其在胚胎移植前再次进行子宫内膜活检明确内膜状况，妊娠期病变复发或进展仍需警惕。及时发现病变复发，及时终止保育治疗。

张艳芳　宋学茹　王颖梅

【相关指南及参考文献】

[1] 周蓉，鹿群，刘国莉，等. 早期子宫内膜癌保留生育功能治疗专家共识. 中国妇产科临床杂志 2019; 20(4):369-373.

[2] 中国研究型医院学会妇产科专业委员会. 早期子宫内膜癌保留生育功能治疗专家共识[J]. 临床医学研究与实践,2019,4(23):201.

[3] 尚鹊,廖秦平,左文莉,等. 子宫内膜非典型增生患者助孕策略分析[J]. 中国性科学,2013,22(11):52-55.

[4] MAI Q, HU X, YANG G, et al.Effect of letrozole on moderate and severe early-onset ovarian hyperstimulation syndrome in high-risk women: a prospective randomized trial[J].Am J Obstet Gynecol,2017,216(1):42.

[5] JURETZKA MM, O ' HANLAN KA, KATZ SL, et al.Embryo cryopreservation after diagnosis of stage IIB endometrial cancer and subsequent pregnancy in a gestational carrier[J]. Fertil Steril,2005,83(4):1041.

[6] ADELEYE AJ, AGHAJANOVA L, KAO CN, et al.Impact of the levonorgestrel-releasing intrauterine device on controlled ovarian stimulation outcomes[J].Fertil Steril, 2018, 110(1):83-88.

病例 18　子宫内膜息肉

【疾病概述】

子宫内膜息肉(endometrial polyps, EPs)是子宫内膜基底层带蒂突向宫腔的局限性良性增生,主要由少量致密的纤维结缔组织组成的间质、厚壁血管及子宫内膜腺体组成。EPs 常无症状,部分表现月经期延长、月经量增多,可导致不孕,易复发,是临床中极常见的一种妇科疾病。EPs 与不孕症关系密切,据报道,不孕患者中 15%~25% 患有 EPs 。对于不明原因的不孕症患者,EPs 摘除手术可改善妊娠结局,提高辅助生殖技术成功率。

【疾病介绍】

女方秦某,年龄 32 岁,2022 年 3 月来我院就诊。

1. 主诉　结婚 1 年,未避孕未孕 1 年。

2. 现病史　患者结婚一年,未避孕未孕 1 年,伴经间期出血 1 年,每次 2~3 天,量少。2022 年 3 月因不孕 1 年就诊本院,超声检查提示宫腔多发中高回声团块。

3. 婚育史　已婚,31 岁结婚,双方均为初婚,G0P0,丈夫体健。既往月经规律,6 天 /24~27 天,量中,痛经(+-),无需口服止痛药。

4. 既往史　否认高血压、冠心病、糖尿病等病史。否认食物药物过敏史。嗅觉正常,精神、睡眠、食欲可,大小便无异常;无吸烟史,无粉尘及毒物接触史,无外伤及腮腺炎病史。

5. 家族史　父母健在,否认遗传性疾病及肿瘤家族史。

6. 体格检查　体温 36.7℃,呼吸 17 次 /min,脉搏 66 次 /min,血压 117/66 mmHg;身高:156 cm,体重:62.5 kg,BMI:25.68 kg/m^2。神志清醒,精神可,全身皮肤无皮疹、结节等,浅表淋巴结未及肿大,腋下及会阴部毛发正常;气管居中,甲状腺不大;胸廓对称无畸形,胸壁无压痛,乳房发育正常,双肺呼吸活动度对称,叩诊清音,双肺呼吸音清,未闻及干湿性啰音;腹软,肝脾肋下未及,脊柱、神经系统无特殊,无双下肢凹陷性浮肿。专科检查:外阴正常,阴道畅通,宫颈光滑,触血(-),举痛(-),子宫前位,正常大小,活动,无压痛;双侧附件未及异常包块及压痛。三合诊同 PV。

7. 辅助检查

(1)性激素六项:FSH 4.06 IU/L, LH 7.68 IU/L, $E_2$18 pg/mL, PRL21.07 ng/mL, P 0.2 ng/mL, T35.04 ng/dL。

(2)阴道超声(彩图 6):子宫前位,子宫大小为 4.84 cm × 3.66 cm × 2.28 cm, 子宫内膜厚 14 mm,宫底内膜稍凹陷,宫腔多发中高回声团块,大者 14 mm × 10 m × 7 mm,右卵巢大小 26 × 19 mm,窦卵泡 7 个,左卵巢 26 mm × 22mm,窦卵泡 6 个。

(3)AMH:2.36 ng/mL。

(4)甲状腺功能:TSH 0.67uIU/mL,FT3 3.29pmol/L,FT4 12.04 pmol/L。

(5)血常规正常,尿常规、便常规、电解质、肝肾功能均正常。

(6)肾上腺功能正常范围。

8. 诊断 ①原发不孕 ②子宫内膜息肉。

【诊治经过】

患者有生育需求,就诊期间发现多发性子宫内膜息肉,行初步检查后拟门诊行宫腔镜检查 + 息肉切除治疗。患者于 2022-3 月行门诊手术:宫腔镜检查 + 刮宫术。术中可见(彩图 7):宫腔四壁内膜多发息肉样赘生物,大小约 1.5 × 0.5 cm。术后病理结果:(子宫内膜)增殖期子宫内膜伴子宫内膜息肉, CD138 间质细胞部分阳性,病理结果回报后口服左氧氟沙星 0.5g QD 治疗 14 天。

考虑患者为多发子宫内膜息肉,且近输卵管开口,于 2022 年 4 月住院行宫腔镜子宫内膜息肉电切术 + 刮宫术。术中可见宫腔形态正常,子宫内膜粉,中等厚度,呈多发息肉样改变,位于四壁,双侧宫角处较多,较大者约 1 cm × 0.5 cm × 0.5 cm,本次术中将息肉全部切除,患者术后无异常出血等症状,复查超声未见宫膜内团块,经间期出血症状消失。2022 年 8 月自然妊娠,2023.5 孕足月分娩,男活婴。

【病例讨论】

子宫内膜息肉大体表现从略成圆形的子宫内膜突起, 到大的、宽基底或有蒂的充填子宫腔的卵圆形结构。子宫内膜息肉是育龄期妇女以及绝经后妇女的常见疾病之一,其在不孕妇女中检出率高,但对生殖功能的影响机制尚不清楚, 可能与不规则子宫出血、子宫内膜长期慢性炎症反应、阻止精子运输、宫内占位阻止胚胎与内膜接触、胚胎植入所需的内环境改变有关, 如雌孕激素受体的异常影响内膜蜕膜化,而芳香化酶表达增加使局部雌激素合成增加、宫腔局部 Glycodelin 的分泌增加等因素有关。子宫内膜息肉的部位尤其是位于输卵管开口处的息肉可影响受孕过程。Shokeir 等研究发现多数息肉位于子宫与输卵管结合部位, 常邻近输卵管开口, 认为息肉可阻止精子运输及精卵结合而影响妊娠。

本病案中,患者未避孕未孕 1 年,伴有经间期出血,超声提示多发性子宫内膜息肉,行宫腔镜检查发现宫腔多发息肉,且输卵管开口处最为明显。患者未避孕未孕 1 年,将息肉全部切除后4个月即自然妊娠，提示子宫内膜息肉可能是影响妊娠的重要因素。且多发性子宫内膜息肉容易合并感染，炎症会促进体内释放多种炎性因子，对宫腔进行反复刺激，导致宫腔内环境改变，既不便于精子传输，又会影响精子转运、受精卵着床，进而引起不孕。多发性子宫内膜息肉因数量较多，其对子宫形态也会造成改变，占据宫腔内较多空间，导致宫腔内体积缩小，阻碍子宫内膜供血，并对受精卵培养发育造成影响，导致不孕。宫腔镜下行子宫内膜息肉切除术，在去除息肉的同时保护周围正常内膜，提高生育率。

【专家点评】

子宫内膜息肉影响生育，但其具体机制目前尚无定论。子宫内膜息肉尤其是多发性息肉可能引起宫腔形态改变和（或）缩小宫腔容积，并且在宫腔内形成占位，阻止精子运输及胚胎着床而阻碍妊娠。子宫内膜息肉治疗目的为摘除息肉、消除症状、减少复发以及改善生育结局。宫腔镜手术具有手术时间短、出血少、恢复快、保留脏器功能、患者满意度高等优点，使得宫腔镜成为诊断和治疗子宫内膜息肉的金标准。宫腔镜下子宫内膜息肉切除能够改善不孕妇女的生殖功能，并提高辅助生殖技术的成功率。

张慧英　武文轩　田文艳　王刚

【相关指南及参考文献】

[1] SHOKEIR TA, SHALAN HM, EL-SHAFEI MM. Significance of endometrial polyps detected hysteroscopically in eumenorrheic infertile women. J Obstet Gynaecol Res. 2004 Apr;30(2):84-9.

[2] BOSTEELS J, KASIUS J, WEYERS S, BROEKMANS FJ, MOL BW, D'HOOGHE TM. Hysteroscopy for treating subfertility associated with suspected major uterine cavity abnormalities. Cochrane Database Syst Rev. 2015 Feb 21;(2):CD009461.

[3] PÉREZ-MEDINA T, BAJO-ARENAS J, SALAZAR F, REDONDO T, SANFRUTOS L, ALVAREZ P, ENGELS V. Endometrial polyps and their implication in the pregnancy rates of patients undergoing intrauterine insemination: a prospective, randomized study. Hum Reprod. 2005 Jun;20(6):1632-5.

[4] YANAIHARA A, YORIMITSU T, MOTOYAMA H, IWASAKI S, KAWAMURA T. Location of endometrial polyp and pregnancy rate in infertility patients. Fertil Steril. 2008 Jul;90(1):180-2.

[5] 陈秀华，杨彩霞，聂义，等. 宫腔镜下子宫内膜电切术治疗子宫内膜息肉的临床疗效[J]. 中国实用医药，2019，14(27):6-7.

[6] TOKYOL C, AKTEPE F, DILEK FH, SAHIN O, ARIOZ DT. Expression of cyclooxygenase-2 and matrix metalloproteinase-2 in adenomyosis and endometrial polyps and its correlation with angiogenesis. Int J Gynecol Pathol. 2009 Mar;28(2):148-56.

[7] BAKOUR SH, JONES SE, O'DONOVAN P. Ambulatory hysteroscopy: evidence-based guide to diagnosis and therapy. Best Pract Res Clin Obstet Gynaecol. 2006 Dec;20(6):953-75.

病例 19 慢性子宫内膜炎

【疾病概述】

慢性子宫内膜炎（chronic endometritis，CE）是子宫内膜的慢性持续性炎症，其病理表现为子宫内膜间质浆细胞浸润。近年来，越来越多研究发现 CE 在不孕症、异常子宫出血、子宫内膜增生、宫腔粘连等疾病中的发生率显著升高，提示 CE 可能参与这些疾病的发生发展，严重影响了育龄期女性的生殖健康。有文献报道，CE 在不孕女性中的发生率为 2.8%~56.8%，在复发性流产女性中的发生率为 7%~56%，在体外受精 - 胚胎移植反复种植失败女性中的发生率为 13.95%~57.55%。

【病例介绍】

女方，兰某，28 岁，2021 年 3 月就诊。

1. 主诉 同居 4 年，结婚 2 年，同居后未避孕未孕。

2. 现病史 2017 年开始同居，2019 年结婚，性生活正常，同居后未避孕未孕。2019 年至 2020 年于外院监测排卵 3 个周期，均有优势卵泡生长并排卵，指导受孕未孕。2021 年 3 月子宫输卵管碘油造影（HSG，外院）示：宫腔形态正常，双侧输卵管通并远端周围粘连。患者 2021 年 3 月就诊于本中心，查基础性激素正常范围，AMH：4.13ng/mL。男方精液分析：精液浓度正常范围，PR：22%~27%，正常形态精子比例：3%，男科诊断为“原发性不育症、弱精子症、畸形精子症”。现夫妻双方因“女方输卵管因素、男方因素”要求行 IVF 助孕治疗。

3. 月经史 13 岁初潮，7~8/30~31 天，量中，痛经（-）。LMP：2021 年 3 月 2 日。

4. 婚育史 26 岁结婚，夫妻均为初婚，丈夫体健。G0P0。

5. 既往史 否认高血压、糖尿病、冠心病等病史。否认食物药物过敏史。

6. 家族史 父母健在，否认遗传性疾病及肿瘤家族史。

7. 体格检查 T 36.5℃，P 72 bpm，R18 次 / 分，BP 114/70 mmHg。H：170 cm，W：64 kg，BMI：22.1 kg/m^2。全身查体：皮肤无苍白，心肺听诊无异常，肝脾未及肿大，腹部无压痛，未扪及包块。妇科检查：外阴已婚型，阴道通畅，宫颈光滑，子宫前位，正常大小，活动，无压痛，双侧附件未及异常包块及压痛。

8. 辅助检查

基础性激素（D2）：FSH：5.14 mIU/mL，LH：2.7 mIU/mL，E_2：31 pg/mL，PRL：13.14 ng/mL，P：0.13 ng/mL，T：22 ng/dL。

HSG：宫腔形态正常，双侧输卵管通并远端周围粘连。

血常规、甲状腺功能、肝肾功能及血糖均为正常范围。

男方染色体 46，XY；女方染色体 46，XX。

经阴道超声（2021-3-23）：

子宫：前位，大小 44 mm × 46 mm × 46 mm，内膜厚度 9 mm。

右卵巢：23 mm × 15 mm，AF：9 个。

左卵巢：25 mm × 16 mm，AF：9 个。

患者月经第 2 天接受子宫内膜诊刮术，内膜病理：子宫内膜呈分泌期变化。

男方精液检查：浓度 67.3~98.6 × 10^6/mL，PR：22%~27%，正常形态率 3%。

9. 诊断 ①原发不孕；②双侧输卵管不全梗阻。

【诊疗经过】

患者于 2021 年 5 月本中心监测排卵 1 个周期，有优势卵泡生长并排卵，排卵前内膜厚 12.8 mm，A 型，指导受孕未孕。2021 年 6 月 2 日夫妻双方因“女方输卵管因素”接受 IVF 助孕，拮抗剂方案，Gn 225IU 启动，Gn 总用量 2625IU，Gn 天数 12 天。2021 年 6 月 15 日患者接受取卵术，获卵 17 枚，正常受精 9 枚，形成卵裂期 D3 胚胎 9 枚，其中优质胚胎 3 枚。新鲜周期移植 1 枚 D3 胚胎（8CG1）未孕，冻存 4 枚 D3 胚胎。

2021 年 7 月 8 日患者于本中心接受宫腔镜检查（彩图 8），提示宫腔深度 8 cm，宫腔形态正常，子宫内膜粉，中等厚度。宫腔四壁充血明显，宫腔四壁见多个内膜息肉，直径 3~12 mm，最大者位于宫腔后壁，直径约 12 mm，微型钳均钳夹摘除。刮匙轻刮宫腔四壁。镜下诊断：子宫内膜息肉（多发），慢性子宫内膜炎。病理：增殖期子宫内膜，CD138 间质多灶（+）。予甲硝唑 0.4 g，bid + 左氧氟沙星 0.5 g，qd，14 天抗生素治疗。2021 年 8 月，患者于月经第二天接受替硝唑 1 g，qd + 多西环素 0.1 g，bid，14 天抗生素治疗，并给予地屈孕酮 10 mg bid × 20 天治疗。

2021 年 9 月 16 日患者于本中心复查宫腔镜（彩图 9），提示宫腔形态正常，宫腔四壁片状充血，宫腔前后壁见多个内膜息肉，直径 3~5 mm，微型钳均钳夹摘除。宫腔后壁内膜略不均匀，子宫内膜腺体开口可见，内膜弹性可。刮匙轻刮宫腔四壁。镜下诊断：子宫内膜息肉（多发），慢性子宫内膜炎。病理：增殖期子宫内膜，CD138（-）。予甲硝唑 0.4 g，bid + 左氧氟沙星 0.5 g，qd，14 天抗生素治疗 + 地屈孕酮 10 mg bid*10 天 + 中药治疗。

患者于 2021 年 11 月 23 日第二周期移植，降调节（月经第二天曲普瑞林 3.75 mg 肌肉注射）+ 人工周期准备内膜，阴道用乳酸杆菌胶囊 1 粒，每晚睡前阴道上药 × 10 天，移植日内膜厚 10 mm，血流（2+），移植 1 枚 D3 胚胎（8CG1）未孕。

患者因 2 次胚胎移植失败行化验检查：抗心磷脂抗体（-），抗 β2- 糖蛋白 1 抗体（-），狼疮抗凝物（-），血小板聚集正常范围，蛋白 C 及抗凝血酶Ⅲ正常范围，蛋白 S：77%（正常值：89.3%~112.5%），免疫全项 + 风湿抗体（-），群反应抗体（+），甲状腺抗体（-）。

2022 年 3 月 24 日患者于本中心复查宫腔镜（彩图 10），提示宫腔形态正常，宫腔四壁小片状充血，未见微小息肉，未见宫腔息肉样病变。子宫内膜腺体开口可见，内膜弹性好。刮匙轻刮宫腔四壁。镜下诊断：慢性子宫内膜炎？病理：增殖期子宫内膜，CD138（-），MUM-1 间质细胞散在极少许阳性。予甲硝唑 0.4 g，bid + 多西环素 0.1 g，bid，14 天抗生素治疗。

2022 年 5 月 5 日自然周期移植，移植 2 枚 D3 胚胎（8CG1+6CGⅡ），移植后 2 周：血 HCG：753.7 mIU/mL。移植后 4 周：宫内可见两个妊娠囊，其一孕囊 17 mm × 13 mm × 13 mm，CRL：3 mm，胎心搏动（+）；另一孕囊 17 mm × 10 mm × 10 mm，可见卵黄囊，未见明

确胎芽胎心。移植后 8 周：宫内可见两个妊娠囊，其一孕囊 53 mm × 40 mm × 35 mm，CRL：33 mm，胎心搏动（+）；另一孕囊 51 mm × 25 mm × 30 mm，CRL：37 mm，胎心搏动（+）。

患者 2022 年 12 月 30 日孕 36 周行子宫下段横切口剖宫产术，剖娩出二男婴，体重分别为 2250 g/2750 g，均体健。

【病例讨论】

慢性子宫内膜炎的临床症状包括异常子宫出血、下腹部疼痛不适、白带增多及性交痛等，但因其临床症状轻微，且不典型，因此临床常常被忽视。2008 年，意大利的一项前瞻性对照研究中，接受门诊宫腔镜的 2190 例女性中有 438 例女性诊断为 CE，其中有 73% 的 CE 患者其子宫内膜组织病原学培养阳性，且与阴道分泌物细菌培养中微生物群 32.6% 是一致的，提示宫腔内菌群与阴道内菌群相对独立。引起 CE 主要的微生物依次为链球菌、粪肠球菌、大肠杆菌、解脲支原体、葡萄球菌、衣原体和酵母菌等。CE 的高危因素包括：月经淋漓不尽病史、人工流产史及及输卵管堵塞。

慢性子宫内膜炎影响胚胎着床的机制与子宫内膜微生物群的改变、免疫球蛋白及促炎性细胞因子分泌增多引起子宫内膜免疫失调、趋化因子异常表达有关。此外，CE 通过改变类固醇激素受体的功能而影响了子宫内膜间质细胞的蜕膜化，导致子宫内膜间质和腺体发育不同步，从而影响了子宫内膜容受性。

慢性子宫内膜炎目前尚无统一的诊断标准。子宫内膜病理学仍是其诊断的金标准。CE 组织病理学特征：子宫内膜表面水肿、子宫间质细胞密度高、子宫内膜上皮细胞和间质细胞发育不同步及子宫内膜间质浆细胞浸润。但常规 HE 染色组织病理学诊断 CE 的漏诊率较高，因此，临床常常通过免疫组织化学的方法标记浆细胞，最常用的指标为 CD138。宫腔镜下 CE 诊断标准（2019 年，德尔菲共识）：子宫内膜充血，呈草莓征；局灶性充血；出血点；子宫内膜微小息肉（直径 <1 mm）及子宫内膜间质水肿。宫腔镜诊断 CE 的敏感性为 86.36%，特异性为 87.30%，宫腔镜下 CE 表现为子宫内膜病理学诊断提供了帮助，也有助于评估 CE 的临床治疗效果。

抗生素治疗是慢性子宫内膜炎的主要治疗方法，治疗周期多为 2 周，临床报道治愈率为 58.95%~99.15%。2018 年的一篇系统性回顾共纳入 796 个反复种植失败女性。该研究显示，反复种植失败女性中治愈后的 CE 较持续性 CE 女性其再次胚胎移植后的胚胎种植率、临床妊娠率、持续妊娠率 / 活产率均显著升高，提示 CE 治愈后提高反复种植失败女性再次胚胎移植的生殖结局。

【专家点评】

该患者无慢性子宫内膜炎的临床症状，该临床病例呈现了慢性子宫内膜炎的典型宫腔镜下表现及病理表现。患者历经三次宫腔镜检查，经抗生素治疗后第三次移植胚胎成功着床。CE 是一种慢性炎症性内膜疾病，可导致女性不孕风险升高、胚胎着床失败、妊娠率及活产率降低，与不明原因不孕、复发性流产、反复种植失败有关，严重影响了育龄期女性生殖健康。因此，临床医生需要重视育龄期女性子宫内膜因素的评估，详细询问病史，警惕 CE 的高危因素，重视 CE 的筛查和治疗。大量研究显示，CE 患者经治愈后其生殖结局显著改善，其再次胚胎移植的妊娠率及活产率均显著提升。然而,目前我们对 CE 的认识尚不充分,需要对 CE 开展更进一步的、更深入的临床和基础研究,给予充分重视并积极治疗,可改善 CE 患者生育结局。

魏丽坤　宋学茹

【相关指南及参考文献】

[1] CICINELLI E, VITAGLIANO A, KUMAR A, et al. Unified diagnostic criteria for chronic endometritis at fluid hysteroscopy: proposal and reliability evaluation through an international randomized-controlled observer study. Fertil Steril, 2019, 112(1): 162 - 173.

[2] CICINELLI E, DE-ZIEGLER D, NICOLETTI R, et al. Chronic endometritis: Correlation among hysteroscopic, histologic, and bacteriologic findings in a prospective trial with 2190 consecutive office hysteroslopies. Fertil Steril. 2008 mar; 89(3):677-84.

[3] KITAYA K, TAKUMI T, SHIMPEI M, et al. Endometritis, new time, new concepts. Fertil Steril, 2018, 110(3):344-350.

[4] PARKS, RN. KIM, CJ. AL-SAFI, ZA, et al. Multiple Myeloma 1 Transcription Factor Is Superior to CD138 as a Marker of Plasma Cells in Endometrium. Int J Sur Pathol. 2019, 24(7):372-379.

[5] ZARGAR M, GHAFOURIAN M, NIKBAKHT R, et al. Evaluating Chronic Endometritis in Women with Recurrent Implantation Failure and Recurrent Pregnancy Loss by Hysteroscopy and Immunohistochemistry. J Minim Invasive Gynecol. 2020, 27(1):116-121.

[6] GKROZOU F, TSONIS O, DIMITRIOU E, et al. In women with chronic or subclinical endometritis is hysteroscopy suitable for setting the diagnosis? A systematic review. J Obstet Gynaecol Res. 2020, 46(9):1639-1650.

[7] HUANG WY, LIU B, HE YH, et al. Variation of diagnostic criteria in women with chronic endometritis and its effect on reproductive outcomes: A systematic review and meta-analysis. J Reprod Immunol.2020.140.

[8] VITAGLIANO A, SACCARDI C, NOVENTA M, et al. Effects of chronic endometritis therapy on invitro fertilization outcome in women with repeated implantation failure: a systematic review and meta-analysis. Fertil Steril, 2018,110(1): 103 112.

病例 20　子宫黏膜下肌瘤

【疾病概述】

子宫肌瘤是女性生殖系统最常见的来源于子宫肌层平滑肌细胞的良性实体肿瘤,约 80% 的成年女性在一生中会出现不同类型的子宫肌瘤。30 岁以上的育龄妇女子宫肌瘤的发病率为 20%~30%,也是子宫切除最常见的指征。子宫肌瘤按其发生部位不同分为黏膜下肌瘤、肌壁间肌瘤、浆膜下肌瘤、子宫颈肌瘤等。黏膜下肌瘤是一种向宫腔方向生长的子宫肌瘤,表面为内膜覆盖,按肌瘤与肌层关系分为三种亚型, 0 型:有蒂黏膜下肌瘤,未向肌层扩展; I 型:无蒂,向肌层扩展≤ 50%; II 型:无蒂,向肌层扩展 >50%。黏膜下肌瘤由于月经过多可导致贫血,痛经等症状,也可导致不孕、自然流产、早产及难产等。子宫肌瘤的传统治疗方法为子宫切除。近些年来,随着微创技术的迅速发展,宫、腹腔镜子宫肌瘤切除术得到广泛应用。

【疾病介绍】

女方范某,39 岁,男方 39 岁,2018 年初次就诊。

1. 主诉　同居 10 年,结婚 4 年,未避孕未孕 2 年。

2. 现病史　患者同居 10 年,结婚 4 年,性生活正常,未避孕 2 年未孕。平素月经规则,4/28 天,量中,痛经不明显。G0P0。患者 2017 年 3 月于外院行输卵管造影示左侧输卵管梗阻,右侧输卵管通畅。助孕期间查 B 超发现多发子宫肌瘤,其中包括肌壁间肌瘤,较大者 2 cm,及黏膜下肌瘤,大小约 1.5 cm,未治疗。查性激素:FSH7.56 IU/L, LH1.40 IU/L, E_2 36.81 pg/mL,P 0.31 ng/mL,AMH:0.81 ng/mL。2018 年 4 月因“卵巢储备功能低下、输卵管因素”外院行体外受精 - 胚胎移植一个周期,拮抗剂方案,获卵 2 枚,优胚 1 枚,移植后未孕。2018 年 7 月外院行宫腔镜检查,镜下见子宫右侧壁黏膜下肌瘤,大小约 1.5 cm,约 1/2 凸向宫腔(I 型),行宫腔镜下子宫黏膜下肌瘤切除。转至我院生殖助孕中心进一步治疗。

3. 月经史　12 岁月经初潮,月经规律,周期 28 天,经期 5~7 天,经量中等,无痛经。

4. 婚育史　已婚,35 岁结婚,配偶体健,G0P0。

5. 既往史　无特殊。

6. 查体　T 36.8℃,BP 119/73 mmHg,HR 88 bpm,R18 次 / 分,身高 165 cm,体重 65 kg。

妇科检查:外阴已婚型,阴道畅,宫颈中度糜烂样改变,子宫前位,稍饱满,无压痛,双附件区无异常包块及压痛。

7. 辅助检查

(1)输卵管造影(2017-03-29):左侧输卵管峡部梗阻或痉挛,右侧输卵管通畅.

(2)性激素(2017-11-09):FSH7.56 IU/L, LH1.40 IU/L, E_2 36.81 pg/mL.P 0.31 ng/mL AMH(2017-11-09)0.81 ng/mL。

(3)妇科超声(2018-07-04):子宫后位,形态饱满增大,子宫内膜厚 13 mm,子宫前壁向宫腔水平可见一衰减突起,大小 19 mm × 14 mm × 14 mm,约 1/2 略凸向宫腔水平,子宫肌壁间可见多个低回声区及低回声突起,最大位于子宫后壁 25 mm × 28 mm × 30 mm,提示子宫内膜增厚,多发子宫肌瘤。

(4)妇科超声(2018-10-26):子宫后位,内膜厚 4.7 mm,子宫多发肌瘤,子宫前壁低回声,大小 24 mm × 18 mm,子宫后壁外凸低回声,大小 22 mm × 20 mm。

(5)妇科超声(2020-05-10):多发子宫肌瘤,其一为黏膜下肌瘤,大小约 1.5cm,挤压内膜。

【诊治经过】

2018 年 10 月就诊于我院生殖中心查基础性激素:FSH14.8IU/L, LH2.8IU/L,

E_2 14.56 pg/mL，AMH0.81 ng/mL。考虑卵巢储备功能减退，决定行体外受精 - 胚胎移植（IVF-ET）。2018 年 11 月我院行体外受精，第一周期拮抗剂方案促排，获卵 3 枚，受精 2 枚，成胚 2 枚，优胚 2 枚，11 月 30 日移植 1 枚新鲜周期胚胎未成功妊娠，另一枚冻融胚胎未存活。2019 年 5 月开始第二周期，采用 1/2GnRHa 中长方案促排，成胚 1 枚，因患者个人原因未移植。2019 年 12 月开始第三周期，微刺激方案，未获卵。2020 年 1 月开始第四周期，黄体期促排方案，获卵 3 枚，受精 2 枚，成胚 2 枚，优胚 1 枚，2020 年 5 月移植前再次复查 B 超提示多发子宫肌瘤，其一为黏膜下肌瘤，位于前壁，大小约 1.5 cm，挤压内膜。2020 年 6 月再次行宫腔镜检查，镜下见右前壁有一肌瘤凸向宫腔，直径约 1.5 cm，行宫腔镜下子宫黏膜下肌瘤切除术。2020 年 8 月 31 日于我院生殖中心行胚胎移植术，移植 2 枚冻融胚胎，成功妊娠。于 2021 年 5 月 17 日我院产科因“臀位”剖娩一男活婴，体重 3200 g，体健。

【病例讨论】

宫腔因素导致不孕主要影响精子进入输卵管以及受精卵着床的过程。受精卵到达宫腔后，需要子宫内膜与胚胎同步发育才能着床，其窗口期较短。宫腔产生病变时，导致精子以及受精卵在宫腔中的活动受到干扰。子宫黏膜下肌瘤会对宫腔形态、内膜血液循环造成一定影响，不利于胚胎种植，造成受孕概率下降，前瞻性研究发现黏膜下肌瘤可能降低约 70% 的临床妊娠率和活产率。Pritts 进行系统回顾和荟萃分析，在接受 IVF 的女性中，与不合并肌瘤的不孕症对照组相比，黏膜下肌瘤的存在与较低的着床率（RR 0.30；95% CI 0.13-0.70）和妊娠率（RR 0.28；CI 0.10-0.72）有关。手术切除肌瘤提高妊娠率（RR 1.72；95% CI 1.13-2.58）和活产率（RR 0.98；95% CI 0.45-2.41）。

对于本例患者而言，因“原发性不孕”行 IVF-ET。行两次胚胎移植未妊娠。患者查 B 超发现合并多发子宫肌瘤，包括肌壁间肌瘤，较大者 2 cm，及黏膜下肌瘤，大小 1.5 cm。建议在行胚胎移植前改善宫腔环境，行宫腔镜下子宫黏膜下肌瘤切除术，术后再次行胚胎移植成功妊娠。因此，对于合并子宫肌瘤且有生育需求的患者，可考虑进行手术切除肌瘤。若术后 1 年仍未受孕，建议患者通过辅助生殖助孕，以提高妊娠率。有关子宫肌瘤不孕症患者行辅助生育技术治疗前，是否行子宫肌瘤切除术治疗及时机尚无统一意见。

【专家点评】

目前研究发现，子宫黏膜下肌瘤影响受孕的原因可能是：子宫黏膜下肌瘤能够导致宫腔变形，进而干扰受精卵的正常着床。肌瘤细胞的旁分泌效应可以使子宫肌瘤旁边的子宫内膜出现过度生长，从而导致异常子宫出血、胚胎着床失败，甚至使内膜发生病理学改变，降低生育能力。子宫收缩不仅在分娩中十分重要，而且在精子、卵子运输和受精卵着床中发挥重要作用，子宫收缩不足可能导致宫外孕、经血逆流、子宫内膜异位症和不孕等。肌瘤变性、溃疡或者坏死等可导致子宫局部组织发生慢性炎性反应，急、慢性炎症均可改变子宫内膜容受性，且影响子宫内膜组织的修复与重建。目前子宫肌瘤合并不孕通常采用期待治疗、药物治疗、子宫动脉栓塞或手术治疗，若除子宫肌瘤以外未见引起长期不孕症的其他因素，可考虑治疗子宫肌瘤。

张慧英　要丽君　曹希蕊　田文艳　王刚

【相关指南及参考文献】

[1] 胡迪. 宫腔镜电切术对黏膜下子宫肌瘤的疗效 [J]. 当代医学，2012，18(8)：80-81.

[2] MUNRO MG，CRITCHLEY HO，FRASER IS，et a1.The FIGO classification of causes of abnormal uterine bleeding in the reproductive years[J]. Fertil Steril，2011，95(7)：2204—2208，2208.el-e3.

[3] 许静，郭哲，孙慧霞. 子宫黏膜下和肌壁间肌瘤合并不孕患者子宫 肌瘤切除术后妊娠结局及影响因素分析 [J]. 中国妇幼保健，2015，30(9)：1426-1428.

[4] PETRAGLIA F.Uterine fibroid：from pathogenesis to clinical management[J].Best Pract Res Clin Obstet Gynaecol，2016，34：1-2.

[5] H.COOK，M.EZZATI，J.H.Segars，and K.McCarthy，The impact of uterine leiomyomas on reproductive outcomes，Minerva Ginecologica，2010 June；62(3)：225-36.

[6] E A PRITTS. Fibroids and infertility：a systematic review of the evidence，Obstetrical and Gynecological Survey，2001 Aug；56(8)：483-91.

[7] 杨婧，郝敏. 子宫肌瘤性不孕患者手术治疗研究进展 [J]. 中国妇幼健康研究，2009，20(2)：206-208.

病例 21 宫腔粘连

【疾病概述】

宫腔粘连(Intrauterine adhesion IUA)是子宫内膜基底层因创伤和(或)感染所致的宫腔疾病，表现为月经减少、流产、继发不孕，使宫腔粘连患者不孕发生率可达 43%。中重度 IUA 对生育的影响多表现为反复种植失败、流产及早产，持续妊娠后发生前置胎盘、胎盘植入、胎盘滞留等产科并发症。宫腔镜是宫腔粘连诊断的金标准。宫腔粘连治疗的目标是恢复生殖能力。

【病例介绍】

女方程某，年龄 31 岁，2021 年来我院就诊。

1. 主诉　中期妊娠引产术后 8^+ 月，经量减少伴下腹胀痛 7^+ 月，发现宫腔粘连 1 月。

2. 现病史　患者 8^+ 月前孕 20^+ 周因 15 号染色体异常行引产术，术后考虑胎盘残留行无痛清宫术。7^+ 月前患者月经来潮时出现下腹胀痛，阵发性，轻度可耐受，月经量较前明显减少，色暗红，经期时长较前无明显改变。1 月前患者因上述症状持续存在就诊，超声(彩图 11)提示宫腔内衰减带，宽约 2.1 mm，盆腔积液 17 mm，行宫腔镜检查提示宫颈管未见异常，内膜色粉，厚度：薄，宫腔形态失常，宫腔可见粘连带，双侧输卵管开口未见，提示宫腔粘连(中度)。建议患者住院进一步行宫腔粘连分离手术，遂收入院。

3. 月经史　13 岁月经初潮，5/30 天，LMP：2021-03-03，经期规律，经量中等，轻微痛经，可自行缓解。

4. 婚育史　28 岁结婚，丈夫体健，G_1P_0，2020 年 7 月孕 20^+ 周因 15 号染色体异常在外院行引产术，术后考虑胎盘残留行清宫术。

5. 既往史　否认高血压、冠心病、糖尿病等病史。否认食物药物过敏史。精神、睡眠、食欲可，大小便无异常；无吸烟史，无粉尘及毒物接触史，无外伤病史。

6. 家族史　母亲肺癌，父亲体健。

7. 体格检查　T 36.5℃　P 24 bpm　R 19 次 / 分 BP 122/74 mmHg。

妇科检查　外阴已婚型，阴道畅，阴道黏膜正常，阴道分泌物量少，色白，无异味，宫颈光滑，子宫前位，正常大小，活动可，无压痛，双附件区未触及异常，无压痛。三合诊：直肠黏膜光滑，未及肿物，指套无染血，余同 PV。

8. 辅助检查　宫腔镜检查（彩图 12 2021-02-02）：宫腔镜见右宫角及右卵管开口，内膜粉，中等厚度，宫腔内可见柱状前后壁粘连，双侧宫角被遮挡。

性激素六项（2021-03-16）：FSH 2.39 IU/L，LH 3.00 IU/L，PRL 26.65 ng/mL，E_2 80.00 pg/mL，P <0.10 ng/mL，T 21.85 ng/mL。

9. 诊断　宫腔粘连。

【诊疗经过】

2021-3-17 行宫腔镜宫腔粘连切开 + 球囊子宫支架置入术，镜下用微型剪刀剪开前后壁粘连至可见左宫角，卵管开口隐约可见，两侧壁仍有内聚，行宫腔粘连切开术。术后病理回报：（子宫内膜及瘢痕）检材见增殖期子宫内膜，另见排列紊乱的平滑肌和纤维组织，结合临床，可符合瘢痕。

术后雌孕激素人工周期治疗以促进子宫内膜生长修复，2 次月经后门诊复查并取出宫腔球囊；复查宫腔镜示正常宫腔形态。患者于 2021-11-10 自然受孕，孕 40 周因“巨大儿”在外院行剖宫产娩壹活婴，现体健。

【病例讨论】

IUA 患者多在人工流产术及有创操作后出现月经异常、下腹痛及生育功能异常。宫腔镜能直接观察到 IUA 的部位、范围、程度及类型，诊断同时可以做相应治疗，是诊断 IUA 的金标准；IUA 的治疗目的恢复宫腔解剖学形态及宫腔容积，治疗相关症状（不孕、疼痛等），预防再粘连形成，促进子宫内膜再生修复，恢复生育能力。无临床症状且无生育要求的 IUA 患者不需要手术治疗。虽有月经过少，但无生育要求且无痛经或宫腔积血表现的患者，也不需要手术治疗。对于不孕、反复流产、月经过少且有生育要求的患者，宫腔粘连分离手术（transcervical resection of adhesion，TCRA）可作为首选治疗手段。术前应评估患者宫腔粘连程度，明确粘连范围、性质及残留内膜分布，制定手术方案及术后综合管理措施。TCRA 的原则是分离、切除瘢痕组织，恢复宫腔解剖学形态，有效保护残留子宫内膜。对于轻中度 IUA 患者，一次 TCRA 手术通常可以获得理想的宫腔容量及形态，但严重粘连的患者复粘率高达 60%，妊娠率仅约 20%。因此术后如何预防其再次粘连至关重要，术后配合促进内膜生长的激素、生物制剂和生物材料。包括放置宫内节育器（intrauterine device，IUD）、Foley 尿管、防粘连生物膜、透明质酸钠及干细胞移植等，并在宫内支架放置的同时辅以雌激素治疗，以期加速内皮细胞再生，刺激新生子宫内膜覆盖损伤的子宫内膜层，形成功能性的隔离层，预防 IUA 的复发。

IUA 分离手术后应进行宫腔镜二次探查术，明确宫腔形态、子宫内膜状态并排除影响妊娠的因素。目前对于 TCRA 术后进行宫腔镜二次探查术已达成共识，AAGL 推荐，术后 2~3 个月进行宫腔形态的再次评估。评估的内容还应包括月经周期及经期。该 IUA 患者通过 TCRA 手术将宫腔粘连切开，球囊子宫支架置入术防止术后复粘，并在术后使用雌孕激素治疗，最终得以自然受孕。

【专家点评】

一级预防会更有效地减少 IUA 的形成，从而有助于避免随后对生殖功能的损害。应对育龄前及育龄期女性做好避孕知识宣教，尽可能减少人流次数，或减少不必要的宫腔操作。对于引产或存在胎盘残留的患者，如果仍有生育要求，在进行宫腔操作时，术者应尽量轻柔操作，避免对子宫内膜造成过度损伤；有条件的医院，上述高危患者应尽量选择宫腔镜清宫术，并在术后给予预防宫腔粘连的治疗。多数 IUA 的患者就诊的目的是生育要求，对于轻度 IUA，未合并子宫腔以外的原因和男方因素时，可尝试自然受孕或人工授精，伴有子宫腔以外因素时应尽早行辅助生殖技术治疗；中重度 IUA 治疗后子宫内膜厚度达到 7mm 以上时，可考虑辅助生殖技术治疗。在行辅助生殖技术治疗时，仍有反复种植失败或胎盘血液供应异常引起的妊娠期相关并发症，因此在孕期应加强监护，动态观察胚胎的生长发育状况。

张慧英　冯雅茹　何玲　田文艳　王刚

【相关指南及参考文献】

[1] 杨霞，郝丽娟，吕江涛，等. 宫腔粘连患者生殖预后影响因素分析 [J]. 中华生殖与避孕杂志，2021(06)：543-547.

[2] 丁卫，刘嘉茵. 宫腔粘连术后的生育管理 [J]. 实用妇产科杂志，2017(10)：735-737.

[3] 中华医学会妇产科学分会. 宫腔粘连临床诊疗中国专家共识. 中华妇产科杂志，2015，50(12)：881-887.

[4] 巩克亭，张传军，李建鹏. 宫腔粘连诊疗研究进展 [J]. 临床合理用药杂志，2019，12(13)：180-181.

[5] AAGL PRACTICE REPORT. Practice Guidelines for Management of Intrauterine Synechiae[J]. Journal of Minimally Invasive Gynecology，2010，17(1)：1-7.

[6] 贺斯黎，肖松舒，邓新粮，等. 重度宫腔粘连危险因素分析 [J]. 中华妇产科杂志，2015(01)：54-56.

病例 22　宫颈机能不全致双胎妊娠中期流产

【疾病概述】

宫颈机能不全（cervical incompetence，CIC）是宫颈解剖结构和（或）功能异常，通常表现为过早的宫颈成熟，在妊娠足月前随着宫腔压力增加，出现进行性、无痛性宫颈缩短、扩张、展平及漏斗状宫颈，无法维持妊娠。CIC 在所有孕产妇中发生率为 0.1%~2.0%，是引起中期妊娠流产和极早期早产的常见原因。辅助生殖技术（assisted reproductive technology，ART）助孕妇女中多囊卵巢综合征、子宫畸形、复发性流产、反复宫腔操作、多胎妊娠等是CIC的危险因素。

【病例介绍】

女方华某，年龄29岁，男方年龄34岁，2018年来我院就诊。

1. 主诉 结婚10年，未避孕未孕9年。

2. 现病史 2008年结婚，同居，性生活正常，G1P0，2008年自然受孕，孕3月因个人因素药物流产并清宫，此后未避孕9年未孕。基础性激素正常范围内。2014年因输卵管积水行腹腔镜下右输卵管伞端造口＋盆腔粘连松解术＋通液术，造口后见双侧输卵管美兰流出。2017.8 HSG：右侧输卵管梗阻，左侧输卵管通畅。2017年10月就诊于我院，B超提示右卵巢旁液区55 mm×17 mm×13 mm，考虑输卵管积水。要求IVF助孕治疗。

3. 月经史 12岁初潮，7/28~30天，量中，痛经（-）。

4. 婚育史 20岁结婚，配偶体健，G1P0 。

5. 既往史 无特殊。

6. 家族史 否认家族传染病史。父亲及两位姑姑糖尿病史。

7. 查体 T 36.9℃ P 79 bpm R 18次/分 BP 115/81 mmHg，H160 cm，W60 kg，BMI：23.8 kg/m^2，妇科检查：外阴已婚型，阴道畅，宫颈光滑，子宫前位，常大，质中，活动度好，无压痛反跳痛，双附件区无异常包块及压痛。

8. 辅助检查

（1）2017.11 基础性激素：FSH：5.66 IU/L，LH：3.29 IU/L，E_2：27.24 pg/mL，T：24.59 ng/dL，TSH：3.787 uIU/mL；AMH 3.5 ng/mL。

（2）2017.8 外院子宫输卵管造影示：右侧输卵管梗阻，左侧输卵管通畅。

（3）2017.10 阴道B超示：子宫后位，大小44 mm×39 mm×39 mm，左卵巢：30 mm×17 mm，10AF，右卵巢：33 mm×21 mm，14AF，右卵巢旁条索状无回声55 mm×17 mm×13 mm，壁厚，内可见分隔（输卵管积水？）。

（4）2017.10 男方精液检查：密度31.4×10^6/mL，PR52%。

9. 诊断 ①继发不孕；②右输卵管梗阻（积水？）；③盆腔粘连松解术后。

【诊治经过】

患者及家属夫妇双方因输卵管因素行IVF助孕。

第1周期IVF（2018.01）：OC+长方案，Gn 150IU启动，Gn用量3300 IU，Gn天数16天，卵泡数15个，HCG日$E_2$2769.72 pg/mL，LH 0.33 IU/L，P 0.99 ng/mL，获卵8枚，进行常规IVF，2PN2枚，优质胚胎1枚，因内膜薄，宫腔积液未移植。冷冻胚胎2枚（5CII+2CI）。

2018-03-29 宫腔镜检查：正常宫腔形态，双输卵管开口可见。

2018.6 因右输卵管积水行右侧输卵管栓塞术（右输卵管间质部放置金属微弹簧圈2枚）。

2018-08-03HRT-FET 2枚胚胎未孕。

第 2 周期 IVF：2018.12 拮抗剂方案，Gn 225 IU 启动，Gn 用量 2400 IU，Gn 天数 11 天，因男方泌尿系统感染取消周期。

2019 年再次宫腔镜检查：正常宫腔形态。

第 3 周期 2020.4 因第一周期正常受精率低，行 ICSI 助孕：卵泡期长方案，Gn 225 IU 启动，Gn 用量 3450 IU，Gn 天数 11 天，卵泡数 14 个，HCG 日 $E_2$3652 pg/mL，LH0.72IU/L，P1.66ng/mL，获卵 14 枚，ICSI 受精，2PN6 枚，形成优质胚胎 4 枚，移植 2 枚胚胎（4CI+5CI），冷冻 2 枚 1 管（4CI，4CII）。移植日内膜 12.4 mm，移植后予以黄体支持：阴道用黄体酮凝胶 90 mg QD、微粒化黄体酮 200 mg QN 口服。移植后 5 天查孕酮 16.23 ng/mL，加用黄体酮注射液 40 mg 肌注 QD。移植后 14 天血 HCG：345.9 mIU/mL，移植后 4 周首次 B 超：宫内早孕双胎，孕囊 1：17 mm × 19 mm × 9 mm，胎芽 4 mm，可见胎心搏动；孕囊 2：13 mm × 15 mm × 7mm，胎芽 3 mm，可见胎心搏动。孕 8 周黄体支持逐渐减量。孕 10 周转产科随诊。孕 20 周无明显诱因出现阴道出血，阵发性下腹痛，立即前往某院急诊就诊，检查胎心正常，查体发现宫口开大并胎膜破裂，随后流产 2 婴，婴儿外观检查未见明显异常，考虑“宫颈机能不全”。

2021.1 宫颈探查术：8.5 号宫颈扩张棒无阻力通过宫颈内口。

2021.2 因超声提示内膜回声不均，宫腔镜检查：子宫内膜息肉（多发），子宫内膜息肉样增生，镜下见：宫腔粘连（宫腔右侧近宫颈内口部位可见弦状粘连带 3 条，剪刀剪开该粘连带），后壁多个微小息肉大小 2 mm-4 mm，左宫角处内膜息肉 3 mm，均予摘除，子宫后壁内膜呈息肉样增厚。内膜诊刮病理：增殖期子宫内膜，CD138 间质散在少数阳性，予头孢呋辛 + 甲硝唑治疗 2 周。

解冻移植：2021.3 亮丙瑞林 1.875 mg 降调节后 HRT-FET 方案，解冻 2 枚胚胎，移植 1 枚，另一枚行囊胚培养，第 7 天形成 1 枚 4CC 囊胚，放弃冻存。移植后黄体支持：黄体酮注射液 20 mg QD 肌注、芬吗通（1~10）白片 1 片 BID 阴道用、芬吗通（1~10）灰片 2 片 BID 口服及微粒化黄体酮 200 mg BID（口服 + 阴道用）治疗。移植后 7 天孕酮：21.87 ng/mL。移植后 14 天，血 HCG：211.68mIU/mL，移植后 16 天血 HCG：447.57mIU/mL，孕酮 25.96 ng/mL。移植后 4 周首次 B 超：宫内早孕单胎，孕囊：13 mm × 15 mm × 9 mm，胎芽 3.5 mm，可见胎心搏动。早孕期空腹血糖 6.07 mmol/l；孕 11+ 周 B 超提示宫内孕，与孕周相符，黄体支持逐渐减量停药。孕 13 周 NT 及无创基因筛查未见明显异常。孕 14 周阴道超声见宫颈管长 33 mm，羊膜囊未见明显凹陷，宫颈内口未开，宫颈管高回声团块 31 mm × 8 mm，上缘位于宫颈内口水平。行预防性经阴道宫颈环扎术 + 宫颈息肉摘除术，术中见宫颈口一 10 mm × 10 mm × 5 mm 息肉，蒂不深，表面可见出血，行摘除。宫颈阴道部前唇长 2 cm，后唇长 1.5 cm，宫口未开。术后病理：（宫颈）蜕膜息肉。孕中期空腹血糖 5.8~6.6 mmol/l，餐后 7.0~8.0 mmol/l，宫颈环扎术后长期卧床，活动较少，血糖控制欠佳，于内分泌科住院治疗 3 天，监测血糖、调整胰岛素用量，血糖控制在空腹 5.4 mmol/l，餐后 7 mmol/l 左右出院，孕期根据血糖监测情况调整胰岛素用量，孕晚期三餐前门冬胰岛素 24iu-30iu-24iu 及睡前地特胰岛素 20iu，监测空腹血糖 5~6 mmol/L，三餐后血糖 6~10 mmol/L。于孕 37 周拆除宫颈缝扎线，2021.12.7 孕 39^{+1} 周顺产一女婴，体重 3150 g，无出生缺陷。

【病例讨论】

CIC 的发病机制及病理生理学尚不明确，可能是由于宫颈峡部括约肌结构或功能异常引起的，通常认为其病因包括先天因素及后天因素。先天因素可能与宫颈胶原蛋白缺乏及比例失调等因素相关，可合并子宫畸形，如单角子宫，纵隔子宫等；部分 CIC 与结缔组织代谢相关的基因多态性有关。后天因素与宫颈的损伤、药物、感染等均具有相关性。如临床中反复宫腔操作、产程中宫颈损伤、宫颈部位手术治疗等均可导致宫颈组织结构的损伤。乙烯雌酚可通过胎盘达到胎儿体内，影响宫颈胶原纤维的构成，因此有孕期乙烯雌酚暴露史的孕妇所生女婴宫颈发育异常的风险增高。80% 的急性 CIC 与羊膜腔感染密切相关。此外 PCOS 也是 CIC 的独立危险因素，可能与持续不规律排卵甚至无排卵使体内雌激素长期处于低水平，影响青春期子宫发育以及高雄激素可影响宫颈组织中胶原纤维与黏多糖分子的相互作用有关。多胎妊娠可增加宫腔压力，导致子宫过度膨胀牵拉宫颈，引起宫颈被动扩张、缩短，也是 CIC 的独立危险因素。

目前 CIC 尚无统一的诊断标准，主要结合病史、典型临床表现及超声检查结果进行诊断，排除其他因素的多次中期妊娠流产或早产史是罹患宫颈机能不全最常见的因素；妊娠中晚期无明显宫缩、进行性的宫颈缩短和颈管扩张，伴或不伴胎膜早破，为典型临床表现；非孕期的监测方法包括：妇科检查 8 号宫颈扩张棒无阻力通过宫颈管、经宫颈峡部牵拉球囊或 Foley 导尿管的施力评估等；非孕期超声检查：子宫颈长度 ≤ 25 mm。孕期经阴道超声监测宫颈长度，妊娠 24 周前宫颈长度≤ 25 mm 时，提示有发生 CIC 的风险。但以上均不能作为客观诊断该病的“金标准”，需排除其他病因并进行综合评价。

宫颈环扎术是目前治疗宫颈机能不全的有效术式。术前需进行超声检查确认胎儿存活、排查胎儿畸形及染色体异常，并排除感染因素。预防性宫颈环扎术，是基于病史指征（中期妊娠流产或极早产史）及超声检查指征（非偶发性的妊娠 24 周前宫颈长度≤ 25 mm）实施。

关于宫颈机能不全的保守治疗相关报道较少，主要包括期待治疗、孕激素及子宫托治疗，其效果尚不明确，缺乏充分的循证医学证据。

本案例中，患者有药流后清宫史、输卵管造影检查、多次宫腔镜操作史、有典型的中期流产史，且为双胎妊娠流产，存在宫颈机能不全的高危因素，故而再次助孕移植胚胎时调整移植策略，选择单胚胎移植，进而避免因多胎妊娠带来的流产风险；并于孕中期行预防性宫颈环扎术，手术过程顺利，并维持至孕足月，孕期关注血糖管理，减少因血糖过高增加感染发生风险；且孕期注重孕激素全程管理，降低子宫敏感性，卧床休息减少妊娠对宫颈的压力等各种措施，最终获得良好妊娠结局。

【专家点评】

CIC 是复发性中晚期妊娠流产及早产的重要原因，ART 助孕妇女中多囊卵巢综合征、子宫畸形、复发性流产、反复宫腔操作的患者比例较普通人群多。该类患者在妊娠期更易发生 CIC；ART 助孕增加了多胎妊娠率及减胎操作次数，而多胎妊娠是 CIC 的独立危险因素。

然而CIC不伴宫缩及明显临床症状，因此准确识别ART助孕患者中发生CIC的高危人群，对高危人群的宫颈长度及功能进行密切监测、积极预防及选择合适的干预方式，有助于减少ART助孕后中期妊娠流产和(或)极早期早产的发生。

李美玲　张静　苏婧　宋学茹

【相关指南及参考文献】

[1] BROWN R，GAGNON R，DELISLE MF.No.373-Cervical Insufficiency and Cervical Cerclage [J].J Obstet Gynaecol Can，2019，41(2)：233-247.

[2] SUNDTOFT I，ULDBJERG N，STEFFENSEN R，et al. Polymorphisms in Genes Coding for Cytokines，Mannose-Binding Lectin，Collagen Metabolism and Thrombophilia in Women with Cervical Insufficiency[J]. Gynecol Obstet Invest，2016，81(1)：15-22.

[3] 肖彩霞．宫颈机能不全的诊治进展 [J]. 世界最新医学信息文摘，2018，18(43)：52-54.

[4] YANG L，ZHENG A，ZHANG X，et al. Clear Cell Carcinoma of the Uterine Cervix：A Clinical and Pathological Analysis of 47 Patients Without Intrauterine Diethylstilbestrol Exposure[J]. Int J Gynecol Cancer，2017，27(5)：1009-1014.

[5] LEE SE，ROMERO R，PARK CW，et al.The frequency and signifi-cance of intraamniotic inflammation in patients with cervical in-sufficiency[J].Am J Obstet Gynecol，2008，198(6)：633-638.

[6] MAKIEVA S，SAUNDERS PT，NORMAN JE.Androgens in pregnancy：roles in parturition [J].Hum Reprod Update，2014，20(4)：542-559.

[7] TSILCHOROZIDOU T，CONWAY GS.Uterus size and ovarian morphology in women with isolated growth hormone deficiency，hypogonadotrophic hypogonadism and hypopituitarism [J].Clin Endocrinol，2004，61(5)：567-572.

[8] BORDI G，D'AMBROSIO A，GALLOTTA I，et al.The influence of ovulation induction and assisted conception on maternal and perinatal outcomes of twin pregnancies [J]. Eur Rev Med Pharmacol Sci，2017，21(18)：3998-4006.

[9] 王祎祎，段华，汪沙，等.2019年SOGC《宫颈机能不全与宫颈环扎术临床实践指南》解读 [J]. 中国实用妇科与产科杂志，2019，35(8)：880-884.

[10] HARVILLE EW，MILLER KS，KNOEPP LR，et al.Racial and social predictors of longitudinal cervical measures：the Cervical Ultra-sound Study[J].J Perinatol，2017，37(4)：335-339.

[11] 侯悦，乔宠. 辅助生殖技术妊娠和宫颈机能不全 [J]. 中华产科急救电子杂志，2019，8(3)：151-154.

[12] 常蕾，郭瑞霞，等. 子宫颈机能不全临床诊治中国专家共识2023年版 [J]. 中国实用妇科与产科杂志，2023，39(2)：175-179.

病例23 反复种植失败

【疾病概述】

反复种植失败(Recurrent Implantation Failure，RIF)的定义与诊断标准尚未有统一共识，2021年欧洲人类生殖和胚胎学会(ESHRE)发起的一项国际调查表示，大多数人根据失败的胚胎移植(ET)的数量来定义RIF，最常见的阈值是三个新鲜和冷冻的ET。目前应用较为广泛的是2014年Coughlan提出的“40岁以下女性在至少三个新鲜或冷冻周期内移植至少四个优质胚胎后未能实现临床妊娠”，RIF在接受IVF治疗的患者中的发病率约为10%。

【病例介绍】

女方薄某，年龄33岁，男方年龄41岁，2016年来我院就诊。

1. 主诉 婚后6年，未避孕未孕。

2. 现病史 患者结婚6年，同居，性生活正常。平素月经规律，13岁初潮，5~6/30~33天，经量中等，无痛经史，白带不多。2015年4月外院HSG“右侧输卵管积水并伞端粘连包裹，左侧输卵管梗阻”，基础性激素正常范围，现婚后6年，未避孕未孕。

3. 婚育史 24岁结婚，均为初婚，丈夫体健。G0P0。

4. 既往史 否认高血压、冠心病、糖尿病等病史。否认食物药物过敏史。嗅觉正常，精神、睡眠、食欲可，大小便无异常；吸烟史7年，平均5支/日，无粉尘及毒物接触史，无外伤及腮腺炎病史。

5. 家族史 父母健在，家族中否认类似患者，否认遗传性疾病及肿瘤家族史。

6. 体格检查 体温36.6℃，呼吸18次/min，脉搏74次/min，血压110/70 mmHg；身高：160 cm，体重：48 kg，BMI：18.75 kg/m^2。神志清醒，精神可，全身皮肤无皮疹、结节等，浅表淋巴结未及肿大，腋下及会阴部无毛发；气管居中，甲状腺不大；胸廓对称无畸形，胸壁无压痛，乳房发育正常，双肺呼吸动度对称，叩诊清音，双肺呼吸音清，未闻及干湿性啰音；腹软，肝脾肋下未及，脊柱、神经系统无特殊，无双下肢凹陷性浮肿。专科检查：外阴：已婚式。阴道：通畅，有阴道分泌物，量少，水样。宫颈：居中，光滑。宫体：前位，常大，形态规则，无压痛，质地软，活动度尚可。附件：双附件区稍增厚，未及明显压痛，未及明显包块。

7. 辅助检查

子宫输卵管造影：子宫造影未见明显异常，右侧输卵管积水并伞端粘连包裹，左侧输卵管近端梗阻。

阴道超声检查：子宫前位，3.9 cm × 2.8 cm × 2.6 cm，内膜厚度0.46 cm，左卵巢：2.3 cm × 0.9 cm，窦卵泡数：7~8个，右卵巢：3 cm × 1.6 cm，窦卵泡数：7~8个。

性激素水平：FSH5.78 mIU/mL，LH3.12 mIU/mL，E_2 53 pg/mL，PRL14.22 ng/mL，P 0.04 ng/mL，T0.53 ng/dL。

甲状腺功能：TSH1.607 uIU/mL，FT3 5.54 pmol/L，FT4 18.63 pmol/L。

血常规正常，尿常规、便常规、电解质、肝肾功能均正常。

外周血染色体：46XX。

男方精液常规分析：浓度：105.4×10^6/mL，PR：52%，NP：25.5%，IM：21.8%

8. 诊断　①原发不孕；②右侧输卵管积水；③左侧输卵管梗阻。

【诊疗经过】

患者原发不孕、右侧输卵管积水、左侧输卵管梗阻，现有生育需求，告知患者可选择腹腔镜下输卵管疏通术或 IVF-ET 助孕治疗，患者及家属商议后，决定行 IVF 助孕治疗。根据胚胎及促排卵过程当中输卵管积水情况视情行输卵管积水处理后进行胚胎移植。

第一周期：患者初步检查后行 OC+ 长方案超促排卵，Gn 启动剂量 225 IU，Gn 天数 13 天。扳机日 LH0.7 mIU/mL，$E_2$2619 pg/mL，P 2.23 ng/mL，扳机 36 h 取卵，获卵 10 个，IVF 授精，2PN × 4，成胚 4 枚，优胚 2 枚，D2 移植 2 枚 4CI 胚胎未孕，无冷冻胚胎。

第二周期：使用生长激素 2IU，皮下注射，Qd × 30 天预处理，1/2GnRHa 中长方案超促排卵。Gn 启动剂量 300IU，加用生长激素 3IU Qd，Gn 天数 12 天。扳机日右卵巢内可见优势卵泡 18~20 mm4 个，直径 14 mm8 个，左卵巢内可见直径 14 mm4 个，扳机日 LH0.25 mIU/mL，$E_2$5683.09 pg/mL，P 2.07 ng/mL，扳机 36 h 取卵，获卵 15 个，IVF 授精，2PN × 8，成胚 7 枚，优胚 5 枚，新鲜周期未移植，冷冻胚胎 6 枚。

2017 年 10 月行人工周期解冻移植，FET 移植 2 枚 4CI 胚胎，未孕。

2018 年 5 月行人工周期解冻移植，FET2 枚 4CI 胚胎，未孕。

2018 年 7 月行腹腔镜手术，术中探查：无明显腹水，腹膜光滑，所见肝脏、胆囊、胃、肠管、阑尾和大网膜无异常；双侧输卵管膨大、增粗，直径约 2 cm。行腹腔镜下双侧输卵管切除术。

术后于 2018 年 11 月行人工周期解冻移植，FET2 枚 4CI 胚胎，未孕。

第三周期：使用 PPOS 方案超促排卵，Gn 启动剂量 300 IU，加用生长激素 5 IU Qd，Gn 天数 10 天。扳机日右卵巢内可见优势卵泡 18~20 mm1 个，直径 14 mm4 个，左卵巢内可见优势卵泡 18~20 mm2 个，直径 14 mm3 个，扳机日 LH 0.83 mIU/mL，$E_2$3522 pg/mL，P 1.0 ng/mL，扳机 36 h 取卵获卵 12 枚，IVF 授精，2PN*5，成胚 3 枚，优胚 1 枚，新鲜周期未移植，冷冻胚胎 6 枚。

行免疫及高凝状态筛查：狼疮抗凝物未见异常，抗心磷脂抗体正常，抗 β-2 糖蛋白抗体正常，血小板聚集率正常范围，游离蛋白 S：22.9%，蛋白 C：62%，HCY：7umol/L。

2019 年 3 月宫腔镜提示宫颈管未见明显异常，内膜粉，薄，宫腔形态正常，内膜粉，厚，双侧输卵管开口未见。宫腔内后壁可见息肉样赘生物，1 cm × 1 cm × 1 cm 大小，镜下钳夹，完整取下。病理提示 CD38 局灶间散在阳性，CD138 偶见阳性。术后予甲硝唑 + 左氧氟沙星抗生素治疗 2 周。

2019 年 9 月行降调节 + 人工周期解冻移植，FET2 枚，其中 6CIII 和 8CII 各一枚，术后用药：芬吗通（灰）1 片，bid × 14，阴道用黄体酮凝胶 90 mg qd × 14，泼尼松 5mg，qd × 14，低分子肝素 0.4 mL，ih，qd × 7，芬吗通（白）1 片，qd pv × 14，未孕。

2021 年 1 月自然周期解冻移植，FET 3BC 囊胚 1 枚，术后用药：芬吗通（灰）2 片，bid × 12，微粒化黄体酮 200 mg，qn × 12，泼尼松 5 mg，qd × 12，低分子肝毒 0.4 mL，ih，qd × 12，未孕。

2021 年 7 月行人工周期解冻移植，转化日行宫腔 G-CSF 灌注 0.6 mL，FET 3BC 囊胚 1 枚，术后用药同前人工周期，未孕。

2021 年 8 月行子宫内膜容受性检查（ERA），结果提示容受前期，建议在使用孕酮后第 6 天移植囊胚。宫腔菌群提示乳杆菌含量 60%，予阴道内乳杆菌胶囊睡前 1 粒，阴道用药，Qd × 14 天。

2021 年 11 月行人工周期解冻移植，子宫内膜转化 6 日后行 FET2 枚囊胚，分别为 3BC 和 4BC，术后用药：常规黄体支持 + 低分子肝素治疗。术后 16 日：HCG2631.63 mIU/mL，移植术后 6 周：胎囊 18 mm × 28 mm × 14 mm，胎芽 4.4 mm，胎心可见。孕期平顺，于孕 38^{+4} 周，剖宫产一女婴，体重 3300 g，未见出生缺陷，现体健。

【病例讨论】

导致反复种植失败的病因包括母体因素和胚胎因素，母体因素可分为局部子宫解剖学因素、子宫内膜容受性异常、高凝状态、免疫因素等。胚胎因素可分为染色体异常、胚胎发育异常等。根据病因不同，反复种植失败的治疗包括纠正解剖学异常、改善子宫内膜容受性，纠正全身因素包括改善高凝状态和免疫治疗，从而提高胚胎种植率。

对于存在输卵管积水的患者，胚胎着床率以及妊娠率比正常人低 50%，输卵管积水影响妊娠结局的机制包括输卵管积液的毒性作用、子宫内膜容受性受损、液体机械冲刷干扰着床。治疗方法包括腹腔镜下输卵管切除、腹腔镜下输卵管结扎、输卵管栓塞治疗、超声引导下输卵管积水穿刺等。该患者输卵管造影提示右侧输卵管积水并伞端粘连包裹，左侧输卵管梗阻，因输卵管因素行 IVF-ET 助孕治疗，移植 3 次均未妊娠，考虑不除外输卵管积水影响胚胎着床，遂行腹腔镜下双侧输卵管切除术，但患者移植后仍未孕。

种植窗偏移可能是导致反复种植失败的因素之一。目前检测种植窗的方法有子宫内膜容受阵列（endometrial receptivity array，ERA）检测，根据检测结果个体化调整胚胎移植时间是反复重种植失败患者可以尝试的临床策略。Hashimoto 等纳入 50 例反复种植失败患者，进行子宫内膜取样，使用 ERA 方法检测子宫内膜种植窗，研究发现 24%（12 例）反复种植失败患者种植窗出现偏移，其中 10 例患者按照种植窗时间接受个体化胚胎移植，该组临床妊娠率为 50%。但 ERA 检测对于临床结局的影响仍需进一步随访和验证。本例患者考虑为反复种植失败，行 ERA 检测提示容受前期，建议在使用孕酮后第 6 天移植囊胚，且宫腔菌群提示乳杆菌含量减低，应用乳杆菌治疗及容受期移植后成功妊娠，提示 ERA 对于反复种植失败患者临床妊娠结局改善具有一定帮助。

【专家点评】

反复种植失败病因复杂、多样化，针对不同患者如何个体化选择治疗方案是当前反复种植失败治疗的瓶颈问题。对于原因不明反复种植失败患者，国内外研究尝试寻找多种治疗方法，包括子宫内膜容受性检测、宫腔灌注等，但如何明确反复种植失败病因、寻找适应人群是目前反复种植失败治疗的难点。国内外研究针对反复种植失败患者的各项治疗，对于妊娠结局、胚胎发育及母体的影响存在争议，尚无确定、统一的结论，亟需开展相关的动物实验、体外细胞学实验及临床多中心的随机对照研究。

田文艳　王刚

【相关指南及参考文献】

[1] CIMADOMO D，CRACIUNAS L，VERMEULEN N，et al. Definition，diagnostic and therapeutic options in recurrent implantation failure：an international survey of clinicians and embryologists[J/OL]. Human Reproduction（Oxford，England），2021，36（2）：305-317.

[2] COUGHLAN C，LEDGER W，WANG Q，et al. Recurrent implantation failure：definition and management[J/OL]. Reproductive Biomedicine Online，2014，28（1）：14-38.

[3] YANG X，ZHU L，LE F，et al. Proximal Fallopian Tubal Embolization by Interventional Radiology prior to Embryo Transfer in Infertile Patients with Hydrosalpinx：A Prospective Study of an Off-label Treatment[J/OL]. Journal of Minimally Invasive Gynecology，2020，27（1）：107-115.

[4] SAVARIS R F，GIUDICE L C. The influence of hydrosalpinx on markers of endometrial receptivity[J/OL]. Seminars in Reproductive Medicine，2007，25（6）：476-482.

[5] NACKLEY A C，MUASHER S J. The significance of hydrosalpinx in in vitro fertilization[J/OL]. Fertility and Sterility，1998，69（3）：373-384.

[6] SIMON A，LAUFER N. Repeated implantation failure：clinical approach[J/OL]. Fertility and Sterility，2012，97（5）：1039-1043.

[7] 易栓症诊断与防治中国指南（2021 年版）[J/OL]. Chinese Journal of Hematology，2021，42（11）：881-888.

[8] 李一凡，孔娜，蒋玥，等. 反复种植失败的治疗新进展 [J]. 生殖医学杂志，2022，31（1）：123-129.

病例 24　富血小板血浆宫腔灌注治疗反复种植失败

【疾病概述】

富血小板血浆（Platelet-Rich Plasma，PRP）是采用离心的方法从自体全血中分离出的含有大量蛋白质和生长因子的血小板浓缩物，作为自体内源性复合生长因子，具有促进组织修复再生、血管形成、抗炎及调节免疫等生物学功能，已被广泛应用于骨科、眼科、口腔科等。

PRP 中含有高浓度血小板，血小板在激活后可释放多种细胞因子，通过多种途径促进细胞再生、增殖和新生血管的形成；通过化学吸引作用促进细胞迁移和分化；刺激促炎性细胞因子、趋化因子和基质金属蛋白的表达，进而影响子宫内膜容受性；活化的 PRP 直接促进人子宫内膜上皮细胞、子宫内膜基质成纤维细胞、子宫内膜间充质干细胞的增殖和迁移；纤维蛋白原在激活后交联形成纤维蛋白，集聚形成网状结构，提供细胞黏附、迁移的支架。因此，PRP 不仅可以促进组织修复，还可以抑制炎症反应、控制感染，同时为组织修复提供支架。

2018 年中华医学会生殖医学分会发表的《辅助生殖技术中异常子宫内膜诊疗的中国专家共识》中，建议对薄型子宫内膜患者选择联合治疗方案（如大剂量雌激素、低剂量阿司匹林、西地那非、己酮可可碱、PRP 宫腔灌注等）。本文分享了 1 例 PRP 宫腔灌注治疗反复种植失败的案例。

【病例介绍】

于某，女性，31 岁，2019 年 4 月就诊.

1. 主诉　结婚 2^+ 年，未避孕未孕。

2. 现病史　2017 年结婚，性生活正常，婚后未避孕未孕。患者月经规律，2018 年患者因"原发不孕 1^+ 年"于外院行腹腔镜下盆腔粘连松解术 + 双侧输卵管整形术 + 右侧输卵管系膜囊肿剥除术，术中同时行宫腔镜下子宫不全纵膈切开术 + 刮宫术，术中行输卵管通液术提示双侧输卵管通畅。术后子宫内膜病理提示：子宫内膜单纯性增生，不除外内膜息肉。2018 年 3 月 ~2018 年 7 月患者于外院行促排卵治疗 4 个周期，均有优势卵泡生长并排卵，指导受孕未孕。2018 年 7 月查基础性激素正常范围。2018 年 9 月本院妇科宫腔镜检查提示宫腔粘连，慢性子宫内膜炎？术中见宫腔形态窄，内膜粉、薄，多处片状粘连，呈瘢痕状，钝性分离后宫腔形态恢复基本正常，双侧输卵管开口可见，右侧宫角较深。内膜病理提示子宫内膜呈增殖期状态，术后给予人工周期治疗 2 个周期，辅助中药治疗 2 个周期。男方精液分析提示精液浓度及活力均在正常范围。夫妻双方于 2019 年 4 月就诊于本中心，因输卵管整形术后 1^+ 年未孕，建议患者行 IVF 助孕。建议患者再次复查宫腔镜，待宫腔形态恢复正常后再移植。

3. 月经史　12 岁初潮，3~4/30~31 天，量中，痛经（-）。

4. 婚育史　29 岁结婚，夫妻均为初婚，丈夫体健。G0P0。

5. 既往史　糖尿病史 1^+ 年，现口服二甲双胍治疗中，目前空腹血糖及餐后 2 小时血糖均在正常范围。否认高血压、冠心病等病史。否认食物药物过敏史。

6. 家族史　父亲糖尿病，外婆肺癌，外公肝癌均已过世。

7. 体格检查　T 36.5℃，P 92 bpm，R18 次 / 分，BP 134/80 mmHg。H：162 cm，W：66 kg，BMI：25.1kg/m^2。全身查体：皮肤无苍白，心肺听诊无异常，肝脾未及肿大，腹部无压痛，未扪及包块。妇科检查：外阴已婚型；阴道通畅；宫颈光滑；子宫前位，正常大小，活动，无压痛；双侧附件未及异常包块及压痛。

8. 辅助检查

基础性激素（D2）：

FSH：6.58 mIU/mL，LH：1.05 mIU/mL，E_2：66 pg/mL，PRL：16.75 ng/mL，P：0.23 ng/mL，T：29 ng/dL。

输卵管通液：双侧输卵管通畅。

空腹血糖 5.5 mmol/L，余血常规、甲状腺功能、肝肾功能均为正常范围。

男方染色体 46,XY;女方染色体 46,XX。

TVS(2018-9-07,月经第 11 天):

子宫:前位,大小 54 mm × 50 mm × 45 mm,内膜厚度 5.9 mm。

右卵巢:25 mm × 16 mm,AF:6 个。

左卵巢:25 mm × 19 mm,AF:6 个。

男方精液检查:浓度 43.5×10^6/mL,PR:41%,正常形态率 5%。

9. 诊断 ①原发性不孕;②双侧输卵管整形术后;③子宫不全纵膈切开术后;④宫腔粘连分离术后;⑤ 2 型糖尿病。

【诊疗经过】

患者于 2019 年 5 月于本中心因"女方输卵管因素"接受 IVF 助孕,拮抗剂方案,2019 年 6 月 4 日行取卵术,获卵 7 枚,正常受精 4 枚,形成优质胚胎 3 枚,均冷冻。

患者 2019 年 7 月 2 日患者于本院妇科入院接受宫腔粘连分离术,术后放置宫腔球囊 1 枚,2019 年 7 月 30 日复查宫腔镜提示宫腔形态正常,并取出球囊。术后给予芬吗通(2-10)治疗 2 个周期。

2019 年 9 月 28 日患者接受第一周期人工周期移植,移植日内膜厚度 6.0 mm,移植 1 枚 D3 胚胎(8CI)未孕。

患者 2019 年 12 月计划第二周期移植,因移植日内膜厚度 6 mm,子宫内膜薄而取消移植。同时宫腔镜提示宫腔形态正常,四壁充血明显,镜下诊断:慢性子宫内膜炎。病理:增殖期子宫内膜,予甲硝唑 0.4g, bid + 左氧氟沙星 0.5g, qd, *14 天抗生素治疗。2020 年 6 月 16 日患者再次复查宫腔镜,提示宫腔轻度粘连,微型剪刀给予分离,宫腔形态恢复正常,宫腔四壁仍有充血,镜下诊断:宫腔轻度粘连,慢性子宫内膜炎,内膜病理提示增殖期子宫内膜,CD38/CD138D 散在极少数(+),患者继续中成药治疗。

2020 年 8 月 29 日患者接受降调节 + 人工周期第二周期移植,移植日内膜厚度 7.9 mm,共移植 2 枚 D3 胚胎(8CI,8CI)未孕。

患者无冷冻胚胎,于 2020 年 11 月于本中心接受第二周期 IVF 助孕,长方案,2020 年 12 月 05 日行取卵术,获卵 18 枚,正常受精 14 枚,冷冻 8 枚胚胎(6 枚 D3 胚胎 +2 枚 D5 囊胚),新鲜周期为预防 OHSS 未移植。

2021 年 2 月 26 日宫腔镜提示宫腔轻度粘连(已分离),宫腔四壁充血明显,未见微小息肉,镜下诊断:慢性子宫内膜炎,宫腔轻度粘连(已分离)。病理:增殖期子宫内膜,予甲硝唑 0.4g, bid + 多西环素 0.1g, bid × 14 天抗生素治疗。

患者因 2 次胚胎移植失败行免疫及凝血相关指标筛查:抗心磷脂抗体(-),抗 β2- 糖蛋白 1 抗体(-),狼疮抗凝物(-),血小板聚集正常范围,蛋白 C 及抗凝血酶Ⅲ正常范围,蛋白 S:76.4%(正常值:89.3%~112.5%),免疫全项 + 风湿抗体(-),群反应抗体(+),甲状腺抗体(-)。

患者于 2021 年 4 月 5 日接受第三周期序贯移植,术前宫腔灌注生长激素 6 IU,移植日内膜厚度 8.2 mm,共移植移植 1 枚 D3 胚胎(8CI)及 2 枚囊胚(早囊,4CB)未孕。

患者 2021 年 12 月 23 日复查宫腔镜提示宫腔充血明显，宫腔下段两侧壁内聚，宫底粘连呈筛孔状，给予分离粘连，宫腔内放置宫型节育器 1 枚，术后病理提示少许破碎子宫内膜，CD138 少许腺上皮阳性，给予芬吗通（2-10）治疗 2 个周期。2022 年 2 月 24 日复查宫腔镜提示宫腔形态大致正常，左侧壁可见一小粘连带，给予分离。宫腔前壁可见一紫蓝色斑点，直径约 0.5 cm，剪刀剪开后内为陈旧积血。取出宫型节育器，宫腔内放置放粘连胶一支，病理：增殖期子宫内膜，CD138 偶见多灶（+）。术后继续给予芬吗通（2-10）治疗，并予多西环素及甲硝唑抗生素治疗 2 周。

2022 年 7 月患者接受子宫内膜容受性分析（ERA）+ 子宫内膜微生物组宏基因组分析（EMMA）+ 感染性慢性子宫内膜炎致病菌检测（ALICE），结果提示宫腔微生物菌群分析正常，个体化胚胎移植应在 HRT 周期 P+6 日（使用孕酮后 144 ± 3 小时）移植 D5/D6 天的囊胚（容受期前）。

患者于 2022 年 9 月 13 日（患者月经 D16 天）超声提示右侧卵巢优势卵泡 21 mm × 20 mm，内膜厚 9.0 mm，分型 A 型，患者接受 PRP 制备并宫腔灌注 1.0 mLPRP。2022 年 9 月 15 日（患者月经 D18 天）超声提示右侧卵巢优势卵泡已排，内膜厚 8.2 mm，分型 B 型，患者接受第二次宫腔灌注 1.0 mLPRP。PRP 由输血科进行全程制备，共制备出约 30 mLPRP。PRP 宫腔灌注：制备完成后患者入手术室，常规消毒铺巾后，使用胚胎移植管抽 1.0 mL PRP，经宫颈沿子宫曲度插入宫腔，当触及宫底部时，测量宫腔深度，调整管尖距宫底约 0.5 cm，将 PRP 无阻力下缓慢注入宫腔，待药物即将注完时缓慢外退管芯，将 PRP 全部推入宫腔。患者平卧休息 30 分钟后结束。剩余 PRP 储存于血库备用。

患者于 2022 年 9 月 18 日接受第四周期自然周期移植方案，移植日内膜厚度 7.8 mm，共移植 2 枚 D3 胚胎（8CG1，8CG1）获得临床妊娠。移植后 12 天：血 HCG：412 mIU/mL，移植后 14 天：血 HCG：1012 mIU/mL。

移植后 4 周：宫内可见两个妊娠囊，其一孕囊 16 mm × 14 mm × 13 mm，CRL：3.0 mm，胎心搏动（+）；另一孕囊 18 mm × 11 mm × 10 mm，CRL：3.2 mm，胎心搏动（+）。患者孕 15 周自然流产一胎，另一胎行保胎治疗，孕 38 周剖宫产分娩一健康男婴，体重 3080 g。

【病例讨论】

足够的内膜厚度是胚胎种植的关键，获得临床妊娠的最佳内膜厚度为 9~14 mm。薄型子宫内膜是指围排卵日或者子宫内膜转换日子宫内膜厚度 <7 mm。子宫内膜过薄会导致子宫内膜容受性降低，从而影响胚胎着床，降低辅助生殖技术成功率。2015 年，Chang 等首先提出了 PRP 宫腔灌注可促进薄型子宫内膜生长，5 例因子宫内膜过薄而取消周期的患者，经 PRP 宫腔灌注治疗后，子宫内膜厚度增加至 8 mm 以上，其中 4 例获得妊娠。这表明 PRP 宫腔灌注可改善薄型子宫内膜妇女的妊娠结局。

2016 年，常亚杰等的临床研究中，53 例薄型子宫内膜接受 PRP 宫腔内灌注的患者较对照组（未行 PRP 宫腔灌注组）子宫内膜厚度、生化妊娠率、临床妊娠率及胚胎种植率均显著增加，证实 PRP 具有促进子宫内膜增殖、改善薄型子宫内膜患者临床妊娠结局的临床效果，可作为薄型子宫内膜临床治疗中一种安全、有效的方法。2020 年发表的一篇 meta 分析，证实 PRP 宫腔灌注能提高辅助生殖技术中 IVF/ICSI 冻胚移植周期的临床妊娠率。这表明对薄型子宫内膜和反复种植失败的患者，PRP 是一种可选择的治疗方案。2022 年的一篇 meta 分析显示 PRP 宫腔灌注后子宫内膜的厚度明显高于对照组，且后续 IVF 助孕临床妊娠率 PRP 组高于对照组，提示 PRP 宫腔灌注对于促进不孕女性的薄型子宫内膜增厚、改善 IVF 临床妊娠结局有明显的效果。

子宫内膜容受性降低约占反复种植失败病因的 2/3。目前临床上有多种方法用于治疗反复种植失败，其疗效有限。国外的一项前瞻性队列研究中，45 例反复种植失败妇女在胚胎移植前 48 小时接受了 PRP 宫腔灌注，其中 PRP 的浓度是血小板的 4~5 倍，共计 19 例患者获得临床妊娠。国内的一篇单中心随机对照研究结果显示，反复种植失败患者再次胚胎移植过程中行 PRP 宫腔灌注有助于改善妊娠结局，PRP 组与对照组相比较，胚胎种植率及临床妊娠率均显著提高，PRP 组的子宫内膜厚度高于对照组，而子宫动脉搏动指数和子宫动脉阻力指数都小于对照组，子宫内膜血流呈低阻力。提示 PRP 宫腔灌注可促进内膜的生长，增加子宫内膜厚度，改善子宫内膜血流，增加胚胎种植的营养供给，继而有可能改善了子宫内膜容受性。

慢性子宫内膜炎是影响胚胎种植的一个重要原因。PRP 作为一种炎症反应的免疫调节剂，可调节子宫内膜局部炎症。有临床研究显示宫腔灌注 PRP 对治疗慢性子宫内膜炎具有积极治疗作用。

常亚杰等的临床研究中，53 例薄型子宫内膜接受 PRP 宫腔内灌注的患者术后均未出现不良反应。一项对口腔下颌骨术后应用 PRP 治疗的上千例患者的随访研究提示，PRP 治疗并不增加临床感染等相关风险，证实了 PRP 临床应用的安全性。将人的成骨细胞和自体 PRP 共培养，经流式细胞术检测成骨细胞的细胞周期没有发生改变，PRP 促进增殖的作用随时间延长慢慢消失，不会引起细胞的无序增殖，说明 PRP 不改变细胞的性状，不会导致细胞恶性变。因此，PRP 在临床的应用是安全的。

【专家点评】

此患者是一个困难的反复种植失败患者，历经了 2 次取卵手术，4 次胚胎移植手术，9 次宫腔镜手术。影响患者胚胎成功着床的是子宫内膜因素，患者存在持续的宫腔粘连、薄型子宫内膜和顽固的慢性子宫内膜炎。目前我国不孕人群占比 15%，部分不孕人群选择体外受精 - 胚胎移植技术来解决生育问题。对于 IVF 治疗中存在薄型子宫内膜、慢性子宫内膜炎、宫腔粘连的问题，现有的治疗有段有限，因此是生育治疗中的难题，需要针对此类患者探寻更个体化的治疗方案。PRP 宫腔灌注在增加薄型子宫内膜厚度、改善慢性子宫内膜炎炎症状态以及改善反复种植失败女性子宫内膜容受性方面具有积极作用。此外，PRP 为自体血来源，不发生免疫排斥反应，无伦理学限制，因此安全性好。目前 PRP 宫腔灌注作为一种新的有效治疗方式在生殖医学领域初步获得满意的临床效果，需要我们进行更进一步从基础和临床工作探索 PRP 的适应人群及应用范围，以让更多有需求的人群获益。

魏丽坤　宋学茹

【相关指南及参考文献】

[1] 赵静,黄国宁,孙海翔,等. 辅助生殖技术中异常子宫内膜诊疗的中国专家共识. 生殖医学杂志,2018,27(11):1057-1064.

[2] CHANG Y，LI J，CHEN Y，et al.Autologous platelet-rich plasma promotes endometrial growth and improves pregnancy outcome during in vitro fertilization.Int J Clin Exp Med，2015，8(1)：1286-1290.

[3] MALEKI-HAJIAGHA A，RAZAVI M，ROUHOLAMIN S，et al. Intrauterine infusion of autologous platelet-rich plasma in women undergoing assisted reproduction：A systematic review and meta-analysis. J Reprod Immunol,2020,137:103078.

[4] 常亚杰，张晓莉，杨星，等. 富血小板血浆促子宫内膜增殖对妊娠结局的影响. 实用妇产科杂志，2016，32(6):445-449.

[5] 赵恒,孙强,濮义福,等. 富血小板血浆宫腔灌注在薄型子宫内膜中治疗作用的 meta 分析. 现代妇产科进展，2022,31(2):113-116.

[6] AGHAJANZADEH F，ESMAEILZADEH S，BASIRAT Z，et al.Using autologous intrauterine platelet-rich plasma to improve the reproductive outcomes of women with recurrent implantation failure. JBRA Assist Reprod，2020，24(1)：30-33.

[7] 刘科鹏，高珊，李丽斐，等. 富血小板血浆在改善反复种植失败患者妊娠结局中的作用. 现代妇产科进展，2021，30(1):42-49.

[8] SFAKIANOUDIS K，SIMOPOULOU M，NITSOS N，et al. Successful Implantation and Live Birth Following Autologous Platelet-rich Plasma Treatment for a Patient with Recurrent Implantation Failure and Chronic Endometritis. In Vivo. 2019，33(2):515-521.

[9] SCHEPULL T，KVIST J，NORRMAN H，et al. Autologous platelets have no effect on the healing of human Achilles tendon ruptures：a randomized single-blind study.Am J Sports Med，2011，39(1)：38-47.

[10] GARCÍA-MARTÍNEZ O，REYES-BOTELLA C，DÍAZ-RODRÍGUEZ L，et al. Effect of platelet-rich plasma on growth and antigenic profile of human osteoblasts and its clinical impact. J Oral Maxillofac Surg,2012,70(7):1558-1564.

病例 25　宫颈子宫内膜异位囊肿破裂的助孕治疗

【疾病概述】

宫颈子宫内膜异位症是子宫内膜异位症的一种，是指子宫内膜腺体和间质异位至宫颈，发病率极低，为 1.6%~2.4%。大部分患者无明显的临床症状，部分患者表现为痛经、不规则阴道出血或性交后出血等，亦有囊肿破裂至失血性休克者，严重可危及生命。因其临床表现不明显及妇科检查不易被发现，通常在病理报告中被回顾性诊断。目前很少有表现为不孕的宫颈子宫内膜异位症的病例被报道，本例为合并宫颈子宫内膜异位囊肿的不孕患者通过

体外受精 - 胚胎移植（IVF-ET）技术获得妊娠并成功分娩的案例。

【病例介绍】

患者基本信息：王某某，女，33 岁，初次就诊时间：2004 年 6 月。

1. 主诉　结婚 4 年，未避孕未孕 4 年。

2. 现病史　2000 年结婚，均初婚，性生活正常，2003.12 输卵管通液提示不通，2004 年 6 月我中心初诊 B 超：子宫后位，大小 63.6 mm × 66.2 mm × 47.9 mm，边界清，前壁宫底 3.4 cm × 2.1 cm 肌瘤，左卵巢 2.35 cm × 1.8 cm，左卵巢周围似有组织遮挡（肠管？），左卵巢周围液区 3.6 cm × 1.65 cm，右卵巢 3.4 cm × 2.18 cm。于我中心监测排卵指导同房 2 个周期未孕（两侧均有排卵），左卵巢周围液区无明显变化。后于 2004 年 9 月行输卵管碘油造影提示：右侧输卵管不通，左侧输卵管上举、粘连但通畅。患者拒绝 IVF-ET 助孕治疗，仍要求监测排卵，2005 年 3 月至 2005 年 9 月间断监测排卵指导同房 2 个周期未孕（两侧均有排卵）。2005 年 9 月 7 日月经 D15 天我中心监测排卵 B 超提示左卵巢旁不均质低回声 5.5 cm × 4.7 cm。2005 年 9 月 19 日月经 D27 天我中心 B 超提示左卵巢旁不均质低回声 6.8 cm × 5.4 cm。2005 年 9 月 21 日妇科检查：肿物来自宫颈后唇。1 天后阴道流出咖啡色水样物，消毒后妇科检查：肿物未能触及，B 超提示宫颈后唇内可见 2.6 cm × 1.7 cm 液区，妇科检查宫颈后唇 5~6 点可见一破口流出黄色黏稠分泌物，消毒后探针进入囊腔，深约 3 cm，抽出带血黄色分泌物 6 mL，局部涂抹红霉素软膏。2005 年 11 月 8 日阴道少许咖啡色分泌物 1 天，置窥器见宫颈后唇较前略膨，自宫颈后唇破口处流巧克力色陈旧血约 1 mL，空针抽吸出陈旧血约 0.5 mL，B 超见宫颈后唇内不规则低回声 2.3 cm × 1.8 cm。现夫妻双方要求 IVF-ET 助孕治疗。

3. 月经史　12 岁初潮，5/30 天，量中等，痛经（-）。

4. 婚育史　28 岁结婚，G0P0。男方体健。

5. 既往史　14 岁曾患结核性胸膜炎，已治愈。

6. 家族史　否认家族遗传病史。

7. 体格检查　体温 36.5℃，呼吸 16 次 / 分，脉搏 80 次 / 分，血压 120/80 mmHg，身高 160 cm，体重 60 kg，BMI 23.4 kg/m^2。体格发育正常，双肺呼吸音粗，腹部平坦，妇科检查：外阴已婚型，阴道畅，宫颈后唇 5-6 点处有一破裂口约 1 mm，按压可见暗红色血性液体流出，子宫后位，如孕 2 月大小，质硬，活动受限，无压痛，双附件区未及包块，无压痛。

8. 辅助检查

（1）2005-12-26 基础性激素：FSH：6.4IU/L，LH：1.41IU/L，E_2：35.36 pg/mL，P：0.97 ng/mL，T：43 ng/dL，PRL：6.86 ng/mL。

（2）2005-11-28 精子常规示：精子浓度 120 × 10^6/mL，a：40%，b：30%。

9. 诊断　①原发不孕；②右侧输卵管梗阻；③左侧输卵管粘连；④子宫肌瘤；⑤宫颈子宫内膜异位囊肿破裂；⑥结核性胸膜炎（已治愈）。

【诊治经过】

2005-12-06（排卵后 1 周避孕）试移植提示宫腔深 9.2 cm，宫颈下唇破口处仍能挤出约

0.5 mL 暗红色血性液体。

LMP：2005-12-14，于月经第 2 天以短方案予达必佳 0.1 mg qd，月经第 3 天予 Gn300IU 启动，Gn 用量 1650 IU，Gn 天数 5 天，卵泡数 11 个，HCG 日 $E_2$1692.2 pg/mL，予 HCG 10000 U 扳机，扳机后 36 h 取卵，获卵 8 枚，IVF 受精，2PN7 枚，形成胚胎 4 枚。2005-12-26 移植 2 枚 D3 鲜胚，移植日内膜 10.9 mm。移植操作顺利，宫颈外口 5~6 点破口挤出少量暗红色血。术后予以黄体酮注射液 40 mg im qd+HCG2000 iu im qod 进行黄体支持。

2006-01-09（移植后 14 天）：血 hCG 48.1 mIU/mL。

2006-01-11（移植后 16 天）：血 hCG 71.2 mIU/mL。

2006-01-13（移植后 18 天）：血 hCG 129 mIU/mL。

2006-01-20（移植后 25 天）：我中心超声提示孕囊 5.5 cm × 3.1 cm，未见胎心，左卵巢 3.9 cm × 3.0 cm，右卵巢 4.6 cm × 5.4 cm，继续黄体支持。

2006-01-30（移植后 5w）：阴道出血 1 周，加重 3 天，无腹坠，B 超提示宫内孕囊 5.3 cm × 3.5 cm，仍未见胎心，予黄体酮注射液 50 mg qd+HCG 2000 iu im qod 黄体支持。

2006-02-01（移植后 5w+1d）：晨 6 点阴道排出组织物，送检为蜕膜样组织，未见胎体及绒毛。阴道出血减少，B 超提示未见胎囊，内膜 7 mm，有不均质回声，停黄体支持，行清宫术。清宫病理：未见绒毛。后 HCG 降至正常。

2006-07 再次 IVF，短方案，月经第 2 天予以达必佳 0.1mg qd，月经第 3 天予 Gn225 IU 启动，Gn 用量 1425 IU，Gn 天数 7 天，卵泡数 10 个，HCG 日 $E_2$1751.5 pg/mL，予 HCG 10000U 扳机，扳机后 36h 取卵，获卵 5 枚，IVF 受精，2PN5 枚，形成胚胎 5 枚，D3 优胚 3 枚，冻存胚胎。

2006-08-07 移植 3 枚 D3 胚胎（8C1x4’+6C1x4’+6C1x3’），移植日内膜 9.2 mm。移植操作顺利。术后予黄体酮注射液 40 mg im qd+HCG2000 iu im qod 进行黄体支持。

2006-08-27（移植后 14 天）：血 hCG 255 mIU/mL。

2006-08-23（移植后 16 天）：血 hCG 550 mIU/mL。

2006-09-04（移植后 4 w）：超声提示孕囊一 1.5 cm × 1.0 cm，未见胎心，孕囊二 1.5 cm × 1.0 cm，未见胎心，继续黄体支持。

2006-09-11（移植后 5 w）：超声提示孕囊一 1.8 cm × 1.2 cm，可见胎心，孕囊二 2.0 cm × 1.8 cm，可见胎心，继续黄体支持。

2006-09-28（移植后 7+w）：超声提示孕囊一 3.9 cm × 3.0 cm，胎芽 2.3 cm，可见胎心，孕囊二 3.7 cm × 3.0 cm，胎芽 2.4 cm，可见胎心，继续黄体支持。

2006-10-09（移植后 8 w+6 d）：凌晨 1 点阴道流水，血性，无腹坠等不适，超声提示可见一个孕囊，坐高 3.5 cm，胎心胎动好，考虑一胎流产，继续黄体支持。

2007-03-26 孕 34 w 因“胎膜早破、臀位”剖一男孩，体重 1950g，无明显异常。

【病例讨论】

子宫内膜异位症简称内异症，是指子宫内膜组织（腺体和间质）出现在子宫体以外的部位，以卵巢和宫骶韧带最常见，其次为子宫、脏腹膜及阴道直肠隔等部位，而宫颈子宫内膜异位症发病率极低，为 1.6%~2.4%，近年来，由于各种宫颈治疗病例数增多及阴道镜的应用提高了疾病的诊断率，宫颈内异症的发病率逐年增长。

根据有无宫颈损伤历史将宫颈内异症分为继发型和原发型，继发型多见，原发型较少见。继发型一般是继发于宫颈损伤后（分娩或流产史，宫颈烧灼、激光、微波、锥切、搔刮、活检等），病灶多表浅，扁平暗红色斑块状，临床表现为月经前后阴道出血，同房出血，一般无痛经；原发型因无宫颈损伤史，其发生机制更为复杂，可能与病灶通过静脉或淋巴系统转移、宫颈间质细胞异常分化、血管生长因子基因多态性以及肿瘤相关因子异常表达等因素有关，原发型病灶一般较深，呈囊状或息肉状，内有巧克力样液体，可有痛经症状，常同时伴有盆腔内异症。

宫颈子宫内膜异位症患者大多数无明显症状，部分患者存在不规则出血、痛经、性交后出血、慢性盆腔痛等症状，出血量大者可危及生命。对于无明显症状患者可观察随访，有症状患者可予 GnRH 激动剂抑制子宫内膜生长，亦可行超频电刀电熨治疗或采用局部病灶切除治疗，腹腔镜手术可以改善合并有盆腔病灶患者的临床症状，并提高妊娠率。

宫颈内异症大多继发于宫颈损伤后，重在预防，尽量减少宫颈损伤，宫颈有创性操作如阴道镜活检、灼烧、搔刮和锥切等尽量选择在月经干净后 3~7 天进行，后辅以口服避孕药延缓月经来潮以减少子宫内膜种植于宫颈的机会。

本例患者为原发不孕，合并左侧输卵管粘连，右侧输卵管梗阻，宫颈子宫内膜异位囊肿破裂。分析病史，患者无分娩史及宫颈损伤史，考虑为原发型宫颈子宫内膜异位症，原发型宫颈内异症常同时伴有盆腔内异症，进而可能引起输卵管粘连甚至梗阻，从而导致不孕。患者既往 14 岁曾患结核性胸膜炎，亦不除外同时合并盆腔结核引起输卵管梗阻从而导致不孕的可能。子宫内膜异位囊肿破裂后囊液破坏宫颈及阴道微环境从而影响精子通过，从而增加不孕因素，因该患者妊娠意愿迫切且宫颈囊肿破裂出血不多，选择 IVF-ET 助孕治疗既能解决宫颈因素又能解决输卵管因素所致的不孕，后续根据患者病情选择宫颈子宫内膜异位症的合适治疗方案。

宫颈子宫内膜异位囊肿影响宫颈结构，孕期有出现宫颈机能不全的可能，该患者移植前探腔未提示宫颈口松，患者要求移植多胚胎，告知风险后行多胚胎移植。孕期无月经来潮，是子宫内膜异位症的保护性因素，且该患者宫颈囊肿已破裂，孕期不易迅速进展，亦无需特殊治疗，嘱其保持外阴清洁，预防感染及胎膜早破等情况发生。

【专家点评】

宫颈子宫内膜异位症发病率较低，原发型宫颈子宫内膜囊肿发病率更低，常同时伴有盆腔子宫内膜异位症，可能与子宫内膜细胞通过静脉血、淋巴转移或宫颈间质细胞异常分化有关。很少有表现为不孕的宫颈内异症病例被报道，本例患者系宫颈子宫内膜异位囊肿破裂且合并不孕为主要临床表现，囊肿破裂口随月经周期反复流出巧克力样液体，不孕原因可能与合并的盆腔内异症导致输卵管梗阻或囊液破坏宫颈及阴道微环境从而影响精子通过有关，因患者妊娠意愿迫切且宫颈出血不多，遂先于我中心行体外受精 - 胚胎移植助孕，成功获得妊娠并分娩，后续根据患者症状选择宫颈子宫内膜异位症的合适治疗方案。

刘岩　宋学茹

【相关指南及参考文献】

[1] WONG F W, et al. Cervical endometriosis：case series and review of literature. J Obstet Gynaecol Res, 2010. 36(4)：916-9.

[2] Yokota N, et al. A severe vaginal hemorrhage caused by cervical endometriosis. Am J Obstet Gynecol, 2008. 199(1)：e12-3.

[3] PARK, H M, et al. Endometrioid adenocarcinoma arising from endometriosis of the uterine cervix：a case report. J Korean Med Sci, 2009. 24(4)：767-71.

[4] 葛彦欣,汪秀芹. 46 例宫颈子宫内膜异位症的临床特征及防治. 现代妇产科进展, 2011. 20(11)：917-918.

[5] 陈红希. 宫颈子宫内膜异位症 24 例临床分析. 现代医学, 2014. 42(04)：375-377.

[6] 李颖,陆惠娟. 原发性宫颈子宫内膜异位症 21 例并文献复习. 上海医学, 2009. 32(12)：1123-1124+8.

[7] 何丽萍, 燕筠,任慕兰. 阴道镜诊断宫颈子宫内膜异位症的应用价值(附 43 例分析). 东南大学学报(医学版), 2008(06)：453-454.

[8] YANG T, et al. Gonadotropin-releasing hormone agonist contributes to the successful implementation of in vitro fertilization in a patient with cervical endometriosis：a case report. AJOG Global Reports, 2023. 3(2)：100213.

[9] 郭玉琳,王冰. 宫颈子宫内膜异位症临床诊治 48 例. 陕西医学杂志, 2014. 43(08)：1074-1075.

[10] WONG F W, et al. Cervical endometriosis：case series and review of literature. J Obstet Gynaecol Res, 2010. 36(4)：916-9.

第五节　女性生殖道畸形

病例 26　不全纵隔子宫

【疾病概述】

纵隔子宫是常见的先天性子宫发育畸形，在育龄期妇女的发病率约 2.3%，大多数纵隔子宫患者无临床症状，但因宫腔形态异常，可导致不孕、不良妊娠结局（包括流产、早产、胎儿宫内生长受限等），可通过超声（包括三维超声）、子宫输卵管造影、磁共振成像、宫腔镜等检查进行诊断，临床上通过手术以改善生育结局。

【疾病介绍】

蔡某某，32 岁，配偶 34 岁，2020 年 6 月第一次来院就诊

1. 主诉　查体发现纵隔子宫 6 年。

2. 现病史　患者查体发现纵隔子宫 6 年，既往未予重视及处理。现因自然流产史、有生育需求要求手术。

3. 既往史　无特殊。

4. 月经史　12 岁，7/30 天，量中，痛经（-）。

5. 婚育史　28 岁结婚，配偶体健，G1P0，2018 年生化妊娠 1 次，2020 年自然妊娠，孕 6 周自然流产。

6. 查体　T 36.5℃，P 81 bpm，R 16 次 / 分，BP 118/72 mmHg，H 162 cm，W 55 kg 。

妇科检查：外阴（-），阴道畅，宫颈光滑，子宫前位，常大，质中，活动，无压痛，双附件区无异常包块及压痛。

7. 辅助检查

（1）2020 年 5 月阴道 B 超（彩图 12A）：子宫前位，宫底部可见嵴状突起凸向宫腔，下缘未达宫内口，两侧宫腔内膜分别厚 8 和 8 mm，子宫左侧无回声区 36 mm × 33 mm × 28 mm，壁薄、光滑、囊液清，CDFI 周边可见条状血流信号。

8. 诊断　①不全子宫纵隔；②左卵巢囊肿（子宫内膜异位囊肿？单纯性囊肿？）。

【诊治经过】

2020 年 6 月住院行手术治疗，术中（彩图 12B）探宫腔深 8 cm，宫腔内可见不全纵隔，纵隔下缘距宫颈内口约 2 cm，下缘较宽约 1^{+}cm，两侧宫角深，纵隔长约 2^{+}cm。腹腔镜探查：子宫正常大小，宫底宽，稍凹陷，子宫后壁见多发小灶性紫蓝色结节，左卵巢内可见直径约 3 cm 囊肿，左侧输卵管未见明显积水，伞端粘连至子宫直肠陷窝，右侧附件未见明显异常。遂行腹腔镜监视下宫腔镜下不全子宫纵隔切开术 + 左卵巢子宫内膜异位囊肿剥除 + 左输卵管成形术。术后每月口服地屈孕酮 20 天。

2020 年 9 月门诊复查宫腔镜：宫腔形态正常。

2021 年 5 月患者自然妊娠，于 2022-02-13 孕 37+ 周因“子痫前期、低置胎盘”行剖宫产分娩一活婴，体重 3440 g。

【病例讨论】

胚胎发育过程中，双侧副中肾管融合最终形成输卵管、子宫、宫颈和阴道上段。纵隔子宫是胚胎发育过程中双侧副中肾管融合后纵隔吸收受阻所致，宫腔内留有嵴状隔板，达宫颈内口者为完全纵隔，未达者为不全纵隔。目前认为纵隔子宫的主要原因包括环境因素和医源性因素，如暴露于电离辐射、服用己烯雌酚或甲氨蝶呤等。

纵隔子宫是常见的先天性子宫发育畸形，在普通人群中的发病率约 2.3%，在不孕、反复流产和反复流产合并不孕的患者中发生率分别为 3%、5.3%、15.4%。子宫隔膜的长度也在一定程度上影响妊娠率。有研究发现，子宫纵隔切除术后随访妊娠率，子宫隔膜长度大于宫腔长度一半（≥ 2.5~3 cm）的患者，较隔膜长度小于宫腔长度一半（<2.5~3 cm）的患者，有较高的妊娠率，前者为 66.7%，后者为 42.8%。

纵隔子宫可通过超声（包括三维超声）、子宫输卵管造影、磁共振成像、宫腔镜进行诊断。临床中诊断纵隔子宫参考的分类方法主要有美国生殖医学学会（ASRM）分类诊断标准以及欧洲人类生殖与胚胎学会 / 欧洲胃肠道内镜学会（ESHRE/ESGE）分类诊断标准。

切除子宫纵隔可以恢复子宫解剖结构，同时增大子宫内膜面积，扩大子宫腔的体积。既往文献报道多为回顾性分析，多数支持宫腔镜下子宫纵隔切除术可以改善患者生育力和妊娠结局的结论，其中一项研究纳入 84 例患者，手术治疗后，纵隔子宫患者的妊娠率由 64.3% 显著升高到 82.1%，流产率方面，因有 2 例患者累积 2 次的术前流产无法清晰回忆流产时孕周（孕早期、中孕期均有可能），术前孕早期流产率为 56.9%~58.8%，孕中期流产率为 18.6%~20.6%。但无论将这 2 次流产归于哪一时期，患者的早孕期、中孕期流产率在术后均有显著降低，分别降至 16.4% 和 2.7%，活产率由术前 4.9% 显著升高至术后 58.9%。

但部分研究者对宫腔镜下子宫纵隔切除术改善女性生育结局持保留态度。荷兰的研究者 Rikken 等开展了一项多中心回顾性研究，比较了手术治疗组 151 例与期待治疗组 106 例有生育意愿的纵隔子宫患者的生育结局，发现两组的活产率、持续妊娠率、妊娠丢失率、早产率及胎位不正的发生率差异均无统计学意义，因此得出结论：纵隔切除不能改善生育结局。这一研究小组同期开展了一项多中心 RCT 探究，这也是截止到目前唯一的一项 RCT 研究，共招募了 80 例合并不孕、流产或早产史的纵隔子宫患者，随机分入手术治疗组和期待治疗组。研究发现，随机分组后 12 个月内活产情况差异无统计学意义，且妊娠率、流产率与早产率的差异无统计学意义。目前世界范围内均对纵隔子宫进行手术以改善生育结局，但目前没有足够的证据支持手术治疗，仍需更多的多中心 RCT 研究。目前临床上多根据 2015 年的女性生殖器官畸形诊治的中国专家共识，既往无不良孕产史者，可先试孕。有不孕、不良孕产史者，可在腹腔镜或 B 超监视下行宫腔镜子宫纵隔切除术。

【专家点评】

纵隔子宫是常见的先天性子宫发育畸形，能导致宫腔形态异常，导致不孕，流产等不良产科结局,可通过超声、子宫输卵管造影、磁共振成像、宫腔镜等进行诊断,虽然目前没有足够的证据支持手术治疗,但是临床上通过手术以改善生育结局。

张慧英　田文艳　王刚

【相关指南及参考文献】

[1] CHAN Y Y, et al. The prevalence of congenital uterine anomalies in unselected and high-risk populations: a systematic review. Hum Reprod Update, 2011. 17(6): 761-71.

[2] CHAN Y Y, et al. Reproductive outcomes in women with congenital uterine anomalies: a systematic review. Ultrasound Obstet Gynecol, 2011. 38(4): 371-82.

[3] SHOKEIR T, et al. Determinants of fertility and reproductive success after hysteroscopic septoplasty for women with unexplained primary infertility: a prospective analysis of 88 cases. Eur J Obstet Gynecol Reprod Biol, 2011. 155(1): 54-7.

[4] 赵子辰. 宫腔镜下子宫纵隔切除术后生育结局分析. 中国实用妇科与产科杂志, 2022. 38(03): 327-330.

[5] RIKKEN J F W, et al. Septum resection in women with a septate uterus: a cohort study. Hum Reprod, 2020. 35(7): 1578-1588.

[6] RIKKEN J F W, et al. Septum resection versus expectant management in women with a septate uterus: an international multicentre open-label randomized controlled trial. Hum Reprod, 2021. 36(5): 1260-1267.

[7] RIKKEN J F, et al. Septum resection for women of reproductive age with a septate uterus. Cochrane Database Syst Rev, 2017. 1(1): Cd008576.

[8] 中华医学会妇产科学分会, 女性生殖器官畸形诊治的中国专家共识. 中华妇产科杂志, 2015. 50(10): 729-733.

病例 27　完全性纵隔子宫

【疾病概述】

纵隔子宫(septate uterus)是女性最常见的生殖道畸形,约占先天性子宫畸形的 80%-90%,可使宫腔对称形态发生改变,而干扰患者正常生育功能,是导致生育期妇女不孕、反复流产、早产、胎膜早破等不良妊娠结局最常见的一类子宫畸形。三维超声是目前相对简单且价廉的可靠诊断方法,必要时可以宫腔镜联合腹腔镜检查明确诊断。子宫输卵管碘油造影有助于了解宫腔形态,评估双侧输卵管通畅与否。纵隔子宫影响生育时,应予手术治疗。可在腹腔镜监视下通过宫腔镜切除纵隔,改善宫腔环境,实现成功妊娠。

【疾病介绍】

患者李某某,26 岁,2021 年 3 月于我院就诊。

1. 主诉　查体发现子宫纵隔 3 年,未避孕未孕 2 年。

2. 现病史　结婚 2 年,同居 2 年,性生活正常,未避孕 2 年未孕。平素月经规律，13 岁初潮，5/37 天，经量中等，痛经(-)。2018 年患者查体行妇科 B 超提示子宫纵隔，因未婚无生育需求，未予进一步诊治。2021 年 2 月患者因备孕未孕就诊于我院妇科门诊，行妇科 B 超示子宫完全纵隔，宫底部低回声带延续至宫颈外口处，宫底部低回声带宽约 14 mm，为行手术治疗收住入院。

3. 婚育史　26 岁结婚，初婚，配偶体健，未避孕。

4. 既往史　否认高血压、冠心病、糖尿病等病史。否认食物药物过敏史。嗅觉正常，精神、睡眠、食欲可，大小便无异常；无吸烟、饮酒史，无粉尘及毒物接触史，无外伤及腮腺炎病史。

5. 查体　T 36.6 ℃，P 72 bpm，R 18 次 / 分，BP 125/80 mmHg，H 168 cm，W 80 kg，BMI 28.345 kg/m^2。

妇科检查：外阴(-)，可见阴道纵隔，右侧为优势阴道，较宽敞，左侧窥器不能进入，右侧阴道黏膜光滑，无充血及出血点，阴道分泌物量少，无异味，右侧阴道顶端宫颈光滑，无肥大。子宫后位，正常大小，活动可，无压痛，左侧阴道顶端可触及宫颈，窥器不能进入。双附件区未及明显异常。三合诊：直肠黏膜光滑，未及肿物，指套无染血，余同 PV。

6. 辅助检查

(1)性激素全项：FSH 5.69 mIU/mL，LH 3.20 mIU/mL，E_2 32.00 pg/mL，T 51.91 ng/mL，P 0.32 ng/mL，PRL 8.60 ng/mL。

(2)B 超(2021.1 彩图 13)：子宫完全纵隔，宫底部低回声带延续至宫颈外口处，宫底部低回声带宽约 14 mm。

(3)血常规、肝肾功能、电解质、凝血功能、游离甲功未见异常。

7. 诊断　①完全性纵隔子宫；②阴道纵隔；③肥胖。

【诊疗经过】

于 2021-03-04 行腹腔镜监视下宫腔镜下子宫纵隔切除术 + 阴道纵隔切开 + 腹腔镜下右侧输卵管系膜囊肿切除术 + 上环术，腹腔镜探查盆腔：子宫常大，未见异常，右输卵管伞端可见一约 0.5 cm 系膜囊肿予以剥除，双侧卵巢及左侧输卵管未见异常；宫腔镜下可见双侧宫腔呈单角状，内膜中等厚度，均可见输卵管开口。术后放置 T 形环预防粘连，予口服雌二醇、地屈孕酮行人工周期治疗 2 月后取出 T 形环。于 2021 年 11 月自然受孕，因胎膜早破、宫内感染，孕 31+ 周在我院行剖宫产术，术中剖娩一活婴，现体健。

【病例讨论】

依据美国生殖医学会 2016 年发布的指南将纵隔子宫定义为：子宫内纵隔顶点与双侧子宫内膜形成的夹角为锐角(<90°)，两侧宫角部内膜顶点连线中点距离纵隔顶端最低点的距离 >1.5 cm，子宫底外部轮廓向外隆突或向内凹陷深度 <1.0 cm，诊断为纵隔子宫，根据纵隔是否达宫颈内口分为不全纵隔子宫和完全纵隔子宫。完全纵隔子宫可以合并单宫颈、宫颈部纵隔和双宫颈，也可同时合并阴道纵隔。

正常成人的子宫是在胚胎发育时，由双侧副中肾管(又称为苗勒氏管)靠拢、合并、成腔，肌层产生后形成的，是一中空肌性器官。在此过程中若两侧苗勒氏管融合异常，即可形成纵隔子宫、双角子宫、双子宫等先天性子宫畸形，其中在胚胎发育第10~12w两侧副中肾管合并后若纵隔吸收不完全，则可形成纵隔子宫。在育龄女性中的发病率为0.2%~2.3%。纵隔子宫可通过超声（包括三维超声）、子宫输卵管造影、磁共振成像、宫腔镜进行诊断，对于宫底外形情况还可通过腹腔镜进行诊断。

子宫纵隔内膜腺体数目少于子宫内膜或与子宫内膜增殖不同步。纵隔内膜雌、孕激素受体阳性表达水平低于子宫内膜；纵隔基底部和中部平滑肌面密度高于子宫肌层，胶原纤维面密度低于子宫肌层；纵隔尖部和中部小动脉分布少于子宫肌层。不孕患者纵隔内膜腺上皮细胞排列紊乱、纤毛稀疏断离，无顶浆分泌。所以受精卵着床于该处时常因血供不足而影响胚胎发育，加之宫腔形态异常、对称性改变，是导致适龄女性不孕、宫外孕、反复流产、早产及胎儿宫内窘迫等妊娠不良结局最常见的一类先天性子宫畸形。

患者若无临床症状、无生育问题，则无需手术治疗。既往无不良孕产史者，可先试孕。有生育要求及有不孕、不良孕产史，可在腹腔镜或B超监护下行宫腔镜子宫纵隔切除术（transcervical resection of uterine septum，TCRS）。在不孕女性中，宫腔镜下子宫纵隔切除术与更好的临床妊娠率相关。有研究显示，子宫纵隔切除术后的患者自然流产率从术前的91.8%下降至10.4%，活产率从术前的4.3%提高至81.3%。国外研究显示，在宫腔成形术前胚胎移植后的妊娠率和活产率显著降低（12.4%比29.2%；2.7%比21.7%），在IVF/ICSI前建议行子宫纵膈切除术，与未手术相比流产率显著降低（5.1%比12.9%）。通过手术手段切除纵隔，清除不适合种植胚胎的部位，扩大子宫腔，以改善妊娠环境，实现成功妊娠。

子宫纵隔切开术后是否需要放置宫内节育器仍存在争议。术后是否需要雌激素治疗应个体化，对于纵隔子宫不伴有内膜损伤的患者，术后不需要给予雌激素治疗，而对于伴有宫内膜损伤的患者，建议术后给予雌激素治疗促进宫内膜的生长。若患者合并宫腔粘连，则需要参考宫腔粘连诊疗指南的术后综合治疗方法。纵隔切开术后建议宫腔镜复查，不仅能明确是否有宫腔粘连、残留纵隔、内膜等情况，同时可以对其进行相应处理。

因此，TCRS是目前子宫纵隔相对较好的治疗方法，既去除了影响妊娠的纵隔组织，也避免了传统术式的并发症，术后患者的活产率明显提高，自然流产率明显降低，从而在不影响胎儿发育、不增加孕期并发症的同时，改善患者生殖预后。

【专家点评】

本病例患者合并完全性纵隔子宫，原发性不孕2年，为备孕行TCRS，术后放置宫内节育器预防粘连，术后1年成功自然受孕。TCRS具有创伤小、术后恢复快、并发症少等优点，可明显改善有不良妊娠史患者的生殖预后，术后放置IUD并联合HRT治疗，有助于预防宫腔粘连、修复子宫内膜。对于有不孕病史的子宫纵隔患者，应行TCRS，因为这是一个安全可靠并且有效的治疗方式，可以显著提高患者的妊娠率。

张慧英　田文艳　李小燕　王刚

【相关指南及参考文献】

[1] Practice Committee of the American Society for Reproductive Medicine.Electronic address Aao，Practice Committee of the American Society for Reproductive M.Uterine septum：a

guideline[J].Fertil Steril,2016,106(3):530-540.

[2] 符元元. 宫腔镜子宫纵隔切除术对改善妊娠结局的探讨 [D]. 郑州大学,2014.

[3] RIKKEN JFW, VERHORSTERT KWJ, EMANUEL MH, et al. Septum resection in women with a septate uterus: a cohort study. Hum Reprod. 2020 Jul 1;35(7):1578-1588.

[4] 钞晓培,谭先杰. 纵隔子宫与妊娠 [J]. 生殖医学杂志,2018,27(07):702-706.

[5] 杨益民,黄欢,冯力民,等. 纵隔子宫诊断与治疗相关临床问题解析 [J]. 国际妇产科学杂志,2017,44(03):248-251.

[6] 中华医学会妇产科学分会. 女性生殖器官畸形诊治的中国专家共识 [J]. 中华妇产科杂志,2015,50(10): 729-733.

[7] SAYGILI-YILMAZ E, YILDIZ S, ERMAN-AKAR M, AKYUZ G, YILMAZ Z. Reproductive outcome of septate uterus after hysteroscopic metroplasty. Arch Gynecol Obstet 2003;268:289-92.

[8] TOMAŽEVIČ T, BAN-FRANGEŽ H, VIRANT-KLUN I, et al. Septate, subseptate and arcuate uterus decrease pregnancy and live birth rates in IVF/ICSI.[J] .Reprod Biomed Online, 2010, 21: 700-5.

[9] CHEN HUI-XIAO, LV SHANG-GE, ZHANG YA-NAN, et al. Effect of hysteroscopic septum resection on subsequent in vitro fertilization-intracytoplasmic sperm injection outcomes in cases of primary infertility.[J] .J Gynecol Obstet Hum Reprod, 2021, 50: 102149.

[10] 王素敏,顾小燕,许锋. 宫腔镜子宫纵隔切开术治疗纵隔子宫 [J]. 中国实用妇科与产科杂志,2018,34(04):371-374.

病例 28　弓形子宫

【疾病概述】

先天性子宫畸形是女性生殖系统较为常见的畸形类型,主要由胚胎时期苗勒管发育异常导致,可不同程度损伤女性的生育力。其中,弓形子宫是最常见的先天性子宫畸形,在普通人群中的发生率为 4%。《女性生殖器官畸形命名及定义修订的中国专家共识(2022 版)》中将弓形子宫定义为:子宫外形基本正常,宫底外形无凹陷,宫腔底部内膜呈弧形内凹,内凹深度一般 <1 cm,两侧内膜夹角 >90°。虽然 AFS/ASRM(2021)分类中,不再将弓形子宫列为畸形子宫,但近年来另有多篇研究表明,与正常子宫相比,弓形子宫的流产率及胎位异常率较高;且相比于正常妊娠女性,其早产率及胎儿生长受限的等妊娠风险增加。这提示弓形子宫对于妊娠结局的影响仍有待讨论。

【病例介绍】

女方马某,年龄 34 岁,男方年龄 35 岁,2021 年 5 月 24 日来我院就诊。

1. 主诉　清宫术后 10 天,发现宫腔残留 5 天。

2. 现病史　患者 10 天前因"右宫角妊娠,胚胎停育"于我院行清宫术,术后至今有少量阴道出血，不伴明显腹痛。5天前于我院复查B超提示子宫内膜厚5 mm，右侧宫角处团块，22 mm×21 mm×14 mm，弓形子宫?，予口服五加生化胶囊，每日肌注缩宫素治疗。3天前再次复查B超提示右侧宫角处团块，21 mm×15 mm×9.2 mm，弓形子宫? 检验HCG 213 mIU/mL。为求进一步诊治就诊于我院门诊。

3. 婚育史　32岁结婚，均为初婚，丈夫体健。G3P0。2019年2月自然受孕生化妊娠。2021-2自然受孕生化妊娠。2021年4月因“右宫角妊娠，胚胎停育”于我院行清宫术，术后胚胎染色体提示21-三体。

4. 月经史　既往月经规律，5~6/25天，量中，痛经(—)，lmp:2021-03-12.

5. 既往史　检查发现甲状腺功能减退3^+月，口服优甲乐治疗中，20天前查甲状腺功能示：游离三碘甲状腺原氨酸4.22 pmol/L，游离甲状腺素15.84 pmol/L，超敏促甲状腺素(化学发光法)4.724 uIU/mL。否认高血压、冠心病、糖尿病等病史。否认食物药物过敏史。嗅觉正常，精神、睡眠、食欲可，大小便无异常；无吸烟史，无粉尘及毒物接触史，无外伤史。

6. 家族史　父母健在，否认遗传性疾病及肿瘤家族史，母亲孕期否认异常用药史。

7. 体格检查　体温36.5℃，呼吸20次/min，脉搏80次/min，血压125/70 mmHg；身高152 cm，体重45 kg，BMI 19.48 kg/m^2。神志清醒，精神可，全身皮肤无皮疹、结节等，浅表淋巴结未及肿大；气管居中，甲状腺不大；胸廓对称无畸形，胸壁无压痛，乳房发育正常，双肺呼吸动度对称，叩诊清音，双肺呼吸音清，未闻及干湿性啰音；腹软，肝脾肋下未及，脊柱、神经系统无特殊，无双下肢凹陷性浮肿。专科检查：外阴未见明显异常，宫颈光滑，触血(-)，举痛(-)，子宫前位，正常大小，活动，无压痛；双侧附件未及异常包块及压痛。三合诊同PV。

8. 辅助检查

2021-05-04 游离三碘甲状腺原氨酸4.22 pmol/L，游离甲状腺素15.84 pmol/L，超敏促甲状腺素(化学发光法)4.724 uIU/mL。

2021-05-19 B超提示子宫内膜厚5mm，右侧宫角处团块，22 mm×21 mm×14 mm，弓形子宫?

2021-05-21 B超提示右侧宫角处团块，21 mm×15 mm×9.2 mm，弓形子宫?

2021-05-21 HCG 213 mIU/mL

9. 诊断　①宫内妊娠组织物残留；②弓形子宫；③不良孕产个人史；④甲状腺功能减退。

【诊疗经过】

2021-05-26 复查血HCG示 132.86 mIU/mL，复查B超：右侧宫角处团块大小约18 mm×13 mm×11 mm，与肌壁分界尚清，其内可见条状血流信号。予以口服米非司酮0.5片QD治疗。定期复查超声及血HCG，观察疾病变化。

2021-07-01 复查B超：子宫内膜厚19 mm，内膜居中，回声不均，其内可见小囊区，双侧宫角稍深，右侧宫角回声不均，范围约14 mm×16 mm×11 mm，部分延续至肌层，其内可见条状血流信号。血HCG示2.40 mIU/mL。停用米非司酮。

2021-07-08 复查B超提示内膜厚19mm，回声不均，其内可见多个小囊区，其内可见条状血流信号。血HCG示1.31 mIU/mL。性激素六项结果：雌二醇194.00 pg/mL，促卵泡生成素 2.92IU/L，孕酮 0.67 ng/mL，促黄体生成素 11.24IU/L，睾酮 30.94 ng/dL，催乳素 21.17 ng/mL。血 HCG<1.20 mIU/mL。予口服黄体酮 200 mg QN 10 天治疗。

2021-07-22B 超提示宫腔内可见一光团，30 mm × 30 mm × 19 mm，内膜回声欠均质，部分可见蜂窝状液性暗区，内可见条状及点状血流信号（考虑宫腔残留，植入待除外）。

2021-08-05B 超提示内膜厚 8 mm，内膜居中。右侧宫角处回声欠均，其内可见星点状血流信号。建议患者行宫腔镜检查。

2021-08-26 复查 B 超提示：子宫内膜厚 3 mm，居中。弓形子宫？盆腔积液。（见彩图 14A）

2021-09-08 行宫腔镜检查（彩图 14B）：镜下见：宫腔形态欠正常，两侧宫角稍深，未见明显妊娠残留组织。镜下诊断：弓形子宫。取少量子宫内膜送检，术后病理提示：早分泌期子宫内膜，CD138 少许上皮阳性，CD38 个别间质细胞阳性。术后予抗炎等对症治疗，恢复可，可正常月经来潮。

2022.1 患者自然受孕，胎囊位置正常，孕足月分娩一健康活婴。

【病例讨论】

目前针对弓形子宫对妊娠生育结局的影响尚不十分明确。Prior 等人的研究表明弓形子宫患者接受辅助生殖技术（ART）的妊娠率、流产率、活产率与正常患者相似。我国一项针对 151 名接受体外受精胚胎移植术（IVF-ET）的先天性子宫畸形的患者（其中包括 40 例弓形子宫）的妊娠结局的研究发现，弓形子宫患者助孕结局和正常子宫相似。提示在临床工作中，弓形子宫对妊娠生育结局的影响并不明显。但也有研究结论显示：弓形子宫患者妊娠中期流产率及胎位异常比率明显升高。本病例中，患者为宫角妊娠，胚胎停育。在我院近期诊治的其他两位弓形子宫患者中，同样发生了宫角妊娠情况。不排除为弓形子宫导致。该患者治疗宫腔妊娠物残留后，未行子宫矫形手术，自然妊娠，胎囊位置正常，孕期无特殊异常。可见弓形子宫患者仍可正常受孕，对妊娠结局影响不显著。

目前国际上对于弓形子宫是否应纳入子宫畸形的范畴仍有争议。多在诊疗其他妇科疾病时行辅助检查中发现。而四维超声、盆腔 MR 等检查是诊断弓形子宫的重要辅助检查。在已排除其他影响受孕因素后，考虑不孕或胎囊位置异常为弓形子宫所致，可行宫腔镜下子宫畸形矫形术。夏恩兰等人提出：目前宫腹腔镜联合手术已成为子宫畸形最有效的治疗措施。宫腔镜成形术的适应症为：影像学检查提示可疑子宫畸形。合并以下一项症状：①有自然流产史两次以上，或者原因不明的不孕。②需辅助生殖技术的原发不孕症。③有宫腔积血、周期性腹痛或急腹症症状。朱兰等人提出：根据 ASRM（2021）标准的弓形子宫的不孕症患者，推荐先行体外授精 - 胚胎移植，如反复移植失败或复发性妊娠失败，考虑宫腔镜矫治弓形子宫。

【专家点评】

目前弓形子宫对于妊娠结局的影响尚不明确。由于弓形子宫患者无临床症状，多因其患有其他妇科相关疾病，行四维超声、盆腔核磁等辅助检查时发现。故对于不影响妊娠的患者，可不进行处理。而对于反复种植失败、反复胎位异常或妊娠失败的患者，在排除其他疾病影响后，可考虑行宫腔镜子宫畸形矫治术，必要时可在腹腔镜监视下进行，避免子宫穿孔。

张慧英　田文艳　王刚

【相关指南及参考文献】

[1] 周建军，孙海翔. 子宫性不孕症诊治的经验与体会 [J]. 实用妇产科杂志，2020，36（05）:332-335.

[2] 中华医学会妇产科学分会，中国医师协会妇产科医师分会女性生殖道畸形学组. 女性生殖器官畸形命名及定义修订的中国专家共识（2022 版）[J]. 中华妇产科杂志，2022，57（08）:575-580.

[3] CHAN Y Y，JAYAPRAKASAN K，TAN A，et al. Reproductive outcomes in women with congenital uterine anomalies：a systematic review[J]. Ultrasound in Obstetrics & Gynecology，2011，38（4）:371-382.

[4] CONNOLLY C T，HILL M B，KLAHR R A，et al. Arcuate Uterus as an Independent Risk Factor for Adverse Pregnancy Outcomes[J]. Am J Perinatol，2024，41（2）:167-173.

[5] PRIOR M，RICHARDSON A，ASIF S，et al. Outcome of assisted reproduction in women with congenital uterine anomalies：a prospective observational study[J]. Ultrasound in Obstetrics & Gynecology，2018，51（1）:110-117.

[6] 梁爽，程兰兰，禹果，等. 不同类型子宫畸形对 IVF/ICSI-ET 助孕妊娠结局的影响 [J]. 生殖医学杂志，2021，30（07）:878-884.

[7] 夏恩兰. 子宫畸形的诊治 [J]. 中国实用妇科与产科杂志，2018，34（04）:367-371.

[8] 朱兰，仝佳丽. 重视子宫发育畸形矫治术选择及术后妊娠问题 [J]. 中国计划生育和妇产科，2022，14（08）:3-4.

病例 29　Ⅱ型阴道斜隔综合征合并斜隔侧宫内妊娠难免流产

【疾病概述】

阴道斜隔综合征是一种少见的女性生殖系统畸形，其主要临床特征为双子宫体、双子宫颈、双阴道（一侧阴道完全或不完全闭锁），多伴有阴道闭锁侧肾缺如，临床表现多为痛经、腹部包块、阴道不规则出血、阴道异常分泌物等，阴道斜隔综合征合并妊娠少见，斜隔侧妊娠更为罕见。

【病例介绍】

患者兰某，就诊年龄 31 岁，2020 年来我院就诊。

1. 主诉　停经 82 天，发现胚胎停育合并子宫畸形 3 天，清宫失败。

2. 现病史　患者因“停经 82 天，发现胚胎停育 3 天”就诊于本院门诊，门诊妇科 B 超（彩图 17）：双子宫、双宫颈、右侧宫内早孕、胚胎停育、左侧子宫内膜增厚。门诊清宫未能探入右侧宫腔，收住院为求下一步治疗。

月经史：患者 10 岁腹痛一晚后月经来潮，平素月经规律，7~10 天 /26~28 天，轻微痛经，月经初潮后 2 年曾出现 1 次腹痛后阴道流液，为黄色液体，量同月经量，未诊治。15 岁时曾有 1 次经期延长至 10 余天。21 岁开始出现经间期出血，排卵后一周左右，持续 2~5 天，量不多，暗红色，直至本次妊娠。25 岁时痛经加剧至本次妊娠。

3. 婚育史　G1P0，本次为自然受孕。

4. 既往史　23 岁时查体提示双子宫，单侧肾缺如。

5. 查体　T 36.5℃，P 86bpm，R 18 次 / 分，BP 128/85mmHg。

妇科检查：外阴已婚型，阴道畅，可见一个宫颈位于左上方，宫颈光滑。

6. 辅助检查

2020-10-26 血 HCG：3312.0mIU/mL；

2020-10-24 门诊妇科 B 超（彩图 15）：双子宫、双宫颈、右侧宫内早孕、胚胎停育、左侧子宫内膜增厚。

2020-10-27 妇科超声（彩图 16）：双子宫、双宫颈；双侧宫腔内未见胎囊影像；阴道右侧隔膜内可见胎囊影像，其内可见胎芽，未见胎心搏动；右肾缺如。

7. 诊断　①阴道斜隔综合征；②斜隔侧宫内妊娠难免流产？③右肾缺如。

【诊治经过】

入院后讨论清宫方式，追问病史，同时完善相关检查，急查血 HCG 3312.0 mIU/mL。入院 12 小时后无明显诱因出现阵发性右下腹腹痛，似宫缩样疼痛，阴道少量出血，疼痛程度逐渐加重，疼痛频率逐渐增加，持续约 2 小时后腹痛症状减轻，但出现阴道坠胀、里急后重感，并逐渐加重，阴道未见组织物排出。急查 B 超示：双子宫、双宫颈；双侧宫腔内未见胎囊影像；阴道右侧隔膜内可见胎囊影像，其内可见胎芽，未见胎心搏动。行妇科检查：窥器打开困难，触诊右侧阴道壁可触及大小约 6 cm × 3 cm × 3 cm 隆起，囊性、轻触痛，顶端可触及宫颈偏左上方。结合患者病史、体格检查及影像学检查，考虑阴道斜隔综合征、斜隔侧宫内妊娠难免流产？右肾缺如。遂急症手术治疗，术中打开窥器，见阴道右侧壁明显隆起，未见明显小孔，宫颈暴露困难，宫腔镜检查见右侧壁隆起同前，可见单个宫颈位于左上方，于距离右侧处女膜缘 2 cm 处偏阴道前壁可见一小孔，小孔处可见黄色坏死组织物堵塞。直视下空针穿刺右侧斜隔抽出陈旧血，于穿刺处切开斜隔约 1cm 可见绒毛及蜕膜组织排出。于切口处进宫腔镜，右侧斜隔腔内可见右侧宫颈，颈管未见明显异常，进入宫腔，可见蜕膜样组织，行阴道斜隔切开术及清宫术，充分切开斜隔，切除多余隔壁组织，行清宫，吸出少量蜕膜组织。术后诊断为：阴道斜隔综合征 II 型、斜隔侧宫内妊娠难免流产、右肾缺如。术后盆腔 MR 示盆腔内可见两个子宫体及子宫颈，右肾缺如。术后第 4 日 HCG 187.30 mIU/mL，术后第 15 日 HCG 10.15 mIU/mL。术后 2 个月 HCG<0.10 mIU/mL；妇科检查：阴道畅，左侧宫颈较右侧宫颈易暴露，右侧宫颈位置稍高，可见右侧宫颈轻度糜烂，宫颈周围阴道黏膜稍充血；妇科 B 超见双侧子宫内膜厚约 6mm，回声均匀。

【病例讨论】

阴道斜隔综合征是妇科较少见的女性生殖道畸形，其基本特征为双子宫体、双宫颈、双阴道，一侧阴道完全或不完全闭锁的先天性畸形，多伴闭锁阴道侧泌尿系统畸形，以肾缺如多见。我国学者将其分为三型:I 型 无孔斜隔型;II 型 有孔斜隔型;III 型 无孔斜隔合并宫颈瘘管型。2011 年另有学者报道了 1 例特殊类型阴道斜隔综合征:双子宫、双宫颈、阴道斜隔伴斜隔侧宫颈管闭锁、斜隔侧肾缺如。

II/III 型阴道斜隔综合征的患者存在斜隔侧子宫妊娠的可能,但其发生的概率极低。通过检索 1943 年至 2021 年 5 月 Pubmed、Web of Science、中国知网、维普、万方数据库的国内外文献,关于阴道斜隔综合征合并斜隔侧妊娠的报道共 14 例。II/III 型阴道斜隔综合征的患者常因妊娠合并子宫畸形就诊,同时发现妊娠侧肾缺如,诊断为阴道斜隔综合征,行阴道斜隔切除及清宫术。本例患者既往月经规律,轻微痛经,入院前人工流产术失败,入院前因胎停育拟于我院门诊行清宫术,但未能探入右侧宫腔,入院后行超声检查,发现胎囊由右侧宫腔排至阴道隔膜内,合并右肾缺如,结合患者病史、查体、超声检查,术前考虑患者为阴道斜隔综合征 II 型合并斜隔侧妊娠难免流产,且妊娠组织物自宫腔排出积存在斜隔内,斜隔向外突出,张力大,为手术提供了一个相对合适的时机。

因临床医生对阴道斜隔综合征的认识不足,加之 II 型和 III 型阴道斜隔开口较隐蔽难以发现,若发生斜隔侧妊娠需行人工流产时,人工流产术前不能明确诊断,导致人工流产失败。因此在实施人工流产手术之前,需进行仔细查体,结合病史及超声情况明确诊断。若术前未明确诊断,行人工流产术时则可能导致空吸、漏吸、子宫穿孔等。若将妊娠侧的子宫误诊为残角子宫妊娠,而忽略宫颈、阴道发育情况及肾脏发育情况,进行腹腔镜检查或开腹探查术,增加患者痛苦及经济负担。因此对于超声检查提示存在双子宫的患者,应注意双子宫的位置、大小及宫颈发育情况,与单角子宫、双角子宫、完全性双角子宫鉴别,同时完善泌尿系统超声明确是否存在单侧肾缺如。阴道检查时应详细检查宫颈,需注意是否存双宫颈、阴道斜隔等,避免不必要的有创操作。此外对于存在泌尿系统畸形的患者也应考虑是否合并有生殖道畸形。

【专家点评】

临床医生应提高对阴道斜隔综合征的认识,及时发现阴道斜隔综合征,一旦诊断应及时手术切除斜隔,预防生殖道感染以及避免后续增加经阴道分娩的困难。

蒯丹　张慧英　田文艳　王刚

【相关指南及参考文献】

[1] 中华医学会妇产科学分会. 关于女性生殖器官畸形统一命名和定义的中国专家共识 [J]. 中华妇产科杂志, 2015, 50(9):648-651.

[2] 中华医学会妇产科学分会. 女性生殖器官畸形诊治的中国专家共识 [J]. 中华妇产科杂志, 2015, 50(10):729-733.

[3] 陈娜, 朱兰, 蒋宇林. 一种特殊类型的阴道斜隔综合征一例. 中华妇产科杂志, 2011. 46(5): 396.

[4]] 傅雪雯. 妊娠合并阴道斜隔综合征一例. 现代实用医学, 2020. 32(03): 417-418+424.

[5] 刘式景. 阴道斜隔后子宫妊娠二例临床分析. 中华妇产科杂志, 2003(10): 47.

[6] 张巍, 任秀萍, 阴道斜隔综合征 1 例报告. 吉林医学, 2011. 32(03): 623.

[7] 王孟龙，曹云英，龙凤宜. 先天性双子宫阴道斜隔并流产一例报告. 广西医学院学报，1987(01)：77.

[8] 王晓东，李银姬，刘蕴慧. 阴道斜隔侧宫内早期妊娠诊断与终止方法的探讨. 中国计划生育学杂志，2004(03)：170-171.

[9] 谢玲红. 阴道斜隔综合征合并闭锁侧宫腔妊娠2例. 实用妇产科杂志，2008,(08):495.

[10] 邹鹏. 女性生殖道畸形并一侧肾输尿管缺如 - 附4例报告. 广西医学院学报，1982,(04):57-60.

[11] 陈秀娟，熊秀梅，林元. 不同类型阴道斜隔综合征妊娠3例报告. 中国工程科学，2014. 16(05)：90-95.

[12] 黄丽卿. 先天性阴道斜隔综合征伴斜隔侧宫内妊娠1例. 临床超声医学杂志，2008(02)：120.

病例30　单角子宫

【疾病概述】

单角子宫是一种先天性子宫畸形，是由于一侧副中肾管不发育或发育不良所致，发生率占所有子宫畸形类型中的2.5%~13.2%，在未经选择的人群中的发生率为0.1%，在不孕妇女中(0.5%)或流产妇女中(0.5%)的发生率会有所增加。单角子宫分型不同临床症状有差异，而且对女性生育能力、妊娠结局的影响有所不同，准确分型是制定患者个体化治疗方案的重要基础。单角子宫患者的卵巢发育通常不受影响，可自然妊娠，如因单角子宫本身相关子宫结构异常导致子宫因素不孕时可考虑辅助生育技术治疗。辅助生殖治疗的目标是单胎、足月、健康婴儿的诞生，尤其对于单角子宫不适宜双胎妊娠的情况，单胚胎移植有助于预防多胎妊娠及相关不良孕产结局、规避母婴健康风险，保障围产儿健康。

【病例介绍】

患者基本信息：贾某，女，36岁，初次就诊时间：2018年2月。

1. 主诉　结婚9年，继发不孕1年。

2. 现病史　9年前结婚，婚后同居，性生活正常，3年前因“结婚3年未避孕未孕”就诊于外院，因“子宫畸形—单角子宫”于外院行体外受精助孕治疗。促排卵方案不详，获卵22个，授精情况不详，成胚8个(胚胎等级不详)，为预防过度刺激新鲜周期未移植，行全胚胎冷冻。解冻周期(方案不详)移植4次总计8个胚胎，3次未孕，末次移植后获临床妊娠，停经40多天自然流产，未清宫，现未避孕未孕1年来我院要求再次助孕治疗。

3. 月经史　12岁，5/25~35天，量少，无痛经。

4. 婚育史　27岁结婚，配偶体健，G1P0。

5. 既往史　无特殊。

6. 体格检查　T 36.6℃，P 87bpm，R 18次/分，BP 114/79 mmHg，身高163cm，体重53 kg，BMI 19.9 kg/m^2。

7. 妇科检查　外阴女性型，阴毛分布正常，阴道通畅，未见斜隔或纵隔；单宫颈发育正常，表面光滑，子宫前位，正常大小，质中，活动，无压痛；子宫底右侧可及包块，约核桃大小，无囊韧感，质中，与子宫关系密切，无压痛。右侧附件区无异常包块及压痛。

8. 辅助检查

（1）2017-09-14 基础性激素：FSH：7.6IU/L，LH：4.72IU/L，E_2：24.12 pg/mL，T<12.98 ng/dL，

AMH：未测，TSH：4.89 uIU/mL，FT3：4.89 pmol/L FT4：16.21 pmol/L

（2）2013 年 1 月右侧输卵管未见显影，左侧输卵管通并远端周围组织轻度粘连

（3）2015 年 12 月北京复兴医院超声检查提示子宫 43 mm × 41 mm × 31 mm，内膜线居中，5 mm，宫腔回声呈（（柳叶）状。子宫右旁中等回声团块 39 mm × 11 mm（未见内膜样回声），右侧卵巢 AFC6-7 个，左侧卵巢 AFC2-3 个。

（4）2016 年 1 月北京复兴医院宫腔镜检查提示宫腔呈单角状，宫腔顶端偏左侧可见一输卵管开口，宫腔内未见占位病变。宫腔镜下刮宫子宫内膜病理呈增殖期子宫内膜，CD138（-），CD38（-）。

（5）夫妻双方染色体均正常。

（6）泌尿系 B 超：未报异常。

9. 诊断　①继发不孕；②子宫畸形（单角子宫 U4b 型）；③左侧输卵管不全梗阻。

【诊治经过】

第一次 IVF：1/2GnRH-a 中长方案，丽申宝 300IU 启动，Gn 用量 4500IU，Gn 天数 15 天，卵泡数 23 个，HCG 日 $E_2$6122 pg/mL，LH 0.94 IU/L，P 1.48 ng/mL，获卵 20 枚，2PN 17 枚，形成胚胎 17 枚，优质胚胎 7 枚。因轻度 OHSS 行全胚胎冷冻。

第 1 次解冻周期移植：NC-FET 方案，移植日子宫内膜厚 10mm/B，移植 2 个 D3 胚胎（均 8CGI，激光辅助孵化），生化妊娠。

第 2 次解冻周期移植：HRT-FET 方案，移植日子宫内膜厚 9.3 mm/A-B，移植 2 个 D3 胚胎（8CGI+7CGI，激光辅助孵化）临床妊娠，双胎妊娠。妊娠 11 周行超声引导下经阴道双胎妊娠减胎术。术后保留胚胎自然流产。2019.1 减胎术后 4 月宫腔镜检查提示：单角子宫，左侧壁轻度宫腔粘连予以剪开。

第 3 次解冻周期移植：HRT-FET 方案，移植日子宫内膜厚 8.3 mm/B，移植 2 个 D3 胚胎（均 7CGI，激光辅助孵化），获临床妊娠，移植后 6 周胎停育行清宫术，绒毛 CNV 检测未见异常。

第二次 IVF：1/2GnRH-a 中长方案，丽申宝 300IU 启动，Gn 用量 4950IU，Gn 天数 13 天，卵泡数 19 个，HCG 日 $E_2$4793 pg/mL，LH 0.94 IU/L，P 0.38 ng/mL，获卵 19 枚，2PN15 枚，形成胚胎 15 枚，优质胚胎 7 枚。为预防 OHSS 行全胚胎冷冻。

第 4 次解冻周期移植：HRT-FET 方案，移植日子宫内膜厚 8.5 mm/B，移植 1 个 D3 胚胎（8CGI，激光辅助孵化）临床妊娠。孕 12 周开始行超声检查未提示宫颈管形态异常，无妊娠期并发症及内外科合并症。2021-08-04 孕 39^{+1} 周剖宫产一男活婴，体重 3130g，无新生儿

畸形。

【病例讨论】

分型与临床处理策略：根据 2013 年欧洲人类生殖与胚胎学会和欧洲妇科内镜协会（ESHRE /ESGE）女性生殖道先天性异常分类共识，依据有无功能型残角宫腔，单角子宫可分为 U4a 型及 U4b 型 2 个亚型。本病例为单角子宫对侧伴有无功能型宫腔的残角子宫，为 U4b 型单角子宫，文献证实 84% 的单角子宫有对侧残角子宫。单角子宫畸形的患者诊断大部分处于青春期及育龄期。本例患者月经初潮后无临床症状，因育龄期原发不孕就诊而偶然发现单角子宫畸形，其无功能型残角无需特殊处理。但对于有功能型子宫内膜的残角子宫，常因临床症状出现较早，与痛经、不孕、异位妊娠有关，甚至出现残角子宫妊娠破裂，腹腔内出血危及孕妇生命，故一旦诊断就建议切除残角子宫及同侧输卵管。因此，明确临床分型对处理策略的选择至关重要。

诊断及鉴别诊断：单角子宫临床上漏诊、误诊率较高，双合诊一般难以发现异常。目前诊断先天性子宫畸形的辅助检查主要有子宫输卵管造影（hysterosalpinography，HSG）、超声检查、磁共振成像（magnetic resonance imaging，MRI）、宫腔镜、腹腔镜等。这些方法各有其优点和局限性，且因单角子宫具有多样性、复杂性及隐蔽性等特点，凭借单一的辅助检查方法难以确诊，临床上仍需根据患者病情，结合运用各种影像学检查方法，综合考量以提高正确诊断率。三维超声可作为筛查女性生殖道畸形的标准检查措施，而对于复杂畸形或因存在子宫肌瘤（尤其伴变性时）、子宫腺肌病或卵巢子宫内膜异位囊肿等合并症，甚至合并妊娠状态而出现诊断困难者，可结合 MRI 辅助检查，且强调有经验的临床医师与影像医师密切沟通。

此外，由于生殖系统和泌尿系统共同起源于人类胚胎第 5 周时形成的尿生殖嵴，因此单角子宫常伴随泌尿系发育异常，其中先天肾脏缺如和对侧肾畸形常见，异位肾较罕见，临床中应予以排查。

助孕策略：本例 U4b 型单角子宫患者行 ART 前无须手术切除残角子宫，助孕方案选择与子宫正常形态者无异。因单角子宫合并同侧（左）输卵管不全梗阻、不孕年限较长及前次体外受精史等综合因素行再次体外受精助孕治疗。

除子宫畸形外，患者双侧卵巢位置正常，不合并泌尿系统异常。生育力评估为正常卵巢储备及内膜形态。促排卵方案选择、取卵手术和实验室操作及胚胎培养过程与正常形态子宫患者无异。明确子宫畸形分型、是否合并罕见的卵巢异位及泌尿系统畸形对于控制性超促排卵过程卵泡监测及安全顺利进行取卵手术至关重要。

如单角子宫侧输卵管通畅，宫腔内人工授精（IUI）亦是该人群可选择的助孕方式，文献报道单角子宫不影响 IUI 助孕结局。

【专家点评】

1. 选择性单胚胎移植（sSET）　多胎妊娠及分娩给母婴健康带来极大风险，预防多胎妊娠及多胎妊娠相关不良孕产结局、保障围产儿健康是辅助生殖技术发展的大势所趋。而辅助生殖过程中减少移植胚胎数目是降低多胎妊娠的最有效措施。2018 年 10 月中华医学会生殖医学分会提出的《关于胚胎移植数目的中国专家共识》中明确指出需进行选择性单胚胎移植的适应情况，其中包括子宫因素不宜于双胎妊娠者，例如疤痕子宫、子宫畸形或矫形手术后、子宫颈机能不全。在临床实践中，有一些因素会影响 eSET 的实施，导致其执行力度不同。该单角子宫患者就诊时 36 岁，不孕年限长，外院体外受精助孕多次移植后方获妊娠机会而胚胎丢失，本次助孕患者强烈要求移植 2 枚胚胎，获临床妊娠后因反复阴道炎治疗错过最佳经阴道减胎时间，于孕 11 周行经阴道超声引导下多胎妊娠减胎术，术后保留胚胎自然流产，本次妊娠仍以失败告终。虽胚胎移植术前进行充分告知，但妊娠后患者有放弃减胎、存在迟疑或出现不适宜减胎的临床病症而错过最佳减胎时机可能。故再次强调严格把握单胚胎移植指征。

超声引导下多胎妊娠减胎术（multifetal pregnancy reduction，MFPR）作为一种补救措施，安全性及有效性已经得到证实，也在最大程度上改善了多胎妊娠结局，但术后仍有 8%~27% 的流产率。目前，减胎时机的选择仍存在争议，多胎妊娠减胎术实施时间越早，流产率越低，并且操作越简单，并发症越少，局部组织损伤小，对于明确需行减胎术者建议于孕 8 周之前尽早进行手术为佳。

实施 eSET 最关键的一步是进行胚胎选择，囊胚培养选择了更有着床潜能的胚胎，从而有更高的种植率，可以减少移植数目，改善 eSET 的效率。

2. 关注围产结局　目前，多数研究结果倾向于单角子宫有更低的临床妊娠率，一定程度上增加流产率和早产率，降低活产率。这可能与子宫平滑肌减少及神经分布不正常，宫腔压力不均衡，子宫收缩不协调，子宫血流分布异常和子宫颈机能不全等机制有关。因单角子宫患者发生妊娠丢失和产科并发症的风险较高，需纳入高危妊娠管理范畴，孕期加强管理及监控。围孕期及妊娠期为患者进行适当心理疏导。

有临床研究指出体外授精技术能够实现 U4b 型单角子宫与正常形态子宫人群相类似的妊娠结局，早期流产率与正常对照接近、累积活产率能与正常子宫形态组无统计学差异。可见，不同类型的单角子宫的妊娠结局存在差别，本例 U4b 型单角子宫患者获足月产，抱婴出院，最终获满意临床结局。

张艳芳　宋学茹

【相关指南及参考文献】

[1] CHAN YY，JAYAPRAKASAN K，ZAMORA J，et al. The prevalence of congenital uterine anomalies in unselected and high-risk populations：a systematic review. *Hum Reprod Update.* 2011；17（6）：761-771.

[2] GRIMBIZIS GF，GORDTS S，DI SPIEZIO SARDO A，et al. The ESHRE/ESGE consensus on the classification of female genital tract congenital anomalies. *Hum Reprod.* 2013；28（8）：2032-2044.

[3] GRIMBIZIS GF，DI SPIEZIO SARDO A，SARAVELOS SH，et al. The Thessaloniki ESHRE/ESGE consensus on diagnosis of female genital anomalies. *Hum Reprod.* 2016；31（1）：2-7.

[4] 刘慧冰，栗河舟，彭丹丹，等. 单角子宫的超声诊断及漏误诊分析 [J]. 中国临床医学影像杂志，2016，27（02）：142-143.

[5] 柳丽，何悦明，李海梅，等. 磁共振成像对单角子宫畸形的诊断价值分析 [J]. 医学影像学杂志，2021，31（09）：1550-1554.

[6] 范丽娟，张娜，解晋琳，等. 单角子宫患者宫腔内人工授精临床结局分析 [J]. 生殖医学杂志，2021，30（06）：728-732.

[7] 孙贻娟，黄国宁，孙海翔，等. 关于胚胎移植数目的中国专家共识 [J]. 生殖医学杂志，2018，27（10）：940-945.

[8] 曹明雅，冯腾飞，工跃，等. 超声引导下多胎妊娠减胎术时机对流产率的超声引导下多胎妊娠影响：一项队列研究. [J]. 中华超声影像学杂志，2021，30（10）：890-895.

[9] LI X，OUYANG Y，YI Y，LIN G，LU G，GONG F. Pregnancy outcomes of women with a congenital unicornuate uterus after IVF-embryo transfer. *Reprod Biomed Online.* 2017；35（5）：583-591.

[10] 殷姣，马晓欣. 残角子宫诊治进展 [J]. 中国实用妇科与产科杂志，2021，37（03）：396-398.

[11] 王杨，卜志勤，史昊，等. U4b 型单角子宫不孕症患者体外受精 - 胚胎移植结局及早产的相关因素分析 [J]. 郑州大学学报（医学版），2021，56（01）：27-31.

第六节　性腺发育异常

病例 31　XY 单纯性腺发育不全

【疾病概述】

XY 单纯性腺发育不全是一种罕见的性腺发育异常性疾病，发生率为 1/80000。其发病机制主要与性别分化过程中相关基因的突变有关，主要是 SRY 基因的突变及缺失。主要表现为：患者社会性别女性，染色体核型为 46，XY，外阴幼稚，有阴道、发育不良子宫，原发性闭经及条索状性腺。治疗包括性别的选择、切除发育不全的性腺组织、性激素替代治疗。本病条索状性腺恶变率达 20%~30%，是性发育异常中最易癌变的病种，一旦确诊则需尽早切除发育不良性腺组织，术后予以性激素替代治疗。

【病例介绍】

患者女，17 岁，2021 年来我院就诊。

1. 主诉　原发性闭经，发现染色体异常 3 年。

2. 现病史　14 岁因无月经来潮就诊天津市某医院，行染色体核型报告示：46，XY，Yqh-，22pstk+；查性激素结果示：促性腺激素水平升高，性激素水平下降；就诊于我院门诊，行妇科超声示：盆腔底部条索样结节，大小 14 mm × 11 mm × 5 mn，双侧卵巢显示欠清。予以戊酸雌二醇 + 后半周期地屈孕酮治疗，每周期停药后 1~2 天每次均可有月经来潮，经期 5~7 天，经量中等。于 2021-07-23 于我院妇科住院治疗，拟行性腺切除术，复查 B 超：子宫前位，大小 25 mm × 18 mm × 19 mm，子宫肌壁回声均匀，子宫内膜厚 4m，左侧卵巢 10 mm × 8 mm，末见异常回声，右侧卵巢 12 mm × 9 mm，未见异常回声。完善术前检查发现房间隔卵圆窝处可见房水平左向右分流，分流束宽约 4.5m（考虑卵圆孔未闭可能性大）。经多学科专家会诊后考虑术中术后风险较高，患者及家属决定先于心内科、心外科等相关科室行心脏疾病后续治疗，待心脏疾病稳定后再行妇科手术。

3. 月经史　服药后月经，15 岁初潮，3~7/28~30 天。LMP 2021-06-20。

4. 既往史　无特殊。

5. 查体　体温 36.5° C；脉搏 78 次 / 分；呼吸 16 次 / 分；血压 133/90 mmHg。身高 170 cm，体重 65 kg。

妇科检查：外阴幼稚型，无阴毛，大小阴唇发育正常，处女膜环完整：肛查；子宫小。

6. 诊断　①原发性闭经；② XY 单纯性腺发育不全；③染色体异常。

【诊治经过】

入院后复查 B 超：子宫前位，大小 25 mm × 18 mm × 19 mm，子宫肌壁回声均匀，子宫内膜厚 4 m，左侧卵巢 10 mm × 8 mm，末见异常回声，右侧卵巢 12 mm × 9 mm，未见异常回声。

完善术前检查发现房间隔卵圆窝处可见房水平左向右分流，分流束宽约 4.5 m（考虑卵圆孔未闭可能性大）。经多学科专家会诊后考虑术中术后风险较高，患者及家属决定先于心内科、心外科等相关科室行心脏疾病后续治疗，待心脏疾病稳定后再行妇科手术。患者行房间隔封堵术后转回我科行腹腔镜下双附件切除术，术后予以性激素替代治疗。

【病例讨论】

XY 单纯性腺发育不全是一种罕见的性腺发育异常性疾病，发生率为 1/80000。1995 年，由 Swyer 等首次报道，故又称 Swyer 综合征。其发病机制主要与性别分化过程中相关基因的突变有关，主要是 SRY 基因的突变及缺失。主要表现为：患者社会性别女性，染色体核型为 46，XY，外阴幼稚，有阴道、发育不良的子宫，原发性闭经及条索状性腺，智力发育正常，多因原发性闭经或青春期延迟就诊。由于低性激素水平，导致青春期女性第二性征发育欠佳。超声检查多未能探及性腺回声。内分泌测定多表现为促性腺激素 FSH、LH 水平升高、性激素 E_2、P 水平降低。治疗包括性别的选择、切除发育不全的性腺组织、性激素替代治疗。患者外阴为女性，可行正常性生活，社会及心理性别多为女性，既往病例中患者选择及医师建议均为维持女性性别。本病条索状性腺恶变率达 20%~30%，是性发育异常中最易癌变的病种，一旦确诊则需尽早切除发育不良性腺组织，术后予以性激素替代治疗。人工周期可使乳房及外阴发育，且可使月经来潮，但月经量一般偏少，月经期偏短。目前性腺发育不全患者经辅助生殖技术而获得婴儿已成为现实，据报道，至少 15 例 XY 性腺发育不全患者成功妊娠，但并不是所有 XY 性腺发育不良者都能受孕，若有含糊不清的性器官成功能性腺组织，可产生苗勒管抑制因子引起女性生殖器退化，因此，患者在接受供卵之前，需行输卵管造影检查证明有正常子宫，且内膜活检明确对激素替代有正常反应。

对于本例患者而言：患者因原发性闭经就诊，行染色体核型分析及性激素六项发现异常。妇科 B 超未见明显子宫结构，经激素补充治疗，患者可出现撤药后出血，复查 B 超发现子宫出现一定程度发育。考虑为 XY 单纯性腺发育不全。与患者及家属充分沟通后要求选择女性性别，行腹腔镜下双附件切除术，术后予以性激素替代治疗。

【专家点评】

46XY 单纯性腺发育不全。患者社会性别为女性，临床表现为原发闭经，需与混合性性腺发育不全、完全性雄激素不敏感综合征、46，XY 的 17α- 羟化酶缺乏、真两性畸形及女性假两性畸形相鉴别。该病发病率较低，但对患者的生理及社会心理影响极大，及时诊治尤为重要。本病一旦确诊应即刻行条索状性腺切除，术后给予激素治疗以维持女性的社会性别，预防骨质疏松。

张慧英　田欢　田文艳　王刚

【相关指南及参考文献】

[1] 石雪，吴梅. 46，XY 单纯性腺发育不全伴双侧性腺肿瘤 1 例 [J]. 医学影像学杂志，2022，32（05）：898-9.

[2] 吴青平，李雯. 性别发育异常患者 SRY、DYZ 基因检测与染色体分析研究 [J]. 中国优生与遗传杂志，2000，8（6）：31-2.

[3] CHIPASHVILI M K，KRISTESASHVILI D I，CHOPIKASHVILI N A，et al. Diagnostic

principles of gonadal dysgenesis in adolescents [J]. Georgian medical news，2005，128：24-8.

[4] SALEHI L B，SCARCIOLLA O，VANNI G F，et al. Identification of a novel mutation in the SRY gene in a 46，XY female patient [J]. European journal of medical genetics，2006，49(6)：494-8.

[5] 郁琦，鹿卿，孙爱军，等. 46，XY 单纯性腺发育不全 10 例分析 [J]. 中国实用妇科与产科杂志，2006，22(9)：685-7.

[6] 崔佳，窦京涛，杨国庆，等. 卵睾型性发育异常 14 例临床特点及诊治分析 [J]. 中国实用内科杂志，2015，35(04)：346-50.

[7] MUTLU G Y，KıRMıZıBEKMEZ H，AYDıN H，et al. Pure gonadal dysgenesis (Swyer syndrome) due to microdeletion in the SRY gene：a case report [J]. Journal of pediatric endocrinology & metabolism：JPEM，2015，28(1-2)：207-10.

[8] POLáKOVá M，ALEXANDER D，SULC J，et al. [Pregnancy and delivery in a patient with pure 46，XY karyotype. Summary of actual knowledge about XY women] [J]. Ceska gynekologie，2013，78(5)：443-7.

[9] ARORA R，DATTA S，THUKRAL A，et al. A rare case report of 46XY mixed gonadal dysgenesis [J]. Indian journal of endocrinology and metabolism，2013，17(Suppl 1)：S268-70.

[10] 孙建国，蔡芳震，颜醒恩. 完全性雄激素不敏感综合征一家系三例报告 [J]. 中国男科学杂志，2010，24(4)：58-9.

病例 32　45，X/46，XY 嵌合型

【疾病概述】

Turner 综合征（Turner syndrome，TS）又称先天性卵巢发育不全综合征或女性性腺发育不全综合征，是一种较为常见的性染色体异常综合征，属于性发育异常（disorders of sexual development，DSD）中的性染色体异常疾病，是人类唯一能生存的染色体单体综合征。TS 的病理基础是由于患者的一条 X 染色体完整，另一条性染色体完全或部分缺失，或者发生结构异常所致。其典型临床表现为：身材矮小、性腺发育不良，以及一些特殊的躯体特征如颈蹼、盾状胸、肘外翻等。

【病例介绍】

患者张某，就诊年龄 24 岁，2020 年来我院就诊。

1. 主诉　原发性闭经，发现染色体异常 8 个月。

2. 现病史　患者就诊时 24 岁，入院前 9 年因月经未来潮就诊于当地医院，行超声检查，但未行染色体检查，予人工周期治疗，患者间断用药，停药后偶有撤退性出血，持续 3-4 天，色鲜红。入院前 8 个月就诊于本院门诊，查妇科超声示幼稚型子宫，隐约可见子宫内膜线

样，双侧卵巢显示不清，宫颈与宫体比例 1：1；性激素呈高促性腺激素低性激素水平；染色体检测示 45，X[22]/46，XY[18]/46，X，idic（Y）（q12）[2]。

3. 月经史　15 岁人工周期治疗后月经来潮，15-24 岁间断人工周期治疗，门诊就诊后予以人工周期治疗，可正常行经，3~4/30 天，量中，偶有痛经。

4. 婚育史　未婚未育。

5. 既往史　甲状腺功能减退 1 年，口服左甲状腺素片治疗。

6. 查体　T 36.0℃，P 105 bpm，R 18 次 / 分，BP 124/80 mmHg，身高 150 cm，体重 51 kg。

妇科检查：外阴幼女型，阴毛稀疏，小阴唇发育差，前庭发育正常，阴道口可见，指肛检查可触及约 2cm 小子宫，双侧附件区未触及肿物，无触痛。

7. 辅助检查

性激素：FSH 51.22 IU/L，LH 19.12 IU/L，P 0.20 ng/mL，E_2<10 pg/mL，T 15.76 ng/dL，PRL 18.70 ng/mL；

妇科超声：子宫前位，大小 19 mm × 19 mm × 12 mm，隐约可见子宫内膜线样，双侧卵巢显示欠清，宫颈大小 22 mm × 14 mm × 9 mm；

染色体核型：45，X[22]/46，XY[18]/46，X，idic（Y）（q12）[2]。

盆腔 MR：子宫略小，双侧附件未显示。

8. 诊断　① 45，X/46，XY 嵌合型；②甲状腺功能减退。

【诊治经过】

就诊后予人工周期治疗，可正常行经。因患者染色体核型为嵌合型，且含 Y 染色体，有进展为性母细胞瘤的可能，全麻下行腹腔镜下双附件切除术，术中探查盆腔：幼稚子宫，大小约 2 cm × 2 cm × 1 cm，外形规则，表面光滑；双侧细条索状性腺，左侧输卵管伞端系膜囊肿，直径约 0.5 cm。术后病理（2012290）回报：双侧慢性输卵管炎，左侧输卵管系膜副中肾管囊肿；双侧条状性腺组织，检材大部分为纤维脂肪组织，仅于右侧见少许卵巢皮质组织。术后继续予口服戊酸雌二醇及黄体酮胶囊人工周期治疗，可正常行经，3~4/30 天，量中，偶有痛经。

【病例讨论】

Turner 综合征（Turner syndrome，TS）因染色体核型中一条 X 染色体部分或全部缺失，在胎儿阶段开始卵泡的快速闭锁，其主要特征就是先天性腺发育不全和衰竭，其发病率在活产女婴中为 1/4000~1/2500，TS 女婴卵巢内储存的始基卵泡显著减少。在 TS 患者中，88.5% 的患者表现为原发性闭经，染色体核型为 45，X、45，X/46，XX 嵌合体、45，X/46，XY 嵌合体的患者发生原发性闭经的概率分别为 41.7%、8.3% 和 81.4%。

1　*治疗*

TS 治疗的目的是提高患者成人身高，诱导性发育及维持第二性征，提高患者骨密度，同时防治各种并发症。由于 TS 可累及多器官多系统，并且部分并发症随年龄增长发生风险增加，因此为提高 TS 患者的预后及生存质量，其治疗需多学科共同参与。

1.1 促生长治疗

促生长治疗的目标是尽早获得与年龄匹配的正常身高，重塑青春期加速生长，最终达到正常成年身高。一旦出现生长障碍或身高位于正常女性儿童生长曲线的第 5 百分位数以下时，即可开始使用重组人生长激素（recombinant human growth hormone，rhGH）治疗；一般在 4~6 岁，甚至可在 2 岁时开始治疗。终止指征：a. 达到满意身高；b. 骨龄 >13 岁；c. 年生长速率 <2 cm/ 年）。

1.2 诱导并维持第二性征发育

诱导并维持第二性征发育的治疗目标：①诱导并维持第二性征发育；②促进子宫发育，获得生育潜能；③促进骨骼生长及骨密度增加；④降低心血管疾病风险；⑤促进大脑发育，提高认知能力；⑥促进其他雌激素依赖的器官发育及生理功能（如肝功能）。性激素补充治疗开始的时间、药物的剂量、递增方案以及剂型均需模拟正常的青春期发育。早期诊断的患者，推荐骨龄 11~12 岁时开始性激素补充治疗。对诊断较晚，特别是在青春期诊断的患者，可权衡生长潜能和性发育的情况后，采取个体化治疗。雌激素剂型主要为经皮和口服雌激素。其中经皮雌激素因不经过肝脏代谢，是较好的激素补充药物。

为维持正常的乳腺和子宫发育，推荐开始雌激素治疗 2~4 年或有突破性出血发生时，考虑加用孕激素建立人工周期，即模拟正常月经周期，每月服用雌激素 21 d，在月经第 14 天联合使用 10~14d 孕激素，产生撤退性出血。优先推荐天然或接近天然的孕激素，如地屈孕酮或微粒化黄体酮，或者口服雌二醇片 / 雌二醇地屈孕酮片复合包装。建立人工周期后雌孕激素联合治疗至正常绝经期年龄，以维持女性第二性征和防治骨质疏松。

1.3 预防性性腺切除术

Y 染色体上存在性腺肿瘤发生的相关基因位点—染色体性腺母细胞瘤位点（GBY），是性发育异常（DSD）患者性腺肿瘤发生的使动因素，Y 染色体编码的睾丸特异蛋白（TSPY）基因可能在细胞增殖分化、细胞周期的调控复制过程中产生作用，从而导致肿瘤的发生。有 Y 染色体或携带 Y 染色体片段的患者发生性腺恶性肿瘤的风险增加 5%~30%。目前已报道的含 Y 染色体成分的 TS 患者的性腺肿瘤类型主要为性腺母细胞瘤。性腺母细胞瘤是多种性腺生殖细胞肿瘤的前体形式，可分化为多种侵袭性生殖细胞肿瘤，60% 发展为无性细胞瘤，其他还可发展为畸胎瘤、卵黄囊瘤以及原发性绒毛膜癌。因此建议对染色体核型分析中发现有 Y 染色体或片段的 TS 患者做预防性性腺切除术。

含 Y 染色体成分的 TS 患者性腺肿瘤手术切除及化疗完成后应及时予以雌孕激素周期治疗，治疗原则与一般 TS 患者一致。若骨骺尚未闭合（骨龄≤ 14 岁），予以生长激素促进身高增长。

2 生育力保护及生育策略

TS 是最常见的导致早发性卵巢功能不全（premature ovarian insufficiency，POI）的疾病之一，大约 90% 的 TS 女性的卵巢储备会在成年前耗尽，因此大多数患有 TS 的女性在成年前即潜在面临不孕症，仅有 2%~5% 的 TS 女性可成功自然受孕。对所有准备进入生育阶段的 TS 患者，可考虑在孕前准备阶段，进行辅助 rhGH 治疗预处理。rhGH 可改善卵巢内营养状态及微环境，进而提高卵巢功能，也可直接通过上调自身受体增强颗粒细胞对 Gn 的反应性和增强线粒体活性改善卵母细胞的质量。一项纳入 15 项随机对照试验（RCT）的 Meta 分析显示，rhGH 治疗 POI 女性可以显著增加获卵数、提高临床妊娠率和活产率，即 rhGH 可能是改善 TS 患者妊娠结局的一种可选方案。

2.1 自然妊娠

仅有 2%~5% 的 TS 女性可成功自然受孕，45，X/46，XX 嵌合核型和自发月经初潮对 TS 患者的自然妊娠能力具有一定的预测价值。随着年龄的增长，TS 患者自发妊娠的可能性迅速下降，综合分析血清 FSH 检测、核型分析、有无自发青春期发育、超声检查卵巢体积及卵泡计数以及 AMH 检测等指标，应考虑在年轻时提供生育治疗。然而，TS 患者自发妊娠后不良妊娠结局发生率较高，其中流产率约为 30%~45%，活产儿中染色体缺陷率及并发胎儿畸形率可达 30%~40%。因此 TS 患者应进行详细的产前诊断及遗传咨询。

2.2 辅助生殖技术（assisted reproductive technology，ART）

随着 ART 的快速发展，部分 TS 患者通过自卵 ART 或赠卵 ART 成功妊娠，但其成功妊娠率远低于因其他原因接受赠卵的辅助生殖技术的妇女（17% ~ 40% vs 73%）。由于 TS 女性患者的卵巢储备能力迅速降低，建议考虑在年轻时提供生育治疗。根据《人类辅助生殖技术规范》，丧失产生卵子能力的 TS 患者可接受卵子赠送，因此目前赠卵仍是有生育要求的 TS 患者妊娠的主要途径之一。研究表明，通过移植前基因检测的自卵 ART，与赠卵 ART 的临床妊娠率无明显差异，而持续妊娠率及累计妊娠率要高于赠卵 ART。在应用 ART 前，应进行详细的筛查和咨询。

2.3 孕期管理

无论 TS 妇女是以何种方式受孕，她们的自然流产、胎儿畸形发生率显著增高，有 22%~50%TS 妇女的胎儿出现宫内发育迟缓，38.3% 发生早产。自然流产可归因于胎儿染色体畸形或异常的母体子宫环境。依靠自己卵子怀孕的 TS 妇女中，染色体畸形和流产的发生率高达 50%。研究显示常规的雌孕激素替代治疗并不能带来理想的子宫发育以维持将来受孕后的胚胎发育，TS 妇女准备受孕前需更大剂量的雌孕激素替代治疗。同时，TS 孕妇中，与妊娠相关并发症发生的风险也升高：约 40% 的患者会发生甲状腺功能减退、肥胖、糖尿病、高血压和先兆子痫，而普通孕妇的发生率只有 6% ~ 12%。

在 TS 患者孕期，母胎医学、心内科和内分泌科等多学科专家团队应密切跟踪。这些孕妇需要持续监测并发症和积极治疗高血压疾病，至少应在妊娠中期开始进行超声心动图监测，妊娠晚期每周进行超声心动图监测，如果怀疑主动脉扩张，应进行 MRI 检查。建议确诊在主动脉扩张的情况下进行主动脉手术，并根据胎龄，可与剖宫产术同时进行。产后随访同非孕期 TS 患者。

【专家点评】

对于 Turner 综合征的患者，须明确其染色体核型，适时进行雌孕激素替代治疗，监测子宫及双附件发育情况及其他系统发育情况。对于含 Y 染色体的 Turner 综合征患者，由于 Y

染色体物质可引起性腺母细胞瘤的发生，建议行预防性性腺组织切除术。对于有生育需求的患者，制定合适的辅助生殖方案。

张慧英　田文艳　王刚

【相关指南及参考文献】

[1] 秦爽，罗颂平，鞠蕊. 特纳综合征中国专家共识（2022 年版）[J]. 中国实用妇科与产科杂志，2022，38（04）：424-433.

[2] GRAVHOLT CH，ANDERSEN NH，CONWAY GS，et al. International Turner Syndrome Consensus Group. Clinical practice guidelines for the care of girls and women with Turner syndrome：proceedings from the 2016 Cincinnati International Turner Syndrome Meeting. Eur J Endocrinol. 2017 Sep；177（3）：G1-G70.

[3] CAMERON-PIMBLETT A，LA ROSA C，KING TFJ，DAVIES MC，CONWAY GS. The Turner syndrome life course project：Karyotype-phenotype analyses across the lifespan. Clin Endocrinol（Oxf）. 2017 Nov；87（5）：532-538.

[4] TSUCHIYA K，REIJO R，PAGE DC，DISTECHE CM. Gonadoblastoma：molecular definition of the susceptibility region on the Y chromosome. Am J Hum Genet. 1995 Dec；57（6）：1400-7.

[5] 特纳综合征诊治专家共识 [J]. 中华内分泌代谢杂志，2018，34（03）：181-186.

[6] DAVENPORT ML. Approach to the patient with Turner syndrome. J Clin Endocrinol Metab. 2010 Apr；95（4）：1487-95.

[7] KIDO T，LAU YF. The Y-located gonadoblastoma gene TSPY amplifies its own expression through a positive feedback loop in prostate cancer cells. Biochem Biophys Res Commun. 2014 Mar 28；446（1）：206-11.

[8] OLIVEIRA RM，VERRESCHI IT，LIPAY MV，et al. Y chromosome in Turner syndrome：review of the literature. Sao Paulo Med J. 2009 Nov；127（6）：373-8.

[9] BONDY CA. Turner Syndrome Study Group. Care of girls and women with Turner syndrome：a guideline of the Turner Syndrome Study Group. J Clin Endocrinol Metab. 2007 Jan；92（1）：10-25.

[10] BERNARD V，DONADILLE B，ZENATY D，et al. CMERC Center for Rare Disease. Spontaneous fertility and pregnancy outcomes amongst 480 women with Turner syndrome. Hum Reprod. 2016 Apr；31（4）：782-8.

[11] TESARIK J，GALÁN-LÁZARO M，CONDE-LÓPEZ C，et al. The Effect of GH Administration on Oocyte and Zygote Quality in Young Women With Repeated Implantation Failure After IVF. Front Endocrinol（Lausanne）. 2020 Sep 29；11：519572.

[12] YANG P，WU R，ZHANG H. The effect of growth hormone supplementation in poor ovarian responders undergoing IVF or ICSI：a meta-analysis of randomized controlled trials. Reprod Biol Endocrinol. 2020 Jul 29；18（1）：76.

[13] RUAN X, DU J, KORELL M, et al. Case report of the first successful cryopreserved ovarian tissue retransplantation in China. Climacteric. 2018 Dec;21(6):613-616.

[14] ELDER DA, ROPER MG, HENDERSON RC, et al. Kyphosis in a Turner syndrome population. Pediatrics. 2002 Jun;109(6):e93.

[15] Alvaro Mercadal B, Imbert R, Demeestere I, et al. Pregnancy outcome after oocyte donation in patients with Turner's syndrome and partial X monosomy. Hum Reprod. 2011 Aug;26(8):2061-8.

[16] GILES J, MESEGUER M, MERCADER A, et al. Preimplantation genetic testing for aneuploidy in patients with partial X monosomy using their own oocytes: is this a suitable indication? Fertil Steril. 2020 Aug;114(2):346-353.

[17] GONZALEZ L, WITCHEL SF. The patient with Turner syndrome: puberty and medical management concerns. Fertil Steril. 2012 Oct;98(4):780-6.

[18] ABIR R, FISCH B, NAHUM R, et al. Turner's syndrome and fertility: current status and possible putative prospects. Hum Reprod Update. 2001 Nov-Dec;7(6):603-10.

[19] CHEVALIER N, LETUR H, LELANNOU D, et al. Materno-fetal cardiovascular complications in Turner syndrome after oocyte donation: insufficient prepregnancy screening and pregnancy follow-up are associated with poor outcome. J Clin Endocrinol Metab. 2011 Feb;96(2):E260-7.

[20] CABANES L, CHALAS C, CHRISTIN-MAITRE S, et al. Turner syndrome and pregnancy: clinical practice. Recommendations for the management of patients with Turner syndrome before and during pregnancy. Eur J Obstet Gynecol Reprod Biol. 2010 Sep; 152(1):18-24.

病例 33　21- 羟化酶缺乏先天性肾上腺皮质增生

【疾病概述】

先天性肾上腺皮质增生症(congenital adrenal hyperlasia，CAH)是由于类固醇合成酶缺陷，肾上腺皮质多种类固醇类激素合成不足，促肾上腺皮质激素(ACTH)上升，肾上腺皮质增生，前体物质堆积而导致皮质激素缺乏及继发高雄激素等症候群的一组常染色体隐性遗传性疾病。21- 羟化酶缺陷(21-hydroxylaSe deficiency，21-OHD)是 CAH 最常见的类型，占 90%~ 95%，亦是女性性分化异常最常见的原因之一，国内外报道发病率 1/10000~1/20000 。

【病例介绍】

女方就诊时年龄 35 岁　男方就诊年龄 38 岁(2017 年)

1. 主诉　发现 CAH 31 年，结婚 3 年，未避孕未孕。

2. 现病史　患者 4 岁时因轻度阴蒂肥大就诊我院，确诊为 CAH，予以糖皮质激素治疗，其后定期随诊，现口服泼尼松 7.5 mg bid，病情稳定。结婚 3 年，同居，性生活正常，未避孕未孕。基础性激素 P 3.43 ng/mL，余正常范围内。AMH2.89 nmol/L。患者于 2017.8 就诊于我中心，TVS 提示：右附件区包块 73 mm × 49 mm，液性暗区，内有分割，部分实性回声，周边可见血流信号，未见明显 AF，CA125 94.6 U/mL，妇科肿瘤医生会诊建议盆腔 MRI 及腹腔镜探查。患者于 2017 年 9 月行腹腔镜下右卵巢囊肿剥除术 + 右侧输卵管积水切除术 + 盆腔复杂粘连松解术。术后病理提示：右卵巢子宫内膜异位囊肿，术后予以 GnRH-a 3 支治疗。患者于 2017 年 11 月行先天性肾上腺皮质增生 +21- 羟化酶缺乏性先天性肾上腺皮质增生症（1445 项基因检测（1-9 个基因））的基因检测结果提示：CYP21A2 基因的 2 个已知致病突变 c.518T>A 和 EX3 DEL。其为常染色体隐性遗传，男方 CYP21A2 基因验证为阴性，遗传咨询后考虑夫妇生育的后代，有 50% 概率为正常，50% 概率为携带者，故建议可自然受孕，孕后多学科密切随诊。现夫妇因“子宫内膜异位症 IV 期术后”要求 IVF 助孕治疗。

3. 月经史 初潮 14 岁，4~5/25 天，量中，痛经（-）。

4. 婚育史 32 岁结婚，配偶体健，G0P0。

5. 个人史 患者本人系足月出生于天津，其母亲孕期无特殊用药史，其现久居天津，无吸烟，饮酒史，无有毒有害等物质接触史。

6. 家族史 父母体健，无兄弟姐妹。无特殊。

7. 既往史 4 岁时诊断为先天性肾上腺皮质增生，定期我院诊治，现口服泼尼松 7.5 mg bid，肾上腺皮质功能 Cor 和 ACTH 均正常范围内。

8. 查体 T 36.2℃，P 70 bpm，R 18 次 / 分，BP 118/89 mmHg，身高 160 cm，体重 80 kg，BMI 31.3 kg/m^2。

妇科检查：外阴阴蒂稍肥大，阴道畅，宫颈光，子宫前位，常大，质中，活动，无压痛，双附件区无异常包块及压痛。

9. 辅助检查

（1）2017 年 6 月基础性激素：FSH3.76IU/L，LH1.37IU/L，E_2 30 pg/mL，T30.7 ng/dL，PRL15.75 ng/mL，P 3.43 ng/mL，TSH2.531UIU/ML。

（2）子宫输卵管造影：未做。

（3）2017.8 阴道 B 超示子宫 46 mm × 42 mm × 42 mm，内膜 4.9 mm，左卵巢 25 mm × 14 mm，1 个窦卵泡，右卵巢 73 mm × 49 mm，右附件区包块 73 mm × 49 mm，液性暗区，内有分割，部分实性回声，周边可见血流信号，未见明显 AF。

（4）女方染色体：46，XX。

（5）2017 年 6 月男方精液检查：密度 21.2 × 10^6/mL，PR52%。男方染色体 46，XY。

10. 诊断 ①原发不孕；②子宫内膜异位症 IV 期术后；③右卵巢子宫内膜异位囊肿剥除术后；④右侧输卵管积水切除术后；⑤先天性肾上腺皮质增生；⑥肥胖症。

【诊治经过】

第一次 IVF：GnRH-a 超长方案（术后予以 3 支 GnRH-a 后的 30 天予以促排卵），r-FSH 300IU 启动，Gn 用量 4800IU，Gn 天数 12 天，卵泡数 7 个，HCG 日 $E_2$812 pg/mL，LH0.36 IU/L，P2.86 ng/mL，于 2018-02-05 获卵 7 枚，进行常规 IVF，授精浓度为 2.2 × 10^4 精 / 卵，

16~18 h 后观察受精，2PN5 枚，形成优质胚胎 2 枚，未移植，予以冻存。

2018 年 8 月拟 FET，自然周期，因孕酮值高取消移植。其后于内分泌科调整用药（氢化可的松 + 泼尼松），后于 2019.8 再次准备移植，基础孕激素 0.57 ng/mL，自然周期，扳机后转天孕激素 1.5 ng/mL，移植 2 个胚胎（8C1II+7C1II），移植日内膜 10.0 mm，未孕。

【病例讨论】

21-OHD 大多数患者是由于 CYP21A2 基因突变而发生疾病，如基因完全缺失、8 个假基因衍生的点突变和第 3 外显子的 8 碱基对缺失等。根据醛固酮和皮质醇缺乏的程度和高雄激素的严重程度，可将 21- 羟化酶缺乏症分为两大类，即经典型 21- 羟化酶缺乏症（失盐型、单纯男性化）和非经典型 21- 羟化酶缺乏症。其可引起致命的肾上腺失盐危象，导致新生儿死亡，高雄激素血症可引起儿童性发育异常和性腺轴功能紊乱，成年后可出现不孕不育、肿瘤、肥胖、高血压、骨质疏松和生活质量下降等一系列远期并发症。

不同类型 21-OHD 女性患者其生育力存在差异，失盐型 21-OHD 生育力明显降低，为 0~10%，单纯男性化 21-OHD 生育力为 33%~50%；而非经典型 21-OHD 生育力仅轻度降低，或与普通人群相似，可达 63%~90%，且超过 50% 患者的妊娠未进行不孕症或 CAH 治疗。近年来研究提示促进生育是成年 CAH 的治疗目标之一，生理上、心理上、生育能力认知上的生育愿望不足是 CAH 妊娠率低的主要原因，如果治疗得当，将影响生育的异常激素控制在合理适当范围，其生育力远比以前认知的要理想。21-OHD 生育力降低原因包括了内分泌紊乱、解剖结构及心理因素等多方面。卵泡期的高孕激素可抑制子宫内膜的增生和正常脱落，宫颈黏液异常，输卵管蠕动降低，影响促性腺激素释放激素（GnRH）脉冲发生器，具有类似避孕药的作用。高雄激素可促进芳香化酶作用，增加雌激素的合成，抑制促性腺激素（Gn）的分泌；亦可直接影响卵泡发育；损害下丘脑对孕酮的敏感性，GnRH 脉冲频率增加，优先分泌黄体生成素（luteinizing hormone，LH），而 LH 的过度分泌会增加卵巢雄激素的产生造成恶性循环。21-OHD 女性解剖学异常和（或）外生殖器功能重建不良可能会导致患者性活动的减少。35%~50% 患者阴道开口不足，阴道润滑减少，阴蒂敏感性降低，存在明显的性交困难。生殖器重建技术的进步已使性活跃患者数增加，但即使经过精心的外科生殖器成形术，其性经历的总体质量也往往低于正常女性。同时异常激素状态、糖皮质激素过度治疗等会降低患者性欲；性倾向因素也可能降低生育力，如无性行为、单身、同性或双性性取向、缺乏母性情感等。国外研究显示经典型女性患者中仅有 10%~25% 曾尝试怀孕。相关教育的缺乏也造成了低生育率，有研究显示只有 60% 的患者知道自己有生育的可能性。

21-OHD 患者或携带者婚后应对配偶是否携带相关基因突变进行筛查。21-OHD 为常染色体隐性遗传病。如果夫妇双方均为 21-OHD 突变携带者，则子代患病率为 25%，若夫妇一方为 21-OHD 患者，另一方为携带者，则子代患病率分别为 50%。若夫妇一方为 21-OHD 患者，另一方为正常，则子代均为携带者，子代成人后再生育时应进行相关的筛查。对于 21-OHD 患者、严重突变型的携带者、21-OHD 患儿分娩史及有家族先证者的夫妇等均应接受产前遗传咨询。明确父母及先证者等位基因突变型，计算出相应子代患病率及可能出现的基因突变型，制定合理的产前诊断策略，避免严重表型的21-OHD患儿出生。对夫妇应进行遗传特点、产前诊断、子代并发症及预后等的相关教育和指导。必要时可考虑进行胚胎植入前遗传学诊断（PGT），国内已有相关成功案例报道。

对于无症状的非经典型21-OHD成年女性无生育要求时不推荐用糖皮质激素治疗，有生育要求时可直接自然试孕，如发生不孕症或自然流产，推荐使用糖皮质激素治疗。新版指南明确建议计划怀孕的女性卵泡期孕酮水平宜控制在<0.6 ng/mL（<2 nmoL/L），这给临床治疗CAH生育障碍设立了目标。自然试孕未成功，可依照不孕症诊疗流程进行病因排查，如存在排卵障碍和（或）合并其他不孕原因，可联合促排卵药物或其他辅助生育技术助孕。糖皮质激素应作为诱导排卵的初始治疗，部分患者单用激素替代已能恢复排卵。孕激素、雄激素治疗后控制理想但仍然无排卵的患者，可采用Gn或氯米芬诱导排卵。符合体外受精—胚胎移植治疗指征患者，控制性卵巢超排卵时应注意监测孕酮水平变化，必要时需行全胚冷冻避免高孕激素对内膜容受性的影响，其后选择最佳时机再行冻融胚胎移植。既往文献报道显示存在生育障碍的非经典型21-OHD女性患者，40%的患者单用激素替代可自然妊娠，而行辅助生殖技术助孕患者其助孕结局也十分理想。本病例4岁时发现CAH，其后定期治疗病情稳定。泼尼松治疗的基础孕酮值可维持正常水平，但较为遗憾的是胚胎数量较少，移植后未孕，可进行再次超促排卵进行胚胎移植术。

21-OHD患者妊娠期需行围孕期管理，孕期常规替代治疗不应使用地塞米松等可穿过胎盘的糖皮质激素，应采用氢化可的松或泼尼松龙联合氟氢可的松。对可能患21-OHD的胎儿进行产前宫内治疗尚存争议。产前宫内治疗可减轻21-OHD女胎男性化的程度，但2018年美国内分泌学会的21-OHD指南仍将产前治疗视为实验性，不推荐治疗。即使夫妻双方为21-OHD的携带者并生育过患儿，再次妊娠可能为女性患儿的概率也仅为1/8。因此对所有孕妇进行产前地塞米松治疗，将使其他无患病的胎儿或不需产前治疗的男性胎儿暴露在高水平皮质激素下，尚无法预估其长期影响。

【专家点评】

21-OHD对于生育力存在不利影响，孕前应做好咨询、解释；评估生育力不受影响的患者可先行试孕，存在生育障碍时应结合具体原因进行个体化诊治。孕期加强对21-OHD激素替代的管理，避免过度与不足的发生；围生期注重降低严重并发症的出现；并对子代健康情况进行长期随访。然而妊娠期与分娩期皮质激素需求量如何精确调整，非经典型21-OHD妊娠期是否需要治疗，如何建立最佳治疗模式使获益最大、风险最小等方面仍有待于进一步研究探讨，且国内该领域的研究仍很匮乏，我国人群的相应资料仍然较少。因此最佳的21-OHD围孕期管理模式仍有待确认。

张静　宋学茹

【相关指南及参考文献】

[1] 中华医学会儿科学分会内分泌遗传代谢病学组. 先天性肾上腺皮质增生症21-羟化酶缺陷诊治共识[J]. 中华儿科杂志，2016，54（8）：569-576.

[2] 叶军，王华，邹卉，等. 先天性肾上腺皮质增生症新生儿筛查共识[J]. 中华儿科杂志，

2016,54(6):404-409.
[3] GOMES LG, BACHEGA TASS, MENDONCA BB.Classic congenital adrenal hyperplasia and its impact on reProduction[J].Fertil steril,2019,111(1);7-12.
[4] NEW MI,GHIZZONI L,MEYE-BAHLBURG H,et a1.Fertiliy jn patients with nonclassical congenitaI adrenal hyperpIasia[J].Fertil steril,2019,lll(1):13-20.
[5] HAIZIAGGELOU A, SAKKAS EG, VOTINO R, et a1.Assisted reproduction in congenilal adrenal hyperplasia[J].Front Endocrinol(Lausanne),2019,10:723.
[6] 陈席,吕远,崔红,等.两个先天性肾上腺皮质增生症家系的胚胎植入前遗传学检测[J].中国实用妇科与产科杂志,2018,34(11):1282-1286.
[7] SPEJSER PW, WIEBKE A, AUCHUS RJ, et a1.Congenital adrenal hyperplasia due to steroid 2l-hydroxylase deficiency: an Endocrine Society clinical practice guideline[J].J clin Endocrinol Metab,2018,103(11):4043-4088.
[8] 潘萍,郑灵燕,方玲玲,等.非典型21-羟化酶缺乏症合并不孕症21例临床特征分析[J].中华妇产科杂志,2021,56(2):108-113.

病例34　46XX-17α-羟化酶缺乏症

【疾病概述】

先天性肾上腺皮质增生症(congenital adrenal hyperplasia,CAH)是一类因肾上腺皮质激素合成途径中相关酶缺乏导致的常染色体隐性遗传病,发病率为1/20000~1/10000。17α-羟化酶缺乏症(17α-hydroxylase, 17OHD)多系编码细胞色素P450c17酶的CYP17基因突变致17α-羟化酶部分或完全缺乏,是CAH的罕见类型,仅占CAH的1%,其中46XX型更为少见。46, XX-17OHD患者内外生殖器均为女性,88%患者在青春期确诊,临床表现为原发性闭经或月经不规律、第二性征不发育或发育不良,育龄期患者存在生育障碍,伴或不伴高血压、低钾血症。

【病例介绍】

李某,年龄18岁,2018年来我院就诊。

1. 主诉　原发闭经,血压升高伴乏力1年。

2. 现病史　患者系足月顺产儿,孕期产时均平顺,出生时为女性外生殖器,无喂养困难,婴幼儿时期发育与同龄儿相似。青春期无明显第二性征发育,原发闭经。1年前出现血压升高,最高160/100 mmHg,伴周身乏力、食欲减退,就诊于当地医院予口服降压药物,效果欠佳。2018年就诊于我院妇科内分泌门诊。

3. 月经婚育史　原发闭经,无月经来潮,未婚未育。

4. 既往史　否认高血压、冠心病、糖尿病等病史。否认食物药物过敏史。精神、睡眠、食欲可,大小便无异常;无吸烟史,无粉尘及毒物接触史,无外伤病史。

5. 家族史　父母健在,其姐为CAH患者,母亲孕期否认异常用药史。

6. 体格检查　体温 36.2℃，呼吸 16 次 /min，脉搏 80 次 /min，血压 133/102 mmHg；身高：167 cm，体重：48 kg，BMI：17.21 kg/m²。神志清醒，精神可，全身皮肤无皮疹、结节等，无周身皮肤黝黑，浅表淋巴结未及肿大，腋下无毛发；气管居中，甲状腺不大；胸廓对称无畸形，胸壁无压痛，乳房微隆，乳晕未见明显色素沉着，未触及硬结，双肺呼吸动度对称，叩诊清音，双肺呼吸音清，未闻及干湿性啰音；腹软，肝脾肋下未及，脊柱、神经系统无特殊，无双下肢凹陷性浮肿。专科检查：外阴女性幼稚型，会阴部极少量稀疏细茸毛发。

7. 辅助检查

外周血染色体分析：46XX（G 显带 320~400 条带阶段，不除外微小结构异常及小比例嵌合情况）。

基因检测：CYP17A1 基因突变。

经腹盆腔超声：膀胱后方见子宫样结构，大小 2.1 cm × 1.0 cm × 0.8 cm，肌层回声均，隐约可见内膜样强回声；左附件区见卵巢样结构 1.0 cm × 0.6 cm；右附件区件卵巢样结构 1.1 cm × 0.7 cm。提示：幼稚子宫，卵巢发育不良。

腹部 CT：双侧肾上腺各支明显均匀增粗（见彩图 17A）。

手腕骨骨龄评估：左手腕骨龄发育稍迟缓（见彩图 17B）。

性激素：FSH 70.58 IU/L，LH 37.12IU/L，E_2<10 pg/mL，P 2.86 ng/mL，T <12.98 ng/dL（检测下限）。

肾上腺皮质激素：皮质醇 <1.00 ug/dL，ACTH 96.2 pg/mL。

类固醇激素 6 项：P120 pg/mL，TT<70 pg/mL，17-OHP<100 pg/mL，AE<43 pg/mL，DHEA<500 pg/mL，COR<0.05 × 10^5 pg/mL。

皮质醇昼夜节律消失，小剂量地塞米松抑制无反馈抑制表现。

24 小时尿游离皮质醇（UFC）：<30 ug/24h（检测下限）。

血 K：3.2 mmol/L。

8. 诊断　先天性肾上腺皮质增生症（46，XX-17OHD）

【诊疗经过】

患者原发闭经、血压升高伴乏力，现无生育需求，行相关检查确诊后拟纠正高血压、低血钾状态，予糖皮质激素治疗，雌孕激素序贯治疗促进子宫发育、建立人工周期。予络活喜 5 mg 口服 1 次 / 日，氯化钾缓释片 0.5 g 口服 2 次 / 日，氢化可的松 10 mg 口服 1 次 / 日、地塞米松片 0.187 5 mg 口服睡前 1 次 / 日，戊酸雌二醇（2 mg QD）+ 地屈孕酮（10 mg BID）人工周期治疗。

人工周期治疗后有月经来潮，乳房较前发育。用药 6 个月后复查：血压 120/80 mmHg，K：4.5 mmol/L，ACTH：45 pg/mL（较前好转）。调整治疗方案：停用地塞米松，继续氢化可的松 10 mg 口服 1 次 / 日、戊酸雌二醇（2 mg QD）+ 地屈孕酮（10 mg BID）人工周期治疗。

继续规律服药 4 年，复查：肝肾功能正常，K：4.0 mmol/L。盆腔超声：子宫 3.6 × 3.0 × 3.0 cm，内膜 8 mm，左卵巢 1.6 × 1.2 cm，左卵巢 2.0 × 1.4 cm，均未见异常回声（见彩图 17C）。乳腺超声：双侧乳腺增生样改变，双侧乳腺腺体增厚。处理：继续原方案用药长期控制，嘱每年体检。

【病例讨论】

17α- 羟化酶是性类固醇激素 Δ4、Δ5 途径中将孕烯醇酮转化为 17- 羟孕烯醇酮，孕酮转化为 17- 羟孕酮的关键酶。该酶缺陷可导致皮质醇的合成受阻，ACTH 反馈性增高，肾上腺皮质增生，醛固酮前体物质进一步增多，导致高血压及低血钾；睾酮和雌激素合成障碍，影响患者内外生殖器及第二性征的发育。

46，XX-17OHD 患者多因青春期原发性闭经或高血压就诊。一般降压药物治疗效果差，部分患者青春期后会伴发逐渐加重的乏力、软瘫和骨痛等症状。查体可见患者体形瘦长、肤色较黑，第二性征不发育伴幼稚子宫。辅助检查血促肾上腺皮质激素和促性腺激素升高、皮质醇减少，无月经来潮而孕酮升高，影像学检查有双侧肾上腺增生均提示该病可能。最终诊断依据外周血染色体核型及基因检测。

46，XX-17OHD 由 CYP17A1 基因突变所致，基因突变的序列不同会对酶活性造成不同的影响，而酶活性的差异将导致不同程度的性发育异常及内分泌系统激素水平的异常。此外，有学者认为 CYP17A1 的基因突变不仅影响了 17α 羟化酶，同时也影响 17、20 裂解酶活性，导致两种酶活性不同程度地降低。少部分 CYP17A1 突变伴随 2% 的 17、20 裂解酶正常。裂解酶活性的存在可能是造成患者临床症状轻重差异的原因之一。极少数部分性 17α- 羟化酶缺乏患者症状相对较轻，可能会有第二性征的发育，伴或不伴不规律的自发月经。而大部分患者系完全性 17OHD，该部分患者症状严重，多为性幼稚，甚至有部分患者难以存活。

该病患者一经确诊后可经雌孕激素序贯治疗模拟人工周期、促进第二性征发育。因本身具有子宫，雌激素的应用会促进子宫发育，但卵巢功能一般无法通过药物辅助改善，故大部分患者不具备生育能力，如子宫发育条件允许，患者可接受赠卵助孕。极少部分不完全性 17OHD 患者在辅助生殖等技术手段的帮助下完成了妊娠生育过程，由于该病极为罕见，迄今为止国内报道助孕成功者仅 3 例，国外报道 4 例。国内 3 例中有 2 例未详细介绍助孕过程，另一例由北京大学第三医院生殖医学中心报道，该患者内、外生殖器均发育正常，仅表现为青春期发育略晚，但 18 岁初潮后月经规律，经过控制 ACTH 及激素水平，超长方案降调节 + 控制性促排卵成功取卵，降调节 + 人工周期后成功移植胚胎 2 枚且成活，最终于孕 37 周因"羊水过少、妊娠期高血压"行剖宫产分娩一男婴。与上述患者相似，国外 4 例助孕成功者均有规律的月经和正常乳房发育。由此可见 46，XX 17α- 羟化酶缺乏症患者助孕成功的关键在于患者临床表型的轻重。本病例中患者原发性闭经，存在高血压、低皮质醇，ACTH 兴奋实验无反应，倾向于完全性 17α- 羟化酶缺乏，需继续药物治疗，定期复查评估有无接受赠卵助孕治疗的可能。

【专家点评】

17α- 羟化酶缺乏症是 CAH 的极罕见类型，其中 46XX 型更为少见。完全性 17-OHD 患者因症状较重大多能在青春期确诊。但部分性 17-OHD 因存在一定程度第二性征发育，甚至有规律的月经来潮极易被漏诊或误诊，而此部分患者往往是该病患者中接受辅助生殖技术后最有可能的受益人群。因此，在临床工作中一旦遇到原发闭经、第二性征不发育，化验提示雌二醇及睾酮低水平但高孕酮的患者，尤其合并高血压、低血钾者，应考虑该病的可能，积极行染色体核型分析及基因测序以进一步明确诊断。一经确诊应及早行激素调控及干预,对于患者生育机会的建立有重要作用。如患者有生育要求,经过充分的激素调控子宫二次发育后,借助辅助生殖技术,接受赠卵仍为受孕首选方式。

张慧英 田文艳 王刚

【相关指南及参考文献】

[1] MARSH C A, AUCHUS R J. Fertility in patients with genetic deficiencies of cytochrome P450c17(CYP17A1): combined 17-hydroxylase/17, 20-lyase deficiency and isolated 17, 20-lyase deficiency [J]. Fertil Steril, 2014, 101(2): 317-22.

[2] AYDIN Z, OZTURK S, GURSU M, et al. Male pseudohermaphroditism as a cause of secondary hypertension: a case report [J]. Endocrine, 2010, 38(1): 100-3.

[3] ZHANG M, SUN S, LIU Y, et al. New, recurrent, and prevalent mutations: Clinical and molecular characterization of 26 Chinese patients with 17alpha-hydroxylase/17,20-lyase deficiency [J]. J Steroid Biochem Mol Biol, 2015, 150: 11-6.

[4] 郁琦, 王含必, 何方方. 17α 羟化酶缺乏症 13 例临床分析 [J]. 中国实用妇科与产科杂志, 2004,(11): 19-21.

[5] MATSUZAKI S, YANASE T, MURAKAMI T, et al. Induction of endometrial cycles and ovulation in a woman with combined 17alpha-hydroxylase/17, 20-lyase deficiency due to compound heterozygous mutations on the p45017alpha gene [J]. Fertil Steril, 2000, 73(6): 1183-6.

[6] 刘亚萌, 夏艳洁, 李小英, 等. 17α- 羟化酶 /17, 20- 裂解酶缺陷症六例分析 [J]. 中华内分泌代谢杂志, 2019,(10): 825-6-7-8.

[7] 张春梅, 杨蕊, 李蓉, 等. 46XX-17α- 羟化酶缺乏症助孕成功 1 例 [J]. 北京大学学报(医学版), 2022, 54(04): 751-5.

[8] BEN-NUN I, SIEGAL A, SHULMAN A, et al. Induction of artificial endometrial cycles with oestradiol implants and injectable progesterone: establishment of a viable pregnancy in a woman with 17-alpha-hydroxylase deficiency [J]. Hum Reprod, 1995, 10(9): 2456-8.

[9] BIANCHI P H, GOUVEIA G R, COSTA E M, et al. Successful Live Birth in a Woman With 17α-Hydroxylase Deficiency Through IVF Frozen-Thawed Embryo Transfer [J]. J Clin Endocrinol Metab, 2016, 101(2): 345-8.

[10] FALHAMMAR H. Successful fertility outcome in a woman with 17 α -hydroxylase deficiency [J]. Clin Endocrinol(Oxf), 2018, 88(4): 607-9.

[11] KITAJIMA M, MIURA K, INOUE T, et al. Two consecutive successful live birth in woman with 17α hydroxylase deficiency by frozen-thaw embryo transfer under hormone replacement endometrium preparation [J]. Gynecol Endocrinol, 2018, 34(5): 381-4.

病例 35　46XY-17α-羟化酶缺乏症

【疾病概述】

先天性肾上腺皮质增生症（congenital adrenal hyperplasia，CAH）是一类因肾上腺皮质激素合成途径中相关酶缺乏导致的常染色体隐性遗传病，发病率为 1/20000~1/10000。17α-羟化酶缺乏症（简称 17OHD）多系 CYP17 基因突变致 17α-羟化酶部分或完全缺乏，是 CAH 的罕见类型，仅占 CAH 的 1%。46，XY-17α-羟化酶缺乏症患者在胚胎时期抗苗勒氏管激素促进苗勒氏管退化，但因缺乏雄激素，睾丸发育停滞，中肾管无法进一步分化为附睾、输精管、精囊。患者表现为假两性畸形。外生殖器呈现为幼稚女型，但无子宫、输卵管及卵巢，阴道中上段 2/3 缺如，前列腺及精囊缺如，腹腔或腹股沟区常可见隐睾。该病表现隐匿，多数患者于青春期后就诊，且极容易漏诊。

【病例介绍】

李某，年龄 16 岁，2017 年来我院就诊。

1. 主诉　原发闭经，血压升高伴四肢麻木 2 年。

2. 现病史　患者系足月顺产儿，孕期产时均平顺，出生时女性外生殖器，无喂养困难，婴幼儿时期发育与同龄儿相似。青春期无明显第二性征发育。2 年前因呼吸系统炎症住院治疗期间发现血压升高，无头晕头痛、视物模糊等不适，病因未明，出院后不规律监测血压，血压波动在 150~160/100~120 mmHg，后逐渐出现夜间或情绪波动后出现四肢麻木，严重时伴四肢抽搐，持续约半小时可自行缓解，遂于 2017 年进一步就诊于我院。

3. 月经婚育史　原发闭经，无月经来潮，未婚未育。

4. 既往史　9 岁时有脚部烫伤史，否认高血压、冠心病、糖尿病等病史。否认食物药物过敏史。精神、睡眠、食欲可，大小便无异常；无吸烟史，无粉尘及毒物接触史，无外伤病史。

5. 家族史　父母健在，其姐为 CAH 患者，母亲孕期否认异常用药史。

6. 体格检查　体温 36.6℃，呼吸 20 次 /min，脉搏 88 次 /min，血压 160/115 mmHg；身高 144 cm，体重 36 kg，BMI 17.21 kg/m^2。神志清醒，精神可，全身皮肤无皮疹、结节等，周身皮肤略黑，浅表淋巴结未及肿大，腋下无毛发；气管居中，甲状腺不大；胸廓对称无畸形，胸壁无压痛，乳房无发育，乳晕未见明显色素沉着，双肺呼吸动度对称，叩诊清音，双肺呼吸音清，未闻及干湿性啰音；腹软，肝脾肋下未及，脊柱、神经系统无特殊，无双下肢凹陷性浮肿。专科检查：外阴女性幼稚型，无第二性征发育。

7. 辅助检查

外周血染色体分析：46XY。

基因检测：CYP17A1c.145 9-1467delGACTCTTTC，p.（Asp487_Phe489del）基因纯合突变，CYP21A2 基因 c.955 点未见异常。

经腹盆腔超声：膀胱后方未见确切子宫及卵巢影像。

肾上腺 CT：左侧肾上腺形态略饱满伴钙化点，右侧未见异常。

盆腔核磁：膀胱下方可见类似前列腺的软组织结构，双侧腹股沟区和盆腔未见隐睾。

手腕骨骨龄评估：手腕骨龄发育迟缓。

性激素：FSH 70.69IU/L，LH 40.12IU/L，E_2<10 pg/mL，P 17.7 ng/mL，T <12.98 ng/dL（检测下限）。

肾上腺皮质激素：皮质醇 <1.00 ug/dL，ACTH 243.90 pg/mL。

24 小时尿游离皮质醇（UFC）：<30 ug/24 h（检测下限）。

血 K：3.29 mmol/L。

8. 诊断　先天性肾上腺皮质增生症（46，XY，17OHD）。

【诊疗经过】

患者无第二性征发育，盆腔超声未见明显子宫及卵巢结构，高血压伴低钾血症表现，化验回报皮质醇减低、ACTH 和孕酮升高，结合基因及染色体结果，可明确诊断先天性肾上腺皮质增生症（46，XY-17OHD）。确诊后拟纠正高血压、低血钾状态，予糖皮质激素治疗，予氢化可的松 5 mg 口服 2 次 / 日，卡托普利 25 mg 口服 2 次 / 日降压治疗，并继续完善盆腔 MRI 检查，明确隐睾位置。

患者盆腔 MRI 检查回报双侧腹股沟区和盆腔均未见隐睾，查体未见大阴唇部位有异常包块，考虑性腺位置可特殊，或不除外严重萎缩可能，发育不全的男性性腺后期可能会发生恶变，一经确诊应及早手术干预，建议择期行腹腔镜探查，切除性腺，患者及其家属商议后决定暂缓手术，向其说明相关风险，嘱继续规律服药，尽快行性腺切除术。

【病例讨论】

17α- 羟化酶是性类固醇激素 Δ4、Δ5 途径中将孕烯醇酮转化为 17- 羟孕烯醇酮，孕酮转化为 17- 羟孕酮的关键酶。该酶缺陷可导致皮质醇的合成受阻，ACTH 反馈性增高，肾上腺皮质增生，醛固酮前体物质进一步增多，导致高血压及低血钾；睾酮和雌激素合成障碍，影响患者内外生殖器及第二性征的发育。

46，XY-17OHD 患者除了表现去氧皮质酮引起的钠潴留、高血压、低血钾和乏力症状外，因雄激素缺乏，第二性征发育受阻，外表型呈女型。由于雌激素的缺乏，46，XY-17OHD 患者通常可见全身广泛性骨质疏松，骨骺闭合延迟，腕骨未出齐及骨龄远小于实际年龄，由于成年后身高仍可持续增高，故多数患者身高高于成年人平均水平。患者常于青春期后因为原发性闭经或第二性征不发育就诊，可伴或不伴高血压、低血钾、色素沉着，最终经生化检验、影像学检查、染色体核型分析及基因检测后确诊。

46，XY-17OHD 缺乏症患者抚养性别、社会性别多为女性，确诊后生理性别与社会性别的不一致往往会对患者的心理产生巨大冲击，尤其是对于处于青春期的患者。此外，由于体内发育不全的男性性腺周围局部温度不适宜、血运障碍及内分泌失调等，后期可能会发生性腺恶变，据报道其发病风险为正常男性的 20~40 倍。所以患者一旦确诊，应积极联系心理科、泌尿外科等学科综合评估，遵从染色体结果及患者意愿，帮助患者进行性别选择，并及早手术干预。大部分患者会遵从社会性别，选择女性为最终性别，如患者选定性别后，后期可予激素补充治疗。因患者不具备子宫、卵巢等女性内生殖器官，睾丸、阴茎等男性性器官发育不全，经手术干预后不具备生育能力。本例患者因原发性闭经、高血压及低血钾临床表现就诊，社会性别为女性，染色体核型为（46，XY），基因检测：CYP17A1 基因突变，符合 17α-羟化酶缺乏，诊断 46，XY-17OHD 明确。行腹部超声和 CT、MRI 检查，双侧腹股沟区及盆腔均未见隐睾，有文献报道可能与患者睾丸严重萎缩有关，需继续完善盆腔 MRI 检查，明确隐睾位置，一旦发现建议手术切除。

【专家点评】

46XY-17OHD 患者在青春期后因原发性闭经或第二性征不发育就诊，该病临床表现多样，诊断要全面评估，从临床表现、生化检查、影像学检查、染色体核型及基因检测等多方面综合分析。典型的临床表现加上影像学检查所见肾上腺弥漫性增生，子宫、附件及阴道缺如或发育不良，腹盆腔及腹股沟区隐睾，骨骺延迟闭合及骨龄落后等特征均提示该病可能，一旦考虑该病，妇产科医师应行相关染色体核型及基因检测，以避免漏诊、误诊。

张慧英　田文艳

【相关指南及参考文献】

[1] MARSH C A，AUCHUS R J. Fertility in patients with genetic deficiencies of cytochrome P450c17（CYP17A1）：combined 17-hydroxylase/17，20-lyase deficiency and isolated 17，20-lyase deficiency [J]. Fertil Steril，2014，101（2）：317-22.

[2] TURCU A F，AUCHUS R J. The next 150 years of congenital adrenal hyperplasia [J]. J Steroid Biochem Mol Biol，2015，153：63-71.

[3] ZHANG M，SUN S，LIU Y，et al. New，recurrent，and prevalent mutations：Clinical and molecular characterization of 26 Chinese patients with 17alpha-hydroxylase/17，20-lyase deficiency [J]. J Steroid Biochem Mol Biol，2015，150：11-6.

[4] 冯肖肖，付旦，霍飞，等. 17α- 羟化酶缺陷症 1 例并文献复习 [J]. 山东大学学报（医学版），2019，57（03）：117-9.

[5] DELL'EDERA D，MALVASI A，VITULLO E，et al. Androgen insensitivity syndrome（or Morris syndrome）and other associated pathologies [J]. Eur Rev Med Pharmacol Sci，2010，14（11）：947-57.

[6] PALIWAL P，SHARMA A，BIRLA S，et al. Identification of novel SRY mutations and SF1（NR5A1）changes in patients with pure gonadal dysgenesis and 46，XY karyotype [J]. Mol Hum Reprod，2011，17（6）：372-8.

病例 36　分泌 17- 羟孕酮的肾上腺肿瘤

【疾病概述】

17- 羟孕酮是类固醇激素合成途径的中间产物，经 21- 羟化酶催化生成 11- 脱氧皮质醇及下游的皮质醇。临床上，17- 羟孕酮升高多见于 21- 羟化酶缺陷导致的先天性肾上腺皮质增生症，亦可来源于性腺组织和肾上腺肿瘤。部分肾上腺肿瘤可以分泌类固醇激素，如皮质醇、醛固酮及雄激素，然而分泌 17- 羟孕酮、孕酮的肾上腺肿瘤却极其罕见，仅有数篇病例报告。我们报道 1 例以月经紊乱、不孕为主诉、17- 羟孕酮升高为主要生化改变的肾上腺肿瘤，极易被误诊为非经典型先天性肾上腺皮质增生症。通过对该病例的总结和相关文献复习，提高临床医师对此类疾病的认知，减少误诊率。

【病例介绍】

患者基本信息：王某，女，31 岁，初次就诊时间：2021 年 1 月。

1. 主诉　月经不规则 5 年。

2. 现病史　患者 5 年前自然受孕人工流产术后出现月经不规则，周期 25~60 天不等，两次月经间期出现阴道流血，约为正常经量的四分之一，不伴有痛经、经量增多、腹痛、头晕等不适。2 年前开始接受辅助生殖助孕，服用雌孕激素建立人工周期及曾接受两次胚胎种植均未成功。查甲功、甲状腺过氧化物酶抗体、甲状腺球蛋白抗体、抗心磷脂抗体、狼疮抗凝物、抗缪勒氏管激素均无异常。入院前 1 月患者在我院门诊查类固醇 6 项示 17- 羟孕酮 17106 pg/mL ↑（参考范围：卵泡期：<800 pg/mL，黄体期：<2850 pg/mL），皮质醇、雄烯二酮、脱氢表雄酮、孕酮、总睾酮水平均在正常范围内。10 天后患者于外院复查 17- 羟孕酮水平为 23.89 ng/mL（卵泡期：0.05-1.02，黄体期：0.30~2.34，排卵期：0.10-1.40）。

3. 婚育史　25 岁结婚，配偶体健，G1P0，详见现病史。

4. 月经史　15 岁初潮，间期 25~60 天，行经 5~7 天，经量中等，无痛经。

5. 既往史　1 月前发现“甲状腺结节 TI-RADS 3 类”。否认高血压病史。否认糖尿病病史。否认冠心病病史。否认肝炎、结核等传染病史。5 年前行人工流产手术。无外伤史。否认输血史。否认药物过敏史，否认食物过敏史。预防接种史不详。

6. 家族史　父母健在，有一长姐。

7. 体格检查　体温 36.2℃　脉搏 63 次 / 分 呼吸 14 次 / 分 血压 104/66 mmHg 上部量 81 cm，下部量 90 cm，指间距 171 cm，身高 171 cm，体重 58 kg，BMI 19.86 kg/m^2。发育良好，神清语利。全身皮肤无黄染，毛发较浓密，分布未见明显异常，无痤疮。浅表淋巴结未见肿大，颈软，无抵抗感，甲状腺未触及肿大，胸廓无异常，双侧乳房对称，发育良好，乳晕未见明显色素沉着，双肺呼吸音清，未闻及明显干湿啰音，心音有力，律齐，未闻及杂音，腹软，无压痛及反跳痛，肝脾未触及，外生殖器检查未见明显异常，四肢活动自如，双下肢无浮肿。

8. 辅助检查

血常规、尿常规、便常规、肝肾功能、血电解质均在正常范围内。

总胆固醇 5.8 mmol/L，低密度脂蛋白 3.37 mmol/L。

皮质醇、ACTH、游离甲功、肾素、醛固酮水平未见异常。

性激素全项：FSH 4.98IU/L；LH 4.74 IU/L；PRL 19.38 ng/mL（5.08~26.53 ng/mL）；雌二醇 63 pg/mL；孕酮 1.64 ng/mL；睾酮 43.63 ng/dL（10.83~56.94 ng/dL）。

类固醇及代谢产物：孕酮 762 pg/mL（卵泡期：<2700 pg/mL，黄体期：3000~31400 pg/mL）；总睾酮 444 pg/mL（80~600 pg/mL）；17- 羟孕酮 12145 pg/mL ↑（卵泡期：<800 pg/mL，黄体期：<2850 pg/mL）；雄烯二酮 1532 pg/mL（>18 岁：300~2000 pg/mL）；脱氢表雄酮

2381 pg/mL（<10000 pg/mL）；脱氧皮质酮、11- 脱氧皮质醇、硫酸脱氢表雄酮、可的松、皮质酮均在正常范围内。

中剂量（3 mg）地塞米松抑制实验（表 1-6-1）：服药前：17- 羟孕酮 12326 pg/mL ↑；服药后：17- 羟孕酮 25664 pg/mL ↑，提示未被抑制。

21- 羟化酶基因检测示：未发现受检者在检测范围内（CYP21A2）存在已知或疑似致病性突变。

胸 CT：两肺间质纹理增多；腹部超声未见异常。妇科超声：子宫稍小，双侧卵巢多囊性改变，盆腔积液。

垂体核磁平扫：垂体中部局限性略膨隆，冠状位正中高度约 5.6mm，垂体信号未见确切异常。垂体柄居中，无增粗。视交叉清晰，信号均匀。双侧海绵窦及双侧颈内动脉显示清楚。

肾上腺 CT 平扫 + 增强（彩图 18）：左侧肾上腺区软组织密度结节影，大小约 2.5 cm × 2.0 cm，增强扫描各期 CT 值约为 91HU、102HU、96HU、88HU、73HU。右侧肾上腺大小形态正常，密度均匀，各肢厚度均未超过 10 mm，未见确切异常结节和肿块。所示肝内可见低密度结节影，未见明显强化。印象：①左侧肾上腺区软组织密度结节影，首先考虑腺瘤。②肝囊肿

9. 诊断　①肾上腺腺瘤？②甲状腺结节；③高脂血症；④肝囊肿。

【诊疗经过】

虽患者 17- 羟孕酮升高，然结合患者类固醇及代谢产物水平、中剂量地塞米松抑制实验及 CYP21A2 基因检测结果，暂不考虑 21- 羟化酶缺之症。肾上腺 CT 示患者左侧肾上腺区软组织密度肿物，结合强化特征，考虑腺瘤。为证实该腺瘤是否为导致 17- 羟孕酮升高的来源，建议患者行肾上腺静脉取血，患者拒绝。于 2 月后在我院泌尿外科行全麻下后腹腔镜下肾上腺肿物病损切除术，术后病理回报：肾上腺皮质腺瘤。术后 3 天复查：孕酮 <100 pg/mL（卵泡期：<2700 pg/mL，黄体期：3000~31400 pg/mL）；总睾酮 298 pg/mL（80~600 pg/mL）；17- 羟孕酮 637 pg/mL（卵泡期：<800 pg/mL，黄体期：<2850 pg/mL）；雄烯二酮 1137 pg/mL（>18 岁：300~2000 pg/mL）；脱氢表雄酮 1950 pg/mL（<10000 pg/mL）。术后 3 个月复查，17- 羟孕酮仍处于正常水平，无升高趋势。患者月经间期出血症状消失，月经规律，周期 30~35 天。术后 8 个月，患者自然受孕并于 39 周诞下 1 名健康女婴。

【病例讨论】

患者以月经紊乱、不孕为主要临床表现，生化检查提示 17- 羟孕酮明显升高，月经不规则、不孕及 17- 羟孕酮升高首先应考虑是否为 21- 羟化酶缺陷所致的非经典型先天性肾上腺皮质增生症，故行中剂量地塞米松（3 mg）抑制实验（表 1-6-1），结果显示皮质醇可被抑制到基线水平 50% 以下，而 17- 羟孕酮水平未被抑制。这一点不支持先天性肾上腺皮质增生症的诊断。此外，患者的外周血基因检测并未发现 21- 羟化酶 CYP21A2 基因的突变。该两项证据不支持非经典型先天性肾上腺皮质增生症的诊断。除 21- 羟化酶缺陷所致的肾上腺皮质增生外，升高的 17- 羟孕酮还可能来源于性腺组织及肾上腺肿瘤。肾上腺 CT 意外发现肾上腺肿瘤，结合影像学特征，腺瘤可能性大，根据一元论的观点，我们考虑该腺瘤是升高

的 17- 羟孕酮的来源。

手术治疗后 3 天，患者 17- 羟孕酮迅速回落至正常（表 1-6-2），且孕酮的水平也较术前明显下降，支持 17- 羟孕酮来源于该肾上腺腺瘤的猜想。

【专家点评】

在本文中我们报道了一名青年女性患者，以月经不规则、难以受孕为主要症状，查体无阳性发现，实验室检查提示 17- 羟孕酮显著升高。结合以上临床特征，考虑非经典型肾上腺皮质增生症不除外。实际上，21- 羟化酶缺陷所致的先天性肾上腺皮质增生症往往伴有睾酮、脱氢表雄酮和雄烯二酮的升高，而本例患者肾上腺雄激素均在正常水平，患者无多毛、痤疮等高雄激素血症临床表现，这一点也不符合 21- 羟化酶缺陷的特征。11β- 羟化酶缺陷导致皮质醇合成受阻，11- 脱氧皮质酮和 11- 脱氧皮质醇的水平增加，而本例患者此两种类固醇中间产物均在正常范围内，行 ACTH 兴奋试验后仍未有异常升高（数据未列出），故不考虑 11β- 羟化酶缺陷所致的肾上腺皮质增生症。17α- 羟化酶缺陷导致皮质酮和 11- 脱氧皮质酮升高，与本例患者的生化特征不符合。此外，患者睾酮、脱氢表雄酮、硫酸脱氢表雄酮、雄烯二酮水平均在正常范围内，故不考虑卵巢和肾上腺来源分泌雄激素的肿瘤。

需要注意的是，部分 21- 羟化酶缺陷的先天性肾上腺皮质增生的患者以肾上腺意外瘤为首要表现，一项系统性回顾研究显示在所有行基因检测的肾上腺意外瘤的患者中，约 0.8% 的患者被明确诊断为 21- 羟化酶缺陷症。因此，对于伴有 17- 羟孕酮升高的肾上腺意外瘤的患者，21- 羟化酶的基因检测是必要的。

分泌 17- 羟孕酮的肾上腺腺瘤极其罕见，国内外仅有数篇病例报告，多数同时伴有孕酮升高的生化改变。台湾地区报道的一位患者临床表现类似于非经典型 21 羟化酶缺陷症，服用 8 个月的激素后孕激素和 17- 羟孕酮仍处于较高水平，后经 CT 检查后发现左侧肾上腺占位，经手术切除后激素回落至正常范围。北京协和医院报告的一位患者以继发性闭经为首发症状，类固醇激素提示孕酮及 17- 羟孕酮异常升高，中剂量地塞米松抑制试验示孕酮、17- 羟孕酮及皮质醇均不被抑制，CT 发现右侧肾上腺占位，肾上腺静脉联合卵巢静脉采血证实右侧肾上腺产生大量的孕酮、17- 羟孕酮及皮质醇，肿物切除后激素恢复至正常水平，术后 26 天月经来潮。另外源于国外的三例患者均以闭经、孕激素显著升高为特征，17- 羟孕酮多轻度升高，行手术治疗后均在 3 个月内月经来潮。本文我们报道的这位患者孕酮水平在术前虽在正常值范围内，但依然处于较高的水平，且术后孕酮水平下降到术前的 10-14% 左右水平，不排除该例患者肾上腺占位同时分泌孕酮。令人遗憾的是，我们并未行肾上腺静脉取血证实这一可能性。

因此，在临床上考虑 21- 羟化酶缺陷导致的非经典型先天性肾上腺皮质增生症的诊断时，建议完善中剂量地塞米松抑制实验，条件允许时应完善基因测序，避免因为误诊导致患者长期服用糖皮质激素并延误治疗。

何庆

【相关指南及参考文献】

[1] HONOUR，J W，（2014）17-Hydroxyprogesterone in children，adolescents and adults，

Ann Clin Biochem. 51, 424-40.

[2] TSAI W H, WONG C H, DAI S H, et al. (2020) Adrenal Tumor Mimicking Non-Classic Congenital Adrenal Hyperplasia, Front Endocrinol (Lausanne). 11, 526287.

[3] TAKAHASHI Y, NINOMIYA J, HORIGUCHI J, et al. (2002) Primary amenorrhea accompanied by adrenal adenoma: start of menarche soon after tumor resection, Intern Med. 41, 972-6.

[4] VAN ZONNEVELD P, KOPPESCHAAR H P, DE BRUIN T W, et al. (1995) A patient with a progesterone-producing adrenal adenoma who presented with primary amenorrhea, Gynecol Endocrinol. 9, 189-94.

[5] SONE M, SHIBATA H, HOMMA K, et al. (2009) Close examination of steroidogenesis disorders in a DOC- and progesterone-producing adrenocortical carcinoma, Endocrine. 35, 25-33.

[6] DUAN L, YANG Y, GU Y, et al. (2019) The utility of adrenal and ovarian venous sampling in a progesterone-producing adrenal tumor and review of the literature, Endocrine. 66, 319-325.

[7] PODGORSKI R, AEBISHER D, STOMPOR, et al. (2018) Congenital adrenal hyperplasia: clinical symptoms and diagnostic methods, Acta Biochim Pol. 65, 25-33.

[8] FALHAMMAR H, TORPY D J. (2016) Congenital Adrenal Hyperplasia Due to 21-Hydroxylase Deficiency Presenting as Adrenal Incidentaloma: A Systematic Review and Meta-Analysis, Endocr Pract. 22, 736-52.

表 1-6-1 中剂量地塞米松抑制试验

	服药前	服药后	参考值范围
皮质醇(pg/mL)	91365	45583	40000~220000
17-羟孕酮(pg/mL)	12326	25664	卵泡期: <800 黄体期: <2850
孕酮(pg/mL)	771	1709	卵泡期:≤ 2700 黄体期 3000~31400
总睾酮(pg/mL)	405	369	80~600
雄烯二酮(pg/mL)	1309	1356	300~2000
脱氢表雄酮(pg/mL)	2322	1262	31~40 周岁: <10000

表 1-6-2 术前术后类固醇激素水平

	术前	术后 3 天	术后 3 月	参考值范围
ACTH(pg/mL)	38.6	25.0	34.20	0~46
皮质醇(pg/mL)	86346	76161	75625	40000~220000
17-羟孕酮(pg/mL)	17058	637	614	卵泡期: <800 黄体期: <2850
孕酮(pg/mL)	970	<100	141	卵泡期:≤ 2700 黄体期 3000~31400

续表

	术前	术后 3 天	术后 3 月	参考值范围
总睾酮（pg/mL）	437	289	313	80~600
雄烯二酮（pg/mL）	1441	1137	996	300~2000
脱氢表雄酮（pg/mL）	2459	1950	1731	31~40 周岁：<10000
卵泡刺激素（IU/L）	4.98	6.22	5.33	卵泡期 3.03~8.08；排卵期：2.55~16.69 黄体期：1.38~5.47
黄体生成（IU/L）	4.74	9.76	7.39	卵泡期 1.80~11.78；排卵期：7.59~89.08 黄体期：0.56~14.00
雌二醇（pg/mL）	63	34	40	卵泡期：21~251；排卵期：38~649；黄体期：21~312
泌乳素（ng/mL）	19.38	21.12	10.48	5.08~26.53

病例 37　以不孕为主要表现的 P450 氧化还原酶缺陷症

【疾病概述】

P450 氧化还原酶缺陷症（PORD）为 P450 氧化还原酶基因变异导致的常染色体隐性遗传疾病，典型特征为新生儿生殖器异常、骨骼畸形和类固醇激素水平异常，而部分 PORD 女性患者无骨骼畸形和 / 或生殖器畸形，以不孕为主要临床表现，故此类 PORD 患者诊断较为困难，易误诊为 21- 羟化酶缺陷症和多囊卵巢综合征。本文描述一例 45 岁女性患者，以不孕和孕酮升高为主要表现，ACTH 兴奋试验结果示 17- 羟孕酮、孕酮明显升高，皮质醇及雄激素未见升高，基因检测示 POR 基因（NM_000941.2）复合杂合突变 c.744C>G（p.Tyr248×，Y248X）/c.160 9G>A（p.Gly537Ser），最终诊断为 PORD，并对疾病的诊治及相关文献进行回顾和总结，提示临床医师在不孕症患者中应考虑到 PORD 的可能性，详细的激素评估和基因检测是识别 PORD 的关键。

【病例介绍】

患者，女性，45 岁，于 2021 年 6 月 3 日于天津医科大学总医院内分泌代谢科住院。

1. 主诉　月经不规则 30 余年。

2. 现病史　患者入院前 30 余年无明显诱因出现月经不规则，每次月经持续 7-15 天，间隔时间 2~30 天不等，月经出血量不规律，时多时少，无明显痛经，无发热等。30 岁结婚后一直未孕（未避孕）。曾就诊于我院妇产科门诊行妇科检查，子宫附件均无明显异常（未见正式报告）。入院前 8 年有进食差后出现双手抽搐、电解质紊乱、低钠低氯血症？（具体不详）。入院前 2 年我院生殖门诊化验提示血孕酮偏高（具体值不详），予口服泼尼松 10mgQD（2019 年 10 月至 2021 年 2 月），期间多次复查孕酮正常。近 3 个月出现晨起干呕，伴食欲差，无腹痛腹泻等。为求进一步治疗，收住我科住院。患者自本次发病以来，精神尚可，食欲正常，睡眠尚可，便秘，小便如常，体重未见明显下降。

3. 既往史　否认高血压、糖尿病、冠心病病史。否认传染病史。预防接种史按规定。无手术史。无外伤史。否认输血史。有青霉素药物过敏史，否认食物过敏史。

4. 个人史　出生于天津，久居于天津。否认烟酒史。无工业毒物、粉尘、放射性物质接触史。无近期高风险地区旅居史。父母非近亲结婚。儿童时期身高较同龄人稍矮，运动能力稍差，智力发育正常（学习成绩中等偏上）。11 岁开始青春期发育，13 岁月经初潮。18 岁终身高 160 cm。

5. 婚育史　30 岁结婚，配偶体健，G0P0

6. 月经史　13 岁月经初潮，月经持续 7~15 天，间隔时间 2~30 天不等。出血量不规律，无明显痛经。

7. 家族史　家族中否认类似患者。

8. 体格检查　体温 36.3℃，脉搏 74 次 / 分，呼吸 18 次 / 分，血压 104/64 mmHg。身高 160 cm，体重 56 kg，BMI 21.875 kg/m^2。神志清醒，口齿清晰。双眼睑轻度浮肿。全身皮肤黏膜无黄染，浅表淋巴结无肿大，颈软，无抵抗，听诊双肺呼吸音清音，双肺未闻及湿啰音、干啰音，未闻及哮鸣音，律齐，杂音未闻及，腹部平坦，腹部无压痛，无反跳痛，肝脏未及，脾脏未及，双下肢无浮肿。双侧足背动脉搏动可触及。生理反射正常，病理反射阴性。阴毛 Tanner 发育分期 P5，乳腺 Tanner 发育分期 V 期。腋毛正常。

9. 辅助检查　肝肾功能、电解质、游离甲功未见异常。

肾上腺皮质功能、性激素全项及类固醇六项（详见表 1-6-3）：孕酮 1.69 ng/mL（0.00~0.30），雌二醇 29 pg/mL（21-251），促卵泡生成素 9.04 IU/L（3.03~8.08），睾酮 <12.98 ng/dL（10.83~56.94），17- 羟孕酮 2543 pg/mL（<800），脱氢表雄酮 878 pg/mL（<8000），雄烯二酮 160 pg/mL（300-2000）。

ACTH 兴奋试验结果见表 1-6-4。双侧肾上腺 CT：双侧肾上腺平扫未见确切异常。妇科超声：子宫及右附件区未见明显异常，左卵巢呈囊性，内可见多个分隔。垂体 MR 平扫示垂体右侧信号欠均匀。

全外显子测序结果（如彩图 19）：细胞色素 P450 氧化还原酶（POR）基因（NM_000941.2）：c.744C>G（p.Tyr248×）/c.160 9G>A（p.Gly537Ser）。

表 1-6-3　实验室检查结果

检查项目	结果
ACTH（pg/mL）	24.40（0~46）
皮质醇（ug/dL）	14.3（5~25）
24h 尿皮质醇（ug/24 h）	28.35 ug/24 h（30~110）
FSH（IU/L）	9.04（3.03~8.08）
LH（IU/L）	4.75（1.8~11.78）
E_2（pg/mL）	29（21~251）
PRL（ng/mL）	23.38（5.18~26.63）
孕酮（ng/mL）	1.69（0.00~0.30）
睾酮（ng/dL）	<12.98（10.83~56.94）

续表

检查项目	结果
17-OHP(pg/mL)	2543(<800)
雄烯二酮(pg/mL)	160(300~2000)
DHEA(pg/mL)	878(<8000)
血钾(mmol/L)	3.7
血钠(mmol/L)	140
FT3(pmol/L)	4.36(2.43~6.01)
FT4(pmol/L)	12.14 (9.01~19.05)
TSH(μIU/mL)	1.214(0.350~4.940)
醛固酮(卧位)	7.2(3.0~23.6)
肾素(卧位)	1.5(2.8~39.9)
染色体	46,XX

注:ACTH,促肾上腺皮质激素;FSH,促卵泡生成素;LH,促黄体生成素;E_2,雌二醇;PRL,催乳素;17-OHP,17-α 羟孕酮;DHEA,脱氢表雄酮;FT3,游离三碘甲状腺原氨酸;FT4,游离甲状腺素;TSH,超敏促甲状腺激素

表 1-6-4 ACTH 兴奋试验结果

	ACTH pg/mL	孕酮 ng/mL	17-羟孕酮 pg/mL	皮质醇 pg/mL	总睾酮 pg/mL	雄烯二酮 pg/mL	脱氢表雄酮 pg/mL
参考范围	0~46	0.00~0.30	<800	$(0.4\sim2.2)\times10^5$	80.0~600.0	300~2000	<8000
兴奋前	17.70	0.49	1301	0.9×10^5	<70	177	1035
30 分钟	>1250	12.26	17804	1.6×10^5	<70	233	2231
60 分钟	>1250	10.97	18462	1.9×10^5	71	235	2433

注:ACTH:促肾上腺皮质激素;试验方法:注射用促皮质素 25 iu 静推,静推前及静推后 30 分钟及 60 分钟分别采血行相关检查

10. 诊断 细胞色素 P450 氧化还原酶缺陷症。

【诊疗经过】

患者中年女性,以月经不规律和不孕就诊,性激素检查示孕酮升高,睾酮、雌二醇偏低,FSH 升高,甲状腺功能及泌乳素水平未见异常。患者孕酮升高,考虑不除外先天性肾上腺皮质增生症,结果示 17- 羟孕酮水平升高,雄烯二酮、脱氢表雄酮水平均未见升高。ACTH 兴奋试验结果示 17- 羟孕酮、孕酮明显升高,皮质醇、总睾酮、雄烯二酮均未见明显升高,结果与 21- 羟化酶缺陷症、11-β 羟化酶缺陷症等先天性肾上腺皮质增生症不符。为除外罕见类型的 CAH,进一步完善全外显子基因检测,结果示细胞色素 P450 氧化还原酶(POR)基因(NM_000941.2)的复合杂合突变 c.744C>G(p.Tyr248*, Y248X)和 c.160 9G>A(p.Gly-537Ser)。c.744C>G 依据 ACMG/AMP 指南被认定为致病突变, c.160 9G>A 被认定为意义未明突变。这两个突变分别遗传自先证者父母,见表 1-6-5。

表 1-6-5 基因结果

POR 突变位点		外显子	父亲	母亲
核苷酸改变	氨基酸改变			
c.744C>G	p.Tyr248*	8	杂合	无此突变
c.160 9G>A	p.Gly537Ser	13	无此突变	杂合

最终诊断考虑细胞色素 P450 氧化还原酶缺陷症，患者前往生殖助孕门诊行体外受精 + 冷冻胚胎移植治疗。因患者 45 岁高龄，卵巢储备功能减低，商议后放弃生育计划。

【病例讨论】

P450 氧化还原酶缺陷症（P450 oxidoreductase deficiency，PORD）是 POR 基因突变引起的常染色体隐性遗传疾病，由 Flück 于 2004 年首次报道。P450 氧化还原酶（P450 oxidoreductase，POR）是细胞色素 P450 酶的电子供体，参与类固醇合成的 17- 羟化酶 /17，20- 裂解酶（CYP17A1）、21- 羟化酶（CYP21A2）、芳香化酶（CYP19A1）等 P450 酶发挥作用时均需接受 POR 提供的电子。P450 氧化还原酶基因变异将影响酶的活性从而影响肾上腺和性腺类固醇激素的生物合成，导致不同程度的临床表现。PORD 患者通常通过骨骼畸形或生殖器异常来识别，新生儿生殖器模糊和骨骼畸形提示 PORD 的诊断。部分 PORD 患者同时缺乏骨骼畸形和生殖器异常，仅表现为激素水平异常，Papadakis 分析 5 例成年期经基因检测确诊为 PORD 的女性病例，主要表现为闭经或不孕，无明显的生殖器异常或 / 和骨骼畸形，化验示血清雌二醇和睾酮水平降低以及孕酮或 17- 羟孕酮升高，患者均有卵巢囊肿或卵巢囊肿史。本例 PORD 女性患者，无骨骼畸形和生殖器异常，仅表现为不孕和孕酮升高，与文献描述相似。原发性闭经 / 月经稀发或不孕症可能是表型较轻的 PORD 患者主要的临床表现。

PORD 女性患者不孕的原因包括：1）低雌激素水平、排卵前缺乏 LH 高峰以及雄激素缺乏导致卵泡成熟障碍和无排卵。2）PORD 患者的高孕激素水平可能通过改变 GnRH 的脉冲性和干扰子宫内膜的发育而阻碍排卵和着床。故在不孕患者中应考虑到 PORD 的可能性。下列情况提示 PORD 的可能性：①卵巢囊肿：女性患者发生卵巢囊肿的风险增加并可表现为大卵巢囊肿并有扭转倾向，这可能与卵巢类固醇激素合成受损、促性腺激素水平升高有关。与卵母细胞成熟有关的 CYP51A 活性受损也可能是其影响因素。② PORD 女性青春期性发育受到干扰，表现为性特征发育迟缓，月经稀发、闭经等。③ PORD 女性患者可以存在生殖器异常如阴唇融合、阴道闭锁等，可以存在类似 Antley-Bixler 综合征样的骨骼改变如颅缝早闭或一些非特征性的轻微骨骼畸形。④妊娠期间母体男性化。⑤雄激素正常的不孕症患者。⑥控制性卵巢刺激期间，PORD 患者雌激素合成障碍更加明显。表现为与卵母细胞正常数量和高孕酮水平不一致的低 E_2 反应。PORD 的实验室检查：PORD 患者均存在 CYP17A1 和 CYP21A2 联合缺陷，与突变类型无关，通过 ACTH 兴奋试验、尿液类固醇代谢产物分析进行详细的激素评估有助于 PORD 的诊断，确诊需行基因检测。

升高的孕酮水平也存在于其他类型的 CAH 如 21- 羟化酶缺陷症、17- 羟化酶缺陷症中。

21- 羟化酶缺陷症患者也可表现为月经不规律和不孕，但其高雄激素水平与 PORD 不符。17- 羟化酶缺陷症患者表现为高血压、低钾血症、月经不规律和第二性征发育不良，部分 17- 羟化酶缺陷症患者可能不存在低血钾和高血压，需与 PORD 鉴别。多囊卵巢综合征患者的临床表现包括排卵障碍、闭经或月经稀发、不孕、和卵巢多囊性改变，由于相似的临床表现 PORD 容易误诊为多囊卵巢综合征（PCOS），但 PORD 患者雄激素水平一般不高。PORD 患者低 E_2 水平和相对增加的 FSH 水平可能会错误地引起原发性卵巢功能不全的怀疑，特别是当 AMH 水平较低时。这是可能是由于 PORD 患者雄激素缺乏，而雄激素被认为通过生长卵泡间接参与 AMH 的产生，而不是由于原始卵泡损耗。

性类固醇激素合成障碍可能会影响卵子发育和排卵，但不影响卵子质量。体外受精 - 冷冻胚胎移植（IVF+ET）是目前治疗 PORD 女性患者不孕的方法，目前已有 PORD 女性患者生育的报道。伴有卵泡期孕酮升高的患者冷冻胚胎移植前需制定个体化的糖皮质激素的剂量抑制孕酮到正常范围。PORD 的诊疗需要联合内分泌、生殖内分泌、产科、遗传学家等多学科制定个体化治疗方案。

【专家点评】

本文报道了一例罕见病所致不孕，目前报道的 PORD 在成年女性以不孕为临床表现，提示在不能解释的不孕的女性患者中应考虑到 PORD 的可能性，特别是高孕酮或 17- 羟孕酮水平的患者。不典型 PORD 患者可以不具有生殖器异常和骨骼畸形，包括孕酮、17- 羟孕酮等在内的详细的激素评估和 ACTH 兴奋试验是识别 PORD 的关键，确诊需行基因检测。需要进一步的研究来明确 PORD 所致不孕的患病率和长期预后。

何庆

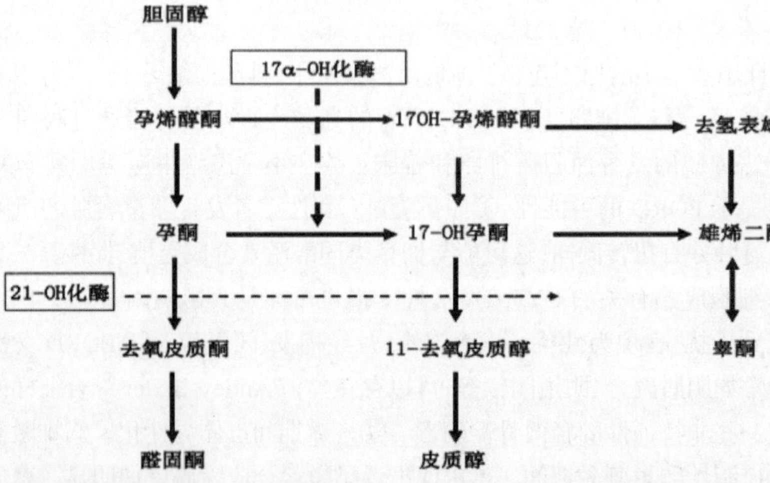

【相关指南及参考文献】

[1] FLUCK CE, TAJIMA T, PANDEY AV, et al. Mutant P450 oxidoreductase causes disordered steroidogenesis with and without Antley-Bixler syndrome[J]. Nat Genet, 2004, 36(3):228-230.

[2] MILLER WL. P450 oxidoreductase deficiency: a new disorder of steroidogenesis with mul-

tiple clinical manifestations[J]. Trends Endocrinol Metab，2004，15(7):311-315.

[3] PAPADAKIS GE，DUMONT A，BOULIGAND J，et al. Non-classic cytochrome P450 oxidoreductase deficiency strongly linked with menstrual cycle disorders and female infertility as primary manifestations[J]. Hum Reprod，2020，35(4):939-949.

[4] SAHAKITRUNGRUANG T，HUANG N，TEE MK，et al. Clinical，genetic，and enzymatic characterization of P450 oxidoreductase deficiency in four patients[J]. J Clin Endocrinol Metab，2009，94(12):4992-5000.

[5] IDKOWIAK J，O'RIORDAN S，REISCH N，et al. Pubertal presentation in seven patients with congenital adrenal hyperplasia due to P450 oxidoreductase deficiency[J]. J Clin Endocrinol Metab，2011，96(3):E453-462.

[6] BAI Y，LI J，WANG X. Cytochrome P450 oxidoreductase deficiency caused by R457H mutation in POR gene in Chinese：case report and literature review[J]. J Ovarian Res，2017，10(1):16.

[7] SONG T，WANG B，CHEN H，et al. In vitro fertilization-frozen embryo transfer in a patient with cytochrome P450 oxidoreductase deficiency：a case report[J]. Gynecol Endocrinol，2018，34(5):385-388.

[8] FUKAMI M，NISHIMURA G，HOMMA K，et al. Cytochrome P450 oxidoreductase deficiency：identification and characterization of biallelic mutations and genotype-phenotype correlations in 35 Japanese patients[J]. J Clin Endocrinol Metab，2009，94(5):1723-1731.

[9] MARSH CA，AUCHUS RJ. Fertility in patients with genetic deficiencies of cytochrome P450c17(CYP17A1)：combined 17-hydroxylase/17，20-lyase deficiency and isolated 17，20-lyase deficiency[J]. Fertil Steril，2014，101(2):317-322.

[10] FUKAMI M，OGATA T. Cytochrome P450 oxidoreductase deficiency：rare congenital disorder leading to skeletal malformations and steroidogenic defects[J]. Pediatr Int，2014，56(6):805-808.

[11] GRONDAHL C，HANSEN TH，MARKY-NIELSEN K，et al. Human oocyte maturation in vitro is stimulated by meiosis-activating sterol[J]. Hum Reprod，2000，15 Suppl 5：3-10.

[12] GOMES LG，BACHEGA T，MENDONCA BB. Classic congenital adrenal hyperplasia and its impact on reproduction[J]. Fertil Steril，2019，111(1):7-12.

[13] KRONE N，REISCH N，IDKOWIAK J，et al. Genotype-phenotype analysis in congenital adrenal hyperplasia due to P450 oxidoreductase deficiency[J]. J Clin Endocrinol Metab，2012，97(2):E257-267.

[14] KRONE N，HUGHES BA，LAVERY GG，et al. Gas chromatography/mass spectrometry (GC/MS) remains a pre-eminent discovery tool in clinical steroid investigations even in the era of fast liquid chromatography tandem mass spectrometry (LC/MS/MS)[J]. J Ste-

roid Biochem Mol Biol, 2010, 121(3-5):496-504.

[15] LIU Y, WANG L, YANG YK, et al. Prenatal diagnosis of fetal skeletal dysplasia using targeted next- generation sequencing: an analysis of 30 cases[J]. Diagn Pathol, 2019, 14(1):76.

[16] FAN L, REN X, SONG Y, et al. Novel phenotypes and genotypes in Antley-Bixler syndrome caused by cytochrome P450 oxidoreductase deficiency: based on the first cohort of Chinese children[J]. Orphanet J Rare Dis, 2019, 14(1):299.

[17] TIAN Q, ZHANG Y, LU Z. Partial 17alpha-hydroxylase/17, 20-lyase deficiency-clinical report of five Chinese 46,XX cases[J]. Gynecol Endocrinol, 2008, 24(7):362-367.

[18] DEWAILLY D, ROBIN G, PEIGNE M, et al. Interactions between androgens, FSH, anti-Mullerian hormone and estradiol during folliculogenesis in the human normal and polycystic ovary[J]. Hum Reprod Update, 2016, 22(6):709-724.

[19] PAN P, ZHENG L, CHEN X, et al. Successful live birth in a Chinese woman with P450 oxidoreductase deficiency through frozen-thawed embryo transfer: a case report with review of the literature[J]. J Ovarian Res, 2021, 14(1):22.

第七节　免疫性因素

病例 38　复发性流产 – 原发性抗磷脂综合征

【疾病概述】

关于复发性流产（recurrent spontaneous abortion，RSA）的定义，国际并无统一标准，我国通常将 3 次或 3 次以上在妊娠 28 周之前的胎儿丢失称为复发性流产，大多数专家认为，连续发生 2 次流产即应重视并予评估，因其再次出现流产的风险与 3 次者相近。临床上自然流产的发生率为 15%~25%，而其中的 80% 以上为发生在妊娠 12 周前的早期流产。发生 2 次或 2 次以上流产的患者约占生育期妇女的 5%，而 3 次或 3 次以上者约占 1%。RSA 病因复杂多样且缺乏特异性临床表现，在病因诊断过程中需要针对性进行一系列的筛查。

抗磷脂综合征（antiphospholipid syndrome，APS）是一种非炎症性自身免疫性疾病，患者临床表现存在很大差异，部分患者可完全没有临床症状，部分患者呈现典型的流产（包括妊娠早期自然流产、中晚期宫内死胎等）、血栓栓塞性疾病及免疫性血小板减少症组成的三联征。患者血清中往往存在抗磷脂抗体（antiphospholipid antibody，aPL），上述症状可以单独或多个共同存在。APS 可分为原发性 APS 和继发性 APS，继发性 APS 多见于系统性红斑狼疮（SLE）或类风湿关节炎（RA）等自身免疫病。此外，还有一种少见的恶性 APS（catastrophic APS），表现为短期内进行性广泛血栓形成，造成多器官功能衰竭甚至死亡。原发性 APS 的病因目前尚不明确，可能与遗传、感染等因素有关。多见于年轻人，男女发病比率为 1:9，女性中位年龄为 30 岁。

抗磷脂综合征中以病理妊娠为主要的临床特征时称为产科抗磷脂综合征（obstetric antiphospholipid syndrome，OAPs）。研究表明，5%~20% 生育期女性出现抗磷脂综合征的临床表现，若抗磷脂抗体阳性患者不采取对应的干预措施或治疗手段，其妊娠丢失率高达 24%~60%，并且围产期孕妇易发生血栓事件，严重危及孕产妇生命。

【病例介绍】

1. 主诉　结婚 6 年，反复胎停育 3 次。

2. 现病史　31 岁，结婚 6 年，正常同居，2012 年孕 9 周完全流产，未清宫；2013 年孕 8 周，胎心消失，清宫，进行复发性流产相关检查，夫妇双方染色体核型正常，封闭抗体（-），性激素 + 甲状腺功能基本正常，妇科检查：子宫前位增大如孕 2 月，表面不平，无压痛，白带常规（-），性病三项（-）；男方精液常规正常。2014 年再次妊娠，给予黄体酮 20 mg im qd 保胎治疗，停经 9 周时超声提示胎芽 22 mm，胎心消失。清宫，胚胎染色体核型：46，XN。为进一步明确诊断而就诊我科。

3. 月经史　14 岁初潮，平素月经尚规律，7/28~37 天，量中，痛经（-）。

4. 婚育史　25 岁结婚，配偶体健，G3P0，三次自然流产史，其中 2012 年完全流产，2013 年和 2014 年均为保胎失败后行清宫术终止妊娠，末次妊娠物核型为正常核型。

5. 既往史　平素体健，无结核、伤寒、肝炎等传染病史，无外伤史，有两次清宫手术史，父母体健，无高血压、糖尿病等病史，无特殊家族遗传病史可询。

6. 体格检查　T 36.2℃，P 76 bpm，R 18 次 / 分，BP 120/70 mmHg。发育正常，营养良好，肤色正常无黄染，心肺(-)，腹平软。妇科检查：外阴已婚未育型，阴道畅，黏膜色泽粉，分泌物不多，无异味，宫颈光，无举痛，分泌物正常，子宫水平前位，增大如孕 2 月，表面不平，质中，活动可，无压痛，双附件区未扪及异常包块及压痛。

7. 辅助检查

狼疮抗凝物(+)，抗 β2 糖蛋白 I-IgM 25.97(参考值 1-20)

免疫全项：正常

蛋白 C 及蛋白 S：正常。

超声：多发子宫肌瘤，最大的位于子宫前壁，直径 6.5 cm。

8. 诊断　①复发性流产；②原发性抗磷脂综合征？③多发性子宫肌瘤。

【诊治经过】

诊断明确：12 周之后再次复查，狼疮抗凝物(+)，抗 β 糖蛋白 I-IgM 33.21(参考值 1~20)。依据①该患者既往不明原因 10 周以内胎停育病史 3 次，既往体健，否认自身免疫性疾病病史；②狼疮抗凝物及抗 β 糖蛋白 I-IgM 持续阳性(非妊娠期间隔 12 周，两次检测)，免疫全项正常；因此该患者复发性流产诊断及原发性抗磷脂综合征诊断成立。

治疗经过：患者进入备孕期后即给予阿司匹林 50 mg QD，同时嘱咐常规补钙补叶酸 。3 个月后患者再次妊娠，血 HCG 倍增满意，继续给予阿司匹林 50 mg QD，加用低分子肝素钠 1 支 皮下注射 QD，地屈孕酮 10 mg BID。孕 5 周 B 超提示：宫内妊娠囊；孕 8 周超声提示：宫内胎囊，胎芽 3.3 mm，胎心可见；孕 9 周出现阴道少量褐色分泌物，复查超声：宫内胎囊，胎芽 4 mm，胎心消失。停用阿司匹林及低分子肝素，择期行清宫手术，胚胎染色体：45，XO。患者于院外行子宫肌瘤剥除术 1 年后，再次开始积极备孕，孕前预处理同前，妊娠后继续原方案保胎。

治疗结局：孕 12 周停用地屈孕酮，孕 32 周停用阿司匹林，分娩前 24 小时停用低分子肝素钠。患者孕期平顺，2019-10-24 于孕 37^{+5} 周剖宫产分娩一 3200 g 健康男婴，产时出血 100mL，无产后深静脉血栓形成，新生儿随访至今无发育异常。

病例 2

【病例介绍】

1. 主诉　结婚 3 年，不良妊娠史 2 次。

2. 现病史　结婚 3 年，正常同居，2015 年自然妊娠，孕期平顺，无高血压，无糖尿病，NT 正常，无创 DNA 低风险，孕 24 周行产科三级超声筛查未见胎儿发育畸形，于孕 27 周无诱因下发现胎动减少，急诊超声提示胎死宫内，引产，胎儿未送检；2017 年因月经不调行促排卵治疗后妊娠，妊娠5周超声提示宫内胎囊，早孕期血HCG倍增满意，于孕8周超声提示宫内胎囊，未见胎芽，遂清宫，胚胎染色体核型为46，XN。2018年外院宫腔镜检查提示宫角部轻度粘连（已在镜下分离），输卵管造影提示双侧输卵管通畅。2019年患者为行进一步治疗来我院门诊就诊。

3. 月经史　13岁初潮，平素月经尚规律，4-5天/35~40天，量中，痛经（-）。

4. 婚育史　28岁结婚，配偶体健，G2P0，2015年孕27周胎死宫内，2017年于孕8周保胎失败清宫，末次妊娠物核型检测为正常核型。

5. 既往史　平素体健，无结核、伤寒、肝炎等传染病史，无外伤史，有两次清宫手术史，父母均有高血压病史十余年，无糖尿病病史，无其他家族遗传病史可询。

6. 体格检查　T 36.5℃，P 68 bpm，R 18次/分，BP 115/65 mmHg。发育正常，营养良好，肤色正常无黄染，心肺（-），腹平软。妇科检查：外阴已婚未育型，阴道畅，黏膜色泽粉，分泌物不多，无异味，宫颈光，无举痛，分泌物正常，子宫水平前位，正常大小，质中，活动可，无压痛，双附件区未扪及异常包块及压痛。

7. 辅助检查

夫妇双方染色体核型正常，前次妊娠胚胎染色体核型：46，XN。

性激素+甲状腺功能基本正常，OGTT正常。

ACL-IgA（-），ACL-IgM（-），ACL-IgG（-），抗β糖蛋白I-IgA（-），抗β糖蛋白I-IgM（-），抗β糖蛋白I-IgG（-），LA（+）（间隔12周，两次检测结果）。

封闭抗体（+），免疫全项：正常。

凝血常规、D二聚体、抗凝血酶Ⅲ、蛋白S+C、血小板聚集率均未见异常。

白带常规（-），性病三项（-）、TORCH（-）、血筛四项（-）。

男方精液常规及形态学分析均正常。

8. 诊断　①复发性流产；②原发性抗磷脂综合征。

【诊治经过】

诊断明确：根据患者既往一次10周以上不明原因胎死宫内，一次孕10周之前不明原因的胚胎停育，其复发性流产诊断成立；根据患者病理妊娠史，既往体健，无自身免疫性疾病，血清狼疮抗凝物持续阳性，免疫全项正常，因此原发性抗磷脂综合征诊断成立。

治疗经过：患者平素不规律排卵，给予炔雌醇环丙孕酮片调经3个周期后，来曲唑促排卵，同时阿司匹林50 mg qd预处理，两个月后患者顺利妊娠。妊娠后继续阿司匹林50 mg qd+地屈孕酮10mg QD，监测血HCG倍增满意，于孕7周阴道少量褐色分泌物，超声提示宫内妊娠囊，可见胎心胎芽，遂停用阿司匹林，改用低分子肝素钠，1支，皮下注射，QD，孕12周停用地屈孕酮，孕16周开始监测胎盘生长因子、胎儿发育情况及羊水量，同时密切关注患者凝血常规及肝功能。

治疗结局：孕37周停用低分子肝素钠，孕39周顺娩一3400 g男活婴，产时出血300mL，无产后深静脉血栓形成，新生儿随访至今无发育异常。

【病例讨论】

复发性流产诊断标准:美国生殖医学学会的标准是 2 次或 2 次以上妊娠失败;英国皇家妇产科医师协会(Royal College of Obstetricians and Gynaecologists, RCOG)则定义为与同一性伴侣连续发生 3 次或 3 次以上并于妊娠 24 周前的胎儿丢失;而我国通常将 3 次或 3 次以上在妊娠 28 周之前的胎儿丢失称为复发性流产。

产科抗磷脂综合征诊断标准:1 项临床标准和至少 1 项实验室标准。

1. 临床标准

(1)血管性血栓:任何器官或组织发生 1 次及 1 次以上的动脉、静脉或小血管血栓事件,且血栓事件必须有影像学或组织学证实。组织病理学如有血栓形成,且血栓部位的血管壁无血管炎表现。

(2)病理妊娠:①在孕 10 周及以后发生 1 次或 1 次以上不能解释的胎死宫内;②在孕 34 周之前因子痫或重度子痫前期或严重的胎盘功能不全所致 1 次或 1 次以上的胎儿形态学结构未见异常的早产;③在孕 10 周以前发生连续 3 次或 3 次以上不能解释的自发性流产。

2. 实验室标准

(1)血浆中狼疮抗凝物(lupus anticoagulant, LA)2 次检测均阳性,检测时间间隔至少 12 周。

(2)血清中的中高滴度 IgG/IgM 型抗心磷脂抗体(anticardiolipin antibody, aCL),至少间隔 12 周发现 2 次。

(3)血清中的中高滴度 IgG/IgM 型抗 β2 糖蛋白 Ⅰ 抗体(anti-β2 glycoprotein Ⅰ antibody, anti-β2 GP Ⅰ Ab),至少间隔 12 周发现 2 次。

病例 1 患者连续发生 3 次 10 周以内的胚胎停育,符合复发性流产的诊断标准,与患者沟通后进行规范的病因学筛查,发现其狼疮抗凝物及抗 $β_2$ 糖蛋白 I-IgM 持续异常,符合抗磷脂综合征诊断标准,因此在诊断明确后,于孕前即给予预防性抗凝治疗,按照 APS 治疗方案,第 4 次保胎仍然失败,及时进行胚胎染色体检测证实为胚胎因素的自然流产,因此该患者第 5 次怀孕后继续原方案治疗获得了良好的妊娠结局。

病例 2 患者有一次孕 27 周的胎死宫内,孕期胎儿的筛查均正常,引产胎儿外形结构亦无异常,后续再次发生 1 次 10 周以内的胚胎停育,胚胎染色体为正常核型。由于该患者连续两次发生胚胎丢失,按照《复发性流产诊治的专家共识》,我们与患者沟通后,对其进行全面的病因筛查,发现其 LA 持续阳性,因此,该患者符合产科抗磷脂综合征的诊断标准。明确诊断后,我们使用小剂量的阿司匹林 + 低分子肝素钠全孕期使用,获得了良好的妊娠结局。

【专家点评】

复发性流产病因复杂,是妇产科常见的疑难杂症。目前公认的病因可归类为遗传因素、内分泌因素、感染因素、免疫因素、血栓前状态、不明原因。接诊此类患者,需要进行细致而广泛的病因学筛查。

针对抗磷脂综合征原发病的治疗，需要全孕期使用阿司匹林及低分子肝素钠，因此用药的最低剂量及长期使用的安全性则是医患双方的关注焦点。阿司匹林是经典的抗血小板药物，临床上通常将摄入剂量不足 150 mg/d 定义为低剂量阿司匹林（low-dose aspirin，LDA），目前研究认为 LDA 不增加母体出血风险，同时也不增加胎儿的出血及畸形风险。低分子肝素钠分子量较大，不易通过胎盘，因此美国食品药品监督管理局（Food and Drug Administration，FDA）定义为 B 类药物，其妊娠期使用需关注其母体并发症如出血风险、过敏反应、骨质疏松、血小板减少等。

总之，对于复发性流产的患者，我们的保胎措施其实是针对母体原发病的治疗，因此务必要明确诊断，并在此前提下按照指南规范治疗，同时需要注意的是，我们治疗的是母亲，但承担药物不良反应暴露风险的却是胎儿，故而需要严格掌握用药的适应症，尽量低剂量短疗程使用，即在保证疗效的情况下尽可能的减少用药剂量与时间，尽可能地减少胎儿不必要的暴露。

王建梅

【相关指南及参考文献】

[1] 中华医学会妇产科学分会产科学组. 复发性流产诊治的专家共识 [J]. 中华妇产科杂志，2016，51（1）：3-9.

[2] Practice Committee of the American Society for Reproductive Medicine. Evaluation and treatment of recurrent pregnancy loss：a committee opinion[J]. Fertil Steril，2012，98（5）：1103-1111.

[3] 谢幸，苟文丽. 妇产科学 [M].8 版. 北京：人民卫生出版社，2013：3-8.

[4] 中华医学会风湿病学分会. 抗磷脂综合征诊断和治疗指南 [J]. 中华风湿病学杂志，2011，15（06）：407-410.

[5] 张雪，李荣，漆洪波，等. 产科抗磷脂综合征 [J]. 实用妇产科杂志，2021，37（8）：581-583.

[6] 中华医学会围产医学分会. 产科抗磷脂综合征诊断与处理专家共识 [J]. 中华围产医学杂志，2020，23（8）：517-522.

[7] 孙思，赵爱民. 复发性流产常用抗凝及抗血小板药物妊娠期暴露的安全性 [J]. 上海交通大学学报（医学版），2020，40（3）：402-407.

[8] 低分子肝素防治自然流产中国专家共识编写组. 低分子肝素防治自然流产中国专家共识 [J]. 中华生殖与避孕杂志，2018，38（9）：701-708.

病例 39　抗磷脂综合征合并妊娠

【疾病概述】

产科抗磷脂综合征（OAPS）是一种病态妊娠为主要临床特征，伴有抗磷脂抗体（aPL）持续存在的自身免疫性疾病。是一种常见的可以干预的获得性血栓前状态。目前我国男女患病率约为 1∶9。APS 根据是否继发于其他自身免疫性疾病分为原发性和继发性，其中原发性抗磷脂综合征的发病率约为53.1%。目前临床对于OAPS的诊断按照2006年悉尼修订的抗磷脂综合征分类标准，定义为≥3次连续孕10周以内的自然流产（除外遗传、解剖、内分泌等异常）、≥1次孕10周以上的不能解释的外观正常的胎死宫内或≥1次因早发子痫前期/子痫等导致的早产，且要求aPL持续阳性或者中高滴度（间隔至少12周复测为阳性）。其中临床或实验室标准中，任何一方不满足诊断条件，则为不典型抗磷脂综合征。研究者们发现aPL可直接损伤蜕膜细胞、滋养层细胞，促使凋亡，减少滋养细胞侵袭，抑制合胞体的增殖和形成，也可通过损伤血管内皮细胞、激活补体等途径促进胎盘内炎症反应，导致血液高凝状态，影响胚胎发育和子宫血管重塑，进一步导致流产、子痫前期等并发症，对母婴双方均存在不良影响。随着临床对本疾病认识的深入，越来越多的OAPS被发现。一方面临床上非典型临床或实验室表现的患者，由于达不到诊断标准容易被漏诊、错过治疗，导致母胎预后不良；另一方面，目前临床中存在过度诊断及过度治疗现象，为患者的精神及经济带来较重负担。

【病例介绍】

患者基本信息：张某某，女，32岁，初次就诊时间：2021年12月。

1. 主诉　孕4产0孕19+6周，超声发现宫颈管异常1天。

2. 现病史　平素月经规律，LMP 2021-06-04，停经40+天尿HCG（+）发现早孕，停经45天阴道出血，量少，色深，来院就诊查血孕酮12.57 ng/mL，雌二醇127 pg/mL，首次B超提示宫内早孕，胎囊2.0 cm×1.8 cm×1.2 cm，可见卵黄囊。予黄体酮40 mg Qd肌注，地屈孕酮10 mg Q8 h口服，那屈肝素4000 iu iH Qd，因合并干燥综合征，就诊免疫科，查ANA 1：80，SSA（+），SSB（+），Ro-52（+），抗心磷脂抗体（ACL）IgA、IgM、IgG均正常，β2GP1-IgA <20 RU/mL（参考值<20 RU/mL），β2GP1-IgG 33.6 RU/mL（参考值<20 RU/mL），β2GP1-IgM 25.3 RU/mL（参考值<20 RU/mL），狼疮抗凝物（-）。给予阿司匹林75 mg Qd，硫酸羟氯喹0.4 g Bid，醋酸泼尼松5 mg Qd，用药5天，出血未停止，复查超声提示宫内孕囊2.2 cm×2.0 cm×1.7 cm，可见卵黄囊，似可见胎芽，周围未见液性暗区。将那屈肝素改为磺达肝癸钠0.5mL iH Qd，7天后出血停止。停经60天，复查超声提示宫内孕囊，其内胎芽长约1.3 cm，可见胎心搏动。停用黄体酮及地屈孕酮，余药物持续应用，至孕12周，复现阴道少量出血，色鲜红，超声提示胎盘下缘达到宫颈内口。加用地屈孕酮10 mg Bid口服，2周后病情稳定，出血停止，停用地屈孕酮，其余药物维持原剂量。孕18周自觉胎动至今，1天前常规产检，超声发现宫颈管内口分离约0.4 cm，宫颈管长2.8 cm，胎盘下缘距宫颈内口1.8 cm，为保胎入院。

3. 既往史　2019年因2次生化妊娠就诊于山东省某医院，确诊干燥综合征（SSA及SSB升高），不规律口服硫酸羟氯喹及醋酸泼尼松。2020年妊娠前2月服用硫酸羟氯喹及阿司匹林，再次发生生化妊娠。

4. 婚育史　已婚4年，爱人体健。2018年、2019年及2020年生化妊娠3次。查夫妻双方染色体未见异常。

5. 月经史　15岁初潮，4~5天/28天，LMP 2021-06-04，经量中等，无痛经。

6. 家族史 否认家族病史。

7. 体格检查 体温 36.5℃，呼吸 20 次 / 分，脉搏 90 次 / 分，血压 104/70 mmHg；身高 153 cm，体重 58 kg；神志清醒，自主体位，全身皮肤无皮疹、结节等，浅表淋巴结未及肿大，气管居中，甲状腺不大；胸廓对称无畸形，胸壁无压痛，乳房发育正常，双肺呼吸动度对称，叩诊清音，双肺呼吸音清，心音有力，律齐，无杂音，腹软，肝脾肋下未及，脊柱、神经系统无特殊，无双下肢凹陷性浮肿。专科情况：宫底耻上 3 指，腹围 85 cm，胎心率 140 bpm，偶可触及宫缩，阴道检查：阴道通畅，宫颈长 3 cm，宫颈外口未开。

8. 辅助检查

2021-10-24 血常规：WBC 6.21 × 10^9/L，N 74.3%，HB 133 g/L，PLT 141 × 10^9/L。

免疫检查：免疫球蛋白 G 863 mg/dL，C3 81.4 mg/dL，C4 14.5 mg/dL。

抗心磷脂抗体（ACL）IgA、IgM、IgG 均正常，β2GP1-IgA 15.5 RU/mL（参考值 <20 RU/mL），β2GP1-IgG 28.7 RU/mL（参考值 <20 RU/mL），β2GP1-IgM 19.3 RU/mL（参考值 <20 RU/mL），狼疮抗凝物（-）。

血栓弹力图：R 3.6 min，K 1.3 min，α 73.3 度，MA 57.9 mm，EPL 2.6%。

血小板聚集力：花生四烯酸诱导 8%，ADP 诱导 10%。

肝肾功能正常。

9. 诊断 ①孕 4 产 0 孕 19^{+6} 周；②妊娠合并干燥综合征；③继发性抗磷脂综合征；④先兆流产。

【诊疗经过】

在原用药基础上，加用口服地屈孕酮 10 mg Bid 3 天，并每周超声监测宫颈管变化，患者无阴道出血，无腹痛。持续硫酸羟氯喹、醋酸泼尼松、阿司匹林及磺达肝癸钠治疗 4 周，病情稳定，多次复查 B 超，胎儿符合孕周大小，脐血流 S/D 2.4-3.5，羊水指数正常范围内波动，宫颈情况同前，内口无进一步开放，胎盘仍较低。患者离院，继续院外维持药物治疗，定期产检。四维超声、血糖监测及 NIPT 等检测均无异常。

于孕 34 周，患者出现右下肢轻度肿胀伴疼痛，就诊于我院，查双下肢血管彩超，提示右侧小腿深静脉血栓形成。D-dimer 8365 ng/mL，立即调整肝素为那屈肝素 6000 iU iH Q12h，并右下肢制动 2 周，复查彩超血栓减小，D-dimer 966 ng/mL，维持治疗剂量肝素，并监测凝血相关指标，维持血栓弹力图处于正常范围，D-dimer <1000 ng/mL。加强胎儿情况监测，规律行产科超声及胎心监护等检查，于孕 36 周停用阿司匹林。患者于 38+6 周自然临产，临产后调整肝素至 0.6 mLiH Qd，顺利分娩一活婴，3265g，评分 9-10-10 分，羊水清量，500 mL，胎盘胎膜未见异常。

产后 12 小时，经血管外科会诊，即开始使用那屈肝素 0.4 mL iH Qd，经免疫科会诊继续硫酸羟氯喹 0.4 g Bid，醋酸泼尼松 5 mg Qd 口服。产褥期恢复良好，产后 6 周复查抗心磷脂抗体（ACL）IgA、IgM、IgG 均正常，β2GP1-IgA、IgM、IgG 均正常，D-dimer 156 ng/mL。

【病例讨论】

本病例为一例临床较为常见的继发性抗磷脂综合征妊娠，患者存在明确的干燥综合征病史,在此基础上,发生连续3次生化妊娠。前2次生化妊娠,患者未引起重视,直至第3次妊娠前,诊断为干燥综合征,于妊娠前2月开始以硫酸羟氯喹及阿司匹林等药物"预处理",但再次发生生化妊娠。本次妊娠ANA 1∶80, SSA(+), SSB(+), Ro-52(+),抗心磷脂抗体均正常,β2GP1-IgG升高,间隔12周2次,狼疮抗凝物(-)。根据病史及实验室情况,按照目前国际诊断标准,诊断为不典型抗磷脂综合征,继发于干燥综合征。

本次妊娠初期,患者出现先兆流产表现,经免疫抑制剂、小剂量阿司匹林、低分子肝素等联合治疗,病情逐渐稳定,胎儿生长发育良好,安全渡过早中孕期。至妊娠晚期突发下肢静脉血栓,给予足量肝素抗凝、制动,病情控制稳定。于38^{+6}周自然临产,阴道成功分娩,产后和产褥期应用恰当抗凝方案治疗血栓并预防新发血栓,应用免疫抑制剂治疗原发病,效果确切,最终母婴顺利渡过产褥期,结局良好。

【专家点评】

不典型抗磷脂综合征患者的临床及实验室表现多样,越来越多仅有1~2次流产(包括生化妊娠)的患者会在再次妊娠前或者发现早孕阳性时就诊,临床工作中既存在漏诊漏治的现象,也存在过度诊疗的问题,尤其对于其精准评估及治疗方法,目前仍无统一的结论。

对于高危aPL谱,aPL三重阳性与较差的产科结局关系最密切,LA是导致产科并发症的最强因素,β2GP1是造成低活产率和高产科病率的最相关抗体,在抗体亚型中,IgG致病性强于IgM。单一的aCL或aβ2GP1低滴度阳性,瞬时阳性则为妊娠不良结局的低风险因素。

不典型抗磷脂综合征经恰当治疗可明显降低流产率,改善妊娠结局。患者的临床结局受益于孕期抗血栓治疗,但是具体的治疗方案,仍然没有系统的、规范化的建议。《EULAR关于成人抗磷脂综合征管理的建议》《美国风湿病学会风湿性和肌肉骨骼疾病患者生殖健康的管理指南》和我国《产科抗磷脂综合征诊断与处理专家共识》均推荐:对于不典型抗磷脂综合征患者,应根据其个体化风险评估,单独使用小剂量阿司匹林或者联合使用预防剂量低分子肝素。对于原发性抗磷脂综合征的患者,不建议使用糖皮质激素或者免疫抑制剂,当常规治疗失败时,部分专家建议联合泼尼松、羟氯喹、免疫球蛋白等治疗。

妊娠期抗血栓治疗可能引起出血事件、肝肾功能损害,因此用药期间需严密观察患者外出血的表现如鼻衄、皮肤黏膜出血、阴道出血等;同时需要定期复查相关化验,了解抗栓治疗的效果和副作用,及时调整抗栓治疗策略。

抗磷脂综合征患者,妊娠晚期较正常孕产妇更为凝血亢进状态,此外由于产后激素和凝血变化,产后产妇活动少等原因,产褥期也是一个关键的血栓形成期,应根据aPL特征和其他高危因素(如高龄、肥胖),采取个体化预防剂量的低分子肝素或其他物理措施预防血栓形成。此患者虽孕期持续应用预防剂量肝素,仍发生了血栓,可见本疾病的高血栓风险,孕期及产褥期需高度警惕血栓发生,包括下肢血栓、肺栓塞、脑栓塞,同时需要警惕胎盘微血栓,注意监测胎儿生长发育及羊水情况。此类患者最终的分娩方式需综合分析病情决定,抗磷脂综合征非剖宫产指征,手术易增加血栓风险。

李洁

【相关指南及参考文献】

[1] ALIJOTAS-REIG J, ESTEVE-VALVERDE E, FERRER-OLIVERAS R, et al. Comparative study of obstetric antiphospholipid syndrome (OAPS) and non-criteria obstetric APS (NC-OAPS): report of 1640 cases from the EUROAPS registry[J]. Rheumatology (Oxford), 2020, 59(6): 1306-1314.

[2] TEKTONIDOU M G, ANDREOLI L, LIMPER M, et al. EULAR recommendations for the management of antiphospholipid syndrome in adults[J]. Ann Rheum Dis, 2019, 78(10): 1296-1304.

[3] SAMMARITANO L R, BERMAS B L, CHAKRAVARTY E E, et al. 2020 American College of Rheumatology Guideline for the Management of Reproductive Health in Rheumatic and Musculoskeletal Diseases[J]. Arthritis Rheumatol, 2020, 72(4): 529-556.

[4] 产科抗磷脂综合征诊断与处理专家共识[J]. 中华围产医学杂志, 2020, 23(08): 517-522.

[5] PIRES D R G, BETTENCOURT P, RODRIGUEZ-PINTO I, et al. "Non-criteria" antiphospholipid syndrome: A nomenclature proposal[J]. Autoimmun Rev, 2020, 19(12): 102689.

[6] GIBBINS K J, MUMFORD S L, SJAARDA L A, et al. Preconception antiphospholipid antibodies and risk of subsequent early pregnancy loss[J]. Lupus, 2018, 27(9): 1437-1445.

[7] OFER-SHIBER S, MOLAD Y. Frequency of vascular and pregnancy morbidity in patients with low vs. moderate-to-high titers of antiphospholipid antibodies[J]. Blood Coagul Fibrinolysis, 2015, 26(3): 261-266.

[8] GABBAY-BENZIV R, ZAFRIR-DANIELI H, BLICKSTEIN D, et al. Antiphospholipid syndrome characteristics and adverse pregnancy outcomes after 20 weeks of pregnancy[J]. Int J Gynaecol Obstet, 2018, 142(2): 214-220.

[9] LO H W, CHEN C J, TSAI E M. Pregnancy outcomes for women with non-criteria antiphospholipid syndrome after anticoagulant therapy[J]. Eur J Obstet Gynecol Reprod Biol, 2020, 244: 205-207.

[10] FREDI M, ANDREOLI L, AGGOGERI E, et al. Risk Factors for Adverse Maternal and Fetal Outcomes in Women With Confirmed aPL Positivity: Results From a Multicenter Study of 283 Pregnancies[J]. Front Immunol, 2018, 9: 864.

[11] SCIASCIA S, MURRU V, SANNA G, et al. Clinical accuracy for diagnosis of antiphospholipid syndrome in systemic lupus erythematosus: evaluation of 23 possible combinations of antiphospholipid antibody specificities[J]. J Thromb Haemost, 2012, 10(12): 2512-2518.

病例 40　系统性红斑狼疮(SLE)合并不孕症

【疾病概述】

系统性红斑狼疮(SLE)是一种系统性自身免疫病,以全身多系统多脏器受累、反复的复发与缓解、体内存在大量自身抗体为主要临床特点,如不及时治疗,会造成受累脏器的不可逆损害,最终导致患者死亡。孕妇 SLE 发病率约为 0.2%, SLE 疾病本身通常不影响患者的生育能力,但受孕时年龄较大、药物暴露、环境因素及重要器官损害等多种因素导致 SLE 患者的生育能力衰减。随着现代辅助生殖技术(ART)的不断进步和推广应用,低生育能力的 SLE 患者亦有使用 ART 助孕的需求。

【病例介绍】

患者基本信息:智某,女,37 岁,初次就诊时间:2019 年 4 月 20 日。

1. 主诉　结婚 2 年,未避孕未再孕。

2. 现病史　患者同居 11 年,性生活正常,结婚 2 年,未避孕未孕 2 年。G1P0,2007 年与前性伴侣人工流产 1 次。平素月经尚规律。2019 年 9 月就诊于本中心,基础性激素示正常范围, AMH 2.2ng/mL。HSG 示双侧输卵管通畅。于本中心监测排卵指导同房 2 周期,未妊娠。2020 年 1 月于我中心行 IUI5 周期,未妊娠。宫腔镜检查示慢性子宫内膜炎,病理示增殖期子宫内膜,偶见慢性炎细胞浸润, CD38 散在少数阳性, CD138 极少数阳性,予左氧氟沙星、替硝唑治疗 2 周。现夫妇双方要求 IVF 助孕。助孕指征:多周期 IUI 未孕。

3. 月经史　12 岁,6~7/26~30 天,量正常,痛经(-)

4. 婚育史　35 岁结婚,配偶体健,G1P0。

5. 既往史　SLE14 年,系统治疗,目前口服泼尼松 5 mg Bid,阿司匹林 75 mg Qd,羟氯喹 0.4 mg Qd,北京协和医院免疫科检查后认为可妊娠。

6. 个人史　无特殊。

7. 家族史　无特殊。

8. 查体　T 36℃　P 82 次 / 分　R 20 次 / 分 BP 101/64 mmHg 身高 160 cm 体重 52 kg 体重指数:20.3 kg/m^2。

妇科检查:外阴(-),阴道畅,宫颈中度糜烂,子宫前位,大小正常,质中,活动,无压痛,双附件区无异常包块及压痛。

9. 辅助检查

1.2019 年 5 月基础性激素: FSH4.18IU/L, LH4.64IU/L, $E_2$50 pg/mL, PRL16.23 ng/mL, P0.1 ng/mL,T22.4 ng/dL。

2.2019 年 9 月 AMH:2.2 ng/mL。

3.2019 年 4 月阴道 B 超示:子宫大小:48 mm × 41 mm × 41 mm,子宫内膜厚度:5.8 mm,左卵巢 10 个窦卵泡,右卵巢 10 个窦卵泡。

4.2020 年 8 月男方精液检查:密度 36.8 × 10^6/mL,前向运动率(PR)21%,男方染色体:

46，XY

10. 诊断 ①继发不孕；② 5 次 IUI 未孕；③ SLE。

【诊治经过】

第 1 周期行 ICSI：1/2GnRH 中长方案，Gn 总量 3825IU，Gn 总天数 13 天，卵泡数 25 个，HCG 日 E_2 7478 pg/mL，P 1.4 ng/mL，于 2020-09-26 获卵 18 枚，2PN10 枚，形成胚胎 10 枚，优胚 4 枚，于 2020-09-29 移植胚胎 1 枚，移植胚胎形态 8（匀）CGI，冷冻胚胎 4 枚。术后 7 天 E_2：31 pg/mL，P：19.81 ng/mL，DD：2063 ng/mL。术后 14 天，血 β-HCG<1.2 mIU/mL，结局：未妊娠。

第 1 周期第 2 次移植：FET 方案：自然周期，于 2020-12-07 解冻胚胎数 2 枚，移植胚胎数 2 枚，移植胚胎形态 7（匀）CGI；9（不匀）CGII，移植日内膜厚度 13.5 mm。移植后 5 天 E_2：265 pg/mL，P：31.97 ng/mL，DD：280 ng/mL；移植后 12 天，血 β-HCG 4.25 mIU/mL。结局：未妊娠，选择择期再次助孕治疗。

第 1 周期第 3 次移植：FET 方案：自然周期，于 2021-01-09 解冻胚胎数 2 枚，移植胚胎数 2 枚，移植胚胎形态 7（匀）CGII；10（匀）CGI，移植日内膜厚度 16 mm。移植后 6 天 E_2：289 pg/mL，P：35.71 ng/mL，DD：259 ng/mL；移植后 13 天，血 β-HCG 236.8 mIU/mL；移植后 16 天，血 β-HCG 654.34 mIU/mL，E_2：512 pg/mL，P：>40 ng/mL，DD：276 ng/mL。移植后 5 周超声提示宫内孕囊 6 mm × 5 mm，未见胚芽卵黄囊，胎心未见；移植后 6 周超声提示宫内孕囊 7 mm × 6 mm，未见胚芽卵黄囊，胎心未见；移植后 7 周 +3 天超声提示宫内孕囊 7 mm × 7 mm × 6 mm，未见胎芽及卵黄囊，胎心未见，行清宫术。结局：临床妊娠—宫内早孕胎停育。

第 2 周期行 ICSI：拮抗剂方案：Gn 总量 3750IU，Gn 总天数 12 天，卵泡数 13 个，HCG 日 $E_2$2901 pg/mL，P2.01 ng/mL，于 2021-07-25 获卵 11 枚，2PN3 枚，形成胚胎 3 枚，优胚 1 枚，未移植，冷冻胚胎 2 枚。结局：未移植 - 孕酮值高。

第 2 周期第 4 次移植：FET 方案：自然周期，于 2021-09-24 解冻胚胎数 1 枚，移植胚胎数 1 枚，移植胚胎形态 7（不匀）CGI，移植日内膜厚度 10.6 mm。于 2021-09-26 解冻胚胎数 1 枚，移植胚胎数 1 枚，移植胚胎形态 2G，移植日内膜厚度 10.6 mm。移植后 14 天，血 β-HCG 阴性。结局：未妊娠。

第 3 周期行 ICSI：短方案：Gn 总量 2850IU，Gn 总天数 10 天，卵泡数 19 个，HCG 日 $E_2$5760pg/mL，P0.88ng/mL，于 2021-11-20 获卵 18 枚，2PN 7 枚，形成胚胎 7 枚，优胚 5 枚，未移植，冷冻胚胎 4 枚。结局：未移植 - 预防 OHSS。

第 3 周期第 5 次移植：FET 方案：自然周期，于 2022-02-11 解冻胚胎数 2 枚，移植胚胎数 2 枚，移植胚胎形态 7CGI；8CGI，移植日内膜厚度 8.8 mm。移植后 11 天，血 β-HCG 141.91 mIU/mL，移植后 13 天血 β-HCG 370.03 mIU/mL，E_2：425 pg/mL，P：>40 ng/mL，DD：110 ng/mL；移植后 17 天血 β-HCG 2175.73 mIU/mL；移植后 20 天血 β-HCG 6838.87 mIU/mL。移植后 5 周超声提示宫内孕囊 7 mm × 5 mm，胚芽未见，胎心未见；移植后 6 周 +1 天超声提示宫内孕囊 18 mm × 13 mm × 9 mm，胚芽隐约可见，胎心隐约可见；移植后 6 周 +4 天超声提示宫内孕囊 28 mm × 18 mm × 11 mm，胚芽 6.2 mm，胎心可见；移植后 7 周 +3 天超声提

示宫内孕囊 34 mm × 25 mm × 16 mm，胚芽 13 mm，胎心可见，宫腔液区 10 mm × 5 mm × 6 mm。于 2022-09-27 孕 35 周因胎膜早破经剖宫产术分娩一女婴，体重 1980 g，随访出生 2 个月后体重 4250 g，健康状况良好。

【病例讨论】

虽然 SLE 患者生育能力与非 SLE 同龄女性比无显著差异，但由于妊娠期性激素水平改变对 SLE 病情产生不利影响，导致 SLE 患者妊娠期出现病情复发或加重，同时，SLE 患者合并的重要脏器损害、自身抗体、药物等多种因素可能影响妊娠期患者及胎儿健康。所以 SLE 患者在同时满足下述条件时可考虑妊娠：SLE 病情稳定 ≥ 6 个月、口服泼尼松 ≤ 15 mg/d（或等效剂量的非含氟类糖皮质激素）、停用可能致畸药物（如环磷酰胺、甲氨蝶呤、吗替麦考酚酯、来氟米特、雷公藤等）至所需时间、24 h 尿蛋白定量 ≤ 0.5 g 且无重要脏器损害。

目前，羟氯喹联合糖皮质激素治疗妊娠期合并 SLE 的报道日益增多。羟氯喹是一种常见的用于控制疟疾临床症状及预防性抑制疟疾的抗疟药，其主要成分是 4- 氨基喹啉类，且在风湿免疫性疾病的治疗中也得到了广泛应用，2003 年版的《系统性红斑狼疮的治疗指南》及 2007 年版的欧洲风湿病联盟（EULAR）专家共识中均推荐羟氯喹用于 SLE 的治疗，且在临床实践中证实羟氯喹对妊娠期女性是安全的，可降低狼疮活动率，无明显的胎儿毒性作用，还可降低早产发生率，改善胎儿及新生儿的预后。

随着现代 ART 技术在安全性及成功率方面都有了显著的发展，低生育能力的 SLE 患者逐渐有使用 ART 助孕的需求。SLE 相关 ART 的研究显示，ART 带给低生育能力的 SLE 患者成功妊娠的获益高于风险。一旦卵母细胞被取出，它们可能被冷冻或通过与精子孵育或卵胞浆内单精子注射受精。SLE 患者行 ART 的适应症包括：①符合不育症的诊断标准：未采取避孕措施的正常性生活一年而未妊娠者；②符合 IVF-ET 的指征：配子运输障碍、子宫内膜异位症、排卵障碍、男方因素、免疫因素、不明原因，ART 最常用的操作是体外受精 - 胚胎移植（IVF-ET）。选择符合 ART 适应证的 SLE 患者进行个体化的助孕是相对安全和有效的，针对本案例男方精子前向运动率（PR）为 21%，活动度相对较低，行 ICSI 助孕行相对而言成功率更高。

【专家点评】

国内外多项大样本临床研究均证实，SLE 患者妊娠相关并发症如复发性流产、胚胎停育、早产、先天性心脏传导阻滞、胎儿宫内生长受限、胎死宫内等均显著高于非 SLE 患者，且与非 SLE 患者比，SLE 孕产妇病死率升高超过 20 倍。因此，加强 SLE 患者生殖与妊娠管理，规范 SLE 患者围妊娠期监测与治疗，提高妊娠成功率、降低母婴病死率已迫在眉睫。

田文艳　王刚

【参考文献】

[1] 中华医学会风湿病学分会，国家皮肤与免疫疾病临床医学研究中心，中国系统性红斑狼疮研究协作组. 2020 中国系统性红斑狼疮诊疗指南. 中华内科杂志. 2020（03）：172-185.

[2] 吴梦云. 羟氯喹在 SLE 合并妊娠患者中应用的疗效和安全性评估，中南大学；2014.

[3] 国家皮肤与免疫疾病临床医学研究中心，国家妇产疾病临床医学研究中心，中国风湿免疫病相关生殖及妊娠研究委员会，国家风湿病数据中心，中国系统性红斑狼疮研究协作组. 2022 中国系统性红斑狼疮患者生殖与妊娠管理指南. 中华内科杂志. 2022（11）：1184-1205.

[4] 董亦师，王淑君，刘华锋. 羟氯喹及其血药浓度在系统性红斑狼疮治疗中的现状及进展. 医学综述. 2018；24（15）：3039-3044.

[5] 刘亚新，任天丽，张霞. 羟氯喹联合小剂量阿司匹林及泼尼松对妊娠合并系统性红斑狼疮患者母婴结局及细胞因子的影响. 中国妇幼保健. 2018；33（5）：1003-1006.

[6] STAMM B，BARBHAI A M，SIEGEL C，LIEBER S，LOCKSHIN M，SAMMARITANO L. Infertility in systemic lupus erythematosus：what rheumatologists need to know in a new age of assisted reproductive technology. Lupus Sci Med. 2022；9（1）.

[7] CLOWSE MEB，JAMISON M，MYERS E，JAMES AH. A national study of the complications of lupus in pregnancy. American Journal of Obstetrics and Gynecology. 2008；199（2）：127.e121-127.e126.

[8] WU J，MA J，BAO C，DI W，ZHANG W-H. Pregnancy outcomes among Chinese women with and without systemic lupus erythematosus：a retrospective cohort study. BMJ Open. 2018；8（4）：e020909.

第二章　男性不育症

第一节　少精子症

病例 41　Y 染色体 AZFc 微缺失

【疾病概述】

由遗传缺陷所引起的精子发生障碍是男性不育的一个重要病因，约占男性因素的 30%，Y 染色体微缺失是仅次于克氏综合征的第二位导致男性不育的重要遗传因素，受到越来越多的关注和研究。Y 染色体的短臂上有决定男性性别的基因，Y 染色体长臂远端的 Yq11 区存在与精子发生密切相关的基因家族，被命名为无精子症因子（Azoospermia Factor，*AZF*），该区域可分为 3 个互不重叠的区域，即 *AZFa*、*AZFb*、*AZFc*。我们提到的 Y 染色体微缺失通常指 Y 染色体长臂的 *AZF* 区域微缺失，即 *YqAZF* 缺失。*AZF* 基因片段的缺失区域不同可造成不同程度的生精障碍及男性不育。临床上 Y 染色体微缺失的检出率：无精子症患者：8% ~12%；少精子症患者：3% ~7%。2015 年，本中心在临床中遇到 1 例 Y 染色体 *AZFc* 区微缺失的不育患者，最后通过 ICSI 助孕成功的病例，现对其进行总结报告。

【病例介绍】

患者基本信息：患者孔某，男性，31 岁，2015 年 4 月初次就诊本中心。

1. 主诉　结婚 5 年，性生活正常，未避孕未育。

2. 现病史　结婚 5 年，婚后同居，夫妻性生活正常，2015 年就诊于本中心，多次检查精液常规为少精子症，弱精子症，男方 Y 染色体微缺失检查，显示长臂无精子症因子区 *AZFc* 区域缺失。女方现 27 岁，平素月经规律，月经量正常，无痛经。2011 年曾在外院监测排卵 2 个周期，有优势卵泡发育、有排卵，指导同房未孕。2015 年 8 月女方本中心检测基础性激素正常范围，双侧输卵管通畅度未查。

3. 婚育史　26 岁初婚，G0P0。

4. 既往史　夫妇双方健康状况良好，无传染病史，无腮腺炎病史，无泌尿生殖系统感染，无手术及药物治疗史。

5. 家族史　夫妇双方否认不孕症等家族史。

6. 体格检查　身高 169 cm，体重 55 kg。第二性征发育正常。左 / 右侧睾丸体积：12/12mL，质地韧；双侧睾丸、输精管未触及异常。

7. 辅助检查　精液常规检查结果如下表 2-1-1。

表 2-1-1 精液常规检查结果

	禁欲时间（天）	精液量（mL）	精子浓度（百万 /mL）	精子活动率（PR+NR）%	总精子数（百万）
第一次 2015-5-14	3	3.6	1.54	50.85	5.56
第二次 2015-8-6	7	4.3	1.18	17.78	5.07
第三次 2015-9-9	6	3.5	1.40	27.59	4.90

夫妇双方外周血染色体正常；

泌尿外科 B 超显示，双侧睾丸微小结石，双侧附睾未见异常，双侧精索静脉曲张（中度）；

精液白细胞过氧化酶染色正常；

性激素检查正常范围。卵泡生成素：6.40 IU/L，促黄体生成素：6.13 IU/L，雌二醇：39.53pg/mL，睾酮：819.70ng/dL；

心电图检查正常，示右位心表现；

外周血 Y 染色体微缺失基因检测报告如下。

表 2-1-2 外周血 Y 染色体微缺失基因检测报告

姓名：孔 **	性别：男	
标本类型：外周血	送检日期：2015-05-09	
Y 染色体长臂无精子症因子区	序列标签位点	结果
AZFa	SY84	（+）
	SY86	（+）
AZFb	SY123	（+）
	SY127	（+）
	SY134	（+）
	RBM	（+）
AZFc	SY242	（-）
	SY254	（-）
	SY255	（-）
AZFd	SY152	（-）
内质控	ZFY	（+）
	SRY	（+）

8. 诊断　①原发不育症；②重度少精子症；③弱精子症；④ Y 染色体 *AZFc* 区域微缺失。

【诊疗经过】

2015 年 10 月取卵周期：长方案，Gn15 天，获卵 10 枚，成熟卵 9 枚。男方精液常规检查，2.5 mL，精子浓度 1.8 百万 /mL，精子活动率：27%。ICSI 治疗，正常受精 8 枚，D3 优质胚胎 5 枚，移植 2 枚 8CI，冷冻 4 枚 2 管胚胎。单胎妊娠，孕 40 周顺产 1 女活婴，3200 g，现体健。

2018 年 5 月，患者要求生育二胎，第一次解冻周期移植，女方人工周期内膜方案，解冻 2 枚 1 管优质胚胎，移植 1 枚优质胚胎 8CI，剩余一枚 7CI 胚胎体外囊胚培养，未形成囊胚。移植 8CI 级胚胎后未孕。

2018 年 11 月，第二次解冻周期移植，女方人工周期内膜方案，解冻移植 2 枚 D3 胚胎 8CII+6CI，移植后未孕。

2020 年 10 月，患者夫妇要求再次 ICSI 助孕治疗，生育二胎。标准长方案，获卵 4 枚，成熟卵 4 枚。男方精液常规检查，3 mL，精子浓度：2.2 百万 /mL，精子活动率：22%。ICSI 治疗，正常受精 2 枚，D3 优质胚胎 2 枚，移植 8CI+8CII。单胎妊娠，孕 39^{+5} 周顺产 1 女活婴，3300 g，现体健。

【病例讨论】

该患者少精子症和弱精子症的主要原因是由于 Y 染色体 AZFc 片段缺失导致，辅助生殖技术可以有效的解决这类患者的生育需求。

Y 染色体具有大量重复基因序列及回文结构，这些结构在维持 Y 染色体稳定性的同时也使回文结构内部的基因容易丢失。Y 染色体微缺失与精子生成障碍具有明确的因果关系。AZFc 区缺失最常见，约 60%，其次 AZFb 区缺失占 16%，AZFa 区缺失占 1%~5%。AZFa 区完全缺失者病理表现为唯支持细胞综合征，无精原细胞，同时睾丸体积小，临床上表现为无精子症。AZFb 区完全缺失或合并 AZFc 区缺失，病理常为生精障碍，精子发生阻滞在青春期减数分裂前或减数分裂期，临床常表现为无精子症。AZFc 完全缺失对精子发生的影响存在较大的差异，其临床表现为生精功能正常或不同程度的生精障碍。本病历为 AZFc 缺失，检测 AZFc 的 SY242、SY254、SY255 三个位点全部缺失，AZFd 的 SY152 缺失，临床表现为重度少精子症、弱精子症。

本病历检测结果显示患者存在 AZFd 的缺失，但近几年国内外学者对假定的 AZFd 区域微缺失进行了研究，研究发现大部分的 AZFd 缺失伴随 AZFc 缺失，随着对（男性特异性区域 male specific region of the Y chromosome，MSY）测序的完成，明确证明 AZFd 区域是一个并不存在的假定区域，以往研究中的 AZFd 缺失可能就是 AZFc 缺失的一部分，所以该患者仅诊断 Y 染色体 AZFc 区域微缺失。

有研究表明，AZFc 区域缺失患者随着年龄增大，其精子数目有进行性下降的趋势，部分患者最后甚至会发展为无精子症，虽然本患者 2015 年至 2022 年两次助孕期间，精液常规检查精子下降趋势不明显，但对这类患者而言，我们应及早进行助孕治疗或将其精液冷冻保存，以免待其发展为无精症时需进行睾丸手术取精等有创性治疗。

Y 染色体微缺失常导致无精子症或严重少精子症。AZFa 或 AZFb 完全缺失的患者，常表现为唯支持细胞综合征所致的无精子症，不会产生生物学子代，可供精或领养。AZFc 缺失可遗传给男性子代，且微缺失的 Y 染色体稳定性差，可能在遗传过程中微缺失进一步加重，这类患者实行 PGT 治疗可作为一种生育选择。

【专家点评】

该患者表现为重度少精子症，弱精子症，性激素检查正常，这类男性不育患者为 Y 染色体微缺失分子筛查的适应症，事实上，不管是原因不明还是原因明确的男性不育患者，均需进行 Y 染色体微缺失的检查，特别是在行 ICSI 或其他辅助生殖治疗之前。

2011 年该患者夫妇曾在外院监测排卵 2 个周期，其实这时男方的检查也同样重要，男方 AZFc 区域缺失患者随着年龄增大，其精子数目有进行性下降的趋势，部分患者最后甚至会发展为无精子症，所以对于这种情况应尽快完成生育计划，或者精液冷冻保存。

穆晓环　白晓红

【相关指南及参考文献】

[1] 白文俊，王晓峰. 现代男科学临床聚焦. 北京：科学出版社，2017：227-254.

[2] 李铮，夏术阶. 2016 中国男科疾病诊疗指南. 中国医药科技出版社，2016.6.

[3] STACY COLACO，DEEPAK MODI，et al. Genetics of the human Y chromosome and its association with male infertility. [J].Reprod Biol Endocrinol，2018，16（1）：14.

[4] XIAO LIU，ZESONG LI，ZHENG SU，et al. Novel Y-chromosomal microdeletions associated with non-obstructive azoospermia uncovered by high throughput sequencing of sequence-tagged sites（STSs）. Sci Rep，2016，6：21831.

[5] N SANKOVIC，M L DELBRIDGE，F GRÜTZNER，et al. Construction of a highly enriched marsupial Y chromosome-specific BAC sub-library using isolated Y chromosomes. [J].Chromosome Res，2006，14（6）：657-64.

病例 42　Y 染色体 AZFc（SY254、SY255）缺失

【疾病概述】

Y 染色体由 5700 万个碱基对组成，占基因组的 1%；其长臂上包含的大量回文结构（palindromes，P）和多个高度重复的 DNA 序列，占其长度的 35%，这些重复序列有利于染色体自我修复，但也容易产生非等位基因重组而产生缺失，降低染色体稳定性。除了 Y 两端的拟常染色体区，Y 染色体的基因并不以孟德尔方式表现，并且受到宿主生物遗传背景的影响，表观遗传机制也可能参与其中。所有这些方面都可能使 Y 染色体成为人类生殖方面最复杂的染色体。

位于染色体 Yq11 上的无精症因子（AZF）基因与精子发生关系密切，其缺失与无精子症、少精子症密切相关，分为 abc 三个区域，通过 200 多个 STS 标记。AZFa 和 AZFb 区域是精子生成的起点，AZFc 区域是精子生成的终点。AZF 基因中除睾丸特异性表达基因以外，一些基因还在其他组织中表达，因此，AZF 缺失理论上会造成其他系统的影响，如早期胚胎

发育异常，认知功能异常，癌症易感性。

【病例介绍】

男，26 岁，初次就诊时间：2012 年 4 月 25 日。

1. 主诉　结婚 3 年，未避孕未育

2. 现病史　患者 2009 年结婚，婚后同居，性生活正常，未避孕未育。2020—2021 年我中心多次精液检查示精子浓度 $<1\times10^6$/mL。Y 染色体微缺失检测示 AZFc 区域 SY254、SY255 缺失。现要求体外受精 - 胚胎移植治疗。

3. 婚育史　配偶 24 岁，初婚，未育。

4. 既往史　否认高血压、冠心病、糖尿病等病史。否认食物药物过敏史。嗅觉正常，精神、睡眠、食欲可，大小便无异常；无吸烟史，无粉尘及毒物接触史，无外伤及腮腺炎病史。

5. 家族史　父母健在，否认遗传性疾病及肿瘤家族史，母亲孕期否认异常用药史。

6. 体格检查　身高 173 cm，体重 67 kg，BMI 22.4 kg/m^2。无特殊面容，胡须、体毛正常分布，无甲状腺肿大，无心、肺、腹异常，无脊柱、四肢畸形，无神经系统异常。阴毛正常分布，阴茎发育正常，左 / 右侧睾丸 6/6 mL（Prader 睾丸模型比拟法），质地韧，双侧附睾正常，双侧输精管正常触及，未触及双侧精索静脉曲张。

7. 辅助检查

（2011.11.2）性激素检测：FSH：12.09IU/L（0.95~11.95 IU/L）；LH：6.09IU/L（0.57~12.07 IU/L）；T：785 ng/dL（142.39~923.14ng/mL）。

染色体核型：46，XY；6 位点 Y 染色体微缺失：SY254、SY255 缺失。

B 超检查示双侧睾丸、附睾、精索静脉未见异常。

8. 诊断　①原发性不育症；②少精子症；③ Y 染色体 AZFc 微缺失。

【诊疗经过】

因男方“原发性不育症、少精子症、Y 染色体 AZFc 微缺失”行体外受精 - 胚胎移植治疗。女方于 2012-05-31 超长方案进周期，于 2012-07-07 行取卵术，获卵 5 枚，成熟卵子 2 枚，行 ICSI，受精 2 枚，优胚 2 枚，移植 2 枚胚胎临床妊娠，2013-03-22 孕 38^{+5} 周剖腹产一男婴（3700 g），体健。

【病例讨论】

由于人类其他所有染色体都具有与同源染色体配对重组互换的能力，而 Y 染色体则只能在两端与 X 染色体重组互换而得到修复与保存，故 Y 染色体在长久的进化过程中形成富含重复元件和片段的序列，这种复杂的结构甚至比它的基因含量更具临床意义。事实表明，Y 染色体非常容易发生非等位基因同源重组，即当某个基因发生突变，可以从自身对等回文部位配对并发生重组互换得到修复，保持长久稳定，也正因为如此，Y 染色体可以形成类型多样的缺失、扩增、重排等结构变异。

Y 染色体微缺失（YCM）是指在 AZF 上发生的大片段基因缺失，临床通过检测的 AZF 区域位点来辨识，这些位点不是基因本身，主要是和基因距离非常近的多态性位点，这些位点通常在同源重组时和相关基因同时转座，而且在同一种族或家族中可以稳定遗传。但同时转座不是绝对的，与同源重组部位和次数有关，也有种族差异，在白种人（欧洲和澳大利亚）中罕见，发病率最高的是东亚人和东南亚人。每个区域设置两个序列标签位点（STS），有助于提高检测的准确率到95%以上。

AZFa区域主要参与精母细胞增殖。AZFa跨度1.1kb，包含*USPY9*和*DDX3Y*等4个单拷贝基因，均与X染色体同源。sY84、sY86位于*USPY9*和*DDX3Y*上游的匿名基因上。根据EAA/EMQN的建议，如果sY84和86都缺失，则应测定sY82、sY83或sY1064用于判断近端断裂边界；测定sY1065、sY1182或sY88用于判断远端断裂边界。AZFa缺失多为AZFa区全部缺失，起源是两个相同序列块之间的同源重组，病理表现为唯支持细胞综合征，无精原细胞等各级生精细胞生成；AZFa部分缺失比较罕见，表现为精液正常到无精子症都有可能。

AZFb和AZFc的重复序列更为复杂和多样。其扩增区域含有大量扩增子，即重复元件或者重复元件的组合，人类Y染色体上的扩增子家族用特定颜色代码定义：yellow、blue、turquoise、green、red、grey（黄色，蓝色，绿松石，绿色，红色、灰色）表示；这种组合再形成连续、重复、对称的阵列/单元组织成了一些大回文结构。

AZFb位于Y染色体中部的Yq11.23，包含三个副本区域：Y染色体特定重复DNA家族DYZ，以及19卫星重复多拷贝序列数组和14个扩增子。AZFb缺失定义是回文结构P5（y3）至P1近端缺失（y1），包含*HSFY*、*PRY*、*RBMY*等32个基因拷贝和转录单位的6.23Mb区域的丢失。回文结构P5与P1近端、P5与P1远端、P4与P1远端同源重组，是造成AZFb缺失的三大主要原因。另有反向重复序列（inverted repeat，IR）4与P2远端、IR2与P1近端、IR4与P1远端等重组方式。完全或经典AZFb缺失与AZFc近端部分有1.5Mb重叠。精母细胞成熟所必需的关键AZFb区间从P5中心延伸到RBMY1家族内P3的近端，该区间往往超过4mb，包含13个编码基因。sY127、sY134位于AZFb区域的中间和末端，绝大多数情况下sY127和sY1342两个位点缺失即可提示AZFb全长缺失，如需要进行扩展体系检测可应用扩增位点sY105、sY121或sY1224用来判断近端断裂，sY143、sY1192或sY153用来判断远端断裂，以往使用的sY114和sY152位点不再使用，因为它们存在于染色体上的多个区域。AZFb区缺失多表现为发生在精母细胞阶段的生精功能阻滞。

AZFc跨度为4.5Mb，包含12个基因和多个拷贝数的转录单位，由六个不同的倒置重复扩增子家族以复杂的重复模式排列，形成三个回文。AZFc缺失定义是P3（b2）至P1（b4）的同源重组，共21拷贝的基因和转录单位的丢失，AZFc基因都是多拷贝，没有单拷贝序列，每个基因和转录单元的拷贝数不同，甚至可以在y染色体之外。sY254、sY255位于DAZ基因上，这两个位点缺失表明DAZ基因拷贝全部缺失，或者AZFc区域全长缺失。目前资料表明这两个位点不会发生单一缺失，如果检测到单个位点缺失一般是方法错误。

AZFbc联合缺失：AZFbc联合缺失发生频率占AZF微缺失的1-3%，被认为是由至少三种不同的缺失模式引起的—P5/近端P1、P5/远端P1和P4/远端P1，分别导致7.7Mb和42个拷贝的丢失，或7.0Mb和38个拷贝的丢失。与单纯AZFb缺失相似，AZFbc缺失会导致唯支持细胞综合征（SCOS）和无精子症，因此一般不推荐TESE/MESA，因为发现精子的机会很低。

AZFc 部分缺失：部分 AZFc 缺失与男性不育的关系不像完全 AZF 缺失那样清晰。这是因为 AZFc 部分缺失的类型具有广泛的异质性；可生育的正常精子男性也存在 AZFc 部分缺失。常见的 AZF 部分缺失包括 gr/gr 缺失、b2/b3 缺失、b1/b3 缺失。

gr/gr 缺失包括 g1/g2、r1/r3 和 r2/r4 缺失，占 1.6Mb，包括 CDY1（CDY1a）基因的一个拷贝，DAZ（DAZ1/DAZ2）基因的两个拷贝以及 BPY2 基因的一个拷贝。其他缺失组合也有报道：DAZ1/DAZ2+CDY1a、DAZ1/DAZ2+CDY1b、DAZ3/DAZ4+CDY1a 和 DAZ3/DAZ4+CDY1b。sY1291 位点缺失而 sY1191 位点存在则判读为 gr/gr 缺失。并非所有 gr/gr 缺失的男性都有相同数量的 DNA 丢失，AZFc 位点的基因含量和基因剂量效应是 gr/gr 缺失男性生育能力的决定因素，白种人中 gr/gr 缺失与男性不育相关性较大。

b2/b3 缺失机制稍复杂，可能是先在 g1、r1、12 与 g2、r3、14 间发生倒位，使 b2 与 b3 的方向一致后同源重组，造成 1.8Mb 的缺失（其中 63 与 g3 间有 1.6Mb）。g1/g2、r1/r3、24 等形式同源重组均造成 AZFc 区 1.6Mb 片段的缺失，目前倾向认为无害，在非洲男性 b2/b3 缺失与男性不育相关性较大，东亚人种中缺乏研究。

b1/b3 缺失是扩增区 b1 与 b3 同源重组所致，造成 AZFc 区域 1.6Mb 片段缺失，标记位点有 sY1161、sY1191、sY1291，对精子发生的影响不清楚。

AZFa 缺失、AZFb 缺失、AZFb+c 缺失均不建议睾丸取精。虽然个别 AZFa 或 AZFb 部分缺失有睾丸显微取精成功的报道，但多数学者不建议尝试，建议供精 / 抱养生育。AZFc 区缺失患者临床和睾丸病理组织学表型多样化，从正常生育到 SCOS 均有可能发生，应结合其具体病变进行相应治疗，部分患者可通过睾丸穿刺或显微取精得到精子进行试管婴儿，也有精液内精子浓度较高而自然生育者。需要注意的是，AZFc 缺失必定会遗传给男性子代，由于既有的微缺失造成的 Y 染色体稳定性降低，在遗传过程中微缺失会进一步加重甚至 AZF 区域完全丢失，故建议患者一旦发现有微缺失尽早生育，也可通过植人前遗传学诊断生育女性后代。

【专家点评】

AZF 缺失是无精子症或者少精子症的罕见病因之一，AZFa、AZFb 缺失的研究相对清楚，但是临床和文献上也能见到一些特殊病例，有极少的精子产生。AZFc 区缺失造成的临床差异性较大，对于 gr/gr 缺失、b2/b3 缺失、b1/b3 缺失等认识还不是很清楚，需要进一步临床实践和研究去证实。

杨琳

【相关指南及参考文献】

[1] COLACO S，MODI D. Genetics of the human Y chromosome and its association with male infertility. Reprod Biol Endocrinol. 2018，17；16（1）：14.

[2] MIYAMOTO T，MINASE G，OKABE K，et al. Male infertility and its genetic causes. J Obstet Gynaecol Res. 2015，41（10）：1501-5.

[3] LIU XG，HU HY，GUO YH，et al. Correlation between Y chromosome microdeletion and

male infertility. Genet Mol Res. 2016,3;15(2).

[4] KALUARACHCHI NP, RANDUNU MH, JAINULABDEEN M, et al. Complex Y chromosome anomalies in an infertile male. JBRA Assist Reprod. 2020,24(4):510-512.

[5] LIU X, ZHANG H, ZHANG X, et al. Y chromosome structural variation in infertile men detected by targeted next-generation sequencing. J Assist Reprod Genet. 2021, 38(4): 941-948.

[6] ZHU Y, HU L, CAO D, et al. Chromosomal microarray analysis of infertile men with azoospermia factor microdeletions. Gene. 2020,735:144389.

第二节　弱精子症

病例 43　原发性纤毛不动综合征

【疾病概述】

原发性纤毛不动综合征（Primary ciliary dyskinesia，PCD）是由于纤毛结构和（或）功能缺陷引起多发性异常的遗传性疾病，可累及机体多个组织系统，临床表现呈现多样化、异型性高。基因突变导致的轴丝结构组装（主要包括动力蛋白臂或鞭毛轴丝与微管的异常及缺损）和功能异常，是 PCD 发病的根本原因。活产新生儿中 PCD 的发病率为 1：15000~1：30000，但由于 PCD 的漏诊率较高，故实际发病率应大于上述数字。主要临床表现包括上呼吸道感染（如鼻窦炎、支气管扩张、支气管哮喘、支气管炎）、内脏异位概率增加、男性不育和女性异位妊娠或不孕。

PCD 发病的根本原因是基因突变，到目前为止，国内外学者已经鉴定出了导致该病的 36 个基因，其中 33 个基因与常染色体隐性遗传相关，2 个基因与性染色体连锁遗传相关，上述已知的致病基因可以明确诊断近 67% 的 PCD 病例。

在临床工作中我们发现了一例男性不育患者，临床表现除原发不育外、还有支气管扩张、右位心，通过精液检查、呼吸功能检查、基因检测、纤毛超微结构检查、影像学检查及家系分析 PCD 疾病对先证者生殖功能、呼吸系统及家系成员的影响，探索对其生育问题的治疗方法。

【病例介绍】

李某，男，23 岁，2016 年 6 月初次就诊本中心。

1. 主诉　结婚 1 年，未避孕未孕。

2. 现病史　婚后同居，性生活正常，未避孕未育。2016 年于外院多次精液检查示少、弱、畸形精子症，应用“中药”治疗 6 个月未育，精液常规及形态分析无明显好转。于 2016 年 6 月初次就诊本中心，两次精液分析显示精子浓度小于 1×10^6/mL，活动力为零（前向运动与非前向运动精子均未见），伊红染色实验结果精子存活率：62%，正常形态精子百分率：0%，多为尾部畸形（短尾，无尾，卷尾）（见彩图 20），HOST 试验提示精子存活率 52%，精液量、液化时间、PH 值和精浆黏稠度均正常范围内，精浆生化检查示：精浆中性 α- 葡糖苷酶总量 37.39mU/1 次射精（参考值≥ 20mU/1 次射精）；精浆弹性蛋白酶浓度 75.82ng/mL（参考值≤ 600ng/mL）；精浆锌总量 9.52umol/1 次射精（参考值≥ 2.4umol/1 次射精）；精浆果糖总量 96.30umol/1 次射精（参考值≥ 13umol/1 次射精），结果均在正常范围内。

3. 婚育史　22 岁结婚，配偶 20 岁，体健，G0P0。

4. 既往史　足月顺产，出生体重 2.3 kg。出生后三天开始咳嗽，住院十二天出院，自幼起感冒比周围人略多，但其余呼吸道感染症状并不严重，多为咳嗽、咯脓痰，以上症状常见于气候寒冷或冬季，根据病史曾诊断为鼻炎、细支气管炎等，经祛痰、抗生素治疗可好转。无活动性胸闷、气促，日常生活无明显受限，较少伴发热、无咽痛、肌肉酸痛，21 岁时诊断支气管哮喘，内脏镜像倒位。听力正常，精神、睡眠、食欲可，大小便无异常；无吸烟史，无粉尘及毒物接触史，无外伤及腮腺炎病史。

5. 家族史　父母体健，无近亲结婚，孕 5 产 2，家族中无遗传病史和不孕不育家族史；姐姐 31 岁，原发不育 5 年，领养一子；2015 年姐姐诊断支气管哮喘，内脏镜像倒位。

6. 体格检查　体温 36.6℃，呼吸 20 次 /min，脉搏 81 次 /min，血压 120/76 mmHg；身高 163 cm，体重 67 kg；神志清醒，精神尚可，全身皮肤无皮疹、结节等，浅表淋巴结未及肿大，上颌窦轻压痛，双侧额窦、筛窦无压痛，鼻窦区无压痛，鼻腔内未见脓性分泌物，端坐呼吸，口唇肢端无发绀；咽稍充血，扁桃体不大；气管居中，甲状腺不大；胸廓对称无畸形，胸壁无压痛，乳房无异常发育，双肺呼吸动度对称，叩诊清音，双肺呼吸音粗，左下肺闻及少许湿性啰音；右侧心音，律齐，无杂音，腹软，肝脾肋下未及，脊柱、神经系统无特殊，无双下肢凹陷性浮肿。专科查体：左 / 右侧睾丸体积：10/10 mL，质地韧，左附睾位于睾丸前方，右侧附睾、双侧输精管未扪及异常，未触及双侧精索静脉曲张。

7. 辅助检查

1）外周血常规示白细胞 9.68×10^9/L，中性粒细胞 79.5%，余血常规项目正常；尿常规、便常规、电解质、肝肾功能均正常；

2）外周血染色体未见异常，Y 染色体微缺失未见；

3）心电图检查示右位心表现；

4）精子电镜超微结构异常，中央微管及外周微管等由近端向远端结构异常明显加重（见彩图 21）；

5）呼吸功能检测：肺功能明显受限，患者及胞姐均有重度阻塞性肺通气功能障碍伴弥散功能障碍，重度小气道阻塞；肺功能重度减低；

6）影像学检查：上颌窦、筛窦、蝶窦、额窦均可见炎性改变；轻度乳突炎；全内脏镜像转位；双肺纹理增多或紊乱，支气管扩张等肺部炎症改变；双侧上颌窦、筛窦、蝶窦、额窦均可见稍高密度影，考虑全组副鼻窦炎性改变（见彩图 22）；

7）支气管内镜检查：先证者及胞姐行支气管内镜检查以明确诊断，并于支气管隆突上、右下叶基底段和右中间干支气管行支气管黏膜活检行病理学检查；

8）支气管纤毛 TEM 检查表现为多叶段支气管黏膜广泛充血和水肿，从主气管到双侧节段支气管有大量脓性分泌物和支气管镜像倒位；

9）基因检测：利用二代深度测序，并用 Sanger 测序验证，结果表明在受检者中检出了 *CCDC*40 的 2 个疑似致病基因突变 c.125 9delA（p.Gln420GlnfsX3；Het）和 EX17_20 DEL（Het）。

8. 诊断　①原发不育症；②少精子症、弱精子症、畸形精子症；③原发性纤毛运动障碍；④CCDC40 基因复合杂合突变；⑤支气管哮喘；⑥内脏镜像倒位。

【诊疗经过】

在进行了遗传学咨询之后，患者妻子 *CCDC*40 基因检测为正常。患者给予生精药物治疗 2 个月：左卡尼汀口服液 10 mL/ 次，3 次 /d，还少胶囊 4 粒 / 次，3 次 /d。在正式进入辅助生殖技术治疗周期之前，本研究应用已酮可可碱激活法筛选（Ⅲ-5）精子，以确定筛选效果。将精子置于 G-MOPS（瑞典，vitrolife 公司）液中，5.5% CO_2，37℃培养箱 2 小时，加入已酮可可碱溶液（最终浓度为 4 mmol/L），观察精子活力。已酮可可碱处理前后标本收集离心沉淀，观察共 200 个精子，均未见有活动精子。

患者妻子 *CCDC*40 基因正常，在进行了遗传学咨询后。经患者夫妻双方知情同意，于 2017 年 3 月行 ICSI 治疗，女方应用标准长方案超促排卵。卵泡发育成熟后，肌肉注射人绒毛膜促性腺激素（human chorionic gonadotropin，hCG）10000IU，在阴道超声引导下穿刺取卵。

2017 年 3 月，取卵当日，女方获卵 21 枚。男方通过手淫方式进行取精。待精子完全液化后，用计数板计数精子常规的各项参数：精液量 4 mL，每高倍视野 2~3 条精子，无活动精子。精子处理采用密度梯度法进行，ICSI 过程中利用低渗膨胀的方法选择活精（见彩图 23）。对 18 枚成熟卵进行 ICSI 操作，正常受精 9 枚，第三天优质胚胎 6 枚。为预防卵巢过度刺激综合征，新鲜周期未移植，全胚冷冻。

2017 年 6 月，第一次解冻周期移植，女方人工周期内膜方案，移植当日子宫内膜厚度 11.6mm，移植 2 枚 D3 优质胚胎 $8C_1I+9C_1I$ 未孕。

2017 年 8 月，第二次解冻周期移植，女方人工周期内膜方案，移植当日子宫内膜厚度 8.2mm，移植 2 枚 D3 优质胚胎 $8C_2I$，成功妊娠并获得活产，40^{+4} 周顺产 1 男婴，随访至今生长发育、呼吸系统、神经系统、视听觉及心理行为等均正常。

2021 年 3 月，患者夫妇要求再次解冻周期移植，生育二胎。女方人工周期内膜方案，移植当日子宫内膜厚度 10.4 mm，移植 2 枚 D3 优质胚胎 $8C_1I+7C_1I$，成功妊娠并获得活产，孕 $39+^3$ 周顺产 1 男婴，随访至今生长发育、呼吸系统、神经系统、视听觉及心理行为等均正常。

【病例讨论】

本病历采用光学显微镜和电镜的方法，对一例严重弱畸形精子症患者进行检查，发现了一种严重精子鞭毛畸形，此超微结构改变导致了患者精子不运动和原发性不育症。再应用肺功能检查、支气管镜检查、CT、MRI 等影像学手段对患者多系统脏器进行观察和对比，确定该疾患累及全身多个组织系统。进一步采用芯片捕获高通量测序对该家系进行基因突变检测，发现先证者 *CCDC*40 基因中有 2 个先前未被鉴定的突变位点（c.125 9dclA（p.Gln420GlnfsX3；Het）和 EX17_20 deletion），CCDC40 相关的原发性运动纤毛障碍为常染色体隐性遗传。因此推测以上两个位点可能组成复合杂合突变，改变了 CCDC40 蛋白序列，导致“9+2”纤毛的超微结构缺陷（IDA、ODA 和微管排列存在异常），最终使疾病发生（见彩图 24）。这两项新发 *CCDC*40 基因突变为功能缺失突变。本病的遗传方式符合孟德尔遗传，子代均为携带者，其婚配对象建议携带者筛查，避免本病的遗传。

患者有严重精子形态异常，致病基因为常染色体隐性遗传，先证者（见彩图 25 III-5），配偶未发现存在此致病基因携带,故其生育治疗适合应用 ICSI。先证者(Ⅲ-5)精子均不动,本研究尝试应用已酮可可碱激活法和 HOST 筛选先证者(Ⅲ-5)精子,研究表明己酮可可碱刺激并不能使精子活性增强,而改良 HOST 可对先证者(Ⅲ-5)精子进行快速选择,优化的操作皿内微滴摆放位置和次序更有利于先证者(Ⅲ-5)精子挑选,先证者妻子行 ICSI 治疗,获卵总数 21 个,通过改良 HOST 选择活动精子对 18 枚成熟卵进行 ICSI,正常受精 9 个,形成胚胎 8 个,优质胚胎 6 个,因女方因素未移植新鲜胚胎,行冷冻胚胎移植 3 次,临床妊娠 2 次,并分别足月自然分娩一男婴。

【专家点评】

当遇到精子常规检查精子活力为 0 的情况时,应有两种可能,一种为死精子,一种为活的不动精子。该病例从精子的常规检查结果入手,进行了详细的病史采集,抽丝剥茧的分析患者精子的存活率、精子形态、精子电镜改变、全身其他组织系统的患病情况,最后在遗传学角度发现先证者 *CCDC*40 基因中有 2 个先前未被鉴定的突变位点(c.125 9delA p.Gln420GlnfsX3; Het 和 EX17_20 deletion),改变了 CCDC40 蛋白序列,导致"9+2"纤毛的超微结构缺陷(IDA、ODA 和微管排列存在异常)。此突变分别遗传自其父亲和母亲,这两个新发 *CCDC*40 基因突变为功能缺失突变,此类突变为新发突变。

本病例还进行了家系的验证,发现 *CCDC*40 基因突变在同一突变同一病人不同系统中{先证者(Ⅲ-5)的精子鞭毛和支气管纤毛}、同胞姐弟的同一系统中(支气管纤毛)、同一系统中的不同组织部位中(一至三级水平的支气管纤毛)造成纤毛超微结构表型多样、存在巨大异质性,支气管镜、影像学检查、临床表现也存在差异性,这种多样性在既往 PCD 病人研究中尚未见报道。

穆晓环　杨琳　田文艳

【参考文献】

[1] LIN YANG, SANTASREE BANERJEE, JIE CAO, et al. Compound Heterozygous Variants in the Coiled-Coil Domain Containing 40 Gene in a Chinese Family with Primary Ciliary Dyskinesia Cause Extreme Phenotypic Diversity in Cilia Ultrastructure. [J]. Front. Genet, 2018,2;9:23.

[2] LUCAS J S, BARBATO A, COLLINS S A, Et al. European Respiratory Society guidelines for the diagnosis of primary ciliary dyskinesia[J]. Eur Respir J, 2017,49(1).

[3] 刘娇, 刘恩梅, 邓昱. 原发性纤毛不动综合征诊断方法研究进展 [J]. 临床儿科杂志, 2016,34(5):388-392.

[4] CHUNG J J, SHIM S H, EVERLEY R A, et al. Structurally distinct Ca(2+) signaling domains of sperm flagella orchestrate tyrosine phosphorylation and motility[J]. Cell, 2014, 157(4):808-822.

[5] SINGH A P, RAJENDER S. CatSper channel, sperm function and male fertility[J]. Reprod Biomed Online, 2015,30(1):28-38.

[6] 世界卫生组织著. 世界卫生组织人类精液检查与处理实验室手册 [M]. 北京:人民卫生

出版社，2011.

[7] SHAPIRO A J，DAVIS S D，POLINENI D，et al. Diagnosis of Primary Ciliary Dyskinesia. An Official American Thoracic Society Clinical Practice Guideline[J]. Am J Respir Crit Care Med，2018，197(12):e24-e39.

[8] ALANIN M C，NIELSEN K G，VON BUCHWALD C，Et al. A longitudinal study of lung bacterial pathogens in patients with primary ciliary dyskinesia[J]. Clin Microbiol Infect，2015，21(12):1091-1093.

[9] WIJERS C D，CHMIEL J F，GASTON B M. Bacterial infections in patients with primary ciliary dyskinesia：Comparison with cystic fibrosis[J]. Chron Respir Dis，2017，14(4)：392-406.

病例 44　多囊肾致弱精子症

【疾病概述】

多囊肾是累及双侧肾脏的遗传性疾病，是肾脏中最常见的遗传性疾病。主要表现为随年龄增长囊肿数目及大小逐渐增多和增大，双侧肾肿大、肾区疼痛、血尿、高血压，晚期表现为肾功能不全、肾衰竭，约半数有多囊肝，一些患者可以合并胆管、胰腺、卵巢、结肠的囊性改变，与不孕不育的研究较少。

【病例介绍】

患者基本信息：患者王某，男性，35 岁，2020 年初次就诊本中心

1. 主诉　结婚 3 年，未避孕未育。

2. 现病史　结婚 3 年，同居，性生活正常，未避孕未育。2020 年多次精液检查示弱精子症，多地药物治疗无效。我中心精液分析显示精子浓度 13×10^6/mL，活动力为零(IM：100%)，HOS：20%，精液量 1.6 mL(禁欲 6 天)，精液 pH 值：6.0。

婚育史：2009 年初婚，未育，2015 年再婚。配偶 35 岁，甲状腺乳头状癌术后，未育。

3. 既往史、个人史　无特殊。

4. 家族史　父母健在，否认遗传性疾病及肿瘤家族史，母亲孕期否认异常用药史。

5. 体格检查：无特殊面容，胡须、体毛正常分布，无甲状腺肿大，无心、肺、腹异常，无脊柱、四肢畸形，无神经系统异常。生殖系统查体：睾丸体积、质地以及附睾形态均未见异常。

6. 辅助检查　精浆果糖：1.19 μmol/1 次射精(≥ 30 μmol/1 次射精)、α- 葡糖苷酶：4.5 mU /1 次射精(≥ 20 mU /1 次射精)；B 超示左附睾囊肿、前列腺增大伴钙化；

性激素、染色体核型正常。

7. 诊断　①原发性不育症；②弱精子症。

【诊疗经过】

依据以上化验结果，追问病史，患者有多囊肾病史，母亲、弟弟为多囊肾患者。追加影像学检查：B 超结果显示可疑多囊肾。

行基因检查结果显示 PKD1 的第 40 个显子区域 11316 位碱基发生重复，导致转录后的丙氨酸 A 发生移码突变。

基因名称	染色体位置 GRCh37/hg19	核酸改变	氨基酸改变	转录本	外显子内含子	杂合性	人群频率	疾病及遗传模式	致病性
PKD1	chr16:2142142	c.11316dup	p.A3773Rfs*43	NM_001009944	Exon 40	杂合	0	1 型多囊肾病；常染色体显性遗传	致病

【病例讨论】

多囊肾分为显性多囊肾（ADPKD）和隐性多囊肾（ARPKD）。

显性多囊肾（ADPKD）：最常见的遗传性肾病，发病率 1/1000~1/400，主要是 *PKD1* 基因突变（90% 的病例），编码多囊蛋白 1，其次是 *PKD2* 基因（10% 的病例）编码多囊蛋白 2，这两者构成了高达 90% 的患者。PKD1 发病早，进展快；PKD2 发病较晚，程度较 PKD1 患者轻。多囊蛋白是表达于肾小管上皮纤毛和精子鞭毛的一种蛋白。在 *PKD1/2* 基因敲除的小鼠中，可见起源于生殖道中肾管的输出小管最早出现囊性扩张，随后出现附睾发育延迟或停滞。

另外还有 *GANAB* 基因，发病程度较轻，一般不进展至肾衰竭，多数伴发肝囊肿；DNA-JB11，以多个小肾囊肿为主要表现，不出现肾脏增大的表型，约半数患者伴发肝囊肿。

90% 的 ADPKD 患者父母一方有同类型疾病；另有约 10% 的 ADKPD 患者是由自身基因新发突变造成的。所有具有 *ADPKD* 基因突变的个体随年龄增加，超声可以检测到多个肾脏囊肿。

隐性遗传多囊肾（ARPKD）：这是一种罕见的疾病，每 20000 名新生儿中约有 1 例发生。出生时患有这种疾病的婴儿，大约三分之一会在生命的前四周内死亡。主要基因涉及 *FCYT*（*PKDH1*）和 *DZIP1L*。*FCYT* 在新生儿期即出现肾脏扩张症状，伴发肝脏疾病及肺部发育不全，约 30% 新生儿围产期死亡；*DZIP1L* 于儿童期即出现进展性肾功能不全，双侧肾肿大，皮质肾小管分化不良。

ADPKD 对于女性生育能力没有明显影响，对男性生育的影响表现在如下几个方面：

ADPKD 造成多囊肾的同时，可伴有生殖管道或者附属性腺的囊肿，如精囊囊肿、附睾囊肿、射精管囊肿、前列腺囊肿，造成不完全性机械性 / 动力性梗阻，精子长期滞留于生殖道，环境不适于精子存活。

人体的纤毛分布主要在角膜内面、脑室管膜、耳咽管、上下呼吸道、脊髓、输卵管和精子尾部等处。按其超微结构可将其分为两类，即初级纤毛和动力纤毛。初级纤毛没有中央微管，也没有外周结构如动力蛋白臂、*N-DRC* 和放射幅，仅有 9 对外周微管，形成“9+0”型结构的不动纤毛。主要分布于视杆细胞、视锥细胞，前庭毛细胞及嗅上皮等，起到感觉、感知细胞外环境变化的作用。

动力纤毛由纤毛膜、基质和轴丝组成，轴丝是精子鞭毛与纤毛的核心骨架结构，外周由纤毛膜包裹，轴丝和纤毛膜之间有纤毛基质填充，轴丝异常可导致精子鞭毛摆动及纤毛运动障碍。正常轴丝呈现“9+2”结构，9 对外周微管以圆筒状环绕 1 对中央微管，后者外周有中心鞘包饶，外周微管由 A 亚微管和 B 亚微管组成，它们之间通过 IDA、ODA 和 N-DRC 和放射幅连接，“9+2”型运动纤毛主要的分布组织包括：脑室室管膜上皮、上下呼吸道上皮、女性输卵管上皮及男性精子等，其主要功能是通过纤毛的节律性摆动推动体液或者细胞流动而发挥作用，纤毛的正常结构是其发挥功能的基本保障，如果纤毛结构异常或者功能紊乱会导致相应的部位出现异常临床表现。ADPKD 使精子鞭毛结构发生微管结构 9+0 改变，或者动力蛋白中的多囊蛋白缺失，影响精子的运动。

终末期肾病通过造成毒素在体内蓄积、水电解质紊乱和对性腺轴影响导致精子发生受损和睾丸损伤。尿毒症者常合并精液量减少、少弱精子症甚至无精子症。

有个别研究认为一部分 ADPKD 与 AZF 缺失相关。

WHO 第五版手册中精液量正常参考值为≥ 1.5 mL，但并不能因此认为只要精液量≥ 1.5 mL 就可以排除异常，必须要结合禁欲天数一起判定，多囊肾可以导致生殖管道或者附属性腺的囊肿或者微囊肿，影像学检查可能为阴性，生殖管道造成不完全性机械性 / 动力性梗阻，精液、精子滞留于其中，造成精液量减低、精子数量减少，本例病人禁欲 6 天精液量 1.6 mL，属于偏低；当伴有精囊囊肿时精囊液减少，精液可呈偏酸性（本例 pH 值 –6.0）；由于生殖管道微环境不适于精子生存可导致精子存活率减低，故病人 IM 级精子 100%，HOS20%，提示大部分精子已经死亡。

本病例病人既往就诊、于本院初诊时均未提及多囊肾家族史，结婚 3 年未育，多次精液检查示弱精子症，多地药物治疗无效，原因在于并未明确病因所在，此病例患者的生育治疗需应用 PGT 治疗。行 PGT 治疗的同时还应注意多囊肾的遗传咨询。

【专家点评】

多囊肾引起的精子异常和生育率下降容易被忽视，致病机制是动力性和不完全梗阻性的、非生精功能障碍性的男性不育。精液量减少，pH 值有改变，精浆生化异常等少弱畸形精子病人应注意此病的存在，此病涉及到病人的生活质量以及后代的遗传情况，除了解决生育问题，生活质量改善和后代遗传咨询应引起关注。

杨琳　田文艳

【相关指南及参考文献】

[1] MA M. Cilia and polycystic kidney disease. Semin Cell Dev Biol. 2021，110：139-148.

[2] BERGMANN C，GUAY-WOODFORD LM，HARRIS PC，Et al. Polycystic kidney disease. Nat Rev Dis Primers. 2018，6；4（1）：50.

[3] CORNEC-LE GALL E，ALAM A，PERRONE RD. Autosomal dominant polycystic kidney disease. Lancet. 2019，2；393（10174）：919-935.

[4] NOWAK KL，EDELSTEIN CL. Apoptosis and autophagy in polycystic kidney disease（PKD）. Cell Signal. 2020，68：109518.

[5] COLBERT GB，ELRGGAL ME，GAUR L，LERMA EV.Update and review of adult polycystic kidney disease. Dis Mon. 2020，66（5）：100887.

[6] MCCONNACHIE DJ，STOW JL，MALLETT AJ. Ciliopathies and the Kidney：A Review.

Am J Kidney Dis. 2021,77(3):410-419.

[7] MA M. Cilia and polycystic kidney disease. Semin Cell Dev Biol. 2021,110:139-148.

[8] 贾颐舫,杨丹彤,张爱东,等. 常染色体显性多囊肾一家系男性患者 AZF 微缺失研究. 中国优生与遗传杂志,2011,19(11):12-13.

[9] 邱毅,张伟,樊云井,等. 成年多囊肾病与男性不育(附 5 例分析). 中国男科学杂志,2008,22(10):44-47.

病例 45 热应激损伤致少弱精子症

【疾病概述】

精子发生与温度关系密切,睾丸在略低于身体核心温度的情况下最适宜产生精子。哺乳动物阴囊局部温度升高是目前世界卫生组织公认的男性生育力损伤的重要因素,睾丸生殖细胞和附睾内精子对热应激损伤比支持细胞或间质细胞更敏感,体内、体外热应激暴露使精子发生细胞凋亡和 DNA 损伤,导致精子数量、活力、正常精子比例降低,受精能力降低,其严重程度与高温的强度、频率和持续时间相关。外源性热应激对精子的损伤通常可逆,经过 1-2 个生精周期后,精子参数大多可以恢复至热应激前的水平。

【病例介绍】

患者基本信息:王某,男,43 岁,初次就诊时间:2018 年 5 月 9 日。

1. 主诉 再婚 3 年,未避孕未育。

2. 现病史 患者 2009 年初婚,婚后与前妻一直分居,未育。2015 年再婚,婚后与现任妻子同居,性生活正常,未避孕 3 年未育。2016 年 3 月 17 日精液常规:精子浓度 10×10^6/mL, PR:20%, NP:8%, 1.8 mL。2016 年 5 月 26 日精液常规:精子浓度 24×10^6/mL, PR:13%, NP:8%, 1.0 mL。因弱精子症于 2016 年 6 月和 7 月行 IUI 治疗 2 周期未育。2017 年 10 月起因“银屑病”连续中药浸浴 4 个月,每次持续 5 小时,水温约 40℃,坐浴期间及坐浴后至今未就诊。现要求体外受精 - 胚胎移植治疗。

3. 婚育史 2009 年初婚,期间分居,未育,2015 年再婚。配偶 35 岁,甲状腺乳头状癌术后,未育。

4. 既往史 10 岁时患腮腺炎,右侧发病,不伴有睾丸炎。

5. 家族史 父母健在,否认遗传性疾病及肿瘤家族史,母亲孕期否认异常用药史。

6. 体格检查 身高 173 cm,体重 78 kg, BMI:28.4 kg/m^2。无特殊面容,胡须、体毛正常分布,无甲状腺肿大,无心、肺、腹异常,无脊柱、四肢畸形,无神经系统异常。生殖系统查体:阴毛正常分布,阴茎发育正常,左 / 右侧睾丸 12/12 mL(Prader 睾丸模型比拟法),质地中等,双侧附睾正常,双侧输精管正常,未触及双侧精索静脉曲张。

7. 辅助检查 实验室数据:(2018-05-12)性激素检测:FSH:5.92IU/L(0.95~11.95 IU/L);LH:7.64IU/L(0.57~12.07IU/L);T:661.23 ng/dL(142.39~923.14 ng/mL);E_2:<10 pg/mL(11.00~44.00 pg/mL)。

8. 诊断 ①原发性不育症；②少弱精子症；③银屑病。

【诊疗经过】

患者因“原发不育、少弱精子症、2 次 IUI 未孕”行 IVF 助孕。

女方于 2018-05-03 拮抗剂方案进周期，男方于 2018-05-09 就诊于男科，查精液常规：精子浓度 2.2×10^6/mL，PR：0%，NP：0%，2.1 mL；2018-05-11 复查精液常规：精子浓度 2.6×10^6/mL，PR：0%，NP：0%，2.4 mL。女方于 2018-05-13 行取卵术，获卵 15 枚，成熟卵子 9 枚。因男方无活动精子，于取卵日行双侧睾丸穿刺活检：左侧睾丸组织悬液 0.2 mL，镜检 11 个精子 /100HPF，1 个精子尾部颤动并且明显畸形，10 个精子为 IM 级；右侧睾丸组织悬液 0.4mL，镜检 2 个精子 /50HPF，均为明显畸形的 IM 级精子。将全部睾丸组织悬液处理后仅寻找到 1 个尾部颤动精子用于 ICSI；另用低渗膨胀培养液鉴定 5 个 IM 级但存活（尾部膨胀）精子用于 ICSI；其余 3 枚卵子冷冻。行 ICSI 的 6 枚卵子均未受精，无胚胎形成。

前次 ICSI 助孕失败后，患者于外院应用中草药、叶酸、左卡尼汀治疗。2018-10-11 精液常规：精子浓度 102×10^6/mL，PR：15%，NP：22%，3.9 mL。2018-10-17 复查精子浓度 42×10^6/mL，PR：36%，NP：12%，2 mL。

2018 年 10 月 15 日行解冻卵子 ICSI，3 枚卵子解冻均存活，卵子解冻日男方精子浓度 42×10^6/mL，PR：36%，NP：12%，2 mL。行 ICSI，正常受精 1 枚，形成胚胎 1 枚，无优质胚胎，未移植。

2018 年 10 月 30 日女方拮抗剂方案进周期，2018 年 11 月 10 日行取卵术，获卵 21 枚，成熟卵 16 枚，取卵日男方精子浓度 29×10^6/mL，PR：27%，NP：9%，1.5 mL。再次行 ICSI，正常受精 5 枚，形成胚胎 5 枚，优质胚胎 1 枚，移植后单胎妊娠，于 2019-08-05 孕 40 周剖宫产 1 女婴，3250 g，体健。

【病例讨论】

1. 高温对生精功能的影响 男性不育是很多疾病或因素造成的结果。其中，高温对精子的热损伤作用是重要影响因素之一。精子在睾丸内生成，随后在附睾内进一步成熟，睾丸和附睾均位于阴囊内，睾丸的温度调节与阴囊密切相关。阴囊皮肤薄且松弛，毛发分布稀少，皮下脂肪少，血流系统充分，汗腺密集，当温度升高时阴囊血管舒张、汗腺激活，最大化促进热量散失。阴囊和睾丸之间的提睾肌能使睾丸下垂、远离机体，并随温度变化调节阴囊皮肤松弛，增多总表面积便于散热。以上解剖因素使正常阴囊内容物温度比体温低 2℃左右，比腹腔核心温度低 4℃左右，其温度范围为 34~35℃。这种温度差异是精子生成的必要条件。

随着阴囊温度的升高，精子的产量和质量下降。即使阴囊温度在生理范围内的升高也会对精子质量产生负面影响。高温甚至会导致睾丸出现萎缩、生精停滞和抑制素 B 水平下降。不育男性阴囊平均温度高于可生育男性，且阴囊温度越高，精子质量越差。睾丸与附睾内的生精细胞对热应激均敏感，双线期、粗线期精母细胞和早期圆形精子细胞最易受影响。

睾丸热损伤后，其病理学上主要表现为：①曲细精管和睾丸网的界膜增厚、纤维化和皱缩；②生精细胞发生脱落变性，胞浆溶解；精子细胞可出现染色质溶解，核心形成空泡，染色质聚集不均，呈戒指样结构；③精子发生胞浆小滴呈中空结构、胞浆空泡增加和线粒体模糊不清，平滑内质网扩张，支持细胞和精子细胞空间更宽。热应激还可使睾丸发生代谢和生化改变，曲细精管选择性和通透性发生改变，使得蛋白质和离子交换发生紊乱，睾丸氧耗及酶活性等均有程度不同的异常。与对照组相比，热应激使雄性小鼠精子数量更少，更容易凋亡，睾丸重量更低，体内精子受精能力更低，产仔更小，附睾精子与透明带结合能力和卵母细胞穿透能力较低。这些效应在热暴露 1 周后首次出现，在热暴露 2 周后变得更加明显。

生殖细胞发生热损伤的基本机制包括生殖细胞凋亡和自噬、DNA 损伤和活性氧的生成等几个方面：①生精细胞凋亡：如热休克蛋白家族、Bax 蛋白家族、Bcl-2 蛋白家族、细胞色素 C、Apaf-1 等介导的生精细胞凋亡，层粘连蛋白、p53、前凋亡基因 Bax 的异常表达等；②精子 DNA 损伤与修复障碍：目前的热点主要为 DNA 损伤后修复机制的削弱，如高温引起 DNA 聚合酶 β、DNA 连接酶 III、ADP 核糖聚合酶表达降低；③生精细胞自噬：热应激可使睾丸内自噬体形成，LC3-II 转化改变、泛素样蛋白结合改变，自噬还可以与凋亡协同介导细胞死亡。热应激不引起间质细胞凋亡。

为了减轻热应激对精子造成的损害，依据以上损伤机制，常用治疗药物主要包括氨基酸、抗氧化剂、酶抑制剂、激素、传统中药和维生素等。这些药物可针对不同的细胞，目标是降低睾丸氧化应激，减少或防止细胞凋亡，促进睾丸组织的恢复和恢复精子质量。

2. 引起睾丸局部温度升高的影响因素　在日常生活中，有许多因素可以影响阴囊的温度调节。这些热应激因子可以大致归类为外源性因素和内源性的病理改变，均与睾丸暴露在高温下有关。外源性因素包括生活方式、行为因素、职业和环境暴露等。

（1）热水浴和桑拿：暴露于桑拿后，阴囊温度在 10 min 内可达到体温，对精子发生有显著但可逆的负面影响。温度在 80~90° C、接触频率和时间不同的桑拿浴室中均会破坏精子生成，导致精子数量和活力异常。定期蒸桑拿也会改变精子中的线粒体功能、染色质蛋白化和凝结。全身浸泡在温度超过 36.9° C 的温水浴中，每周 30 分钟或更长时间，持续 3 个月或更长时间，会导致精子质量降低，但其影响可逆。

（2）体位：影响阴囊的位置，从而改变睾丸的温度。身体直立、阴囊悬垂时便于散热、温度最低；其次是行走，可以为阴囊提供更好的流动空气循环和散热；紧身裤、长时间坐位使睾丸夹在大腿之间，平卧位时阴囊放置于在大腿上，使温度升高。最极端情况见于截瘫患者，由于长期坐在轮椅上，大腿近似静止状态，加之脊髓损伤、阴囊局部体温调节不佳导致阴囊温度更高。长时间骑自行车同久坐的影响，会导致阴囊温度升高。

（3）肥胖：肥胖者身体活动减少，久坐时间多，大腿、腹部、耻骨、阴囊脂肪增多，不利于精子生成。有研究表明，大约 65% 的肥胖患者减重后，其精子数量、活动性和形态有所改善，其中五分之一的患者成功地获得了良好的妊娠结局。

（4）职业及环境因素：某些劳动强度大的工作需要长时间的接触热辐射，例如，焊工在焊接过程中经受强烈的高温、伴随有毒金属和烟雾，对这些工人的研究表明，其精液质量下降也是可逆的。面包师、厨师、烧制陶瓷制品等人群妊娠的时间更长。

以上外源性因素导致的睾丸热应激可以通过有意识的改变生活方式及行为模式来

改变。

内源性因素病理改变主要包括精索静脉曲张、隐睾和发热等。

(1)隐睾:隐睾从胎儿开始就会引起生殖细胞变化。双侧隐睾、高位隐睾、成人隐睾相比单侧隐睾、低位隐睾、非成人隐睾对生精功能的损害更为严重。隐睾早期即可发现生殖细胞缺失,隐睾时间越长,睾丸结构破坏越大。睾丸固定术可以纠正睾丸温度过高的情况,但不能逆转之前隐睾造成的损伤,因此建议在6~12个月时进行睾丸固定,以保持良好的精子形成。

(2)精索静脉曲张:精索静脉曲张是指发生于精索内围绕输精管的蔓状静脉丛异常扩张,从阴囊延伸至腹股沟管,由此产生的血液回流和淤积阻碍了睾丸动脉和静脉血之间的逆流热交换,从而使睾丸暴露在更接近核心体温的温度下,精索静脉曲张患者睾丸的温度比正常睾丸高2.5℃。精索静脉曲张是男性不育最常见和可治疗的原因之一,目前多项研究已经阐明了精索静脉曲张对精液参数、精子DNA断裂和精子超微结构造成有害影响,与低生育能力之间明确相关,15%的男性、40%的原发性不育男性和80%的继发性不育男性都存在精索静脉曲张。

(3)发热:身体发热时,睾丸的体温调节被扰乱,阴囊温度随着核心部位的温度升高而升高。发热温度越高、持续时间越长会导致更严重的影响,若发烧持续一天或更长时间会严重影响生精过程。高热对有丝分裂增殖期精子(射精前57~80天)、减数分裂期精子(射精前33~56天)和成熟期精子(射精前8天)没有显著影响,对减数分裂间期精子浓度有明显影响。例如,发热超过1天,会使射精前9~32天精子浓度下降35%,正常形态精子比例下降7.4%,不活动精子的比例增加20.4%。

3. 总结

精子发生涉及精原细胞向精子分化一系列复杂的过程,这一过程可能受到各种因素的影响,热应激会导致精子质量下降从而影响生育能力。生精细胞对热应激很敏感,并通过引起生殖细胞凋亡、睾丸和附睾内DNA损伤等途径损害正常生精功能。影响阴囊温度的因素从生活方式、职业暴露到内源性病理生理环境有多种,这些因素有的容易被忽略,有的很难完全避免的。睾丸温度调节对保持精子的生育能力很重要,了解睾丸热应激损伤的原因和预防方法将会对男性生殖损伤的治疗有所帮助。

【专家点评】

在正常情况下,为了实现最佳的精子发生,睾丸的温度应比体温低2~6° C。近年来,男性不育的发病率越来越高与一系列相关环境因素、健康状态和生活方式改变息息相关。隐睾、精索静脉曲张等是男性不育的常见致病因素之一。患者睾丸温度升高导致身体调节和平衡紊乱,诱导生殖细胞的氧化应激反应,破坏精子DNA的完整性,导致精子数量低、精子运动能力差和精液中产生形态异常的精子,并导致生殖细胞过度凋亡。身体的这些生理变化会降低精子的生育能力,导致男性不育,但生育能力下降多为一过性。睾丸热应激的因素包括生活方式和行为因素、职业和环境因素(外部因素)以及病理条件引起的疾病因素(内部因素)。精子发生的各个阶段均对热应激特别敏感。男科医生应重视和了解睾丸温度调节的机制,以及影响睾丸功能的产热因素。

杨琳　田文艳

【相关指南及参考文献】

[1] MIEUSSET, R.; BUJAN, L. Testicular heating and its possible contributions to male infertility: A review. Int. J. Androl. 1995, 18, 169-184.

[2] ABDELHAMID MHM, ESQUERRE-LAMARE C, WALSCHAERTS M, Et al. Experimental mild increase in testicular temperature has drastic, but reversible, effect on sperm aneuploidy in men: A pilot study. Reprod Biol. 2019, 19(2): 189-194.

[3] DURAIRAJANAYAGAM D, AGARWA, A, ONG C. Causes, effects and molecular mechanisms of testicular heat stress. Reprod Biomed Online. 2015, 30, 14-27.

[4] ISHII T, MATSUKI S, IUCHI Y, et al. Accelerated impairment of spermatogenic cells in SOD1-knockout mice under heat stress. Free Radic Res. 2005, 39, 697-705.

[5] BANKS S, KING SA, IRVINE, DS, et al. Impact of a mild scrotal heat stress on DNA integrity in murine spermatozoa Reproduction. 2005, 129, 505-514.

[6] FRACZEK M, KAMIENICZNA M, BUDZINSK, M, Et al. Hyperthermia and sperm quality—A risk factor for male infertility or contraceptive target. Adv Androl Online. 2018, 5, 48-61.

[7] ZHANG M, JIANG M, BI Y, et al. Autophagy and apoptosis act as partners to induce germ cell death after heat stress in mice. PLoS ONE. 2012, 7, e41412.

[8] NYKOLAICHUK RP, FEDORUK OS, VIZNIUK VV. Impact of environmental factors on male reproductive health. Wiad Lek. 2020; 73(5): 1011-1015.

[9] PAUL C, TENG S, SAUNDERS PT. A single, mild, transient scrotal heat stress causes hypoxia and oxidative stress in mouse testes, which induces germ cell death. Biol Reprod. 2009, 80, 913-919.

[10] PANARA K, MASTERSON JM, SAVIO LF, et al. Adverse Effects of Common Sports and Recreational Activities on MaleReproduction. Eur Urol Focus. 2019, 5(6): 1146-1151.

第三节　梗阻性无精子症

病例 46　先天性双侧输精管缺如

【疾病概述】

先天性输精管缺如（Congenital absence of the vas deferens，CAVD）可能有多种临床表现，取决于是先天性双侧输精管缺如（Congenital bilateral absence of the vas deferens，CBAVD）还是先天性单侧输精管缺如（Congenital unilateral absence of the vas deferens，CUAVD），是完全性或部分性，以及是否与男性泌尿生殖道及其他异常有关。

CBAVD 临床表现为双侧输精管缺如和不孕症，占男性不孕症的 1%~2%，在梗阻性无精子症患者中占 6%。CBAVD 可伴有泌尿生殖系统先天性异常及囊性纤维化（cystic fibrosis，CF）相关临床表现。CBAVD 可以是 CF 的轻度表现，也可以是孤立性 CBAVD。

CBAVD 与 CF 具有共同的基因突变背景，囊性纤维化跨膜传导调节因子（Cystic fibrosis transmembrane conductance regulator，CFTR）突变是 CBAVD 和 CF 的主要致病原因。*CFTR* 和 *AGDRD2* 是 CBAVD 的主要致病因素，大多数 CAVD 患者会携带至少一个 *CFTR* 突变，黏附 G 蛋白偶联受体 G2 基因（Adhesion G Protein-Coupled Receptor G2，ADGRG2）是第二常见突变基因，占大约 2%，为 X 连锁遗传。目前仍有 10%~20% 的 CBAVD 和 60%~70% 的 CUAVD 没有明确基因诊断。

CBAVD 患者者通常是因为缺乏输精管，无法射出精子而导致不孕，但具有正常的睾丸生精功能。因此，CBAVD 患者可以通过手术取精和辅助生殖技术（assisted reproductive technology，ART）实现生育。然而，有研究显示 CAVD 患者的基因突变可能会影响生精功能和精子质量，从而干扰 ART 的结局。CBAVD 患者致病基因突变可传递给后代，对于 CBAVD 患者及其配偶进行遗传咨询有助于降低后代患 CF 的风险。

【病例介绍】

杨某，男，25 岁，初次就诊时间：2021 年 4 月 6 日。

1. 主诉　结婚 5 年，未避孕未育。

2. 现病史　患者 2016 结婚，婚后同居，性生活正常，未避孕未育。2020~2021 年外院及我中心多次精液检查示“离心沉淀未见精子”，精液量少（禁欲 5 天 1.3mL），pH 值低（6.0）。2021 年我中心行双侧 PESA 示有活动精子，已冻存。现要求体外受精 - 胚胎移植治疗。

3. 婚育史　2016 年初婚，婚后同居，性生活正常，未避孕未育。配偶 26 岁，初婚，未育。

4. 既往史　否认高血压、冠心病、糖尿病等病史。否认食物药物过敏史。嗅觉正常，精神、睡眠、食欲可，大小便无异常；无吸烟史，无粉尘及毒物接触史，无外伤及腮腺炎病史。

5. 家族史　父母健在，否认遗传性疾病及肿瘤家族史，母亲孕期否认异常用药史。

6. 体格检查　身高 170 cm，体重 62 kg，BMI：21.5 kg/m^2。无特殊面容，胡须、体毛正常分布，无甲状腺肿大，无心、肺、腹异常，无脊柱、四肢畸形，无神经系统异常。阴毛正常分布，阴茎发育正常，左 / 右侧睾丸 15/15 mL（Prader 睾丸模型比拟法），质地韧，双侧附睾正常偏小，双侧输精管未扪及，未触及双侧精索静脉曲张。

7. 辅助检查

（2021-03-12）性激素检测：FSH：3.07IU/L（0.95~11.95 IU/L）；LH：1.94IU/L（0.57~12.07 IU/L）；T：607.48 ng/dL（142.39~923.14 ng/mL）；E_2：13 pg/mL（11.00~44.00 pg/mL）。

精浆果糖 0.31 umol/ 次射精（≥ 13 umol/ 次射精）、中性 α- 葡糖苷酶总量：1.69 mU/1 次射精（≥ 20 mU/1 次射精）。

染色体核型：46，XY，1qh+，Yqh-；Y 染色体微缺失：未见缺失（6 位点）。

B 超检查示左侧睾丸鞘膜积液；前列腺钙化斑，双侧精囊呈线性；双肾、膀胱未见异常。

男性不育 panel：发现 *CFTR* 基因 Exon8 c.100 1G>A 杂合突变，临床意义未明。

8. 诊断　①原发性不育症；②梗阻性无精子症；③双侧输精管缺失。

【诊疗经过】

因男方“原发性不育症、梗阻性无精子症、双侧输精管缺失”，于 2021 年 4 月 8 日行双侧 PESA：左侧 PESA 穿刺液 1 mL，镜检精子浓度 13 × 10^6/mL，a 级 0，b 级 3%，c 级 8%；右侧 PESA 穿刺液 1mL，镜检精子浓度 18 × 10^6/mL，a 级 0，b 级 16%，c 级 23%；冻存 1 管。

女方于 2021-05-27 ½GnRH 中长方案进周期，于 2021-07-11 行取卵术，获卵 5 枚，成熟卵子 5 枚，行冻精 -ICSI，受精 4 枚，优胚 1 枚，移植 2 枚胚胎临床妊娠，2022-03-15 孕 37^{+1} 周足月剖腹产一男婴（2460g）一女婴（2455g），均体健。

【病例讨论】

1. 病因　CBAVD 一般认为是由基因突变引起的。*CFTR* 基因位于 7q31.2，是第一个被发现与 CBAVD 相关的基因，总长度为 250 kb，含有 27 个外显子，编码一种由 1480 个氨基酸组成的蛋白。CFTR 在生殖细胞细胞质和细胞膜中表达，精子不表达，CBAVD 患者睾丸的支持细胞和二倍体精子细胞的细胞膜 CFTR 表达降低，细胞质 CFTR 表达缺失。CFTR 参与多种离子转运蛋白的调节，包括钠通道、氯 / 碳酸氢盐交换器、质子交换器。变异的 CFTR 蛋白没有办法转运氯离子（Cl^-）到细胞外，这样带有正电荷的钠离子（Na^+）就得从细胞外转运到细胞内，由于细胞内渗透压高，水份向细胞内流动，造成分泌物黏稠、含盐量高。

CFTR 基因变异种类繁多，种族差异大，而且其他如环境因素等可能也参与其中。从突变频率来看，CF 是高加索人种中最常见的致死性常染色体隐性遗传病，95%CF 患者都合并 CBAVD，白种人携带 2 种 CFTR 突变体的数量明显高于非白种人携带这些突变体的数量。在突变类型上，白种人 ΔF508del 的频率明显高于非白种人，而 IVS8-5T 变异的频率则相反。已有研究表明，中国人 CFTR 启动子区突变体与白种人显著不同。

目前发现有超过 2000 个 *CFTR* 突变与 CBAVD 相关，其中 ΔF508，IVS8-5T，R117H，（TG）m 变异和 M470V 在 CBAVD 患者中最为常见，远高于非 CBAVD 梗阻性无精子症和精子发育失败者，而在非 CBAVD 男性不育患者中无法检测到 ΔF508 和 IVS8-5T 突变。

ΔF508del（基因效应较大）和 IVS8-5T（基因效应较小）在 CBAVD 中出现频率分别为 17% 和 25%，在 CUAVD 中分别为 4% 和 9%；*R117H* 突变不影响蛋白表达，但影响离子通道效率，在 CBAVD 中占 3%，不出现在 CUAVD 中。78% 的 CBAVD 患者至少有 1 种 *CFTR* 基因变异类型，48% 同时存在 2 种变异类型，大部分为温和的点突变，很少有基因缺失或重排出现，而在 CF 患者中则有 15%~25% 为重排突变。

ADGRG2 被认为是引起 CBAVD 的第二常见突变基因。它位于 Xp22.13，有 29 个外显子，产生 10 个转录本，编码黏附 G 蛋白偶联受体 G2。在 *ADGRG2* 突变的情况下，附睾近端组织缺乏 ADGRG2 蛋白表达。

此外，与 CAVD 密切相关的还有 *SLC9A3*、*PANK2*、*CA12* 等基因。

2. 病机及临床特征　*CFTR* 基因突变在胚胎期间即会引起输精管梗阻和变性，由此导致 CBAVD 的发生。在 12~18 周携带 *CFTR* 基因突变的流产胎儿中可观察到输精管被黏液梗阻和变性的现象，随着胚胎发育这种输精管变性有进一步加重的可能。另一些从大鼠或猪等动物模型获得的实验数据表明，CFTR 或 ADGRG2 功能障碍诱导的 CBAVD 更有可能是胎儿后期开始并在出生后进行性退化的结果，但这些发现尚未在人类中得到验证。

在大多数病例中，CBAVD 是 CF 的临床表现之一，而不是孤立事件；因此，CBAVD 临床表现多样，除双侧输精管缺失导致的不孕外还可能伴有泌尿生殖系统异常，主要包括精囊和肾脏的异常或缺失。中肾管在 5~9 周时分化出输尿管芽，这个结构迅速伸长，进入后肾间充质，近端形成输尿管，远端被覆盖而发育为肾盂、肾盏和集合管。到了 12 周时，中肾管的远端发育为附睾、输精管、射精管和精囊（50%CBAVD 患者发生精囊发育不全）。输尿管芽出现在与中肾管分离前则伴肾发育异常，出现在分离后则表现为单独的 CAVD。无肾脏异常的 CBAVD 仅限于两个基因：*CFTR* 占 75%~80%、*ADGRG2* 占 5%~10%，剩余 5~10%CBAVD 患者发生肾脏发育不全原因不明，可能与提示早期器官发生障碍相关。CUAVD 伴肾发育不全的风险为 22%，比 CBAVD 高 5 倍，CUAVD 与孤立肾的相关性可能不仅仅是由遗传变异引起的，内分泌、表观遗传或环境因素可能发挥一定作用，但仍需进一步研究证实。

除了上述泌尿生殖系统相关表现外，CBAVD 患者可能有明显的 CF 临床表现。而 CF 基因型和临床表型之间临床表现多样、差异巨大，这主要是由于 CF 变异位点所处结构域不同，表现的有害程度、有害程度组合不同，可能导致的影响也不一样。*CFTR* 基因突变按其严重程度可分为两大类：①严重突变，基因功能基本丧失，CFTR 转录水平 <3%，易导致 CF，这些突变与纯合状态相关；②温和突变或非 CF 的突变，占 3%~10%，功能残存略高，在 CF 患者中从未观察到。CF 可以有轻度肺病、哮喘、过敏性支气管肺曲霉菌病、鼻窦炎和先天性双侧输精管缺如，CUAVD 和 CBAVD 便是 CF 的单症状形式，其主要遗传形式是两个轻度突变等位基因或一个严重和一个轻度突变等位基因的组合（复合杂合子）；重型 / 典型 CF 的特征有：复发性特发性慢性胰腺炎、慢性阻塞性肺病。

因此，涉及这些变异的基因型应仔细解读报告。例如，目前了解最多、也是中国 CBAVD 患者携带比例最高的是 IVS8-5T，IVS8-5T 位于第 9 号外显子前、8 号内含子的非编码区，这是一个“弱”效应变异，影响 9 号外显子剪切，使转录水平下降，最终 CFTR 蛋白量会降低。

IVS9-5T 等位基因的外显率还取决于相邻内含子多 TG 序列的状态，多 TG 序列通常包含 11、12 或 13 个重复序列，这里的 T 越少、T 上游的 TG 越多，剪切效率越低，CFTR mRNA 表达水平下降，从而导致功能性 CFTR 蛋白表达降低。这些患者临床表现比较轻，往往没有囊性纤维化的表现。顺式 IVS8-5T 和 11TG 序列变异与已知的 CF 引起的变异相结合时，很少发生 CAVD，而顺式 IVS8-5T 变异与 12TG 或 13TG 相结合则有发生 CAVD 的风险。正常人群携带 IVS8-5T 率相对比较高，超过 1%，CBAVD 人群 IVS9-5T 携带比例要远远高于正常人群，中国 CBAVD 患者 5T 的携带率在 32%，而 7T 占 66%，9T 占 2%。对其临床价值的解释应结合相关 TG 重复次数来进行。

3. 诊断　CAVD 患者睾丸的体积、性激素水平通常正常。精液参数分析显示无精子症和“四低”，即黏稠度低（稀薄）、射精量低（<1.0 mL）、pH 值 <7.0、果糖含量低 / 阴性。诊断上，最简单有效的是体格检查，触诊精索内输精管的有无。CAVD 缺乏影像学诊断检查。影像学检查可协助判断是否有精囊、肾的发育异常。

4. 治疗和预后　CBAVD 只能通过睾丸手术取精和附睾精子抽吸获取精子行卵细胞浆内单精子显微注射（intracytoplasmic sperm injection，ICSI）技术实现生育。

影响 ICSI 的预后的原因可能与以下因素有关。

（1）有研究显示，CBAVD 患者中，从附睾中提取精子的活产率、临床妊娠率和持续妊娠率较从睾丸中提取高。而 PSEA 在 CBAVD 中获得的精子状态受病人年龄的影响，在 <30 岁、30~40 岁、>40 岁各组患者中，精子数量、正常形态精子比率随着年龄的增长而逐渐下降，DNA 碎片比例升高，临床妊娠率和抱婴率也下降。

（2）基因突变状态

CFTR 在几乎所有的生殖细胞中表达，并参与精子发生过程，突变可引起精子发生异常，导致精子功能，如精卵结合能力减弱。精子中 CMA3 水平越高，受精率越低，一项研究表明，与非 CBAVD 梗阻性无精子症患者精子相比，CMA3 水平在 CBAVD 患者的精子中含量最高，提示 CBAVD 患者精子功能受损。此外，与非 CBAVD 阻塞性无精子症患者相比，*CFTR* 突变可导致更高的流产率以及死产率，不同基因突变的 CAVD 人群中 ART 结果会有较大差异。

与 CBAVD 患者相比，CF 患者精子质量更低，取精结果更差，ICSI 结局也更差。纯合 ΔF508del CFTR 突变是重要的预测因子，ΔF508del 的精子浓度、精子总活力和成功获得囊胚的比例更差，ΔF508del 在东亚人群不常见，大多都是一些罕见变异，没有热点突变。

目前缺乏其他基因突变对 ART 结果影响的研究。

5. 遗传咨询　对于 CBAVD 患者，有必要进行基因检测和遗传咨询，明确是否存在致病性 CFTR 突变和评估遗传风险。CFTR 突变是 CBAVD 发生的主要原因，在 CBAVD 患者中有一定的发病，并且有将突变传递给后代的风险。理论上所有 CBAVD 患者都应该检测 CFTR 突变，但是，考虑到病人的经济负担和当地医疗资源的局限性，当 CBAVD 患者有与 CF 相关的表现、有家族 CF 史和伴随泌尿生殖器官发育异常时强烈建议在 ART 治疗前进行 CFTR 突变筛查。

如果 CBAVD 患者突变筛查结果为阴性，则没有必要对女性伴侣进行 *CFTR* 检查。如果筛查到致病性 CFTR 突变体，如 p. Arg117His，I556V，IVS8-5T 等位基因和 ΔF508del 应尤其注意评估后代患 CF 的风险。女方如果有突变可以显著影响 ART 结局并增加 *CFTR* 的传递风险。一项研究表明 *CFTR* 突变在女性中存在会增加流产的风险；如果 CBAVD 患者及其配偶均有 *CFTR* 突变，则后代患 CF 风险（1/25）是正常人口的 100 倍（1/2500）。因此，建议在 CBAVD 患者的伴侣中筛选 CFTR 突变，以评估后代患 CF 的风险。

值得一提的是，尽管 *CFTR* 基因突变是 CBAVD 的主要致病因素，但并不是所有的 CBAVD 患者都有 *CFTR* 基因突变，也不是所有的突变都可以遗传给后代。同时，也并不是所有的地区都是 *CFTR* 突变占主导地位，随着 CAVD 遗传病因学研究的深入，其他基因的突变，如 *ADGRG2* 可能是除了 CFTR 基因以外的热点基因，也应注意筛查。

【专家点评】

单侧或者双侧输精管缺失是造成男性无精子症的常见病因，临床诊断首先依靠查体，这是男科医生的基本功。通过精液的典型表现，亦可考虑到此病的存在，治疗上主要通过睾丸 / 附睾穿刺取精行 ICSI，但其基因改变的解读，尤其是 8 号外显子和 9 号内含子的基因改变是遗传咨询当中的一个难点，生殖医学医生应该熟练掌握。

杨琳　田文艳

【相关指南及参考文献】

[1] DE SOUZA DAS，FAUCZ FR，PEREIRA-FERRARI L，et al. Congenital bilateral absence of the vas deferens as an atypical form of cystic fibrosis：reproductive implications and genetic counseling. Andrology. 2018，6（1）：127-135.

病例 47　供精 -IVF 失败后再行 TESA 成功妊娠

【疾病概述】

男性不育约占不育因素的 50%，而其中无精子症病人约占男性不育病人的 5~15%。不管是梗阻性无精子症（Obstructive azoospermia，OA）和非梗阻性无精子症（Non-obstructive azoospermia，NOA）病人，可通过多种手术方法从睾丸 / 附睾中获得精子，结合卵胞浆内单精子显微注射技术（Intracytoplasmic sperm injection，ICSI）得到治疗，生育血亲后代，这使男性不育症的治疗发生了革命性的变化。

【病例介绍】

患者男性：1977 年出生，2017 年就诊于天津医科大学总医院，就诊时 40 岁。

1. 主诉　结婚 18 年，未避孕未孕。

2. 现病史　1999 年结婚，婚后同居，性生活正常，未避孕未育。2000 年起外院多次精液检查示“离心沉淀未见精子”，应用中药等治疗多年未见效。2005 年于外院行供精 -IVF 未育。双方要求再次行助孕治疗。

3. 既往史　1990 年行左侧隐睾下降固定术；2007 年诊断 2 型糖尿病，予以胰岛素治疗，血糖控制好。

4. 家族史　父母健在，否认遗传性疾病及肿瘤家族史，母亲孕期否认异常用药史。

5. 体格检查：身高 180 cm，体量 75 kg。无特殊面容，胡须、体毛正常分布，无甲状腺肿大，无心、肺、腹异常，无脊柱、四肢畸形，无神经系统异常。生殖系统查体：阴毛正常分布，阴茎发育正常，左 / 右侧睾丸 6/15 mL（Prader 睾丸模型比拟法），质地软 / 韧，双侧附睾未及异常，右侧输精管未触及，左侧输精管可触及，未触及双侧精索静脉曲张。

6. 辅助检查

实验室数据：FSH：17.67 IU/L（0.95~11.95 IU/L）；LH：5.4IU/L（0.57~12.07IU/L）；PRL：9.48 pg/mL（3.46~19.40 pg/mL）；T：258 ng/dL（142.39~923.14 ng/mL）；E_2：10 pg/mL（11.00~44.00 pg/mL）。

染色体检查：46，XY；6 位点 Y 染色体微缺失检测未见缺失位点。

B 超示双肾实质可见无数大小不等的无回声区，提示多囊肾；双侧精囊多发小结石；左侧睾丸发育不良，右侧附睾囊肿。

7. 诊断：①原发性不育症；②梗阻性无精子症；③右侧输精管缺失；④左侧睾丸下降固定术后；⑤多囊肾；⑥2 型糖尿病。

【诊疗经过】

患者 B 超提示多囊肾，否认家庭成员中有多囊肾或泌尿系统相关疾病史，拒绝行多囊肾基因筛查、输精管缺失基因筛查及植入前胚胎遗传学诊断治疗，要求继续 ICSI 流程。因男方“原发性不育症、梗阻性无精子症、右侧输精管缺失、左侧睾丸下降固定术后”于 2017 年 7 月 13 日行右侧附睾穿刺取精术（percutaneous epididymal sperm aspiration，PESA）：穿刺液 1mL，极偶见 b 级精子，c 级 1~2 条精子 /30HPF，d 级 5~7 条精子 /HPF；冻存 1 管。

女方于 2017-09-06 标准长方案进周期，于 2017-10-02 行取卵术，获卵 11 枚，成熟卵子 7 枚。男方同日行右侧附睾穿刺，穿刺液 1 mL，10~15 条精子 /10HPF，PR 级 1 条精子 /20HPF，NP 级 2 条精子 /20HPF；处理后穿刺液 0.2 mL，3 条精子 /10HPF，PR 级 1 条精子 /10HPF，NP 级 2 条精子 /20 HPF；行 ICSI，受精 5 枚，优胚 2 枚，移植 2 枚胚胎未妊娠。

女方于 2018-04-04 ½GnRHa 中长方案再次进周期，于 2018-05-07 行取卵术，获卵 15 枚，成熟卵子 9 枚。男方同日行右侧睾丸穿刺取精（Testicular sperm aspiration，TESA），穿刺组织 2 mm^3，17 条精子 /30HPF，无 PR 级精子，NP 级 1 条精子 /30HPF；处理后组织液 0.1 mL，15 条精子 /30HPF，无 PR 级精子，NP 级精子偶见。行 ICSI，受精 7 枚，优胚 2 枚，全胚冷冻，FET2 枚胚胎，临床妊娠，2019-07-05 孕 40 周剖腹产生有一女婴（3380 g），体健。

【病例讨论】

1. 患者病因分析　无精子症的定义是 2 次或以上射出精液离心沉淀中没有精子，同时排除逆行射精，可分为 OA 或 NOA。本例患者通过以上检查可明确诊断为原发性不育、无精子症。病人还伴有泌尿生殖系统多发畸形：多囊肾、右侧输精管缺失、左侧隐睾，其多囊肾、右侧输精管缺失可进一步通过基因检查进行诊断，但患者拒绝行基因分析，故尚不能明确病因。本患者无精子症的原因复杂,有多种因素混杂:①右侧睾丸体积、质地正常,穿刺取精数量可,生精功能大致正常,但右侧输精管缺失导致精子无法排出,为梗阻性因素造成;②左侧睾丸为隐睾下降固定术后,发育不良,体积小、质地软,生精功能低下甚至有可能缺失,不能排除非梗阻性因素;左侧输精管精索段虽可触及,但腹股沟段、盆腔段是否缺失或通畅无法明确,不能排除梗阻性因素;③多囊肾常累及多个系统,生殖系统亦可受累,造成机械性 + 动力性双重梗阻的无精子症。

2. 患者治疗方式的选择　OA 或 NOA 的鉴别诊断不难,但治疗方法和预后存在明显差异,所以在尽可能的情况下,治疗前应先将患者分为 OA 或 NOA。OA 在无精子症中占 30%~40%,是指睾丸生精功能正常,但男性输精管道堵塞导致精子无法排出的情况,预后好,依据病因患者可选择附睾或者睾丸穿刺取精结合 ICSI 技术,或者外科手术重建生精管道,患者有概率生育有亲缘关系的后代;与之相对应的,试图通过药物治疗以达到精液中产生精子甚至自然受孕均不可行。

NOA 患者生精功能严重受损或不存在,目前主流的和最为有效的方法为显微镜下睾丸切开取精术。与任何外科手术一样,病人的选择,或者说 NOA 的病因是决定取精率最重要的预测因素,与之相对应的, NOA 患者不应该行附睾穿刺取精;何时行睾丸穿刺取精、以及术前是否应该用药治疗存在极大分歧,目前尚缺乏相关研究数据证实。

有三种常用的穿刺取精技术可以用于 ICSI 治疗,每一种方法各有优缺点,适应症取决于病因、费用、患者需求和外科医生偏好。常见的经皮入路目前包括 TESA 和 PESA。PESA 应用细针穿刺附睾头部进行抽吸,理论上可以提取更成熟、更有活力的精子,仅需要局部麻醉,能在短时间内完成,不需要特殊设备,创伤小,费用低,并发症少,病人恢复快,易被接受;缺点是有可能导致医源性永久性附睾阻塞,不适合睾丸内梗阻的无精子症,由于穿刺部位太大无法精确控制造成漏吸,回收的精子数量少,需要特殊培训和适度的经验,取精失败率相对较高,需要转换为 TESA。TESA 应用局部麻醉,能在短时间内完成,不需要特别的培训,能区分 OA 和 NOA,恢复期短,回收的精子数量比睾丸切开取精(Testicular sperm extraction, TESE)少,有可能失败,需要转换为 TESE,并发症介于 PESA 和 TESE。TESE 可以用局部麻醉和口服镇静药进行,精子取材量大、回收率高,不需要特殊设备,无需特别培训,可获得病理诊断;但同时创伤也大,易发生感染、血肿或术后疼痛等并发症,恢复期长,有睾丸瘢痕形成的风险。

预后方面,对于 OA 男性,无论何种因素导致的 OA,无论精子来源(睾丸精子或附睾精子),何种手术取精方式,是使用冻存精子还是新鲜精子, ICSI 的成功率没有实质性区别。目前大量文献已证实 TESA 和 PESA 对 OA 男性的 ICSI 结果(包括比较受精率、着床率,流产率和妊娠率)比较没有显著差异。TESA 和 PESA 对男性 OA 有相似的疗效,两种方法的植入率均高于 80%。但是,无论精子是从睾丸还是附睾取出,通过 ICSI 出生的儿童都有可能发育障碍和先天性疾病的发生率更高。在 35 岁以上的男性中, TESA 的植入率高于 PESA,有一些证据表明睾丸精子的线粒体 DNA(mtDNA)和核 DNA(nDNA)质量优于附睾精子,这可能为 TESA 植入率较高提供了另一种解释。然而,大多数研究没有发现通过

TESA-ICSI 出生的孩子在长期随访中比通过 PESA-ICSI 出生的孩子有更好的发育,即 TESA 比 PESA 更具优越性,对于患有 OA 的男性来说,选择 TESA 或 PESA 并不重要。

【专家点评】

梗阻性无精子症和非梗阻性无精子症虽然都表现为精子中缺乏精子,但其诊断、治疗和预后都有极大的差异。总体来说,梗阻性无精子症治疗通常应用输精管道吻合再通或使用人类辅助生殖技术,而非梗阻性无精子症,除了低促性腺激素性性腺功能减低造成的无精子症以外,大多数药物治疗效果不好,通常会通过显微镜下睾丸切开取精术结合辅助生殖技术生育后代。此病例的特殊之处在于:①病人合并左侧隐睾,可能为非梗阻性无精子症;②又合并右侧输精管缺失,可能为梗阻性无精子症;③再合并多囊肾,有可能为生精功能障碍或者是机械性梗阻 + 动力性梗阻,原因较为复杂。治疗方法应首先认清病情本身,正确评估病人生精功能状态,尽可能生育自己的遗传学后代,此病人直接行供精 -IVF 显然是不合适的。

杨琳　田文艳

【相关指南及参考文献】

[1] ZAREZADEH R, FATTAHI A, NIKANFAR S, Et al. Hormonal markers as noninvasive predictors of sperm retrieval in non-obstructive azoospermia. J Assist Reprod Genet. 2021, 38(8):2049-2059.

[2] QI L, LIU YP, ZHANG NN, Et al. Predictors of testicular sperm retrieval in patients with non-obstructiveazoospermia: a review. J Int Med Res. 2021,49(4):3000605211002703.

[3] ARSHAD MA, MAJZOUB A, ESTEVES SC. Predictors of surgical sperm retrieval in non-obstructive azoospermia: summary of current literature. Int Urol Nephrol. 2020, 52(11):2015-2038.

[4] BLOK JM, VAN ROEKEL C, OUDE OPHUIS RJA, et al. Open epididymal spermatozoa aspiration for obstructive azoospermia. Andrologia. 2019,51(4):e13218.

[5] HAYON S, MOUSTAFA S, BOYLAN C, et al. Surgically Extracted Epididymal Sperm from Men with Obstructive AzoospermiaResults in Similar In Vitro Fertilization/Intracytoplasmic Sperm Injection Outcomes Compared with Normal Ejaculated Sperm. J Urol. 2021,205(2):561-567.

[6] CITO G, COCCIA ME, DABIZZI S, et al. Relevance of testicular histopathology on prediction of sperm retrieval rates in case of non-obstructive and obstructive azoospermia. Urologia. 2018,85(2):60-67.

[7] ESTEVES SC, RAMASAMY R, COLPI GM, et al. Sperm retrieval rates by micro-TESE versus conventional TESE in men with non-obstructive azoospermia-the assumption of independence in effect sizes might lead to misleading conclusions. Hum Reprod Update. 2020,18;26(4):603-605.

[8] ZHANG Z, ZHANG Y, ZHANG N. Clinical outcome of microsurgical vasoepididymostomy versus epididymal or testicular sperm retrieval combined with intracytoplas-

mic sperm injection in obstructive azoospermia males. Andrologia. 2022,54(8):e14458.

[9] KHERRAF ZE，CAZIN C，BOUKER A，et al. Whole-exome sequencing improves the diagnosis and care of men with non-obstructive azoospermia. Am J Hum Genet. 2022，3；109 (3):508-517.

第四节　非梗阻性无精子症

病例 48　性发育异常——46,XX 男性

【疾病概述】

性发育异常(disorders of sex development, DSD)是染色体核型、性腺表型以及性腺解剖结构不一致的一大类遗传性疾病的总称,是一种表型和遗传高度异质的先天性疾病。46,XX 男性于 1964 年由 de la Chapelle 等人首次报道,是 DSD 中性逆转综合征的一种表现,是指男性染色体性别与性腺性别不一致的性分化异常现象,新生儿男性中发病率约为 1/20000,其发生机制复杂,通常不是由单一的原因所引起。该病临床表现与 Klinefeltler 综合征类似,精液检查多为无精子症,睾丸组织学检查见曲精小管发育不良。本病的诊断主要依据为核型分析,目前无特殊治疗方法,如有第二性征发育不良或性腺功能减低,可考虑补充雄激素治疗。

【疾病介绍】

患者,王某,36 岁,初次就诊时间 2016 年 9 月

1. 主诉　结婚 3 年,未避孕未孕。

2. 现病史

婚后 3 年未育,社会表型男性,身高 163 cm(父 173cm, 母 157 cm),每月 3 次以上性生活,性生活时间短,精液量正常,射精后偶有疲乏无力,出汗,腰部酸痛;多次精液检查示“未见精子”,于当地医院药物治疗效果不佳。饮食好,精神智力正常。

3. 婚育史　30 岁结婚,配偶体健,G0P0。

4. 既往史　无特殊。

5. 个人史　否认母亲孕期特殊用药史或特殊物质接触史,否认父母特殊职业史、不良生活习惯。

6. 家族史　家族无类似疾病。

7. 体格检查　T 36.2℃, P 76bpm, R 18 次 / 分, BP 128/76 mmHg。皮肤细腻;喉结发育小,声细而不尖;胡须稀疏,体毛、腋毛稀疏,阴毛发育 P4,双侧睾丸触诊均小, 2~3 mL,阴茎发育尚可,勃起后约 10 cm。

8. 辅助检查

FSH: 30.49 IU/L(0.95~11.95 IU/L); LH: 10.74IU/L(0.57~12.07IU/L); PRL: 8.18 pg/mL (3.46~19.40 pg/mL); T: 180.03 ng/dL(142.39~923.14 ng/mL); E_2: 20.08 pg/mL (11.00~44.00 pg/mL)。

B 超示:

双侧睾丸缩小、左侧睾丸炎性低回声区、左侧精索静脉曲张、右侧精索鞘膜积液

精液检查示：2 次精液检查示精液量约 1.6 mL，精液离心沉淀检查示未见精子；射精后尿液未见精子。

精浆生化：

精浆中性 α- 葡萄糖苷酶总量：0.85 mU/1 次射精（≥ 20 mU/1 次射精）。

精浆锌总量：1.35 umol/ 次射精（≥ 2.4 umol/ 次射精）。

精浆果糖总量：1.62 umol/ 次射精（≥ 13 umol/ 次射精）。

染色体检查：46，XX，SRY（+），AZF a、b、c 均缺失。

【诊治经过】

初步诊断 1　病人主诉是结婚 3 年未避孕未孕，勃起、射精功能基本正常，可排除性功能障碍所致的不孕不育。

初步诊断 2　病人外院多次查精液未见精子，多年治疗效果不佳。本院加查 2 次精液离心沉淀检查、射精后尿液未见精子，均示未见精子。无精子症的诊断首先需要排除逆行射精，尤其是精液量偏低的样本，射精后尿液查找精子若初检未见精子可明确诊断；其次，无精子症患者应行离心后沉淀检查，若沉淀中找到精子可诊断为隐匿性无精子症，其最主要的意义在于：若患者为睾丸生精功能障碍可行离心沉淀后精子微量冻存、避免手术取精，若患者为不完全性生殖管道梗阻可行消炎、等待观察，避免不必要的药物、手术治疗以及可能的并发症；最后是尽量明确无精子症的性质（睾丸前性、睾丸性、睾丸后性）及相关病因。本病例中患者精浆生化提示附睾、前列腺、精囊标志物均降低；但病人查体双侧睾丸小而软，B 超提示双侧睾丸缩小；FSH 明显升高，LH 偏高，T 偏低；非梗阻性无精子症诊断基本明确。此情况下应进行染色体核型分析和 Y 染色体微缺失检查，以便进一步明确病因。

初步诊断 3　行染色体核型检查示 46，XX，SRY（+）。对于此类病人，常规的细胞遗传学分析后再进行 FISH 分析以确定 SRY 基因的存在是很重要的，有助于鉴别表型异质性。AZF 缺失是公认的预测无精子症患者生精功能和显微镜下睾丸取精术成功率的指标。AZF 完全缺失将使得原始生殖细胞无法分化为精原细胞。本例中 Y 染色体微缺失检查示 AZF a、b、c 均缺失，有助于预判患者生育力。

46，XX 男性的鉴别诊断主要包括：①Klinefelter 综合征：虽然与 46，XX 男性患者在 DSD 中的分类不同，但是可以简单地认为 46，XX 男性是 47，XXY 的一种变异体，与其他类型的 Klinefelter 综合征变异（如 48，XXXY，49，XXXXY 和 46XY/47，XXY 嵌合体等）均存在性腺功能减退、第二性征发育不良等共同临床表现，这些疾病都建议早期进行雄激素替代治疗，疾病之间的差异主要在于生育的预后差别较大，Klinefelter 综合征行显微镜下睾丸取精获得精子的概率高于平均水平。②46XX/ 46XY 嵌合：46XX/ 46XY 嵌合可能表现为真正的雌雄同体，取决于 XX 和 XY 细胞的相对比例：表型可能在正常男性和正常女性之间有所不同。③45X/46XY 嵌合：受 45X/ 46XY 影响的个体通常为男性，可能身材矮小，取决于 45X 细胞的百分比。④XX 睾丸性别分化障碍 DSD：此病的特征是掌跖角化病和易患皮肤

鳞状细胞癌，这些已被证明与 *R-Spondin1*（*RSPO1*）的突变有关。

本例患者非梗阻性无精子症、性逆转综合征诊断明确。

最后诊断：①原发性不育症；②非梗阻性无精子症；③ DSD（46，XX 男性）。

治疗　无论男性性逆转或者女性性逆转均无特殊治疗方法，本例 46，XX 性逆转患者 AZF a、b、c 均缺失，患者暂不考虑生育，若日后有生育需求建议供精人工授精或者抱养；病人 T 正常偏低，附睾、前列腺、精囊标志物均降低，提示附属性腺功能降低，建议雄激素替代治疗。

【病例讨论】

人类胚胎的性发育分为三个阶段。

第一阶段，非分化的阶段：在正常情况下胚胎在 4 周时分化出原始性腺，一直到 6 周时雄性（XY）胚胎和雌性（XX）胚胎在形态上无法区分。

第二阶段，性别决定阶段，双潜能的原始性腺形成睾丸或卵巢：原始性腺中的生殖嵴分化为睾丸或卵巢，这主要依赖于睾丸特异性或卵巢特异性通路的激活，而另一通路被不断抑制。睾丸特异性通路的激活由睾丸决定因子决定，其主要候选基因是 *SRY*。男性胚胎 7-8 周时，在 *SRY* 基因作用下，原始性腺髓质出现曲精小管、支持细胞及间质细胞，支持细胞构成睾丸索，启动睾丸分化，皮质萎缩。

第三阶段，性别分化阶段，发育完全的睾丸或卵巢分泌激素以驱动内、外生殖器分化：男性胚胎第 9 周时 Leydig 细胞时开始分泌睾酮，在雄激素作用下生殖结节逐渐延长为阴茎，生殖褶融合、关闭，尿道口外移至阴茎顶端，生殖膨隆在中线融合为阴囊；12 周在睾酮作用下中肾管发展为精囊、输精管和附睾，支持细胞分泌抗苗勒管激素抑制苗勒管分化为输卵管、子宫及阴道；15~40 周外生殖器早期发育完成。

DSD 分为 3 类：（1）性染色体异常 DSD：47，XXY、45，X、45，X/46，XY 嵌合（混合型性腺发育不良）、46，XX/46，XY（嵌合体，卵睾型 DSD）。（2）46，XY DSD：Swyer 综合征；雄激素合成障碍（LH 受体变异、先天性肾上腺皮质增生症、5α- 还原酶 2 缺乏症）；雄激素作用异常（AIS）；HH。（3）46，XX DSD：卵巢发育异常、先天性肾上腺皮质增生症。目前研究表明，至少 75 种基因和 DSD 相关，一些 DSD 基因启动子的甲基化变化和组蛋白修饰已被证明会影响哺乳动物的性别决定。

46，XX 男性和 46，XY 女性两型既往又称为性逆转综合征，是指染色体性别与性腺性别不一致的性分化异常现象。46，XX 男性分为 SRY 阳性和 SRY 阴性两种，两者比例为 9 : 1。*SRY* 基因位于 Yp11.3，靠近假常染色体区域，只含有一个外显子，没有内含子，转录单位长约 1.1kb，编码一个 204 氨基酸的蛋白质。*SRY* 以及下游的 *SOX9*、*AMH*、*WT-1*、*SF-1*、*DAX1* 等共同决定胚胎原始生殖嵴向睾丸分化。

SRY 阳性的 46，XX 男性第二性征发育大多正常，多因成年后不育、性功能减退、乳房发育就诊时被发现。研究表明，80%～90% 为父源生殖细胞在第一次减数分裂 X 与 Y 联会时发生了交换，和减数分裂联会时同源基因 PRKY 有关，该区域位于 Y 短臂，与 PAR1 相距 7Mb，和 X 染色体上的 PRKX 区域相似度达到 94%。易位至 X 染色体上的部分从 40kb 至

>X 染色体短臂的 75% 不等，当 X/Y 互换异常涉及 Xp 微缺失时，46XX 睾丸 DSD 可能与小眼球和线性皮肤缺损相关；剩余 10%~20% 为 Y－常染色体易位。

SRY 阴性 46，XX 男性可以有多种表现：出生时发现阴茎阴囊尿道下裂伴或不伴痛性阴茎勃起、阴茎轻度腹屈畸形、真两性畸形等。其发病的本质是 SRY 下游不同基因突变造成的结果，也可能是相同基因表达程度不同造成表型差异或上下游基因相互作用程度不同所致表型差异。*SOX9* 基因位于 17 号染色体上，对睾丸发育、骨骼发育尤为重要。*SRY(-)* +*SOX9* 过度表达（如上游增强子区域拷贝数变异），可出现 46，XX 男性具有模糊的外生殖器，伴有尿道下裂、隐睾或小阴茎。*DAX1* 基因位于 X 染色体上，抑制包括肾上腺、位于大脑中的脑垂体和下丘脑，以及睾丸和卵巢的雄性化基因，如果 *DAX1* 功能缺失，XX 个体可以发育成睾丸。11 号染色体上的 *SF1* 基因变异，1 号染色体上的 *WNT4* 基因变异，也与 SRY 阴性的 XX 男性综合征有关。

无精子症因子（azoospermic factor，AZF）定位于 Yq11，Y 染色体微缺失是指在 Y 染色体上 AZF 区域的基因组缺失，AZF 在功能上被细分为三个不同的精子发生位点：AZFa、AZFb 和 AZFc。大约 10% 的非梗阻性无精子症患者和 5% 的非梗阻性严重少精子症患者有 AZF 区微缺失。在临床实践中，对严重少精子症和无精子症患者进行 Y 染色体微缺失分析已成为常规。AZFa、AZFb 和 AZFc 完全缺失将使得胚胎时期原始生殖细胞无法分化为精原细胞。

综上所述，根据 SRY 及 AZF 缺失情况，46，XX DSD 存在如下情况。

（1）SRY（+），AZF（-），多数具有正常的男性特征和外生殖器，但表现为无精子症。

（2）SRY（+），AZF（+），多数具有正常男性特征及外生殖器，理论上有正常生精功能可能；是克氏征的一种变型。

（3）SRY（-），AZF（-），*SOX9*、*WT-1* 或 *SF-1* 决定胚胎原始生殖嵴向睾丸分化，SOX9 等过度表达男性具有模糊的外生殖器，伴有尿道下裂、隐睾或小阴茎，无精子症。

46XX DSD 是一种罕见的遗传性疾病，患者如有性腺功能减退情况可给予睾酮补充治疗；生育方面尚缺乏有效治疗方法，建议选择抱养或者供精人工授精。

【专家点评】

人类的性别分 6 种，绝大多数人为 6 种的统一。生殖医学专业常见的是染色体异常、基因异常、性腺异常及表型异常。治疗的重点在于改善第二性征和生育。46，XX 男性通常表现为原发性不孕症，无精子症和偶尔的性功能障碍。46，XX 男性有睾丸发育障碍，局部检查显示双侧睾丸体积小，男性生殖道其余部分无明显变化。详细检查显示高促性腺激素性性腺功能减退，提示原发性睾丸衰竭。这种疾病的发病率估计为 1∶20000 男性。这种综合征的男性通常有正常的外生殖器，只有在成年后才因为不育而发现这种疾病。如有 Y 染色体的所有区域都有缺失则不建议提取睾丸精子，生育应选择 AID 或者抱养。

杨琳

【相关指南及参考文献】

[1] DELACHAPELLE A，HORTLING H，NIEMI M，WENNSTROEM J. XX sex chromosomes in a human male.First case. Acta Med Scand. 1964;175:25-8.

[2] NORDENSTRÖM A，RÖHLE R，THYEN U，BOUVATTIER C，SLOWIKOWSKA-HILCZER J，REISCH N，Et al. Hormone therapy and patient satisfaction with treatment，in a large cohort of diverse disorders of sex development. Clin Endocrinol(Oxf). 2018;88:397-408.

[3] MANTRAVADI KC，RAO DG. 46XX Testicular Disorder of Sex Development. Hum Reprod Sci. 2021;14(4):436-438.

[4] KIM SY，LEE BY，OH AR，PARK SY，LEE HS，SEO JT. Clinical，hormonal，and genetic evaluation of idiopathic nonobstructive azoospermia and klinefelter syndrome patients. Cytogenet Genome Res. 2017;153:190-7.

[5] SHE ZY，YANG WX. Sry and SoxE genes：How they participate in mammalian sex determination and gonadal development? Semin Cell Dev Biol. 2017;63:13-22.

[6] KUSZ K，KOTECKI M，WOJDA A，SZARRAS-CZAPNIK M，LATOS-BIELENSKA A，WARENIK-SZYMANKIEWICZ A，et al. Incomplete masculinisation of XX subjects carrying the SRY gene on an inactive X chromosome. J Med Genet. 1999;36:452-6.

[7] BAZIZ M，HAMOULI-SAID Z，RATBI I，HABEL M，GUAOUA S，SBITI A，et al. Cytogenetic investigation in a group of ten infertile men with non-obstructive azoospermia：First Algerian 46XX syndrome. Iran J Public Health. 2016;45:739-47.

[8] LÓPEZ M，TORRES L，MÉNDEZ JP，CERVANTES A，ALFARO G，PÉREZ-PALACIOS G，et al. SRY alone can induce normal male sexual differentiation. Am J Med Genet. 1995;55:356-8.

[9] YENCILEK F，BAYKAL C. 46XX male syndrome：A case report. Clin Exp Obstet Gynecol. 2005;32:263-4.

病例 49 GnRH 脉冲泵治疗 Kallmann 综合征

【疾病概述】

特发性低促性腺激素性性腺功能减退症(idiopathic hypogonadotropic hypogonadism，IHH)中嗅觉正常的 IHH 称为 nIHH(normosmic IHH，nIHH)，将没有嗅觉或嗅觉受损的 IHH 命名为 Kallmann 综合征(KS)。KS 是先天性下丘脑 GnRH 合成、分泌或作用障碍导致的以下丘脑性性发育障碍为特征，因伴有嗅觉丧失(或功能减退)和其他先天性畸形，又称为嗅觉丧失 - 性发育不全综合征。KS 男女均可发病，男性患病率为 1/8000~1/29000，女性患病率为 1/40000~1/130000，男女患病率之比约为 5：1。多数患者无青春期发育，男性表现为不变声、小喉结、小阴茎、隐睾或小睾丸、输精管缺如、乳腺发育、无精子生成。骨骺闭合延迟，骨龄落后实际年龄，体态异常指尖距大于身高，上部量 / 下部量 <1，易患骨质疏松。嗅觉障碍、可有唇裂、腭裂、色盲、听力视力异常、共济失调、连带运动、骨骼及肾脏畸形。GnRH 脉冲泵治疗是目前最符合下丘脑 - 垂体 - 性腺生理调节机制的治疗模式，现汇报 1 例 KS 患者经 GnRH 脉冲泵治疗后青春期发育并具有生精能力的病例。

【病例介绍】

患者基本信息：高某，男性，18 岁，学生。初次就诊时间：2020 年 1 月。

1. 主诉　嗅觉障碍，无青春期发育。

2. 现病史　患者自幼发现阴茎发育不良，阴茎短小，睾丸小。嗅觉障碍，日常对气味不敏感，如厕等强烈刺激下可有嗅觉。无阴毛、腋毛生长，无胡须，无喉结，无乳腺发育，无溢乳，无晨勃及遗精。学习成绩中上等，听力、视力、视野正常。无胸闷、心悸、怕热、多汗，无头晕、头痛。近 2 年每年身高增长 5 cm，体力稍差，性格内向。在我院门诊查性激素全项：促卵泡生成素（FSH）0.56 IU/L，促黄体生成素（LH）0.52 IU/L，催乳素 10.50 mg/mL，孕酮 0.14 ng/mL，睾酮（T）29.00 ng/dL，雌二醇 <10 pg/mL。患者为进一步诊治而入院。

3. 既往史　早产 10 天，产时无窒息，外生殖器为男性表型。无外伤及腮腺炎病史。

4. 家族史　患者父亲、母亲青春期发育正常，父母非近亲结婚。否认家族类似病史。

5. 体格检查　体温 35.8℃，脉搏 62 次 / 分，呼吸 16 次 / 分，血压 110/70 mmHg，身高 176 cm，体重 58 kg，BMI：18.7 kg/m^2，上部量 88 cm，下部量 88 cm，指间距 172 cm。神清语利，查体合作。口周无胡须，无腋毛。周身浅表淋巴结未及肿大，头颅无畸形，听力正常。不能鉴别酒精、白醋、水和香波等气味。牙列整齐。颈软，喉结不明显，气管居中，甲状腺不大，胸廓对称，无乳腺发育，双肺呼吸音清，未及干湿性啰音。心率 62 次 / 分，律齐，未及病理性杂音。腹软无抵抗，无压痛。脊柱四肢无畸形，四肢活动自如。生理反射存在，病理反射未引出。阴茎长度约 2cm，睾丸容积不足 2 mL，Tanner 分级：P1G1 期。

6. 辅助检查

（1）血常规 WBC 4.97（3.5~9.5）× 10^9/L，Hb141（130~175）g/L，PLT184（125-350）× 10^9/L，N46.3（40~75）%，L 36.4（20~50）%。

（2）肝功能：TP72（62~85）g/L，ALB 39（35~55）g/L，GLO33（20~40）g/L，ALT 17（5~40）U/L，AST 19（8~40）U/L，GGT41（7~49）U/L，TBIL 8.3（3.4~20）umol/L，DBIL 4.1（0.1~6.8）umol/L。肾功能：BUN 3.9（2.5~7.1）mmol/L，Cr 71（62~133）umol/L，UA 290（140~410）umol/L。

（3）肾上腺皮质功能 ACTH23.9（5.0~46.0）pg/mL，Cor16.5（5.0~25.0）ug/dL。尿皮质醇：77（30~110）ug/24 h。

（4）甲状腺功能：FT3 3.67（2.63~5.70）pmol/L，FT4 11.87（9.01~19.05）pmol/L，TSH 1.45（0.35~4.94）uIU/mL。

（5）生长激素：GH 2.98（0.05~5.00）ng/mL，IGF-1337（55.0~483.0）ng/mL。

（6）口服葡萄糖耐量试验：葡萄糖 0h4.97 mmol/L，0.5 h8.45 mmol/L，1 h 6.05 mmol/L，2 h 5.37 mmol/L，3h 5.80 mmol/L；胰岛素 0h 9.10 mU/L，0.5h127.8 mU/L，1h 48.20 mU/L，2 h

30.50 mU/L，3h 23.30 mU/L；C- 肽 0 h1.43 ng/mL，0.5 h 8.98 ng/mL，1 h 5.96 ng/mL，2 h 5.02 ng/mL,3 h 1.72 ng/mL。

（7）GnRH 兴奋试验：0 min：FSH0.54 IU/L,LH0.61IU/L；30 min：FSH1.02 IU/L,LH5.15 IU/L；60 min：FSH1.21 IU/L,LH4.61 IU/L；120 min：FSH1.10 IU/L,LH3.39 IU/L。HCG 兴奋试验：0 h 睾酮 47.18 ng/dL；24h 睾酮 82.21 ng/dL；48 h 睾酮 112.05 ng/dL；72 h 睾酮 143.87 ng/dL。

（8）腹部超声：肝、胆、胰、脾、双肾未见明显异常。泌尿外科超声：双侧睾丸体积小（右侧大小约 1.9 cm × 1.1 cm × 0.7 cm,左侧大小约 1.8 cm × 1.2 cm × 0.9 cm）。附睾、精索未见明显异常。前列腺、精囊体积小。左手骨骼发育迟缓,骨龄报告：骨龄与年龄差：-3.0；骨发育评价：极晚；生长发育阶段：高峰。骨密度提示低骨量。

（9）垂体 MRI 未见异常。嗅神经 MRI 双侧嗅球、嗅束未显示。

7. 诊断　Kallmann 综合征

【诊疗经过】

GnRH 脉冲治疗通过 GnRH 脉冲泵皮下注射人工合成的 GnRH 以模拟下丘脑脉冲分泌模式,是目前最符合下丘脑 - 垂体 - 性腺生理调节机制的治疗模式。初始设置 GnRH 脉冲泵输注方式为：90 min 一次脉冲,每次 10ug 皮下输注,24 小时共输注 16 次脉冲。带泵治疗 1 周后血清 LH ≥ 1IU/L 提示脉冲治疗初步有效。剂量调整的原则是根据自我性体验（阴茎晨勃、勃起频率；手淫、遗精频率、性欲、性生活质量）、体格检查（阴毛分布、睾丸、外生殖器发育 Tanner 评分）、性激素检测和睾丸超声检查的结果进行动态调整。初始 1 月随访 1 次,稳定后 3 月随访 1 次。使睾酮数值维持在 300~500 ng/dL，GnRH 脉冲 8~10ug/ 脉冲。患者带泵 3 月后开始出现声音增粗,同时阴毛、腋毛逐渐增多,体力增加,身高 1 年中增加约 8 cm,体重增加约 5 kg,有晨勃及遗精。体格检查 Tanner 分期：G3P4。骨龄报告：骨龄与年龄差：-1.2。骨密度正常范围。泌尿外科超声：双侧睾丸体积小（右侧大小约 3.4 cm × 1.6 cm × 2.4 cm,左侧大小约 3.5 cm × 1.9 cm × 2.5 cm）。精液分析：精液量 3 mL（≥ 1.5）,前向运动率（%）14（≥ 32）,精子运动率（%）32（≥ 40）,精子浓度（百万 /mL）128.3（≥ 1.5）,总精子数（百万）385.0（≥ 39）。

【病例讨论】

青春期时 GnRH 缺乏可致隐睾和小阴茎；青春期 GnRH 缺乏可致青春期发育障碍；成人期时 GnRH 缺乏可致性功能障碍、不育。嗅觉异常是诊断 KS 的重要线索,若不能鉴别酒精、白醋、水和香波等的气味,可拟诊 KS。嗅觉诱发电位和嗅球嗅束薄层 MRI 可客观评价嗅觉损伤程度和嗅球嗅束的发育状态。也要注意小阴茎、小睾丸、隐睾、中线发育障碍、单侧肾脏发育不全等患者的早期诊断,避免诊断和治疗延迟到青春晚期或成年早期。

本患者自幼有小阴茎,小睾丸及嗅觉障碍,直至 18 岁无青春期发育才就诊。临床化验提示低促性腺激素性性腺功能减退症,骨龄发育迟缓,嗅神经 MRI 检查中嗅球、嗅束未显示。该患者诊断为 Kallmann 综合征。GnRH 脉冲式治疗可促进垂体稳定地脉冲式分泌 LH,继而使睾酮水平长期保持稳定。睾丸内部也存在 GnRH 自分泌和旁分泌作用,参与调节精子的生成和成熟。该患者带泵治疗 1 周后血清 LH ≥ 1IU/L，GnRH 脉冲 8~10 ug/ 脉冲治疗后使睾酮数值维持在 300~500 ng/dL，使患者青春期发育并具备生精能力，避免了长期雄激素缺乏导致骨质疏松、心血管疾病、心理问题、糖脂代谢性疾病的发生。对于个体治疗，方案的选择需要综合考虑患者的年龄、下丘脑 - 垂体 - 性腺轴的功能状态以及患者及家属需求。

【专家点评】

GnRH 神经元和嗅神经元在发育过程中共同源于嗅基板，后一同通过筛板迁移至嗅球。KS 患者 GnRH 功能缺陷可能与胚胎时期 GnRH 神经元由嗅基板向下丘脑迁移失败所致下丘脑 GnRH 分泌缺陷和嗅神经萎缩。GnRH 神经元和嗅神经元移行相关蛋白的编码调节基因突变可致 KS。目前已有超 40 个基因与 IHH 的发病有关，而且还不断有新的基因位点被发现。同时双基因突变或寡基因突变可能参与 IHH 的致病机制。不同基因突变导致的 KS/IHH 的临床表型复杂多样，对治疗的反应也不同。基因检测对于患者明确致病基因和发病机制，及时起始临床治疗和优生优育至关重要。

诊断时基础状态或戈那瑞林兴奋试验中较高的 LH 水平、基础睾丸体积相对较大、无隐睾史是 GnRH 治疗获得较好疗效的预测指标。因此在治疗过程中，必须定期监测睾丸体积、性激素水平及精液分析，对患者进行长期随诊。

李凤翱

【相关指南及参考文献】

[1] 中华医学会内分泌学分会性腺学组. 特发性低促性腺激素性性腺功能减退症诊治专家共识. 中华内科杂志，2015，54(8)：739-744.

[2] 黄炳昆，茅江峰，徐洪丽，等. GnRH 脉冲式输注与 HCG/HMG 联合肌注对男性 IHH 患者生精治疗效果对比. 中华医学杂志，2015，95(20)：1568-1571.

[3] 闫文华，王颖，王先令，等. GnRH 泵治疗卡尔曼综合征男性患者的有效性和安全性研究. 国际内分泌代谢杂志，2021，41(6)：591-595.

[4] DWYER AA，RAIVIOT，PITTELOUD N，et al. Gonadotrophin replacement for induction of fertility in hypogonadal men. Best Pract Res Clin Endocrinol Metab. 2015；29(1)：91-103.

[5] 孙首悦，王卫庆，蒋怡然，等. 微量泵脉冲输注戈那瑞林治疗特发性低促性腺激素性性腺功能减退症. 中华内分泌代谢杂志，2011；27(8)：654-658.

[6] 中华医学会男科学分会下丘脑促性腺激素释放激素脉冲泵在男科疾病中应用专家共识编写组. 下丘脑促性腺激素释放激素脉冲泵在男科疾病中应用专家共识. 中华男科学杂志，2022，28(3)：273-280.

[7] KIM SH. Congenital hypogonadotropic hypogonadism and Kallmann syndrome：past，present，and future.Endocrinol Metab(Seoul). 2015，30(4)：456-466.

病例 50 无精液症

【疾病概述】

无精液症（Aspermia）又称干性射精（dry ejaculate）是指有射精感和性高潮发生，但不从阴茎排出精液的情况，患者勃起和性欲通常正常。无精液症分为非梗阻性无精液症和梗阻性无精液症。非梗阻性无精液症常见原因包括完全性逆行射精、泌精障碍、睾酮去势水平，梗阻性无精液症主要见于前列腺精囊腺结构损害。无精液症导致患者射精量低，射精力度较弱、性满意度降低，生育能力降低。

【病例介绍】

男性，44 岁。2022 年就诊于天津医科大学总医院。

1. 主诉 结婚 2 年未避孕未孕，精液量少。

2. 现病史 婚后 2 年未育，勃起功能正常，自青春期起有射精感，但射精量极少或无精液射出。

3. 既往史 青春期发育情况不详，无特殊用药史，无脊髓外伤史；饮食好，精神智力正常。

4. 婚育史 42 岁结婚，配偶 38 岁，体健，G0P0。

5. 体格检查 身高 183 cm，体重 82 kg，BMI=27.2 kg/m^2。体格检查：无特殊面容，无甲状腺肿大，心、肺、腹无明显异常，脊柱、四肢无畸形，神经系统无明显异常。腹部脂肪沉积明显；胡须、体毛、腋毛正常分布，左侧腹股沟隐睾，右侧睾丸 5 mL（Prader 睾丸模型比拟法），质地中等，阴茎 6 cm。

6. 辅助检查

射精后尿液未见精子。

性激素检测：FSH：1.7 IU/L（0.95~11.95 IU/L）；LH：1.6 IU/L（0.57~12.07 IU/L）；T：53 ng/dL（142.39~923.14 ng/mL）；E_2：<10 pg/mL（11.00~44.00 pg/mL）。肝肾功能、甲状腺、皮质醇功能无异常。肿瘤标志物阴性。

生殖系统彩超：双侧睾丸小，左侧睾丸位于腹股沟内，2.3 cm × 0.9 cm，形态正常，回声未见异常；右侧睾丸位于阴囊内，2.7 cm × 1.5 cm，形态正常，回声未见异常，实质血流无明显异常；双侧附睾形态、大小、实质回声、血流信号未见明显异常；双侧精索静脉未见明显异常；前列腺、精囊体积小。

7. 诊断 ①原发性不育症；②无精液症；③低促性腺激素性性腺功能减低。

【诊疗经过】

患者进行药物治疗：

1.HCG2000iu+HMG75iu，Q3d，混合肌注 2 次后开始有精液射出。

2.HCG2000iu+HMG75iu，Q3d，混合肌注 1 个月后：

复查 FSH：1.5IU/L（0.95~11.95 IU/L）；LH：1.0 IU/L（0.57~12.07 IU/L）；T：324 ng/dL（142.39~923.14 ng/mL）；E_2：12 pg/mL（11.00~44.00 pg/mL）。

禁欲 3 天，射精量 0.2 mL，pH 值 =7.5，30 min 完全液化，浓度 59 万 /mL，前向运动精子：13%，非前向运动精子：18%，圆细胞：0~2/HP。

【病例讨论】

一、精液组成和射出顺序

精液由两个部分组成：精子和精浆。精子是在男性的生殖腺 - 睾丸内产生的，精子的数量、活力和形态反应了睾丸产生精子的情况以及睾丸后输精管道的通畅性；精浆是在男性附属性腺产生的，包括附睾液、前列腺液、精囊液、尿道球腺、尿道旁腺液，精囊液占全部精液体积的 70% 左右，前列腺液占 20% 左右，附睾分泌液、尿道球腺、尿道旁腺液所占精液量比例很少。精子依靠精浆提供营养和游动介质，精浆质量影响精子质量和功能。

哺乳动物和人类普遍存在射精过程中精液分割的、序贯性的方式排出。首先是稀薄的、含少量精子的灰白色前列腺液；再次是精液的主要部分，含有附睾液、输精管液、前列腺液和精囊液，约占总精子数的 63% 和总活力的 78%；最后一部分主要为精囊液，后者呈胶冻状凝块，有助于精液在女性阴道内存留。

二、射精过程

射精是勃起、泌精、射精和性高潮等一系列神经反射过程，是男性生殖器官刺激和 / 或大脑刺激诱发的完整性、连续性脊髓反射，包括感受器和感觉区域感觉、传入神经通路、大脑感觉区域和运动区域、脊髓运动中枢、传出神经通路。

1. 感受器端　盆腔及外生殖器（主要是阴茎背神经）接受足够感觉刺激传入信息中枢。

2. 控制器端　大脑内射精的控制分为促进或抑制脊髓射精中枢的两个部位。下丘脑的室旁核（PVN）和视前内侧核（MPOA）分泌多巴胺，促进射精。中脑导水管周围灰质（PAG）分泌 5- 羟色胺，并将射精抑制信号发送到脑桥旁巨细胞核（NPGi）。

大脑神经元接受刺激，多巴胺系统兴奋性增高，脊髓腰骶节发出神经投射至自主神经神经核及运动神经元。控制器故障是多巴胺水平降低所致，罕见，目前缺乏研究。病因包括性欲减退、激素或代谢失衡（例如垂体、甲状腺或睾丸功能失调），心理障碍或者药物（如阿片、酒精、海洛因）。

3. 效应器端　包括输精管道、前列腺、精囊腺，球海绵体肌、坐骨海绵体肌及盆底肌等，由交感神经控制。效应器端作用涵盖如下三个内容：

（1）泌精 / 泄精：来自 T10-L2 腹下神经的交感神经支配精道平滑肌收缩，使来自睾丸的精子、前列腺液和精囊液的混合物转运、沉积至输精管壶腹部及尿道前列腺部，支配精液运动，并使膀胱颈关闭形成压力室（尿道前列腺部），S2-4 副交感使前列腺、精囊腺体分泌，同时输精管规律性收缩。

（2）射精：阴茎背神经的传入刺激也通过阴部神经（体神经系统）传递到 S2-S4，S2-S4 的传出交感信号的阴部神经支配球海绵体肌、坐骨海绵体肌及盆底肌肉节律性收缩，精液自尿道前向射出（或逆入膀胱）。肌肉或者神经的病变同样会发生射精延迟或不射精等。

（3）高潮：在射精的同时，后尿道压力增加，精阜通过阴部神经刺激大脑中枢，产生愉悦的感觉（性高潮）。高潮时，射精收缩通常有 10~15 次，首段精液量占总精液量的 40% 以上。

三、无精液症常见病因

无精液症是有射精和性高潮发生，而无精液自尿道外口排出，其发生应具备充分的性刺激、正常的射精反射并排除以下精液标本采集的影响因素：采样不全标本遗失，禁欲时间短、患病、状态不佳性刺激强度不够或中断等。

1. 去势水平　各种先天性 / 后天性原因引起的性腺功能减退、其核心是雄激素生成减少，导致前列腺、精囊腺发育异常或成人后分泌障碍、类似无睾状态。因第二性征发育不良导致的生殖器幼稚型、性欲减退、勃起功能障碍引起的不能性交不在此列。

2. 泌精障碍　即前列腺、精囊腺分泌障碍。睾酮 /DHT 对精道结构及功能，尤其是腺体分泌功能起到维护作用，交感神经兴奋性提高精囊腺及前列腺肌原性和精液体运动，副交感神经（S2-4）刺激精囊腺、前列腺分泌精囊腺液、前列腺液。去势水平、副交感神经损害或精囊腺、前列腺的炎症纤维化会导致分泌功能丧失，形成没有“子弹”的“空射”。

3. 完全性逆行射精　有快感 / 射精感觉，无精液自尿道外口射出，实际上是精液向后通过膀胱颈自尿道内口进入膀胱，射精后尿液可见精子。逆行射精病因较多，分为神经源性、药物性、尿道功能不全或者膀胱颈功能不全。常见为糖尿病外周神经损伤，糖尿病患者中有 30% 的不同程度的逆行性射精。早期糖尿病导致肾上腺素能神经轻微病变可以表现为不完全性逆行射精，随着损伤加剧可表现为完全性逆行射精，到了后期病变加重会导致泌精障碍，表现为精液量极少甚至无精液。详细的病史询问应了解是否有糖尿病、神经病变、外伤、泌尿生殖器感染、手术史、以及用药史。

4. 前列腺精囊腺结构损害　由前列腺精囊腺纤维化、切除术后、精囊腺缺如、生殖道梗阻导致，最常见为射精管梗阻。生殖道梗阻依据梗阻性质分为 2 类：机械性梗阻，包括囊肿性梗阻（苗勒管囊肿、射精管囊肿、精囊囊肿、前列腺潴留囊肿）、炎症后梗阻；动力性梗阻，包括，由药物（抗高血压药物、抗抑郁药物、噻嗪类利尿剂等）或疾病（多囊肾、盆腔创伤、盆腔放疗、脊髓损伤、腹膜后手术、膀胱颈手术、前列腺手术，神经系统疾病如帕金森病和多发性硬化引起的神经损伤等）因素引起。

5. 包茎、尿道憩室、后尿道瓣膜　严重的包茎会影响精液和尿液排出，通过病史及查体可明确诊断；男性尿道憩室多位于阴茎、阴囊交界处尿道腹侧，憩室大小及颈部宽窄不同，造成的尿路梗阻程度和症状亦不同。根据病史、尿道腹侧包块表现及尿道造影、尿道镜检查做出诊断。

四、治疗

治疗上首先应尽量明确病因，做针对性治疗。

1. 睾酮替代治疗　主要改善患者去势状态，增强附属性腺分泌功能，增强泌精。患者总睾酮水平低并伴有症状和 / 或体征时，尤其是有情绪变化、性欲 / 勃起 / 体力减少、脂肪量增加（特别是向心性内脏脂肪），疲劳（特别是午后疲劳）时，睾酮替代治疗使瘦体重增加，脂肪量减少；改善力量，骨密度增加；情绪、活力和健康状况有所改善。治疗目标：使总水平达到 450~600 ng/dL，应注意达到目标睾酮水平但症状并未改善继续使用睾酮治疗是无效的。禁忌症：肿瘤、心血管 / 静脉血栓事件史、严重的下尿路症状和红细胞增多症。

2. 有生育要求的应当同时行促生精治疗　应用 HCG+ 重组 FSH 或尿 FSH 或 HMG：1000~2000 IU，每 2~3 天一次，肌注或皮下注射，连续 3~4 月，使睾丸体积增大，第二性征改善。必要时行 ART。

3. 促射精药物

1）多巴胺受体激动剂：金刚烷胺、阿扑吗啡、卡麦角林等通过增加多巴胺量而促进射精；左旋多巴可以激活脑内多巴系统，抑制 5 羟色胺系统来提高射精中枢的兴奋性，用于高位射精中枢异常。

2）去甲肾上腺素 - 多巴胺再摄取抑制作用：安非他酮通过增加多巴胺和去甲肾上腺素促进射精。

3）交感 α1 受体激动剂：麻黄碱能增强输精管道平滑肌收缩，有促进射精作用，但高血压、冠心病、甲状腺功能亢进症患者禁用。米多君通过增加去甲肾上腺素可促进射精。是一种肾上腺素 α- 受体激动剂，生物利用度高，安全性、耐受性好，作用于膀胱颈及下尿路具有 a1 肾上腺素受体区域，增加前列腺、精囊腺收缩，膀胱颈后尿道关闭，其余管道空间变小，压力增高，增加原有性兴奋产生的压力，促进泌精和射精。

4）胺转运体抑制的去甲肾上腺素再摄取作用：三环抗抑郁药：如丙咪嗪、阿莫西平等通过去甲肾上腺素增加而促进射精。

5）育亨宾具有交感 α2 受体拮抗的去甲肾上腺素再摄取抑制作用，可促进射精。

6）5- 羟色胺拮抗剂：通过减少 5- 羟色胺（射精抑制剂）的量来促进射精。

7）催产素。

4. 手术治疗　前列腺精囊腺结构损害、包茎、尿道憩室、后尿道瓣膜可行相应手术治疗。

五、病例分析

本例患者因结婚 2 年未孕来我院就诊，自述“精液量少”；进一步问诊和查体发现：患者自青春期起有射精感，但射精量极少或无精液射出，查体腹部脂肪沉积明显，左侧腹股沟隐睾，右侧睾丸偏小，阴茎短小，前列腺、精囊均小；促激素、睾酮、雌二醇均低，其中睾酮处于去势水平。以上检查结果提示：“精液量少”只是患者众多临床表现中的最突出的一个，由于患者本人的认知有限，其潜在的临床表现众多。首先，患者初诊表述中的“精液”并不是真正的精液，而是男性受性刺激后分泌的尿道球腺液，表现为清亮、透明、黏稠液体，拉丝度极高，起到性交前润滑女性生殖道的作用，患者既不是“精液量少”，也不是不射精症，无精液症诊断明确；其次，患者促性腺激素、睾酮、雌二醇均低，甲状腺轴、皮质醇轴功能无异常，提示 HH，追问患者青春期发育情况无法详述，无营养不良状态、除外慢性系统性病因，但隐睾、小阴茎意味着先天性低促性腺激素性性腺功能减退症；再次，患者隐睾、小阴茎、腹部脂肪堆积的核心原因是患者不同发育阶段的雄激素生成减少，导致的第二性征发育不良和性腺功能减低；患者无外伤史、用药史，B 超检查未见前列腺精囊腺结构损害，可基本确认是去势水平和泌精障碍共同导致的无精液症。

无精液症主要应与不射精症鉴别诊断，不射精症临床更常见，是指阴茎能正常勃起，可以手淫和性交，但无法达到性高潮和射精感，无论顺行或者逆行均不能射出精液。与无精液症共同点是都无精液射出,区别的核心有无射精感,本病例有射精动作及感觉,但无精液射出,可以排除之。

应注意此类疾病中完全性逆行射精的诊断,完全性逆行射精是指阴茎能正常勃起,可以手淫和性交,有射精动作和高潮感受,却无精液从尿道外口排出,射精后尿液沉渣化验可见大量精子。与无精液症共同点是都有射精感并且无精液自尿道外口射出,区别的核心是有无精液射出和其方向,本病例射精后尿液未见精子,可以排除之。

最终诊断:①原发性不育症;②无精液症;③ CHH。

【专家点评】

无精液症,往往和无精症、无精子症相互混淆,但其实无精液症是一类单独的疾病,无精液症也被称为干性射精,最多见于无法产生精液或无法顺行方向射精。常见病因包括射精管阻塞、前列腺切除术,骨盆创伤、脊髓损伤,神经系统状况、糖尿病,以及心理压力和焦虑,生殖医学科最常见为逆行射精。无精液症治疗方案较多,但目前文献不足以对治疗方法进行确切的比较。治疗上应首先明确病因,即是否有精浆产生异常、是否有精浆排出异常、是否伴有精子产生异常。该病例按照 CHH 治疗是有效的。

杨琳

【相关指南及参考文献】

[1] JEFFERYS A, SIASSAKOS D, WARDLE P. The management of retrograde ejaculation: a systematic review and update. Fertil Steril. 2012;97:306–12.

[2] ZAVOS PM, WILSON EA. Retrograde ejaculation: etiology and treatment via the use of a new noninvasive method. Fertil Steril. 1984;42:627–32.

[3] SOETERIK TF, VEENBOER PW, LOCK TM. Electroejaculation in psychogenic anejaculation. Fertil Steril. 2014;101:1604–8.

[4] MEHTA A, SIGMAN M. Management of the dry ejaculate: a systematic review of aspermia and retrograde ejaculation. Fertil Steril. 2015;104(5):1074-81.

[5] HSIAO W, DEVECI S, MULHALL JP. Outcomes of the management of postchemotherapy retroperitoneal lymph node dissection–associated anejaculation. BJU Int. 2012; 110: 1196–200.

[6] KATHRINS M. Original investigations into the clearance of spermatozoa after vasectomy. Fertil Steril. 2019;111(1):60.

病例 51 男性低促性腺激素性性腺功能减退症

【疾病概述】

长期以来,围绕描述“永久性 GnRH 缺乏性疾病”的术语存在巨大的差异,常用词有 3 个:特发性低促性腺激素性性腺功能减退症(Idiopathic Hypogonadotropic Hypogonadism, IHH)、孤立性 GnRH 缺乏症(Isolated Gonadotropin-Releasing Hormone Deficienc, IGD)和先

天性低促性腺激素性性腺功能减退症（Congenital Hypogonadotropic Hypogonadism，CHH）。IHH 是第一个出现在印刷品上的术语，"特发性"通常是指自发出现或病因未明的疾病，随着一些致病基因被发现，IHH 的使用频率逐渐降低。孤立性的 GnRH 缺乏症在一些地区仍被广泛使用，然而，这种疾病可能是由于 GnRH 受体突变，导致的是 GnRH 抵抗而不是缺乏。术语 CHH 常用，通常用在青春期或之后、由于 GnRH 神经元迁移或成熟缺陷引起的性腺功能减退症，在本病例中使用。

【病例介绍】

患者男性，20 岁。有女友，近期可能结婚，目前无性生活。

1. 主诉　因自觉阴茎发育小来本院就诊。

2. 既往史　既往体健，无心悸、多尿、多饮、多食等症状。无尿路感染、排尿困难或腹痛，嗅觉正常、无血压升高、无头痛、视物不清。足月剖宫产，童年生长发育正常。

3. 家族史　家族史：父母为非近亲结婚，均体健，无性腺功能减退和发育缺陷，母亲无流产史。

4. 体格检查　身高 166 cm，体量 56 kg。皮肤细腻，身材匀称；无特殊面容，嗅觉正常，喉结发育可，无胡须，体毛、腋毛稀疏；甲状腺无肿大，心、肺、腹无明显异常，脊柱、四肢无畸形，神经系统无明显异常。阴茎约 6 cm，无阴毛；双侧睾丸位于阴囊内，约 3 mL（Prader 睾丸模型比拟法），质地软。

5. 辅助检查

实验室数据：FSH：1.02 IU/L（0.95~11.95 IU/L）；LH：0.12IU/L（0.57~12.07IU/L）；PRL：3.22 pg/mL（3.46~19.40 pg/mL）；T：98.05 ng/dL（142.39~923.14 ng/mL）；E_2：25.45 pg/mL（11.00~44.00pg/mL）；肝肾功能、甲状腺、皮质醇功能无异常。

肝脏及肾上腺 B 超检查未见明显占位病变；双侧睾丸 B 超示偏小（左侧：1.5 cm × 1 cm × 1 cm；右侧：1.6 cm × 1.1 cm × 1.2 cm），前列腺 2.1 cm × .2.2 cm × 1.4 cm、精囊均小 1.6 cm × 0.5 cm；垂体 MRI 平扫正常。

精液检查示：精液量 0.3mL，未见精子。

染色体检查：46，XY。

6. 诊断　CHH。

【诊疗经过】

患者予药物治疗：HCG2000iu+HMG75iu，Q3d，混合肌注，3 个月后，勃起次数明显增多、硬度好，有正常性生活，自觉精液量有增长；6 个月后睾丸 5 mL，CASA：精液量 1.8mL，浓度 480 万 /mL，FSH：2.14 IU/L（0.95~11.95 IU/L）；LH：1.41IU/L（0.57~12.07IU/L）；T：312.84 ng/dL（142.39~923.14 ng/mL）；E_2：46.19 pg/mL（11.00~44.00 pg/mL）；用药不变，期间监测性激素，1 年后 T 维持在 400 ng/dL，精子浓度保持在 1200 万 /mL 左右，活力正常，用药 19 个月、同居 5 个月时女方自然受孕生有一女，体健，受孕后停药未再生育。

【病例讨论】

CHH 患者通常分为嗅觉缺失或嗅觉减退（Kallmann syndrome 卡尔曼综合征）患者和嗅

觉正常 IHH(nHH),各占约 50%,患病率估计男性为 1∶10000,目前已知 50% 的 CHH 有明确的基因突变,涵盖至少 50 个单独的基因,其中有 20 个基因与 KS 特异相关。大多数突变是 X- 连锁、常显性或常隐性遗传;寡基因作用(一种以上的致病基因发生突变并相互作用产生表型)与单基因性一样普遍,与不完全外显和可变表达相关,有助于解释家族内的不同的生殖和性腺外表型特征以及非孟德尔遗传模式。

大量的临床和遗传重叠是 CHH 疾病谱的特征。CHH 新生男性可能表现为隐睾或小阴茎,青春期男性表现为青春期延迟,成年后患有不育症或骨质疏松症;除了性腺功能减退,一些 CHH 患者还具有一系列非生殖特征,除了嗅觉缺失,还有面部中线缺陷,如唇裂和 / 或腭裂、掌骨短、肾发育不全、感音神经性听力损失、联动、眼动异常、小脑共济失调导致的平衡不良、脊柱侧弯等等。下丘脑 - 垂体区域的影像学表现通常均正常。

CHH 的临床表现在青春期出现,但有些病人直到成年后出现性欲减退、不孕症、较少见骨质疏松和骨折才寻求就诊。这些患者的促性腺激素血清 T 水平均低,甚至低于可检测水平。低振幅和 / 或低频率或睡眠相关的 GnRH 脉冲可以支持睾丸内 T 生成,但不能达到正常的循环 T 水平以进行完全的男性化。

涉及下丘脑 - 垂体 - 性腺轴功能的基因包括:①控制 GnRH 神经元的分化和迁移的基因;②控制 GnRH 神经元的分泌的基因;③促进垂体前叶 GnRH 受体发育的基因。在胚胎发育过程中,未成熟的 GnRH 细胞从嗅上皮通过筛板进入发育中的嗅球,然后通过前脑到达下丘脑的最终位置。这些独特的神经元要么有嗅觉部位 / 外胚层起源,要么有神经嵴细胞来源,人类的生殖功能主要由这 1200~1500 个 GnRH 神经元控制。

KISS1R/GPR54 和 *KISS1* 是最强的 GnRH 分泌刺激因子,是性成熟的开始、季节性繁殖、性激素代谢和环境因素反馈控制的最关键上游调节因子,这种 GnRH 刺激活动在童年时期处于静止状态,在青春期开始时 GnRH 神经元以脉冲的方式协调地分泌 GnRH,这种脉冲模式是 LH 和 FSH 的关键刺激因子,较频繁的 LH 脉冲频率是性腺发育的必要条件,而脉冲幅度较频率在刺激性发育方面更为重要。

GnRH 神经元发育、分泌功能、受体的缺陷导致 *IHH*,从而破坏正常的青春期。*IHH* 患者表现为多种 LH 分泌脉冲异常:无脉冲或脉冲幅度低频率减少或幅度正常频率减少或仅在夜间睡眠中出现 LH 脉冲分泌,这些脉冲异常是临床表现差异的病理生理基础。

IHH 基因突变主要分为两大类,可以解释该疾病约 40% 的遗传原因:控制 GnRH 神经元发育和迁移的基因,突变通常导致卡尔曼综合征,控制 GnRH 内分泌神经或其对垂体作用的基因突变通常导致 nIHH,在这其中 GnRH 受体基因的错义突变占约 50%。大多数基因在 KS 和 nIHH 中互有交叉。

鉴别诊断

(1)多种垂体前叶激素分泌障碍:除下丘脑 - 垂体 - 性腺轴功能受损外,可同时存在一种或多种其他垂体前叶激素分泌缺陷。因此需筛查 PRL、GH-IGF-1 轴、TSH-FT4 轴、ACTH- 皮质醇轴功能。垂体前叶发育不良、垂体柄中断综合征、垂体和下丘脑肿瘤以及其他鞍区病变均可致垂体前叶多种激分泌不足。嗅觉诱发电位和嗅球嗅束薄层 MR 扫描(可选),可客观评价嗅觉损伤程度和嗅球嗅束的发育状态。

(2)部分性 IHH:下丘脑 - 垂体 - 性腺轴受损程度存在个体差异。有些患者可有自主性部分性第二性征发育,睾丸体积可达 4~10 mL,有勃起和遗精,促性腺激素和睾酮水平低于正常值。这类患者的性腺轴功能,将来可能会恢复到正常。同时,对他们进行生精治疗,疗效优于完全性 CHH 患者。

(3)体质性青春发育延迟:又称为"暂时性青春发育延迟"。正常青春期或暂时性青春发育延迟者,骨龄进展到 12 岁时就会自发启动青春发育,绝大多数男孩在 14 岁之前出现青春发育表现,少数男孩青春发育时间会延迟到 14-18 岁,甚至更晚。CDP 可能和体型偏瘦或青春发育延迟家族史有关,超过 80% 的病例有青春期延迟的一级亲属。虽然青春发育较晚、多身材矮小,但成年后的身高、性腺轴功能和骨密度均正常。

CDP 基因和临床表现均与 CHH 有重叠,目前没有可靠的检测来区分 CDP 和 CHH,鉴别诊断颇具困难,如下一些方法可以初步诊断:①当存在嗅觉缺失伴有发育缺陷,如隐睾或小阴茎时,诊断可能是 CHH,但在嗅觉正常的患者中, CHH 仍然是一个考虑因素,直到出现自发性和完全的青春期发育时,两者之间都难以区别。②暂时性青春发育延迟者,骨龄一般落后生物学年龄 1~3 年。如骨龄 >12 岁仍无青春发育迹象,且 LH、FSH 和睾酮水平低下,可确诊 CHH 而非暂时性青春发育延迟。③睾丸体积在诊断 CHH 中有重要意义,隐睾或体积 <4 mL,常提示 IHH;体积≥ 4 mL,提示青春发育延迟或部分性 IHH。④LH<0.7IU/L,提示 IHH; LH ≥ 0.7IU/L,提示青春发育延迟或部分性 IHH。⑤曲普瑞林兴奋试验:如患者在骨龄达到 12 岁时,静脉注射戈那瑞林 100 μg, 60 min 后: LH ≥ 12IU/L 提示下丘脑 - 垂体 - 性腺轴完全启动或青春发育延迟; 60 min LH 在 4~12IU/L,提示性腺轴功能部分受损,需随访其变化;60 min LH ≤ 4IU/L 提示性腺轴未启动,可诊断 CHH。

(4)营养状态、肾病综合征、甲减、肝硬化、炎症性肠病　肝肾功能、血尿常规,以除外慢性系统性疾病或营养不良导致青春发育延迟。

(5)Prader-Willi 综合征 /Laurence-Moon-BiedL 综合征　表现为极度肥胖和 IHH; *DAX-1* 基因突变,表现为先天性肾上腺发育不全和 IHH。

治疗　CHH 的性腺功能减退症通常是终生的,睾酮的替代治疗也须是终生治疗。

以下 3 种方案:

(1)睾酮替代治疗:IHH 若暂无生育需求,睾酮替代治疗可促进其男性化表现,所有形式的睾酮治疗都将有效刺激 CHH 男性的第二性征,并增加男性的性行为。对于青春期或无生育要求的成人患者应长期应用。

在 CHH 青少年中,肠外和局部睾酮用于治疗小阴茎。剂量最初使用低剂量的睾酮是减少对痤疮和情绪不稳定的发生,特别是如果仍然有 CDP,则在约 3 年内逐渐增加剂量。睾酮替代可以增加以前未接受治疗的年轻 CHH 患者的骨密度,但对年纪较大的患者效果较差。

对于成年人治疗方案为初始口服十一酸睾酮胶丸 40mg qd-tid,6 个月后增加 80 mg bid-tid,此方案逐渐增加睾酮剂量,模拟正常青春发育过程,让患者逐渐出现男性化表现,避免睾酮升高过快导致痛性勃起,用药 6 个月后可有明显男性化表现, 2~3 年后可接近正常成年男性水平。

需要注意的是十一酸睾酮胶丸,以乳糜微粒形式通过肠道淋巴管吸收,因此宜在餐中或餐后即刻服用。食物中含有 19g 脂肪即可保证睾酮充分吸收。单剂口服后的血浆睾酮可在较高水平维持至少 8~10h 后恢复到服药前水平。

(2)HCG/ HMG 联合生精治疗:CHH 患者的睾丸可能不同程度不成熟,但睾丸本身的储备功能正常,其导致无精子症的本质是缺乏下丘脑 - 垂体轴缺乏对睾丸的刺激,绝大多数 CHH 患者经过治疗后可以产生精子。促性腺激素治疗与外周性激素治疗差别在于可以获得更稳定的雄激素水平,适用于有生育需求的 CHH。但应当注意的是长期连续使用促性腺激素,会导致对促性腺激素的抵抗,这种激素抵抗可能和机体产生中和性抗体有关。

治疗方案有如下几种:

1)先应用 hCG1000~2000IU 肌肉注射刺激间质细胞功能,每周 2~3 次,注射 6 个月后加用 hMG75IU,肌肉注射,每周 3 次,继续注射 6 个月后 hMG 加为 150IU,仍为每周 3 次;一般 2 个月性激素恢复至正常水平, 80% 患者在联合用药 0.5~2 年内产生精子。T 尽量维持在 400ng/mL 上下。大量精子生成后,单用 HCG 可维持生精功能;生育后功能的维持可单用小剂量 hCG, hCG 过高可能会增加雌二醇的产生并产生男性乳房发育症,偶尔都会出现皮疹,很少出现更严重的过敏反应。

2)大多数 nIHH/KS 患者往往存在严重的 GnRH 缺乏症,使支持细胞分化缺失。因此,有人提出 hCG 诱导精子发生之前,最好先应用 FSH 启动,以促进支持细胞的生长,还有观点认为如果没有事先暴露于睾酮,支持细胞的增殖会更强。

3)由于大多数男性同时需要 hCG 和 FSH,因此可以选择在一开始就联合治疗。

疗效预测因素:初始睾丸体积和治疗过程中睾丸体积增大的幅度是预测精子生成最重要指标。睾丸初始体积大于 4mL 是生精治疗成功的有利因素,隐睾病史预示着预后较差。既往雄激素治疗史,不影响生精疗效。

疗效不佳的处理:如治疗过程中睾酮水平均低于 3.47nmol/L(100ng/dL)或治疗 2 年期间睾丸体积无进行性增大且精液中不能检测到精子,可考虑停药或试用脉冲式 GnRH 治疗。

性激素环境的正常化可能会触发 GnRH 神元网络的成熟, 20% 的成年 CHH 男性患者在初期治疗后的某个时间点会逆转,性激素治疗经历是这些患者的唯一共同点。最常见的临床表现是治疗期间的睾丸快速生长,一旦发生建议停药,等待观察并密切监测。CHH 逆转的机制不清,到目前为止也没有明确的临床和基因预测参考, *TAC3* 和 *TACR3* 的罕见变异可能与这种现象有关。需要注意的是恢复的生殖轴功能可能不是永久性的,如一些患者会复发至 GnRH 缺陷状态,因此必须长期监测。

(3)脉冲式 GnRH 生精治疗:适用有生育需求的 IHH 患者,垂体前叶存在足够数量功能完好的促性腺激素细胞是治疗成功的前提。可应用戈那瑞林 10μg/90min 带泵, 3d 后如血 LH ≥ 1IU/L,提示初步治疗有效;如 LH 无升高,提示垂体前叶促性腺激素细胞缺乏或功能严重受损，提示预后不佳。可依据 FSH、LH、睾酮和精液常规水平调整戈那瑞林的剂量和频率，尽可能将睾酮维持在 400ng/mL 上下。治疗过程中，睾丸体积逐渐增大提示预后良好。然而，连续给予 GnRH 会下调睾丸功能，因为 GnRH 受体被耗尽并且 GnRH 受体信号传导被破坏。能有效增加成人睾酮水平和刺激精子发生的 GnRH 剂量范围为 5 - 20 μg/脉冲。

CHH 的遗传咨询如下：

CHH 可能会将遗传疾病传递给后代，遗传筛查可以为其他家庭成员或未来的后代提供有价值的遗传咨询，判断疾病的预后。HH 如果伴有面部中线缺陷如唇腭裂、肾脏发育不全、掌骨短等骨骼异常、听力丧失、连动、眼球运动异常、小脑共济失调导致的平衡不良等可进行基因筛查，为遗传咨询和进一步了解 HH 提供有价值的信息。大多数 CHH 的治疗效果较好，不建议 PGT，GnRH-R 的常染色体隐性突变仅限于 CHH，并且疾病传递给其后代的风险非常低。如前所述，已经发现 20% 的 CHH 患者在其成年后的某个时间点出现其表型逆转，与速激肽家族的基因有直接的遗传联系，因此，在 nIHH 患者中发现 *TAC3* 和 *TACR3* 的功能缺失突变可以作为这种患者该病预后的危险分层因素。

CDP 具有高度遗传性，多基因遗传非常多见，50%~80% 的 CDP 患者有相同疾病的家族史，约 10% 的 IHH 患者有亲属患有 CDP。

【专家点评】

低促性腺激素性性腺功能减低是生殖医学领域的常见病之一，是男性无精子症当中治疗效果最为稳定的一种。改善第二性征和解决生育问题，主要通过睾酮替代治疗。睾酮直接补充、应用促性腺激素以及 GnRH 泵三个层级的治疗均有较好效果，可依据病人自身情况，以及是否有生育要求，给予相应的指导。

杨琳　田文艳

【相关指南及参考文献】

[1] COLPI GM，FRANCAVILLA S，HAIDL G，et al. European Academy of Andrology guideline Management of oligo-astheno-teratozoospermia. Andrology. 2018；6(4)：513-524.

[2] CHEN Y，SUN T，NIU Y，et al. Correlations Among Genotype and Outcome in Chinese Male Patients With Congenital Hypogonadotropic Hypogonadism Under HCG Treatment. J Sex Med. 2020；17(4)：645-657.

[3] BOERI L，CAPOGROSSO P，SALONIA A. Gonadotropin Treatment for the Male Hypogonadotropic Hypogonadism. Curr Pharm Des. 2021；27(24)：2775-2783.

[4] CANGIANO B，GOGGI G，FEDERICI S，Et al. Predictors of reproductive and non-reproductive outcomes of gonadotropin mediated pubertal induction in male patients with congenital hypogonadotropic hypogonadism (CHH). J Endocrinol Invest. 2021；44(11)：2445-2454.

病例 52 Y 染色体 AZFc 缺失无精子症

【病例概述】

约 30% 的生精功能障碍患者存在遗传学病因，其中 Y 染色体 AZF 区域微缺失在遗传学病因发生率中占第二位。AZF 区域定位于 Yq11.22 至 Yq11.23 远端，非等位基因同源重组目前被认为是 AZF 微缺失的主要形成机制。AZFc 区长度约 3.5MB，重复序列多，可产生多种形式的非等位基因同源重组，产生不同类型的微缺失。其中 DAZ 基因为 AZFc 区域生精关键候选基因，该基因拷贝全部丢失多表现为无精子症。本案例夫妇男方 Y 染色体微缺失检测提示 sY254、sY255 两个位点缺失，表明 DAZ 基因拷贝全部丢失。双方拒绝 PGD，要求行同步睾丸显微取精手术，若取卵日当天男方手术未获精则用供精完成体外受精。

【病例简介】

1. 主诉 男性 29 岁，婚后未避孕未育 4 年。

2. 现病史 2011 年同居，2019 年结婚，双方初婚。间断工具避孕至 2018 年，累计拟生育未育 4 年，性生活正常。2017 年外院发现无精子症，外周血染色体核型 46，XY，Y 染色体 AZFc 区域缺失。2022 年 2 月就诊于我院，性激素 FSH 21.6 mIU/mL，LH 5 mIU/mL，T 5.8 ng/mL，Inh-B 31 pg/mL，AMH 7.3 ng/mL。双方拒绝 PGD，要求行同步睾丸显微取精手术，若取卵日当天男方手术未获精则用供精完成体外受精。

3. 婚育史 双方初婚，配偶 G0P0。

4. 既往史 无特殊。

5. 家族史 家族无类似疾病。

6. 体格检查 体温 36.5° C，呼吸 18 次 /min，脉搏 75 次 /min，血压 115/80 mmHg。身高 178 cm，体重 65 kg，上下身比正常，胡须、喉结、乳房等发育正常。生殖系统检查：阴毛、阴茎发育正常，左侧睾丸体积 10 mL，右侧睾丸体积 12 mL，质地正常，双侧附睾及输精管阴囊段未见异常。双侧精索静脉未触及曲张。

7. 辅助检查

外周血染色体核型 46，XY。

Y 染色体微缺失检测（6 点位法）提示 AZFc 区域 sY254、sY255 两个位点缺失。

性激素 FSH 21.6 mIU/mL，LH 5 mIU/mL，T 5.8 ng/mL，Inh-B 31 pg/mL，AMH 7.3 ng/mL。

胸片、心电图正常。

血常规、尿常规、便常规、肝肾功能、电解质、术前传染病相关检查均未见异常。

8. 诊断 ①原发不育症；②非梗阻性无精子症；③ Y 染色体 AZFc 区域缺失；④高促性腺激素性性腺功能减退症。

【诊疗经过】

因为男方为 Y 染色体 AZFc 区域缺失，所以充分告知男性子代可遗传该缺失并可能引起生精功能障碍的遗传风险,双方知情并拒绝 PGD,要求行同步睾丸显微取精术。即女方取卵日当天男方同步行睾丸显微取精手术,若发现可用精子则用男方的精子行体外受精,若未发现可用精子,则用来源自精子库的供精行体外受精。女方完善相关检查后诊断为"卵巢储备功能低下"。从患者利益最大化角度考虑并和患者沟通协商后决定累积一定数量卵子后再行同步方案。

2022 年 4 月,女方第一次取卵,获卵 3 枚,MII 卵 2 枚,予以卵子冷冻(MII 卵 2 枚)。

2022 年 5 月,女方第二次取卵,获卵 2 枚, MII 卵 1 枚。本周期行同步睾丸显微取精。男方麻醉成功后,取平卧位,常规消毒铺单。先行右侧睾九取精术。取阴囊正中切口,长约 5cm,逐层切开皮肤、肉膜层,小心切开精索外筋膜,剪开睾丸鞘膜,吸尽少量鞘膜积液,显露右侧睾丸,切口边缘妥善止血。手术改为显微镜下操作,观察睾丸白膜下血管走形,沿睾丸赤道处尽量避开血管,沿赤道弧形切开白膜,显露睾丸实质,镜下观察生精小管,形态尚可,偏细,不甚饱满,颜色苍白,分离后可见少许相对饱满的生精小管,血运尚可。于镜下辨认,选取较为粗大饱满的生精小管送实验室镜检(彩图 26),进一步分开睾丸实质,选取多个层面生精小管送检,实验室回报偶见精子,建议继续寻找疑似生精区域。双极电凝仔细止血,以 5-0 可吸收线间断缝合睾丸白膜,还纳睾丸,逐层关闭切口。再行左侧睾丸取精术,同法切开左侧睾丸。显微镜下观察,左侧睾丸生精小管发育较右侧差,选取 4 处发育饱满的生精小管送检,未见精子。同法缝合睾丸白膜,还纳后,逐层关闭切口。缝合完阴囊切口后予以弹力绷带加压包扎固定。

成功获精后,实验室解冻前次冻卵, MII 卵 2 枚,加上本次 MII 卵 1 枚,共 3 枚卵子行 ICSI 操作,受精 2 枚, D3 优质胚胎 1 枚,冷冻 1 枚胚胎。新鲜周期移植 1 枚 D3 优质胚胎,成功妊娠,孕 39^{+2} 周顺娩一女婴,现体健。

【病例讨论】

本病例患者 Y 染色体微缺失检测提示 sY254、sY255 两个位点缺失,表明 DAZ 基因拷贝全部丢失。DAZ 基因为 AZFc 区域生精关键候选基因,该基因拷贝全部丢失多表现为无精子症。充分告知男性子代可遗传该缺失并可能引起生精功能障碍的遗传风险,双方知情并拒绝 PGD。与患者沟通后患者要求行同步睾丸显微取精术,即女方取卵日当天男方同步行睾丸显微取精手术,若发现可用精子则用男方的精子行体外受精,若未发现可用精子,则用来源自精子库的供精行体外受精。女方诊断为"卵巢储备功能低下",考虑到如果男方行睾丸显微取精获精,女方单次获卵数少,术中获取的宝贵精子将面临精子冷冻解冻过程中出现的损耗。从患者利益最大化角度考虑与患者沟通协商后决定累积一定数量卵子后再行同步方案,女方共完成两次促排卵取卵周期,第二个周期取卵日男方同步行睾丸显微取精术,右侧睾丸获得少量可用精子,新鲜周期移植 1 次,成功妊娠。

【专家点评】

Y 染色体 AZF 区域微缺失是引起男性不育症的重要原因。AZF 区域可分为 AZFa、AZFb、AZFc 三个部分。AZFa 区域缺失通常引起唯支持细胞综合征。AZFb 区域缺失可引起生精功能阻滞。AZFc 区域缺失因丢失的基因不同睾丸病理表现也不同,从无精子症到少精子症，甚至部分患者精子浓度在正常范围。对于 AZFa、AZFb 和 AZFb+c 区域缺失的无精子症患者，不建议再行显微取精。对于 AZFc 缺失的无精子症患者，行显微取精获精后应可行胚胎植入前遗传学诊断（PGD）技术干预，筛选胚胎，阻断遗传缺陷。

方祺　徐凤琴

【相关指南及参考文献】

[1] KRAUSZ C，HOEFSLOOT L，SIMONI M，et al. EAA/EMQN best practice guidelines for molecular diagnosis of Y-chromosomal microdeletions：state-of-the-art 2013[J]. Andrology. 2014;2(1):5-19.

[2] 中华医学会男科学分会. 男性生殖遗传学检查专家共识 [J]. 中华男科学杂志.2015，21(12):1138-1142.

[3] （美）桑德洛著；辛钟成，郭应禄译. 生殖显微外科医师实用手册 [M]. 北京：北京大学医学出版社，2015.

[4] 白文俊. 现代男科学临床聚焦第 2 版 [M]. 北京：科学技术文献出版社，2022.

病例 53　克氏综合征

【病例概述】

克氏综合征（klinefelter syndrome，KS），是男性最为常见的性染色体异常疾病，因为遗传自父亲或（和）母亲的一条或多条额外 X 染色体，导致患者睾丸发育不全，曲细精管进行性玻璃样变，属于原发性高促性腺激素性性腺功能减退症。患者可出现无精子症、性功能障碍、乳腺发育、肥胖、肌肉下降、骨质疏松、认知障碍等临床表现。KS 在无精子症患者中患病率可达 10%~15%。本例患者为非嵌合型克氏综合征伴无精子症，患者要求行非同步睾丸显微取精术，明确有无精子后再决定后续生育意愿。

【病例简介】

1. 主诉　男性 27 岁，婚后未避孕未育 5 年。

2. 现病史　2016 年结婚，双方初婚，性生活正常，拟生育未育 5 年。2017 年男方外院多次精液分析后诊断为无精子症。性激素提示高促性腺激素性性腺功能减退症，外周血染色体核型分析 47，XXY。Y 染色体微缺失检测未发现缺失。接受枸橼酸氯米芬干预近 3 月后于 2021 年 4 月来我中心就诊，要求行非同步显微取精术，若获精，要求用获得的精子行辅助生殖助孕。

3. 婚育史　双方初婚，配偶 G0P0。

4. 既往史　无特殊。

5. 家族史　家族中无类似疾病。

6. 体格检查　体温 36.5° C，呼吸 16 次 /min，脉搏 71 次 /min，血压 120/80 mmHg。身高 174 cm，体重 76 kg，上下身比正常，胡须、喉结、乳房等发育正常。生殖系统检查：阴毛、阴茎发育正常，左侧睾丸体积约 2 mL，右侧睾丸体积约 2 mL，质地尚可，双侧输精管及附睾未触及明显异常。双侧精索静脉未触及曲张。

7. 辅助检查

1)精液分析:(2017.7 首次)离心后未见精子,射精量 2.9 mL,PH7.2。

(2021.4 末次)离心后未见精子,射精量 2.2 mL,PH7.2。

2)外周血染色体核型:47,XXY。

3)Y 染色体微缺失检测未见缺失。

4)性激素:(2021.2 药物干预前):FSH14.87 mIU/mL,LH15.01 mIU/mL,$E_2$130.5 pmol/L,T6.37 nmol/L。

(2021.4 药物干预后):FSH23.04 mIU/mL,LH29.76 mIU/mL,$E_2$262.2 pmol/L,T13.37 nmol/L,AMH:0.55 ng/mL(2021.4)。

5)胸片、心电图正常。

6)血常规、尿常规、便常规、肝肾功能、电解质、术前传染病相关检查均未见异常。

8. 诊断　①原发不育;②非梗阻性无精子症;③克氏综合征;④高促性腺激素性性腺功能减退症。

【诊疗经过】

2021 年 2 月至 2021 年 4 月予以男方枸橼酸氯米芬(50 mg.QD.PO)干预。夫妇双方要求尝试非同步睾丸显微取精手术。若获精,要求用获得的精子行辅助生殖助孕。女方完善相关检查后诊断为“多囊卵巢综合征”。

2021 年 4 月男方行非同步显微取精术。麻醉成功后,取平卧位,常规消毒铺单。先行左侧睾丸取精。取左侧阴囊纵行切口,长约 3 cm。逐层切开皮肤、肉膜层及鞘膜,吸尽少量鞘膜积液,显露左侧睾丸,切口边缘妥善止血。手术改为显微镜下操作。观察睾丸白膜下血管走形,沿睾丸赤道处避开血管,沿赤道弧形切开白膜,显露睾丸实质。于显微镜下观察。镜下发现睾丸组织呈现广泛胶冻样变,中间夹杂的曲细精管管腔偏细,血运尚可。逐层分离辨别,选取相对较为粗大饱满的生精小管送实验室观察镜检(彩图 27)。实验室回报观察到精子,数量极少,建议继续手术寻找更多精子。左侧睾丸寻找完毕后双极电凝止血,以 5-0 可吸收线间断缝合白膜、鞘膜,还纳睾丸,同法打开右侧睾丸,显微镜下观察组织形态与左侧类似,选取相对较为粗大弹性较好的生精小管送实验室观察镜检。实验室回报观察到精子,数量极少,右侧睾丸寻找完毕后,同法缝合右侧睾丸白膜,逐层关闭切口,缝合完阴囊切口后予以弹力绷带加压包扎固定。实验室回报共 2 团曲细精管中发现精子,行精子冷冻。冷冻前观察平均每 10~15 个低倍视野可见 1 条不活动精子,冻精 1 管。双侧睾丸均留取少量曲细精管送病理。

患者术后七天拆线,切口恢复良好。术后病理回报:曲细精管内缺乏生精细胞,以支持细胞为主,基底膜厚透明变性,Johnsen 评分 2 分。

2021.5 女方促排卵后获卵 19 枚,MII 卵 17 枚。解冻显微取精获得的精子,观察示约每 10 个低倍视野可见 1 条精子,偶见活动精子。行 ICSI 操作。D3 优质胚胎 7 枚,因方案原因全胚冻存。冷冻 D3 优胚 2 枚,余 10 枚胚胎继续培养,第 5 天冷冻 3BB、3CB 共 2 枚囊胚，第 6 天冷冻 4BC、4CB 共 2 枚囊胚。2022 年 1 月解冻移植 1 枚 3CB 囊胚，未孕。2022 年 2 月解冻移植 2 枚囊胚（4BC、4CB），成功妊娠孕 39^{+6} 周剖娩一女婴，现体健。

【病例讨论】

KS 是引起男性原发性性腺功能减退症最常见的病因。在男性不育患者中患病率约为 3.1%，在无精子症患者中可高达 10%~15%。临床中 KS 患者主要因不育症、睾丸发育不良等就诊，大部分患者精液分析提示无精子症。随着辅助生殖技术的发展，如果从 KS 患者睾丸中发现残余生精区域并获得精子，则患者就有机会生育遗传学子代。

KS 患者睾丸内曲细精管进行性玻璃样变，可能残存的生精区域也是散在灶性分布，行睾丸取精手术时需要依赖手术医生识别局部生精灶的能力。得利于手术视野的放大，显微镜下睾丸切开取精术相比传统睾丸切开取精术，能够协助手术医生观察到曲细精管之间细微的差异，提高取精成功率。Aksglaede 等回顾了 741 例 KS 患者的取精情况，传统的睾丸切开取精术成功率为 42%，显微睾丸取精术成功率为 57%。

随着年龄的增长，KS 患者睾丸纤维化增加，生精细胞进一步凋亡。相关专家共识建议 KS 患者手术取精的最佳年龄在 16 至 35 岁之间。KS 患者行手术取精前长期使用外源性睾酮是否会影响取精成功率目前仍存在争议。有文献报道术前使用芳香化酶抑制剂、HCG、枸橼酸氯米芬等药物可能增加 KS 患者取精成功率，但研究样本量有限，有待进一步研究。

本例患者术前予以枸橼酸氯米芬（50 mg.QD.PO）干预近 3 个月。患者决定选择非同步显微取精。告知患者非同步显微取精存在获精后需行精子冷冻解冻，精子在冷冻解冻环节中存在损伤的可能，患者知情仍要求行非同步显微取精。术中获得少量可用精子，予以冻精。女方促排卵取卵当日解冻精子行体外受精。解冻周期移植 2 次，第二次成功妊娠。

【专家点评】

克氏综合征是性染色体异常疾病，其症状随着 X 染色体数目的增多而愈发严重。最常见的染色体核型是 47，XXY（占 80%~85%），纯合型 47，XXY 的克氏综合征患者精液里面通常没有精子，以往对于这类患者的生育需求，多是建议夫妇行供精辅助生殖。随着辅助生殖技术的精进，睾丸显微取精技术让部分克氏患者拥有了自己的遗传学子代。有研究表明，克氏综合征患者的精子异常核型比例从 0~21.7% 不等，存在个体差异，多数患者性染色体异常的精子比例低于 5%，一般情况下，无须行胚胎植入前遗传学诊断（PGD）技术干预，但其妻子妊娠后需行产前诊断，以防子代出现出生缺陷。

方祺　徐凤琴

【相关指南及参考文献】

[1] 中华医学会内分泌学分会性腺学组. 克莱恩费尔特综合征诊断治疗的专家共识 [J]. 中华内分泌代谢杂志，2021，37（2）：94-99.

[2] AKSGLAEDE，L.，JUUL，A..Testicular function and fertility in men with Klinefelter syndrome：A review[J].European journal of endocrinology，2013，168（4）：R67-R76.

[3] ROBERT D，OATES.Sperm retrieval in adolescents with Klinefelter syndrome.[J].Fertility and sterility，2013，100（4）：943-4.

[4] A, MAJZOUB, M, ARAFA, S, AL SAID, A, AGARWAL, A, SEIF, A, AL NAIMI, H, EL BARDISI.Outcome of testicular sperm extraction in nonmosaic Klinefelter syndrome patients：what is the best approach? [J].Andrologia, 2016, 48(2): 171-6.

[5] 白文俊. 现代男科学临床聚焦第 2 版 [M]. 北京：科学技术文献出版社，2022.

病例 54　双侧隐睾术后伴无精子症

【病例概述】

隐睾是男性生殖系统较常见的先天发育畸形。足月儿发生率约为 3.4%。约 97% 的睾丸未完全下降至阴囊的新生儿在出生后 12 周内降至阴囊内。出生后 6 个月仍未降至阴囊的患儿继续自行下降的概率明显下降。隐睾的危害主要体现在引起男性不育和诱发睾丸恶变。一旦明确诊断应尽早干预，以手术治疗为主。1 岁以上隐睾患儿生精上皮可出现超微结构变化，睾丸下降固定术最佳手术年龄应在 6~12 个月。本案例夫妇男方出生时双侧隐睾，错过了最佳手术年龄，29 岁才行双侧睾丸下降固定术。术中睾丸活检未见精子，术后 1 年复查精液未见精子。夫妇双方要求行同步睾丸显微取精手术，若取卵日当天男方手术未获精则用供精完成体外受精。

【病例简介】

1. 主诉　男性 30 岁，婚后未避孕未育 1.5 年。

2. 现病史　2017 年同居，2018 年 10 月结婚，双方初婚，性生活正常，拟生育未育 1.5 年。2019 年 5 月发现无精子症。外周血染色体核型 46，XY，Y 染色体未发现微缺失。患者诉出生时隐睾，2019 年 7 月于我院泌尿科行双侧隐睾下降固定术。2020 年 6 月查性激素性激素 FSH 17mIU/mL，LH 3.4mIU/mL，T 3ng/mL，AMH1.7ng/mL，复查精液分析提示离心后未见精子。夫妇要求行同步睾丸显微取精手术，若取卵日当天男方手术未获精则用供精完成体外受精。

3. 婚育史　双方初婚，配偶 G0P0。

4. 既往史　出生时隐睾，2019 年 7 月于我院泌尿科行双侧隐睾下降固定术。

5. 家族史　无特殊。

6. 体格检查　体温 36.5° C，呼吸 18 次 /min，脉搏 76 次 /min，血压 120/80 mmHg。身高 178 cm，体重 70 kg，上下身比正常，胡须、喉结、乳房等发育正常。生殖系统检查：阴毛、阴茎发育正常，双侧睾丸位置偏高近外环口，左侧睾丸体积约 5 mL，右侧睾丸体积约 5 mL，质地均偏软，双侧附睾及输精管阴囊段触不清。双侧精索静脉未触及曲张。

7. 辅助检查

精液分析（2017 年 7 月首次）离心后未见精子，射精量 2.9 mL，PH7.2。

（2021 年 4 月末次）离心后未见精子，射精量 2.2 mL，PH7.2。

外周血染色体核型 46，XY。

Y 染色体微缺失检测（6 点位法）未见缺失。

隐睾下降固定术前：

(2019-05-03)性激素 FSH 18.1 mIU/mL，LH 7.4 mIU/mL，PRL 19.1 ng/mL，E_2 19 pg/mL，T 3.9 ng/mL。

(2019-07-08)腹部 + 盆腔 CT 提示双侧隐睾位于双侧腹股沟内。

隐睾下降固定术中睾丸活检病理：(2019-07-11)生精上皮缺失，仅剩支持细胞，基底膜增厚伴透明变性。

隐睾下降固定术后：

(2020-06-12)性激素 FSH 17.5 mIU/mL，LH 3.4 mIU/mL，T 3.1 ng/mL，AMH1.7 ng/mL。

胸片、心电图正常。

血常规、尿常规、便常规、肝肾功能、电解质、术前传染病相关检查均未见异常。

8. 诊断 ①原发不育症；②非梗阻性无精子症；③高促性腺激素性性腺功能减退症；④双侧隐睾下降固定术后。

【诊疗经过】

男方出生时隐睾，2019 年 7 月于我院泌尿科行双侧隐睾下降固定术。隐睾下降固定术中行睾丸活检，病理结果提示生精上皮缺失，仅剩支持细胞，基底膜增厚伴透明变性。诊断为非梗阻性无精子症。患者隐睾下降固定术后查体左侧睾丸 5 mL，右侧睾丸 5 mL，性激素提示高促性腺激素性性腺功能减退症。与患者沟通后患者要求行同步睾丸显微取精术，即女方取卵日当天男方同步行睾丸显微取精手术，若发现可用精子则用男方的精子行体外受精，若未发现可用精子，则用精子库的供精行体外受精。女方完善相关检查后诊断为“多囊卵巢综合征”。

2020 年 11 月，女方 PPOS 方案获卵 16 枚，MII 卵 14 枚，本周期行同步睾丸显微取精。男方麻醉成功后，取平卧位，常规消毒铺单。先行左侧睾丸取精术。取阴囊正中切口，长约 3 cm，逐层切开皮肤、肉膜层，小心切开精索外筋膜，剪开睾丸鞘膜，吸尽少量鞘膜积液，显露左侧睾丸，切口边缘妥善止血。手术改为显微镜下操作，观察睾丸白膜下血管走形，沿睾丸赤道处尽量避开血管，沿赤道弧形切开白膜，显露睾丸实质，镜下观察生精小管，形态尚可，偏细，不甚饱满，颜色苍白，外形均一，血运尚可。于镜下辨认，发现 1 处局部膨大苍白岛状生精小管(彩图 28)，送实验室镜检，实验室回报偶见精子，建议继续寻找疑似生精区域，进一步分开睾丸实质，选取多个层面生精小管送检。双极电凝仔细止血，以 5-0 可吸收线间断缝合睾丸白膜，还纳睾丸，逐层关闭切口。再行右侧睾丸取精术，同法切开右侧睾丸。显微镜下观察，右侧睾丸生精小管发育并不优于左侧，选取若干处发育饱满的生精小管送检，未见精子。同法缝合睾丸白膜，还纳后，逐层关闭切口。缝合完阴囊切口后予以弹力绷带加压包扎固定。

成功获精后，实验室对 14 枚卵子行 ICSI 操作，剩余精子冷冻 1 管。受精 11 枚，D3 优质胚胎 7 枚，因方案原因全胚冻存(冻存 D3 胚胎 2 枚，D5 囊胚 2 枚，D6 囊胚 3 枚)。2021 年 1 月解冻移植囊胚 1 枚(4BB)，成功妊娠，2021 年 10 月孕 40 周剖娩一男活婴，体健，表型正常。

【病例讨论】

本病例患者出生时双侧隐睾，因父母疏忽错过了隐睾下降固定手术的最佳时间。患者29岁时才行双侧隐睾下降固定手术，术中行睾丸活检未见精子，病理提示生精上皮缺失，仅剩支持细胞，基底膜增厚伴透明变性。术后1年复查精液分析未见精子，诊断为：非梗阻性无精子症、高促性腺激素性性腺功能减退症。与患者沟通后患者要求行同步睾丸显微取精术，即女方取卵日当天男方同步行睾丸显微取精手术，若发现可用精子则用男方的精子行体外受精，若未发现可用精子，则用来源自精子库的供精行体外受精。女方取卵日男方同步行睾丸显微取精术，左侧睾丸获得少量可用精子，除匹配本次获卵外，剩余精子冻精1管。因女方促排卵方案原因全胚冻存。后行胚胎解冻移植1次，临床妊娠1次，孕40周剖娩一男活婴，体健，表型正常。

【专家点评】

隐睾症是男性生殖系统较常见的先天发育畸形之一。大部分隐睾会在出生后3个月内自行下降，但出生后6个月继续下降的可能性明显下降。睾丸内的生殖母细胞从出生后3个月开始转化成A型精原细胞，持续到1岁左右完成。1岁以上的隐睾患儿可见到生精上皮的超微结构变化。鉴于出生后3个月到1岁之间是能否保存生育力的关键时期，故治疗等待时间最迟为6~12个月。睾丸下降固定术最佳手术年龄在6~12个月。本例患者因父母疏忽错过了隐睾下降固定手术的最佳时间，延迟到29岁时才行双侧隐睾下降固定手术，术中行睾丸活检未见精子。曾经对于这样的患者只能建议行供精辅助生殖，随着辅助生殖技术的精进，睾丸显微取精技术让部分有隐睾史的无精子症患者拥有了自己的遗传学子代。

方祺　徐凤琴

【相关指南及参考文献】

[1] MUNCEY W，DUTTA R，TERLECKI RP，Et al. Fertility potential in adult men treated for uncorrected bilateral cryptorchidism：A systematic literature review and analysis of case reports[J]. Andrology. 2021；9(3)：781-791.

[2] RODPRASERT W，VIRTANEN HE，MÄKELÄ JA，et al. Hypogonadism and Cryptorchidism[J]. Front Endocrinol(Lausanne). 2020；15；10：906.

[3] (美)桑德洛著；辛钟成，郭应禄译. 生殖显微外科医师实用手册[M]. 北京：北京大学医学出版社，2015.

[4] RAITIO A，SYVÄNEN J，TAURIAINEN A，et al. Congenital abdominal wall defects and cryptorchidism：a population-based study[J]. Pediatr Surg Int. 2021；37(7)：837-841.

[5] 白文俊. 现代男科学临床聚焦第2版[M]. 北京：科学技术文献出版社，2022.

病例55　IHH药物治疗后仍无精行同步睾丸显微取精

【病例概述】

因先天性下丘脑促性腺激素释放激素神经元功能受损，GnRH合成、分泌或作用障碍，导致垂体分泌促性腺激素减少，进而引起性腺功能不足，称为IHH，又称为先天性低促性腺激素性性腺功能减退症。IHH总体发病率为1~10/100000，男女比例为5：1。临床上常用绒毛膜促性腺激素（HCG）联合尿促性素（HMG）进行促生精治疗。促生精治疗效果受患者开始治疗年龄、治疗前睾丸体积等多因素影响。本案例男方26岁才诊断为IHH并开始接受HCG联合HMG治疗，药物干预18个月后精液中仍未见精子。夫妇要求行同步睾丸显微取精手术，若取卵日当天男方手术未获精则用供精完成体外受精。

【病例简介】

1. 主诉 男性27岁，婚后未避孕未育2年。

2. 现病史 2017年结婚，双方初婚，拟生育未育2年。诉性欲低下，性生活频率约1次/月，勃起及射精功能尚可，无嗅觉减退或缺失。2017年发现无精子症，性激素FSH 1.4 mIU/mL，LH 0.6 mIU/mL，T 0.6 ng/mL。外周血染色体核型46，XY，Y染色体未发现微缺失。垂体核磁未见异常。2017年5月至2018年11月接受HCG联合HMG注射治疗，期间多次复查精液均提示离心后未见精子。夫妇要求行同步睾丸显微取精手术，若取卵日当天男方手术未获精则用供精完成体外受精。

3. 婚育史 双方初婚，配偶G0P0。

4. 既往史 无特殊。

5. 家族史 否认家族中类似疾病史。

6. 体格检查 体温36.4° C，呼吸18次/min，脉搏71次/min，血压120/75 mmHg。身高175 cm，体重67 kg，上下身比正常，无嗅觉障碍。胡须、腋毛稀少，喉结不明显，乳房发育正常。

生殖系统检查：2017年5月促性腺激素干预前查体阴毛稀少，阴茎发育正常，左侧睾丸体积1 mL，右侧睾丸体积1 mL，质地正常，双侧附睾触不清，输精管阴囊段未见异常，双侧精索静脉未触及曲张。2018年11月促性腺激素干预约18个月后查体阴毛发育正常，左侧睾丸体积3 mL，右侧睾丸体积3 mL，质地正常。

7. 辅助检查 外周血染色体核型46，XY。

Y染色体微缺失检测（6点位法）未见缺失。

头部核磁+垂体薄层核磁均未见异常。

促性腺激素干预前：（2017-05-18）性激素FSH 1.4 mIU/mL，LH 0.6 mIU/mL，T 0.6 ng/mL，PRL 21.6 ng/mL，E_2 25.7 pg/mL。

促性腺激素干预过程中：（2017-10-22）性激素FSH 4.6 mIU/mL，LH 1.1 mIU/mL，T 3.9 ng/mL。

胸片、心电图正常。

血常规、尿常规、便常规、肝肾功能、电解质、术前传染病相关检查均未见异常。

8. 诊断 ①原发不育症；②非梗阻性无精子症；③低促性腺激素性性腺功能减退症；④双侧睾丸发育不良。

【诊疗经过】

男方自 2017 年 5 月至 2018 年 11 月期间接受 HCG+HMG 注射治疗共 18 个月（HCG 2000 单位 +HMG 75 单位，一周 2 次肌肉注射），期间患者第二性征有改善，睾丸体积从治疗前单侧 1mL 增长到单侧 3 mL。期间多次复查精液常规，射精量增加，但离心后均未见精子。考虑患者接受促性腺激素治疗已经 18 个月，自行排精精液中仍未见精子，与患者沟通后患者要求行同步睾丸显微取精术，即女方取卵日当天男方同步行睾丸显微取精手术，若发现可用精子则用男方的精子行体外受精，若未发现可用精子，则用来源自精子库的供精行体外受精。女方完善相关检查后诊断为“多囊卵巢综合征”。

2019 年 1 月，女方取卵，获卵 3 枚，MII 卵 3 枚，本周期行同步睾丸显微取精，男方麻醉成功后，取平卧位，常规消毒铺单。先行左侧睾丸取精术。取阴囊正中切口，长约 3cm，逐层切开皮肤、肉膜层，小心切开精索外筋膜，剪开睾丸鞘膜，显露左侧睾丸，切口边缘妥善止血。手术改为显微镜下操作，观察睾丸白膜下血管走形，沿睾丸赤道处尽量避开血管，沿赤道弧形切开白膜，显露睾丸实质，镜下观察生精小管，大部分偏细，不甚饱满，颜色偏透明，进一步分开睾丸实质，发现多处较粗大饱满发白的生精小管（彩图 29），用显微镊逐一分离捕获后送实验室镜检，实验室回报大部分送检的生精小管内均可见精子，经评估获取的可用精子数除匹配本周期获卵数外，剩余精子可冻精若干管。对侧睾丸可保留不打开。双极电凝仔细止血，以 5-0 可吸收线间断缝合睾丸白膜，还纳左侧睾丸，逐层关闭切口。缝合完阴囊切口后予以弹力绷带加压包扎固定。

成功获精后，实验室对 3 枚卵子行 ICSI 操作，剩余精子冻精 4 管。受精 2 枚，D3 优质胚胎 1 枚（8I+），新鲜周期移植 2 枚 D3 胚胎（8CI+6CIII）成功妊娠，2019 年 10 月孕 37^{+5} 周剖娩一女活婴（体健）。

【病例讨论】

本病例患者为先天性低促性腺激素性性腺功能减退症，但开始接受 HCG 联合 HMG 干预时已经 26 岁，且干预前双侧睾丸体积均为 1 mL。有研究发现干预前睾丸体积小于 4 mL 可能提示促生精治疗效果不佳。患者经过 18 个月的 HCG 联合 HMG 治疗后睾丸体积从 1 mL 增长到 3 mL，无显著增长，期间多次复查精液常规均提示离心后未见精子，不建议再继续药物干预。与患者沟通后患者要求行同步睾丸显微取精术，即女方取卵日当天男方同步行睾丸显微取精手术，若发现可用精子则用男方的精子行体外受精，若未发现可用精子，则用来源自精子库的供精行体外受精。女方取卵日男方同步行睾丸显微取精术，左侧睾丸打开后发现在透明管型中可见多处饱满粗大的生精小管，将这些小管送检后提示大部分均有精子。这说明促生精治疗还是有作用的，但因为生精小管发育不均，可能存在生精小管节段性闭锁造成局部阻塞而使精子无法排出。因单侧睾丸获得的可用精子数较多，除匹配本次获卵外，剩余精子冻精 4 管，故对侧睾丸得以保留不切开，减少睾丸感染萎缩等潜在风险。新鲜周期移植 1 次，临床妊娠 1 次，孕 37^{+5} 周剖娩一女活婴，体健，表型正常。

【专家点评】

低促性腺激素性性腺功能减退症患者的性腺解剖结构通常是正常的，只是由于长时间缺乏促性腺激素的作用而处于幼稚状态。故早诊断早干预有利于睾丸发育和精子生成。对于成年患者，若促性腺激素干预接近 24 个月，睾丸体积仍小于 4 mL，精液中未发现精子，则再继续促性腺激素治疗能使其精液中出现精子的可能性大大降低。本例患者开始用促性腺激素干预时已经 26 岁，干预前睾丸体积小于 4 mL，干预 18 个月后睾丸体积仍小于 4 mL，且精液中未发现精子。曾经这类患者只能选择供精辅助生殖助孕。目前通过睾丸显微取精技术，发现睾丸内已经有一定数量的生精灶存在，说明前期的促性腺激素治疗是有效的。但因为生精小管玻璃样变等因素引起的节段性闭锁造成局部阻塞而使精子无法排出。通过显微取精技术让这些精子得以“重见天日”。

方祺　徐凤琴

【相关指南及参考文献】

[1] 中华医学会内分泌学分会性腺学组. 特发性低促性腺激素性性腺功能减退症诊治专家共识 [J]. 中华内科杂志，2015，54(8)：739-744.

[2] DOHLE G，ARVER S，BETTOCCHI C，et al. 2019 EAU Guidelines on Male Hypogonadism.

[3] （美）桑德洛著；辛钟成，郭应禄译. 生殖显微外科医师实用手册 [M]. 北京：北京大学医学出版社，2015.

[4] 白文俊. 现代男科学临床聚焦第 2 版 [M]. 北京：科学技术文献出版社，2022.

病例 56　苗勒管永存综合征

【疾病概述】

苗勒管永存综合征（persistent Müllefian duct syndrome，PMDS）。该疾病特点为苗勒管结构（Müllefian duct，MD）（即子宫、输卵管和上 1/3 的阴道）在男性胚胎时期退化不全、伴有正常男性化、46，XY 染色体核型。

【病例介绍】

患者男性，37 岁。2020 年来我院就诊。

1. 主诉　结婚 3 年，未避孕未孕 1 年。

2. 现病史　初婚，同居，2020 年自然受孕 5 个月胎停育，性生活正常，后未避孕未育至今；妻子再婚，2011 年与前夫自然受孕生有 1 子，体健。

3. 既往史　8 岁行“右侧疝手术”；强直性脊柱炎 17 年，应用修乐美（anti-TNF 单克隆抗体）至今。

4. 家族史　父母非近亲结婚，有 1 兄长，生有 2 女，均体健。

5. 体格检查　阴茎左倾、双侧睾丸位于海绵体右侧，双侧附睾、输精管扪不清，余第二性征正常（彩图 30）。

6. 辅助检查

3 次精液检查精液量、pH、液化时间、颜色正常，精子浓度：50×10^6/mL，PR：0-2%，NP：

2%~6%,RC 正常,HOST:20%,果糖:6.18(≥ 13μm/ 一次射精),中性:13.94(≥ 20 mU/ 一次射精)。

实验室检查:染色体核型:46,XY;性激素正常。

B 超:双肾 输尿管 膀胱未见明显异常;双侧精囊多发囊肿 左侧精囊较右侧略小 前列腺未见明显异常;双侧睾丸 附睾 精索未见明显异常;双侧阴囊均位于阴茎球部海绵体右侧。

男性不育 panel:发现 AMH 基因 Exon5 c.116 5G>T 致病性纯合突变。

【基因检测结果】

本次送检样本检出:

- 与Ⅰ型苗勒管永存综合征相关的致病变异

请结合临床表型进一步诊断。

基因名称	染色体位置 GRCh37/hg19	核酸改变	氨基酸改变	转录本	外显子内含子	杂合性	人群频率	疾病及遗传模式	致病性
AMH	chr19:2251438	c.1165G>T	p.E389X	NM_000479.5	Exon 5	纯合	0.0007	Ⅰ型苗勒管永存综合征 常染色体隐性遗传	致病

7. 诊断 ①继发性不育;②苗勒管永存综合征。

【诊疗经过】

患者因继发不育 3 年,现有生育需求,行初步检查后女方输卵管梗阻,卵巢储备功能减退。双方进行遗传咨询,男方携带 AMH 基因 Exon5 c.1165G>T 致病基因纯合突变,为常染色体隐性遗传,生育子代均为该基因的携带者,不致病。该夫妻充分知情后,拟行 ICSI 治疗:1/2GnRH 中长方案,HMG300IU 启动,Gn 用量 4050IU,Gn 天数 10 天,卵泡数 5 个,HCG 日 $E_2$1350 pg/mL,LH1.22IU/L,P0.89 ng/mL,于 2022-09-14 行取卵术,取卵日精液量 2.5 mL,精子浓度:103 × 10^6/mL,PR:1%,NP:1%;密度梯度离心处理后精液量 0.2 mL,精子浓度:50 × 10^6/mL,PR:10%,NP:2%。获卵 5 枚,成熟卵 3 枚,常规 ICSI,2PN3 枚,形成胚胎 2 个,移植 1 个胚胎未育。

【病例讨论】

8 周时,未成熟的支持细胞产生并分泌在局部的 AMH 使同侧的苗勒管退化,前列腺小囊和睾丸附件即是其退化的残留。10 周时苗勒管完全消失,使睾丸从骨盆的初始位置释放出来,并在睾丸系带足够长的情况下到达阴囊。苗勒管持久的存在会机械地干扰睾丸的预期下降,会将两个睾丸推向同一阴囊,从而导致睾丸横过异位型(transverse testicular ectopia,TTE)的发展。如果苗勒管不能后退,睾丸就会被悬吊在阔韧带上。在女性中,阔韧带牢固地附着在骨盆上,但在 PMDS 中,这种连接通常是脆弱的或不存在的,允许仍然依附于 Fallopian 管的睾丸向腹股沟和阴囊下降,拖着子宫。子宫的大小可能与正常女性相当,但通常要小得多。

10 周时苗勒管完全消失、沃尔夫管分化为输精管、附睾和精囊。在女性胚胎则由苗勒管分化为输卵管和子宫,沃尔夫管退化消失。AMH 从胎儿期 MD 发生退化的开始直到个体青春期均保持较高的分泌水平,青春期之后 AMH 水平迅速下降,直至成年后保持着较低水平的分泌。

PMDS 的发生最常见的是 AMH 基因的变异，其次是 AMH 受体数量异常 / 受体不敏感。未证实的因素：AMH 作用时间的失误、胚胎时期的宫内环境导致 MD 未能正常退化等其他尚未可知的原因。

PMDS 患儿的临床表现通常特异性不高，患儿大多因腹股沟疝、双侧隐睾、少精及不育甚至生殖系统肿瘤而就诊。

根据残留 MD 结构的解剖特点，临床上将 PMDS 分为 2 型：

第一型为男性型，为绝大多数患者的临床表现，占 80%~90%，亦称腹股沟疝型。根据疝内容物种类和有无伴随睾丸异位，男性型又表现为两种临床亚型。

第一亚型只单纯表现为一侧子宫腹股沟疝，多为直疝，疝内容物为未退化的子宫及同侧输卵管，临床最多见；第二亚型除具备第一型特征外，对侧睾丸与输卵管自腹膜外越过中线进入该侧腹股沟疝囊内，两个睾丸连同子宫和输卵管包含在同一个疝囊，下降到相同的阴囊，此症状称为 TTE。TTE 是一种罕见的睾丸异位，主要临床症状为单侧隐睾及单侧或双侧的腹股沟疝，且常伴有其他泌尿生殖器的异常：包括苗勒管源性囊肿、输精管或肾发育不全、马蹄肾、肾盂输尿管连接处梗阻、尿道下裂、精囊囊肿、两性畸形（DSD）和阴囊异常等。

第二型即称为女性型，表现为双侧隐睾，盆腔内有子宫和输卵管结构，双侧睾丸位于正常卵巢的位置、被埋入子宫阔韧带中，子宫在盆腔。大多病例中输精管与子宫侧壁紧密相连，并沿宫颈走行。残留子宫 / 残留上半部分阴道与后尿道相通。

临床表现：

1. 腹股沟疝　第一亦称腹股沟疝型。

2. 单侧或双侧隐睾症　TTE 及第二型即有此临床表现。

3. 少精及不育症　PMDS 患者幼年时多有腹股沟疝病史或手术史，成年后通常是正常男性化体征，但大多并发不育症，精液分析为少精甚至无精。造成不孕不育的原因证实为与睾丸发育不全和由于苗勒管残留结构压迫射精管导致梗阻有关系。

4. 生殖系统肿瘤　后期隐睾恶变、苗勒管残留结构恶变。

CT、MRI 和腹腔镜检查均对考虑有 TTE 的诊断很有帮助。

PMDS 最重要的鉴别诊断为混合型性腺发育不良（MGD），除了有残留的苗勒管结构外，还有表现模糊的外生殖器。最常见的是一侧性腺呈条索状合并 MD 结构，另一侧存在睾丸、输精管和附睾。染色体核型通常表现为 45，XO/46，XY 嵌合型。

半数患儿发育不良的条索状性腺发生恶变，应早期切除。手术治疗的主要目标即是对残留 MD 结构、异位睾丸和腹股沟疝的处理。对于横过异位在腹股沟疝囊内的睾丸，位置较低且恶变概率小。

总结：

PMDS 是内生殖道的男性假两性畸形 /DSD，是胚胎时期 MD 退化不全造成的；PMDS

男性化正常(染色体性别/性腺性别/社会性别/心理性别都是男性;基因性别/表型性别异常),但目前对生育的影响不明确。对于不明确的DSD患者、男性不育伴有不明确的精液异常+多脏器畸形/功能异常应优先考虑基因检测,而不是作为诊疗过程的最后一步,其优势在于提高诊疗准确性和避免不当治疗。

【专家点评】

男性性别分化是由两种激素驱动的,睾酮和抗苗勒管激素，AMH负责男性胎儿的苗勒管退化。AMH或AMH受体2型(AMHR2)突变是导致46，XY正常男性出现苗勒管永存综合征(PMDS)的原因。截至2019年,已经确定了81个AMH基因有65个不同的突变,AMHR2基因突变包括64个不同的等位基因。PMDS可表现为三种方式之一:双侧隐睾、单侧隐睾伴对侧疝和横向睾丸异位。PMDS患者可发生睾丸恶性变性。苗勒管衍生物的癌症发生率较低。患者如果有一个睾丸位置和发育正常,并且其输精管道发育正常,自然受孕是可能的。

杨琳　田文艳

【相关指南及参考文献】

[1] GUL UJ，HUSSAIN ZAIDI SA，MEDHAT N，et al. Persistent Mullerian Duct Syndrome. J Ayub Med Coll Abbottabad. 2021;33(Suppl 1)(4):S818-S822.

[2] PICARD JY，JOSSO N. Persistent Müllerian duct syndrome：an update. Reprod Fertil Dev. 2019;31(7):1240-1245.

[3] JOSSO N，PICARD JY. Genetics of anti-Müllerian hormone and its signaling pathway. Best Pract Res Clin Endocrinol Metab. 2022;36(1):101634.

[4] GUPTA A，RAJ P，JHOBTA RS. Transverse testicular ectopia with persistent mullerian duct syndromc. BMJ Casc Rcp. 2018,18;2018:bcr2017223994.

[5] LO WC，NG KL，TSUI KCT，et al. An unusual case of undescended testis：type II persistent Müllerian duct syndrome. Pathology. 2019;51(3):335-336.

[6] TOSCA L，GILTAY JC，BOUVATTIER C，Et al. Persistent Müllerian duct syndrome due to anti-Müllerian hormone receptor 2 microdeletions：a diagnostic challenge. Hum Reprod. 2020,28;35(4):999-1003.

[7] LIU Y，WANG S，LAN R，YANG J. Identification of AMH and AMHR2 Variants Led to the Diagnosis of Persistent Müllerian Duct Syndrome in Three Cases. Genes (Basel). 2022;17;13(1):159.

[8] SÜZEN A，KARAKUŞ SC，ERTÜRK N，et al. Cystoscopy and mucosectomy：Essentials in the management of persistentmüllerian duct syndrome with transverse testicular ectopia. Arch Esp Urol. 2020;73(3):226-229.

[9] YU J，WANG L，MA S，LI Z. Detection and Treatment of Persistent Mullerian Duct Syndrome With Transverse Testicular Ectopia. Urology. 2020;140:e4-e5.

第三章　遗传相关的生育障碍

第一节　卵源性受精障碍

病例 57　*WEE2* 基因突变导致受精障碍

【疾病概述】

受精是获能后的精子与卵子相互作用并融合形成受精卵的过程。在此过程中，精卵结合后通过钙震荡诱导卵子激活并完成第二次减数分裂排出第二极体，最终雌、雄原核形成并融合成二倍体受精卵。在辅助生殖治疗中，成熟卵子经体外受精或卵胞浆内单精子注射后实现精卵融合。然而，辅助生殖技术助孕中，存在一种较为罕见的情况，表现为反复多周期受精障碍，并且即使应用卵子激活技术仍然不能受精，无法形成胚胎，遗传学检测发现 *WEE2* 基因突变导致卵母细胞停滞在中期Ⅱ，导致受精失败为特征的不孕症。

【疾病介绍】

患者基本信息：女方年龄 36 岁，男方年龄 38 岁，2019 年来院就诊。

1. 主诉　结婚 4 年，未避孕 2 年未孕。

2. 现病史　结婚 4 年，同居，性生活正常，未避孕 2 年未孕。平素月经规律，G0P0，基础性激素正常范围内。2014 年、2016 年及 2017 年共行 3 次宫腔镜下多发子宫内膜息肉切除术，术后病理：局部息肉样变。2017 年外院行第一次 IVF 助孕治疗，短效长方案促排卵，扳机日 E_2：4000 pg/mL，P：1.2 ng/mL，共获卵 15 枚，MII8 枚，IVF 后均未受精，行 R-ICSI，2PN2 枚，3PN1 枚，无优胚。2018 年外院再次行 ICSI 助孕，短效长方案促排卵，扳机日 E_2：5300 pg/mL，P：1.1 ng/mL，共获卵 12 枚，MII9 枚，行 ICSI 后完全受精失败。现为求进一步助孕治疗。

3. 月经史　12 岁，7/30 天，量中，痛经（-）。

4. 婚育史　32 岁结婚，配偶体健，G0P0。

5. 既往史　无特殊。

6. 查体　T 36.2℃，P 70 bpm，R 20 次 / 分，BP 113/80 mmHg，H 161 cm，W 55 kg。

妇科检查：外阴已婚型，阴道畅，宫颈光，子宫前位，常大，质中，活动，无压痛，双附件区无异常包块及压痛。

7. 辅助检查

（1）2018-02-22 基础性激素：FSH：7.38 IU/L，LH：2.92 IU/L，E_2：40.00 pg/mL，T：45.00 ng/dL，PRL：16.71 ng/mL，TSH：1.124 UIU/ML；

（2）2019-03-26 阴道 B 超示左卵巢 6 个 AFC，右卵巢 6 个 AFC，子宫内膜 5.1 mm，A 型。

（3）女方染色体：46，XX。

8. 诊断 ①原发不孕;②受精障碍;③多发性子宫内膜息肉切除术后。

男方情况简介:

男方病史及体格检查无特殊。

男方精液检查:精液量 3.1mL,总数 381×10^6,浓度 122×10^6/mL,精子活动率(PR+NP)71%,前向运动率 PR49%,正常形态比例 4%。男方染色体 46,XY。

【诊治经过】

此患者曾于外院进行 2 周期助孕治疗,第一周期 IVF+RICSI,自诉受精 2 枚,无优胚,第二周期 ICSI,完全受精失败。既往研究认为,使用卵母细胞激活技术(Assisted oocyte activation, AOA)后能改善 ICSI 后完全受精失败、精子质量差以及冷冻精子患者的胚胎质量和妊娠率。考虑此患者 ICSI 受精失败史,本中心予 ICSI-AOA 治疗,同时建议患者行遗传学检测。

ICSI-AOA: GnRH-a 超长方案,丽申宝 150IU+ 尿促性素 150IU 启动, Gn 用量 4125IU, Gn 天数 13 天,卵泡数 15 个,HCG 日 E_2: 3625 pg/mL,P: 1.06 ng/mL,予艾泽 250ug 扳机,扳机后 36h 取卵,获卵 15 枚,MII12 枚,GV3 枚,行 ICSI,后行 Ca^{2+} 激活,均未受精。

取夫妇外周血进行拷贝数变异测序(CNV-seq)和全外显子测序技术寻找遗传学病因。CNV-seq 未发现夫妇双方非整倍体及 >100Kb 的微缺失或者微重复。全外显子测序在女方检测到 *WEE*2 基因的复合杂合突变 c.153 5+3A>G 和 c.946C>T(p.Leu316Phe)。家系分析显示 c.153 5+3A>G 源于女方的父亲,而 c.946C>T(p.Leu316Phe)源于女方的母亲,符合常染色体隐性遗传。*WEE*2 基因突变导致的疾病名称为卵母细胞成熟缺陷 5 型(OMIM: 617996),是卵母细胞停滞在中期Ⅱ,导致受精失败为特征的常染色体隐性遗传的不孕症(彩图 31)。

【病例讨论】

ICSI 技术完全受精失败罕见,发生率为 0.9%~5%。研究发现约 40% 的 ICSI 未受精卵是由于精子对卵母细胞的激活失败所致,而 Ca^{2+} 震荡释放是卵母细胞激活并成功受精的关键。对反复 ICSI 受精失败或低下患者,实施 AOA 技术能提高受精率。临床常用 Ca^{2+} 载体 A23187 提高卵母细胞胞质内的 Ca^{2+} 浓度,激活卵母细胞并使其正常受精。

反复受精失败, ICSI+AOA 治疗无效,应进一步查找病因,高通量测序技术有助于寻找不孕不育的基因学病因。卵母细胞成熟缺陷 5 型是 *WEE*2 基因突变引起的,表现为卵母细胞停滞在中期Ⅱ,导致受精失败为特征的常染色体隐性遗传的不育症。ICSI-AOA 对某些卵源性卵母细胞受精障碍无效,如 *WEE*2 纯合突变或复合杂合突变。*WEE*2 纯合突变或复合杂合突变所致的不孕,接受供卵可能是目前可行的治疗方式。

*WEE*2 基因(*WEE*1 同源体,也称为 *WEE*1*B*),位于 7 号染色体的长臂,包含 12 个外显子,编码 567 个氨基酸。是 Wee1 家族之一,是双特异性蛋白激酶,通过磷酸化失活细胞周期蛋白依赖激酶来负调控细胞周期进程。*WEE*2 基因属于母源基因,在卵巢的卵母细胞中高表达,在睾丸组织少量表达。随着卵泡发育不断富集,在排卵前卵母细胞中表达量达到高峰,而受精后表达量明显下降。2011 年 Jeong Su Oh 等在小鼠卵母细胞研究显示:通过向

GV 卵注射吗啡啉（Mo）降调 *Wee2* 基因表达后，小鼠卵母细胞能够完成减数第一次分裂后排出极体形成正常的成熟 MII 卵；但 *Wee2* 降调后的成熟卵（MII）不形成原核，表现为受精障碍。该基因与人类受精障碍的关系在 2018 年被首次报道。该研究纳入 4 个女性因素受精失败家系，首次发现 *WEE2* 基因突变与人类卵母细胞受精失败相关。2019 年，研究对 90 例受精障碍病例进行 *WEE2* 基因测序，发现 7 位（接近 8%）病例携带新发的纯合 / 复合杂合变异，其遗传方式为常染色体隐性遗传，对于明确基因变异患者目前需采用供卵治疗。

【专家点评】

ICSI 技术完全受精失败罕见，这种病例应进一步查找病因，进行遗传学检测寻找基因学病因，制定合理治疗方案，避免无效治疗。精子对卵母细胞的激活失败是 ICSI 受精失败的重要原因。对反复 ICSI 受精失败或低下患者，实施卵母细胞激活技术能提高受精率。临床常用 Ca^{2+} 载体 A23187 激活卵母细胞。然而，仍有一类患者即使应用卵子激活技术仍然不能受精，无法形成胚胎。本病例由于 *WEE2* 基因突变导致受精障碍，目前此类患者建议采用供卵治疗。

田烨　张静　白晓红

【相关指南及参考文献】

[1] ESFANDIARI N，JAVED MH，GOTLIEB L，CASPER RF. Complete failed fertilization after intracytoplasmic sperm injection--analysis of 10 years' data. Int J Fertil Womens Med 2005，50（4）：187-192.

[2] OH JS，SUSOR A，CONTI M. Protein tyrosine kinase Wee1B is essential for metaphase II exit in mouse oocytes. Science 2011，332（6028）：462-465.

[3] SANG Q，LI B，KUANG Y，WANG X，ZHANG Z，CHEN B，WU L，LYU Q，FU Y，YAN Z et al. Homozygous Mutations in WEE2 Cause Fertilization Failure and Female Infertility. Am J Hum Genet 2018，102（4）：649-657.

[4] TIAN Y，WANG G，WANG J，MU X，CHEN H，SONG X，BAI X. Novel compound heterozygous mutation in WEE2 is associated with fertilization failure：case report of an infertile woman and literature review. BMC Womens Health 2020，20（1）：246.

[5] ZHAO S，CHEN T，YU M，BIAN Y，CAO Y，NING Y，SU S，ZHANG J，ZHAO S. Novel WEE2 gene variants identified in patients with fertilization failure and female infertility. Fertil Steril 2019，111（3）：519-526.

病例 58　卵母细胞透明带形态异常

【疾病概述】

卵母细胞透明带形态是我们评价卵母细胞和胚胎的质量及发育潜能的指标之一。正常的人卵透明带是表面光滑，厚度适中（6.2 ± 1.9 um），颜色透亮。临床上见到的透明带异常形态类型包括：透明带色暗、异常增厚、双层膜、表面粗糙、毛刺状或形状不规则、卵周间隙或透明带内有碎片等，透明带形态异常发生率为2%~5%，其病因尚不明确。透明带异常可能影响受精、胚胎发育潜能和种植率。

【病例介绍】

女方就诊时年龄30岁　男方就诊年龄30岁（2013年）。

1. 主诉　结婚4年，未避孕未孕。

2. 现病史　结婚4年，同居，性生活正常，未避孕未孕。基础性激素正常范围内。HSG示：左侧输卵管不全梗阻，右侧输卵管通畅。患者于2013年8~10月于我中心行2次IUI均未孕（均为右侧排卵），现患者要求转IVF助孕。

3. 月经史　初潮13岁，7/21-37天，量中，痛经（-）。

4. 婚育史　27岁结婚，配偶体健，G0P0。

5. 个人史　患者本人系足月出生于天津，其母亲孕期无特殊用药史，现久居天津。无吸烟，饮酒史，无有毒有害等物质接触史。

6. 家族史　无特殊。

7. 既往史　无特殊。

8. 查体　T 36.2℃，P 76 bpm，R 18次/分，BP 120/70 mmHg，身高163 cm，体重60 kg，BMI 22.58 kg/m^2。

妇科检查：外阴已婚型，阴道畅，宫颈光，子宫前位，常大，质中，活动，无压痛，双附件区无异常包块及压痛。

9. 辅助检查

（1）2013年4月基础性激素：FSH5.99 IU/L，LH3.01 IU/L，$E_2$53 pg/mL，T30.7 ng/dL，PRL7.96 ng/mL，TSH1.531 UIU/ML。

（2）2013年4月子宫输卵管造影示：左侧输卵管通并远端周围组织轻度粘连，右侧输卵管通畅。

（3）2013年8月阴道B超示子宫39 mm×29 mm×31 mm，内膜6.3 mm，左卵巢23 mm×17 mm，8个窦卵泡，右卵巢21 mm×17 mm，6个窦卵泡。

女方染色体：46，XX。

（4）2013年8月男方精液检查：浓度20.8×10^6/mL，PR57%。男方染色体46，XYqh+，1qh+。

10. 诊断　①原发不孕；②左卵管远端周围组织轻度粘连；③2次IUI未孕。

【诊治经过】

第一次IVF：黄体期长效GnRH-a长方案，r-FSH 225IU启动，Gn用量2737.5IU，Gn天数13天，卵泡数12个，HCG日$E_2$2445 pg/mL，LH0.94 IU/L，P1.48 ng/mL，于2014-05-22获卵12枚，进行常规IVF，授精浓度为2.2×10^{4}精/卵，16~18h后观察受精，完全受精失败，卵子透明带异常，边缘毛刺状，（卵子大小为100~120 um，透明带厚度约12.3~15.1 um，边缘毛刺长度约3.9~23.7 um，毛刺宽度为1.5~4.5 um，彩图32A），透明带有少量精子附着，予以10枚MII卵子行补救性ICSI，ICSI卵普遍张力较差，透明带无应有的弹性及硬度。2PN4枚，≥3PN2枚，形成 D2 胚胎 3 枚，选择性移植胚胎 2 枚（5C1I+4C1II）（彩图 32B），移植日内膜厚度 14.1 mm，予以激光辅助孵化削薄法（削薄范围为 1/4 透明带，削薄厚度为 50%~80%），未孕。

第 2 次 ICSI：黄体期短效 GnRH-a 长方案，r-FSH 225IU 启动，Gn 用量 3300IU，Gn 天数 11 天，卵泡数 14 个，HCG 日 $E_2$2258pg/mL，LH1.94IU/L，P0.84ng/mL，于 2015-02-02 获卵 12 枚，成熟卵 8 枚，卵子透明带异常，边缘毛刺状（彩图 32C），常规 ICSI，2PN1 枚，1PN1 枚，3PN1 枚，形成胚胎 1 个，移植 1 个胚胎（2C1II），移植日内膜 12.9 mm，予以激光辅助孵化法（削薄范围为整个透明带，削薄厚度为 50%~80% 加局部打孔），未孕。

第 3 次 ICSI：卵泡期 GnRH-a 长方案，r-FSH 225IU 启动，Gn 用量 3150IU，Gn 天数 11 天，添加生长激素（5IU qd，共 11 天），卵泡数 18 个，HCG 日 $E_2$2288.6pg/mL，LH0.29IU/L，P1.61ng/mL，于 2016-01-20 获卵 14 枚，成熟卵 9 枚，卵子透明带异常，边缘毛刺状（彩图 32D），常规 ICSI，2PN5 枚，0PN1 枚，3PN1 枚，形成胚胎 4 个，移植 3 个胚胎（2C1I+3C2II），移植日内膜 12.4 mm，予以激光辅助孵化法（削薄范围为整个透明带，削薄厚度为 50%~80% 加局部打孔），单胎活产。于 2016-10-17 孕 40^{+1} 周经子宫下段横切口剖宫产术成功分娩一男活婴，体重 2800 g，至今无明显出生缺陷。

【病例讨论】

透明带是由卵母细胞分泌的围绕在卵外周的糖蛋白基质，在卵母细胞的完整发育、精卵识别、结合和穿透过程及促进精子顶体反应完成阻止多精受精、保护着床前胚胎等方面发挥着重要作用。人卵透明带是由 ZP（zona pellucida，透明带）1、ZP2、ZP3、ZP4 四种糖蛋白构成，由人 *ZP* 基因编码。精子进入透明带后先与 ZP3 结合并发生顶体反应、透明带反应从而阻止多精受精的发生。发生顶体反应后的精子与 ZP2 结合，从而能够穿透透明带，ZP1 是连接 ZP2 和 ZP3 的蛋白，ZP4 作为精子受体，与精子结合后引发下游信号转导机制。

人卵透明带形态异常在常规 IVF 中往往是不能够及时发现的，只在受精后 16~18 小时观察受精才能发现。透明带形态异常发生率为 2%~5%，其病因尚不明确。在光镜下容易发现很多形态及折光度异常的 ZP，如空卵 ZP、ZP 形状畸形、ZP 呈暗色（黄）等。部分 ZP 形态异常的患者在体外受精联合胚胎移植技术治疗中完全受精失败，但及时行补救卵胞浆内单精子显微注射组可以获得正常受精卵和胚胎，提示 ZP 形态异常可能是引起该部分患者不孕的重要原因。

透明带异常可能影响受精、胚胎发育潜能和种植率，因此临床中预防及补救受精失败尤其重要。受精失败在常规 IVF 和 ICSI 的发生率分别为 5%~10% 和 1%~3%。对于受精失败的高危人群，如原发不育年限较长，且无明确不育原因的患者，可以选择行 half-ICSI 或者短时受精联合早期补救性 ICSI 等方法进行预防，有研究已证实其有效性。若 IVF 受精失败应及时进行补救性 ICSI，ICSI 受精失败再次 ICSI 时可尝试进行卵母细胞激活，有研究已证实其有效性，但是该技术在有效性和对子代安全性方面尚不明确。目前胚胎激光辅助孵化有明确的医学指征，对于透明带异常的胚胎可选择非常规操作帮助胚胎孵出、着床从而提高临床妊娠率。

近几年，在不同的不孕症患者家系中分别发现了相关 *ZP* 基因的突变以及其相应的卵子异常表型，主要表现为卵子 ZP 变薄或者缺失以及空卵泡综合征(empty follicle syndrome，EFS)。编码人 ZP1、ZP2、ZP3 和 ZP4 蛋白的基因分别位于 11、16、7 和 1 号染色体上。随着基因检测技术的成熟，在 *ZP* 基因上有越来越多的突变位点被证实与卵子异常相关。迄今为止，在 *ZP1* 基因上共发现了 29 个突变位点，其突变类型多为纯合和复合杂合突变，也有部分为杂合突变，据统计，*ZP1* 基因突变导致的 EFS 的比例远远大于 ZP 缺失。有研究报道在 2 例患者中，检测到了 c.326G>A 的杂合突变，共获得 8 个卵丘，其中 5 个去除颗粒细胞后卵子降解，剩余 3 个为无 ZP 卵子，ICSI 后受精 2 枚发育到囊胚，并活产。*ZP2* 基因上目前已报道存在 7 个突变位点，多为纯合或杂合突变，表现为卵子 ZP 变薄或缺失。最近，Luo 等研究报道了一例患者 *ZP2* 基因上 c.860_861delTG 和 c.192 4C>T 的复合杂合突变。2 个 IVF 周期中，共获得卵母细胞 12 枚，2 枚无 ZP，其余 10 枚卵母细胞的 ZP 异常，厚度薄，卵周间隙增大，推测 *ZP2* 基因突变可能会引起 ZP2 蛋白在细胞内聚集，导致 ZP 在形成时仅能由其他三种 ZP 蛋白组成从而导致 ZP 结构异常和不孕。目前为止，发现 *ZP3* 基因上存在 4 个突变位点与卵子异常有关，其突变类型为单杂合或纯合突变。这些突变导致多样的卵子异常表型，包括 ZP 变薄、缺失和 EFS，表现为不孕。多次研究均报道了 *ZP3* 基因在 c.400G>A(p.Ala134Thr)突变，2020 年，Cao 等在另外 2 例患者中，也检测到了同样位点的突变。由于小鼠缺乏 *ZP4*，与其他三种 *ZP* 基因相比，关于 *ZP4* 的研究在很大程度上受限。2021 年的一项研究中，Wei 等纳入了 26 例 ZP 异常的病例进行基因分析，发现了 *ZP4* 的杂合突变(c.298G>A 和 c.133 0G>Ç)。在该患者前两次的 IVF 周期中，共取出 8 个直径 >14 mm 的卵泡，去除卵丘细胞后，患者所有卵母细胞周围 ZP 均变薄且形态不规则，此后第三个周期进行了 ICSI 后卵母细胞成功受精并获得了临床妊娠。

关于与女性不孕症相关的 *ZP* 基因突变是否会遗传至下一代，目前并无相关文献报道，随着辅助生殖技术的开展，如若这些患者成功妊娠后生育健康婴儿，必要时后代可提前行基因检测，及时采取助孕方式帮助其妊娠。本病例中患者卵子透明带形状异常，边缘毛刺状，经 3 个周期的取卵，通过改变受精方式和采用非常规的激光辅助孵化来改善其受精率和种植率，同时促排卵过程中加用生长激素，生长激素能增强卵母细胞内的线粒体功能，降低线粒体的氧化损伤而直接改善卵子质量，提高胚胎的整倍体率和质量，从而最终获得满意的临床结果。鉴于当时检测条件该患者亦未行相关基因检测，在临床中如发现 ZP 异常，建议可进行 *ZP* 基因测序，以寻找病因，为解决方案提供新的思路。

【专家点评】

卵子透明带形状异常的发生率为 2%~5%，其病因尚不明确，多表现为透明带色暗、异常增厚、双层膜、表面粗糙、毛刺状或形状不规则、卵周间隙或透明带内有碎片等。部分 ZP 形态异常的患者在 IVF 中完全受精失败，可能是引起该部分患者不孕的重要原因，本病例中经 3 个周期的取卵，通过改变受精方式和采用非常规的激光辅助孵化来改善其受精率和种植率，同时促排卵过程中加用生长激素，最终获得满意的临床结果。随着基因检测技术的成熟，在 *ZP* 基因上有越来越多的突变位点被证实与卵子异常，女性不孕症相关。在临床中遇到寻求 ART 治疗的不孕症患者，如果连续发现 ZP 异常，建议进行 *ZP* 基因测序，以寻找病因，以尽快调整新的解决方案和治疗策略。

张静 白晓红 宋学茹

【相关指南及参考文献】

[1] SAUERBRUM CUTLER MT，VEGA M，BREBOROWICZ A，et al.Oocyte zone pellucida dysmorphology is associated with diminished in-vitro fertilization success[J].J Ovarian Res，2015，8：5.

[2] RIENZI L，VAJTA G，UBALDI F.Predictive value of occyte morphology in human IVF：a systematic review of the literature[J].Hum Reprod Update，2011，17：34-45.

[3] 刘晓妍，张守信，郝翠芳，等. ZP 形态异常卵母细胞在 IVF 完全受精失败后行补救 ICSI 的临床结局 [J]. 生殖与避孕，2012，32(11)：754 - 758.

[4] MAHUTTE NG，ARID A.Failed fertilization：is it predictable？ [J].Calrr Opin Obstet Gynecol，2003，15(3)：211-218.

[5] 朱琴，付伟平，王丽萍，等. 部分 ICSI 在体外受精胚胎移植中预防受精失败临床效果 [J]. 生殖医学杂志，2014，23(11)：872-875.

[6] 陈智勤，潘家坪，滕晓明. 比较短时受精联合早期补救 ICSI 与常规 IVF 在不明原因性不孕治疗的结局 [J]. 生殖与避孕，2013，33(10)：665-671.

[7] KARACA N，AKPAK YK，ORAL S，et a1.A successful healthy childbirth in a case of total globozoospermia with oocyte activation by calcium ionophore[J].J Reprod Infertil，2015，16 (2)：116-120.

[8] SUNL，FANGX，CHENZ，et al. Compound heterozygous ZP1 mutations cause empty follicle syndrome in infertile sisters[J]. Hum Mutat，2019，40(11)：2001-2006.

[9] 姚叶洁，孙贇. 人 ZP 基因突变导致卵子异常和不孕的研究进展 [J/OL] . 中华生殖与避孕杂志，2022，42.

[10] CAOQ，ZHAOC，ZHANGX，et al. Heterozygous mutations in ZP1 and ZP3 cause formation disorder of ZP and female infertility in human[J]. J Cell Mol Med，2020，24(15)：8557-8566.

[11] LUOG，ZHUL，LIUZ，et al. Novel mutations in ZP1 and ZP2 cause primary infertility due to empty follicle syndrome and abnormal zona pellucida[J].J Assist Reprod Genet，2020.37(11)：2853-2860.

[12] CHENT，BIANY，LIUX，et al. A recurrent missense mutation in ZP3 causes empty follicle syndrome and female infertility[J]. Am J Hum Genet，2017，101(3)：459-465.

[13] WASSARMANPM，LITSCHERES. Zona pellucida genes and proteins：essential players in mammalian oogenesis and fertility[J]. Genes，2021，12(8)：1266.

[14] WEIX，LIY，LIUQ，et al. Mutations in ZP4 are associated with abnormal zona pellucida and female infertility[J]. J Clin Pathol，2021：Jclinpath-2020-207170.

第二节 精源性受精障碍

病例 59 精子顶体不完整

【疾病概述】

精子顶体的完整性是精卵结合完成受精过程的关键之一。顶体不完整通常包括顶体缺乏、顶体薄、体积小、囊泡顶体及无内容物等。精子顶体反应是膜融合、水解酶及基质蛋白释放的生理分泌过程，它使精子能够穿透卵母细胞。顶体不完整容易导致顶体反应发生障碍，损害精子的受精能力，造成常规体外受精失败。Zahiri 等对其与体外受精结局的相关性做了研究，发现精子不同顶体形态（大、小、无顶体）可能与染色质完整性呈负相关，可使精子的生育潜能下降，导致妊娠率降低。

【病例介绍】

患者基本情况：女方戴某，35 岁，男方郜某，37 岁。初次就诊时间：2006 年 2 月。

1. 主诉　结婚 2 年，未避孕未孕。

2. 现病史　结婚 2 年，同居，性生活正常，未避孕未孕。平素月经规律，基础性激素正常范围内。卵泡监测有优势卵泡发育并排卵。2005 年 3~4 月多次行输卵管通液均提示：双侧输卵管通而不畅。男方为再婚，前次婚史无孕育史。2006 年 1 月精液常规示：精子密度 21.85×10^6/mL，活力 a 级 20.94%，b 级 25.13%，c 级 15.71%，d 级 38.22%。因输卵管通而不畅要求 IVF 助孕治疗。

3. 月经史　12 岁，5~6/30 天，量中，痛经（-）。

4. 婚育史　27 岁结婚，配偶体健，G0P0。

5. 既往史　无特殊。

6. 个人及家族史　无特殊。

7. 查体　T 36.8℃，P 70 bpm，R 18 次 / 分，BP 130/80 mmHg，身高 168 cm，体重 65 kg，BMI 23.03 kg/m^2。

妇科检查：外阴已婚型，阴道畅，宫颈光，子宫前位，常大，质中，活动，无压痛，双附件区无异常包块及压痛。

8. 辅助检查

（1）2006-02-03 基础性激素：FSH6.22 IU/L，LH4.74 IU/L，E_2<10 pg/mL，T56.66 ng/dL，PRL17.43 ng/mL。

（2）2005-03-04 多次输卵管通液提示：双侧输卵管通而不畅。

（3）2006 年 3 月阴道 B 超示左卵巢 8 个窦卵泡，右卵巢 5 个窦卵泡。

（4）2006 年 1 月男方精液检查：精子浓度 21.85*10^6/mL，活力 a 级 20.94%，b 级

25.13%，c 级 15.71%，d 级 38.22%。

9. 诊断 ①原发不孕；②双侧输卵管通而不畅；③男方轻度弱精症。

【诊治经过】

拟行 IVF。GnRH-a 长方案，果纳芬 150IU +HMG 75IU 启动，Gn 用量 1800IU，Gn 天数 10 天，卵泡数 20 个，HCG 日 $E_2$3940.30 pg/mL，于 2006-03-18 获卵 16 枚。取卵日男方精液常规：精子密度 150 × 10^6/mL，活力 a 级 +b 级 40%，常规镜检时发现精子形态畸形率较高，而且以无顶体或小顶体异常为主。进行 Diff-Quik 染色形态学分析，畸形精子率为 80%，以头部畸形，包括无顶体、小顶体、圆形头为主（见彩图 33）。遂改为行 half-ICSI。8 枚卵子行常规 IVF，授精浓度为 5 × 10^4 精 / 卵，16~18h 后观察受精，完全受精失败，行补救 ICSI，形成 2PN5 枚，形成胚胎 5 枚；8 枚卵子行 ICSI，MII7 枚，形成 2PN4 枚，形成胚胎 4 枚，于 D3 选择 ICSI 胚胎 1 枚（6-8C1I）及补救 ICSI 胚胎 1 枚（6-8C1I）进行移植，ICSI 胚胎冷冻 2 枚，补救 ICSI 胚胎冷冻 2 枚。移植日内膜厚度 20 mm，获得双胎妊娠。于 2006-11-28 行剖宫产术分娩两女活婴，体重 2800 g 及 2400 g，均体健。

【病例讨论】

精子顶体内富含多种蛋白水解酶，与受精过程密切相关。这些酶在顶体反应中释放或暴露出来，帮助精子穿过透明带和放射冠，同卵母细胞结合。根据《世界卫生组织人类精液分析实验室技术手册》第 5 版的精子形态学判断标准，正常的顶体区大小占精子头部的大小应在 40%~70%。

顶体反应是受精的一个重要步骤，然而临床上并没有一项检测可直观地反映这一过程是否正常进行。有研究结果显示，精子正常形态率与受精率之间并不存在统计学相关性，而精子头部畸形的占比和测量精子顶体区面积占精子头部面积的百分比与受精率存在相关性，提示临床实际需要关注畸形精子的具体情况。Chen 等研究发现，精子畸形是导致常规 IVF 失败的重要缘由，精子正常形态率 <4% 可显著增加受精失败率。Paul 等指出，与卵透明带结合的精子顶体应是完整的，精子顶体完整性与 IVF-ET 受精率关系密切，精子顶体形态可作为不育患者选择辅助生殖技术方式的一个重要的、值得考虑的指标。

顶体不完整通常包括顶体缺乏、顶体薄、体积小、囊泡顶体、无内容物或 电子密度降低等。另外还包括顶体形态异常，如小头、大头、圆头、无定形头、锥头形状，以及顶体与卵子接触前的自发顶体反应，导致顶体不完整。异常形态的顶体结构常出现顶体和核膜分离，双层膜结构部分消失，顶体反转和核分离现象。

精子顶体的完整性是 IVF-ET 助孕成功的关键。 顶体是精了的重要组成部分，其结构有异常畸形存在时，容易导致顶体反应发生障碍，导致男性不育，目前越来越多的研究证实了精子顶体完整性可作为独立的预测指标，对 IVF-ET 周期的受精率有显著影响。有研究显示，精子顶体形态完整与否与 IVF-ET 受精率、正常受精率、可移植胚胎率呈显著正相关，但与活产率、流产率关系仍需进一步验证。但也有一些生殖专家得出不一样的研究结论，指出精子顶体完整率与 IVF-ET 受精率、卵裂率、优胚率、种植率均无显著相关关系，提示其不能预测 IVF-ET 助孕结局。到目前为止，大多数国内外生殖专家对于精子顶体完整性会影响 IVF-ET 受精率持肯定态度，但是，对于其与 IVF-ET 卵裂率、优胚率、胚胎种植率、临床妊娠率、活产率及流产率等结局的关系仍然存在争议。

本病例中男方既往精液常规检查正常，取卵日男方精液常规精子浓度及活力在正常范围，镜检时发现精子形态畸形率较高，而且以无顶体或小顶体异常为主，遂改为行 half-ICSI。行常规 ICSI 的卵子受精情况及胚胎发育均正常，常规 IVF 卵子完全受精失败，行补救 ICSI 后仍获得较好的受精率及优质胚胎，患者获得双胎活产的令人满意的临床结局。

该病例为 15 年前的一例典型病例，当时根据精子顶体缺失的异常形态表现，改行 ICSI 受精方式，获得理想临床结局。但随着对精子形态、功能以及精子发生相关基因学等方面研究的深入，临床上有了更多关于病因学的检查手段。有学者发现，通常单一畸形精子超过 85% 的患者，基因异常概率较大，混合畸形精子症的患者出现基因异常的可能性比较小。目前研究主要针对大头精子、圆头精子和大头针状精子等精子头部畸形的遗传基因有了比较明确的认识，而其他类型的头部畸形目前尚未找到明确的基因异常。男性不育遗传病因学极为复杂，涉及基因较多，且变异大多未经报道，但基因检测技术的发展，势必会加快推动该领域的研究进展。

《畸形精子症诊疗中国专家共识》中指出，对不同类型畸形精子症进行精子顶体酶检测、低渗肿胀试验等精子功能检测有利于充分评估精子质量，是明确畸形精子症种类和选择不同辅助生殖技术治疗的重要依据（2C）。畸形精子症大部分为非特异性，遗传度低，但特殊类型畸形精子症具有较高的遗传度，遗传学筛查是进行畸形精子症精准诊断、治疗方案选择和防控子代出生缺陷必不可少的措施（1B）。

【专家点评】

IVF 过程不能完全避免受精失败的发生，受精失败的患者占 5%~10%，受精率低下（<30%）的患者在 IVF 治疗周期中占 5%~20%。低受精导致卵母细胞的利用率降低，而完全受精失败导致患者的助孕过程提前终止，这些都将影响助孕效果并造成患者精神及经济的双重负担。对受精率低的周期进行补救 -ICSI（R-ICSI），虽然也能够获得一定的受精率及可利用胚胎，但是这种“亡羊补牢”的方法效果会因为卵母细胞老化错过最佳受精时机而导致胚胎发育受影响，也会加重实验室人员的工作压力。

所以我们需要探寻预测受精失败的生物标志物以指导医生为患者选择最佳助孕方式，防止受精失败的发生，同时又能不过度使用 ICSI。在临床上虽然精液常规检查提供了有价值的资料，但很难预测精子的受精能力，也很难判断可能存在的受精障碍。仅依据常规精液参数很难选择最佳助孕方式（IVF 或 ICSI），因此寻找可靠的精子功能指标是必要的。助孕治疗术前检查中通过精子形态学检查发现高精子畸形率或特殊类型畸形精子症，从而提前干预，可有效避免或降低完全受精失败的风险。目前生殖医学界研究较多的有精子形态学检查、顶体酶活性、DNA 碎片率等。《畸形精子症诊疗中国专家共识》推荐结合正常形态精子百分率、浓度及活力来选择体外受精（in vitro fertilization，IVF）或 ICSI 等辅助生殖技术助孕；对于圆头精子症、无头精子症、大头精子症、MMAF 等特殊类型畸形精子症需进一步结合精子缺陷的种类选择个体化的辅助生殖技术；高遗传度病例需依据夫妻双方遗传学筛查决定是否需要行胚胎植入前遗传学检测在(preimplantation genetic testing, PGT),以阻断子代遗传缺陷发生(1B)为达到减轻患者的经济负担、增加受孕的成功率的目的,通过探寻预测受精失败与否的潜在生物标志物来选择有效助孕方式已成为一种趋势。

吕睿 宋学茹

【相关指南及参考文献】

[1] ZAHIRI Z, GHASEMIAN F.Is it necessary to focus on morphologically normal acrosome of sperm during intracytoplasmic sperm injection? [J].Indian J Med Res, 2019, 150: 477-485.

[2] 黄文强,范宇平,胡烨,等. 精子形态、顶体区大小与 IVF 受精率的关系 [J]. 诊断学理论与实践,2017(3).

[3] CHEN L, LI D, NI X, et a1.Effects of the normal sperm morphology rate on the clinicaI and neonatal outcomes of conventional IVF cycles[J].AndroIogia,2020,52:e13568.

[4] PAUL F, OBAJIMI GO, KOLADE CO. Is semen analysis without strict criteria misleading decisions in IVF? A prospective systematic study [J]. Int J Reprod Biomed(Yazd), 2018, 16(7):459 - 462.

[5] 史轶超,沈丽燕,程洪波,等. 精子形态与体外受精胚胎移植临床 妊娠结局的关系 [J]. 中华男科学杂志,2014,20(8):690 - 696.

[6] 中国医师协会生殖医学专业委员会生殖男科学组畸形精子症诊疗中国专家共识编写组. 畸形精子症诊疗中国专家共识 [J]. 中华生殖与避孕杂志,2021,41(7):600-609.

[7] 中华医学会男科学分会. 男性生殖相关基因检测专家共识 [J]. 中华男科学杂志, 2020, 26(9):844-851.

[8] MITCHELL M J, et al. Genetic abnormalities leading to qualitative defects of sperm morphology or function[J]. Clinical Genetics: An International Journal of Genetics in Medicine, 2017, 91(2):217-232.

病例 60 *SEPT12* 基因变异的男性不育 ICSI 受精障碍

【疾病概述】

卵胞浆内单精子注射(ICSI)已广泛用于治疗男性因素不育,但 ICSI 后完全受精失败(total fertilization failure, TFF)或者低受精现象(Low fertilization, LF)的发生率仍在 1%~3%。ICSI-TFF 是指所有成熟卵子行 ICSI 后未能形成雄原核和雌原核,其受精失败的主要原因是精子注射进卵母细胞胞质后,不能诱发胞质内产生钙振荡从而导致卵母细胞激活失败(oocyte activation failure, OAF)。根据导致卵母细胞激活失败的来源,可以把 OAF 分为精子因素和卵子因素两类。目前,卵母细胞人工激活(artificial oocyte activation, AOA)是最常用的解决精子因素相关 OAF 的技术,其原理是增加卵母细胞内钙离子浓度为目的从而模拟受精时的卵母细胞胞质内的生理变化。本文报道一例 *SEPT*12 基因变异的男性 ICSI

后卵母细胞受精障碍，AOA 技术能够成功克服因 *SEPT*12 突变导致的受精障碍,验证了 *SEPT*12 和卵母细胞激活障碍的相关性,拓展了 *SEPT*12 的表型谱,并最终以活产的结果支持了 *SEPT*12 变异不育患者可以进行 ICSI+AOA 方案行辅助生殖治疗,为该类患者提供了治疗方向,也为未来的基因治疗奠定了基础。

患者基本信息:刘某某,女,41 岁,王某某,男,41 岁;初次就诊时间:2019 年 3 月。

1. 主诉　结婚 16 年,未避孕 3 年未妊娠。

2. 现病史　患者双方 2003 年结婚,婚后同居,性生活正常,未避孕 3 年未妊娠。平素月经规律，G0P0。2017 年男方于外院多次精液检查示少精子症、弱精子症。其后夫妻双方于外院因“女方高龄,男方弱精子症”行一周期 ICSI,获卵 20 枚,均为成熟卵，ICSI 后均未受精。现转入我院寻求助孕治疗。

3. 月经史　13 岁,4~5/30,量少,无痛经。

4. 婚育史　2003 年结婚,G0P0,配偶体健。

5. 既往史　无。

6. 家族史　无不孕不育家族史。

7. 查体

女方:身高:163 cm;体重:58 kg;身体质量指数(BMI):21.8 kg/m^2。

妇科检查:外阴已婚型,阴道畅,宫颈轻度肥大,子宫前位,大小正常,质地中,活动,无压痛,双附件区无异常包块及压痛。

男方:身高: 182 cm;体重: 78 kg;身体质量指数(BMI): 23.5 kg/m^2;第二性征正常。左睾丸体积 20 mL,质地韧,左附睾未见异常;右睾丸体积 20 mL,质地韧,右附睾未见异常。左右输精管及左右精索静脉均未见异常。

8. 辅助检查

女方:血常规,肝肾功能均正常。

尿常规除 BLD(尿潜血)弱阳性,其他均正常。

凝血功能止常。

甲状腺功能正常。

2019 年女方基础性激素:促卵泡生成素(FSH)为 7.81 mIU/mL,促黄体生成素(LH)为 3.21 mIU/mL,雌二醇(E_2)为 20.69 pg/ mL,睾酮(T)为 32.35 ng/ mL,孕酮(P)为 0.28 ng/mL,泌乳素(PRL)为 20.88 ng/ mL,抗缪勒管激素(AMH)为 9.54ng/mL。

2019 年女方阴道超声检查子宫前位，50 mm^3 × 42 mm^3 × 40mm^3,内膜 10.9mm,前壁肌间低回声,大小 15 mm^2 × 15 mm^2,边界清晰。左卵巢 30 mm^2 × 22 mm^2, 14~15 个 AFC;右卵巢 29 mm^2 × 26 mm^2,约 13~14 个 AFC,提示双侧卵巢多囊样改变。

外周血染色体:46XX。

男方:

生殖激素测定:促卵泡生成素(FSH)为 4.01 mIU/mL,促黄体生成素(LH)为 2.71 mIU/mL,雌二醇(E^2)为 19.93 pg/ mL,睾酮(T)为 728.57 ng/ mL,泌乳素(PRL)为 6.04 ng/ mL。

2019 年男方精子常规结果如下

第一次精子浓度：13.1 × 10^6/mL，精液量 2.8 mL，前向运动精子比例（PR%）：19%，非前向运动精子（NP%）：19%，不活动精子（IM%）：62%。

第二次精子浓度：7.5 × 10^6/mL，前向运动精子比例（PR%）：33%，非前向运动精子（NP%）：33%，不活动精子（IM%）：34%。

外周血染色体：46XY；Y 染色体微缺失：未见微缺失。

9. 诊断 原发不孕，ICSI 后 TFF，高龄，子宫肌瘤，男方少弱精子症。

10. 治疗过程

AOA 技术主要用来预防 ICSI 受精失败及低受精率，因此需要选择有合适指征的患者应用。目前主要的应用指征：有 ICSI 受精失败史；圆头精子症；特发性 ICSI 受精失败。通常根据既往受精史来判断是否采用 AOA 技术是临床上比较常用的依据。本例患者考虑到前次完全受精失败史，为了最大限度的避免受精失败，提高受精率，在征得患者知情同意后，决定部分卵子行 ICSI-AOA 治疗方案。

2019 年 5 月，拮抗剂方案，Gn 150IU 启动，用量 2850IU，天数 10 天，卵泡数 38 个，HCG 日 E_2 7008 pg/mL，LH：1.17 mIU/mL，P：1.89 ng/mL，获卵 37 枚，将本周期所获 30 枚成熟卵分成两组分别采用 ICSI 和 ICSI-AOA 治疗方式（AOA：A23187 终末工作浓度 10 μM，SIGMA），ICSI 未激活组受精率为 5.88%（1/17），胚胎发育停滞；ICSI-AOA 激活组正常受精率为 92.31%（12/13），D3 优质胚胎率 12 枚（表 3-2-1），为预防卵巢过度刺激，当日行全胚冷冻。

2019 年 6 月，解冻周期移植，自然周期，解冻 2 枚胚胎（8C2I），复苏后均存活，移植两枚，移植日内膜 9.7 mm，双胎妊娠，孕 9 周自然减灭为一胎，孕足月剖娩一男活婴，随访至今，发育正常。

鉴于该病例罕见的 ICSI 受精失败，对不孕夫妇外周血进行了增强全外显子组（Boosted whole exome）测序，发现男性患者存在杂合突变：*SEPT*12（c.72C>A/p. Cys24Ter），该突变位点未见报道，导致第 24 号氨基酸由半胱氨酸变成终止密码子，导致男性表达 SEPT12 剂量不足，Sanger 测序进一步验证了该突变位点（彩图 34）。到目前为止，该变异未见人群频率，未见 HGMD 和 clinvar 数据库报道。根据美国医学遗传学与基因组学学会（ACMG）指南，将该变异分类为可能致病变异，常染色体隐性遗传方式。根据患者反复的 ICSI 受精失败和受精率低下的历史，AOA 明显改善受精情况并获得活产，结合基因检测报告，初步判定 *SEPT*12 基因可能在卵母细胞激活途径中发挥作用，SEPT12 剂量不足导致受精障碍。

【病例讨论】

常规体外受精的受精率通常在 70%~80%。如果受精后 16~18 后，所有卵母细胞均未见原核形成，继续培养仍未见卵裂，称为完全受精失败（total fertilization failure，TFF）。受精失败从卵母细胞考虑，可能透明带异常、卵母细胞胞质不成熟等因素造成。研究发现有明确临床意义的卵源性激活因子 WEE2，*WEE*2 基因的正常表达与卵母细胞 MII 阶段的出现密切相关，其不同形式的突变将导致受精失败，引起不孕不育症。从精子因素考虑，可能是精子未穿透透明带(ZP)、精子缺乏激活因子等因素造成的。将不活动精子、严重畸形精子、圆头精子等行ICSI后可出现不同程度的ICSI受精率低下和受精失败,这些精子的精子特异性卵子激活蛋白因子PLCζ可出现表达和定位的异常。卵母细胞人工激活(artificial oocyte activation,AOA)是最常用的解决精子因素相关OAF的技术。

本研究在一对不孕夫妇的男方中鉴定了*SEPT*12的杂合无义突变,该患者表现的表型:*SEPT*12基因变异的男性精子导致ICSI后卵母细胞受精障碍,AOA技术能够成功克服因*SEPT*12突变导致的受精障碍,并且成功获得活产。

SEPT是一类具有GTP酶活性的细胞骨架基因家族,该家族在进化上高度保守,*SEPT*12基因是Septin家族的成员之一,在男性的睾丸组织中表达丰度最高,在精子的发生与成熟过程中发挥重要的作用。*SEPT*12与雄性生殖有关,不同形式*SEPT*12的突变体会导致男性精子环结构异常,最终不育。*SEPT*12对受精过程和卵母细胞激活过程鲜有报道,仅Pao-Lin Kuo研究团队构建了Sept12+/-嵌合体小鼠,将Sept12+/-嵌合体小鼠来源的精子在体外显微注射到51个卵母细胞中,只有7个正常受精并发育到囊胚期,其研究结果表明Sept12剂量不足与受精低下有关。本病例中ICSI-AOA可以有效改善SEPT12杂合突变男性患者受精障碍,进一步提示*SEPT*12可能参与卵母细胞激活过程,具体的作用机制有待于进一步基础研究加以论证。本病例中发现的*SEPT*12极可能是导致ICSI后卵母细胞激活障碍导致受精障碍的新致病基因。这项研究拓展了*SEPT*12的表型谱,并以最终活产的结果支持了*SEPT*12变异不育患者可以进行ICSI+AOA方案行辅助生殖治疗。阐明人卵母细胞激活障碍的遗传基础将有助于提高对该疾病的诊断和了解,并为不孕不育提供新的治疗策略,这对于阐明卵母细胞激活障碍的遗传基础有重要的临床意义。

【专家点评】

目前在临床中如果遇到IVF受精失败的现象,在第二周期将会改为ICSI的受精方式。然而,在ICSI受精中,仍有1%-3%的受精失败的病人再次出现受精失败,通常根据既往受精史来判断是否采用AOA技术是临床上比较常用的依据,对于这部分病人,会在新治疗中采取ICSI-AOA的受精方式。因此,深入的认识受精失败的原因能够提前预防精准治疗,大大缩短治疗周期。ICSI后卵子受精失败的主要原因是卵母细胞激活失败。AOA技术应用于精子因素的受精障碍临床效果良好。该病例中患者具有前次ICSI受精失败史,应用ICSI-AOA技术有效的帮助患者成功活产,值得关注的是该男性患者携带一个*SEPT*12突变,目前对于*SEPT*12的研究大部分都局限于其在精子的发生和成熟过程中的研究。本病例中发现的*SEPT*12极可能是导致ICSI后卵母细胞激活障碍导致受精障碍的新致病基因。*SEPT*12的功能需要进一步积累临床病例和动物实验进行验证,这对于阐明卵母细胞激活障碍的遗传基础有重要的临床意义。

陈海霞　张静　白晓红

【相关指南及参考文献】

[1] ESTEVES S C R, M BEDOSCHI, GHAAHR T. HUMAIDAN P. Intracytoplasmic sperm injection for male infertility and consequences for offspring. Nat Rev Urol, 2018. 15(9):

535-562.

[2] ESFANDIARI N J M, Gotlieb L, Casper RF. Complete failed fertilization after intracytoplasmic sperm injection - Analysis of 10 years' data. Int J Fertil Women's Med, 2005. 50: 187-92.

[3] 刘卫卫,韩伟,黄国宁. 人工卵母细胞激活在 ICSI 受精失败周期中的应用. 生殖医学杂志, 2017. 26(10): 1052-1055.

[4] YESTE M, CELINE JONES, SITI NORNADHIRAH AMDANI, KEVIN COWARD. Oocyte Activation and Fertilization: Crucial Contributors from the Sperm and Oocyte. Results Probl Cell Differ, 2017. 59: 213-239.

[5] JIN J, TONG X, ZHANG Y, YANG W, MA Y, REN P, ZHOU F, ZHANG S. Novel WEE2 compound heterozygous mutations identified in patients with fertilization failure or poor fertilization. J Assist Reprod Genet, 2021.38(11): 2861-2869.

[6] ESCOFFIER J, LEE H, YASSINE S, ZOUARI R, Maritinez G, Arnoult C, Homozygous mutation of PLCZ1 leads to defective human oocyte activation and infertility that is not rescued by the WW-binding protein PAWP. Hum Mol Genet, 2016. 25(5): 878-91.

[7] KUO Y C, LIN Y H, CHEN H I, WANG Y Y, CHIOU Y W. SEPT12 mutations cause male infertility with defective sperm annulus. Hum Mutat, 2012. 33(4): 710-9.

[8] YEH C H, WANG Y Y, WEE S K, CHEN M F, CHIANG H S, KUO P L, LIN Y H. Testis-Specific SEPT12 Expression Affects SUN Protein Localization and is Involved in Mammalian Spermiogenesis. International Journal of Molecular Sciences, 2019. 20(5): 1163.

[9] SHEN Y R, WANG H Y, KUO Y C, WANG C Y, KUO P L. SEPT12 phosphorylation results in loss of the septin ring/sperm annulus defective, sperm motility and poor male fertility. PLoS Genet, 2017. 13(3): P. e1006631.

表 3-2-1　患者基本情况

<table>
<tr><th>Patient and procedure</th><th>Years</th><th>No.of follicles(n)</th><th>No.of mature oocytes injected(n)</th><th>AOA</th><th>No.of 2PN oocytes(n)</th><th>No. of high-quality embryos(n)</th></tr>
<tr><td>ICSI</td><td>2017</td><td>20</td><td>20</td><td>×</td><td>0</td><td>0</td></tr>
<tr><td rowspan="2">ICSI</td><td rowspan="2">2019</td><td rowspan="2">37</td><td rowspan="2">30(Two treatment)
17(No AOA)
13(AOA)</td><td>×</td><td>1</td><td>0</td></tr>
<tr><td>√</td><td>12</td><td>8</td></tr>
</table>

病例 61　*DPY19L2* 纯合突变导致的圆头精子症受精异常

【疾病概述】

圆头精子症 1971 年由 Schirren 等首先报道的导致男性不育的罕见精子异常,其特征为顶体异常,精子头部呈圆头。这类患者精液中精子头部呈圆头,一般无顶体或者顶体异常。

精卵结合的过程中，顶体中含有的酶类对卵母细胞的受精起到了关键的作用，需要在这些酶的作用下穿透卵母细胞的透明带，与卵母细胞融合。所以无顶体或者顶体异常必然会影响与卵母细胞的结合能力。因而圆头精子症患者临床表现为男性不育，借助卵胞浆内单精子注射（ICSI）是获得后代的唯一途径。但是，采用ICSI技术后，虽然也有成功妊娠案例的报道，受精率仍小于10%。1997年Rybouchkin团队在小鼠卵母细胞中，证实了圆头精子症确实造成卵母细胞的受精率下降。之后多个团队，通过卵母细胞辅助激活技术成功提高了受精率至60%~100%。所以目前，卵母细胞辅助激活技术是目前解决圆头精子症受精障碍的有效手段。另外，随着全外显子测序技术的广泛应用，部分圆头精子症的患者可以找到基因水平的病因。

【疾病介绍】

患者基本信息：晏某，男，35岁，初次就诊时间：2020-12-08。

1. 主诉　两次婚姻共10年，未避孕未育。

2. 现病史　2006年初婚，婚后同居，性生活正常，未避孕未育，2010年离异。2014年再婚，婚后同居，性生活正常，未避孕未育。2020年于外院多次精液检查提示精子数量、活动率正常，多周期指导同房未育。2020.12.8就诊我院生殖中心行2次精液检查均提示畸形精子症，所见精子头部均呈圆形且无顶体，颈部、尾部未见明显异常。男性不育相关基因Panel检测提示*DPY19L2*纯合变异。女方进行相关基因sanger验证未发现异常，卵巢储备功能正常，双方就诊于我中心要求助孕治疗。

3. 配偶婚育史　妻子28岁，再婚，G1P0（2012年与前夫自然受孕，孕2+月自然流产，流产物未送检）。

4. 既往史　体健。

5. 家族史　无父母近亲婚配，否认家族性遗传病史。母亲受孕期间无特殊病史及接触史。

6. 体格检查　身高182 cm，体重80 kg，第二性征正常。双侧睾丸体积均为20 mL，质地韧，双侧附睾饱满，双侧输精管未见异常，左侧精索静脉曲张Ⅱ度，右侧精索静脉未及异常。

7. 辅助检查

（1）精液检查（2020-12-08）：精液量2.5 mL，PH 7.2，完全液化，总数286.4×10^6，浓度114.5×10^6/mL，前向运动百分比（PR）15%，非前向运行百分比（NP）10%，不活动百分比（IM）75%，正常形态比例0%，Diff-quick法染色未见正常形态精子，精子头部均呈圆形且无顶体，颈部、尾部未见明显异常（彩图35A）。

精液检查（2020-12-21）：精液量2.2 mL，PH 7.2，完全液化，总数298.4×10^6，浓度135.6×10^6/mL，PR 36%，NP16%，IM 48%，正常形态比例0%，Diff-quick法染色未见正常形态精子，精子头部均呈圆形且无顶体，颈部、尾部未见明显异常。

（2）超声2021-01-20：双侧附睾囊肿，左侧精索静脉曲张，前列腺及精囊未见异常。

（3）外周血染色体核型：46，XY。

（4）男性不育基因Panel检测，如下所示，*DPY19L2*是9型生精功能障碍（OMIM：

613958）的致病基因，为常染色体隐性遗传。

检出变异	染色体号	染色体起始位置	染色体终止位置	变异类型	变异长度	包含基因	致病性（评分）
seq[GRCh37] del(12)(q14.2)chr12:g.63952728_64062455del	chr12	63952728	64062455	纯合缺失	约109.7kb	DPY19L2	致病（NA）

（5）女方性激素：FSH 4.29 IU/L、LH 5.04 IU/L、E_2 52 pg/mL、P 0.1 ng/mL、T 48.45 ng/dL、PRL 15.12 ng/mL、AMH 8.23 ng/mL。

8. 诊断 ①原发性不育症；②畸形精子症：圆头精子症 I 型；③ *DRY19L2* 基因纯合缺失。

【诊治经过】

在对 *DPY19L2* 基因纯合突变导致的男性不育进行指南阅读后，依据圆头精子占总精子数的比例分为 I 型（100%）和 II 型（<100%）。研究表明，*DPY19L2* 基因纯合缺失突变，可以采用 ICSI 进行治疗，I 型圆头精子症主要采取 ICSI 联合辅助卵母细胞激活技术（AOA）进行治疗，而 II 型患者可通过在精液中挑选形态正常的精子进行 ICSI 治疗，但存在卵母细胞受精率低下或受精失败的风险。

患者在我中心两次精液形态学检查，均未见正常形态精子。精子头部均呈圆头且无顶体，颈部尾部未见异常。结合基因检测结果及文献报道，该断为 I 型，建议该患者行 ICSI-AOA 治疗。

经患者夫妻双方知情同意，于 2021 年 4 月行 ICSI-AOA 治疗。

ICSI-AOA：患者拮抗剂方案促排卵，r-FSH150IU 启动，用量 2737.5 IU，天数 18 天，卵泡数 29 个，HCG 日 $E_2$8500 pg/mL，LH 2.63 IU/L，P 0.9 ng/mL，于 2021-04-02 获卵 27 枚，成熟卵母细胞 27 枚，进行 ICSI-AOA，常规 ICSI 后进行 AOA 治疗，16~18 h 后观察受精，2PN 22 枚，1PN 2 枚，形成胚胎 22 枚，D3 优胚 10 枚，冷冻 D3 优胚 6 枚，剩余可用胚胎继续囊胚培养，形成囊胚 2 枚，均冷冻。因卵巢过度刺激综合征（OHSS）未 ET。

第 1 次 FET：2021-07-22 人工周期解冻移植 D5 4CB 囊胚，移植日内膜 12.9 mm，移植后 14 天血 β-hcg 10.51 mIU/mL，18 天血 β-hcg <1.20 mIU/mL。

第 2 次 FET：2021-09-05 自然周期解冻移植 D3 8 细胞 I 级胚胎一枚，同日将另一枚 8 细胞 I 级胚胎继续囊胚培养，2021-09-07 形成 D5 3BC 囊胚一枚并予以序贯移植，移植日内膜 11.5 mm，移植后 14 天血 β-hcg 856.15 mIU/mL，18 天血 β-hcg 1818.78 mIU/mL。移植后 4 周超声提示宫内早孕；孕 40 周自然分娩 1 健康女婴，体重 3440g。

【病例讨论】

圆头精子症为畸形精子症中一种特殊形式，其典型的特征表现为精子头部呈圆形，同时伴有精子顶体小或缺失，在不育人群中发病率约 0.1%。在光镜下观察，根据圆头精子所占的总体精子比例分为两型：I 型又称完全型，即精液中 100% 为圆头精子；Ⅱ 型又称部分型，精液中圆头精子比例超过 80%,但有一部分正常顶体或者小顶体精子。

精子顶体形成历经高尔基体期,顶体帽期,顶体期,成熟期。细胞内质网合成的前顶体颗粒,运输到高尔基体加工,加工后释放为顶体小囊,再由蛋白运输到细胞核前端,这些小囊互相融合形成一个大的囊泡称之为顶体;顶体形成过程中,通过顶体支架细胞骨架蛋白和精子核膜紧密连接。此外,已知研究已明确 SPATA 16 与 PICKl 蛋白均定位于高尔基体中,并在囊泡从高尔基体转移到顶体以及顶体生物发生中发挥作用。

正常情况下精子与卵细胞受精时需要足够的顶体酶参与,然而圆头精子症患者精子因缺失顶体及顶体酶,无法穿过卵子透明带与卵母细胞结合受精,从而导致受精失败。目前研究提示圆头精子症主要病因是遗传学因素,参与顶体形成过程的关键基因突变,导致顶体缺失,但其病因尚未完全阐明。目前关于圆头精子症的研究提示其病因主要因 DPYl9 样蛋白 2(DPYl9L2)、精子发生相关 16(SPATAl6)和 c 激酶 1 相互作用蛋白(PICKl)的编码基因变异所致。现已报道的致病基因有 PICK1、ZPBP1、SPATA16、DPY19L2 等,其中 DPY19L2 为其主要的致病基因。*DPY19L2* 位于 12q14.2,全长 116.7 kb,包含 22 个外显子,编码一种睾丸特异性跨膜蛋白,此种蛋白定位于精子核膜,面向顶体,其 N 端和 C 端均嵌入顶体核浆,通过稳固顶体锚定体盘与核外膜之间的连接,从而使精子呈现正常的形态,最终促进精子头部延伸以及顶体的形成。正常精子顶体与精子核紧密相连,但圆头精子症的精子顶体无法与精子核连接。该患者基因检测为 *DPY19L2* 基因的纯合缺失, DPYl9L2 表达异常或不表达,导致精子无顶体,且精子头部不延伸拉长,呈圆形,进而无法通过卵细胞的外膜完成受精过程。虽然现在一部分患者已明确其致病原因,但仍有一部分患者其患病机制尚不清晰,所以今后还需更加深入的研究来揭示圆头精子症的发病机制,从而为患者带来更加准确有效的治疗,满足更多患者对完整家庭的美好愿望。

圆头精子症目前尚无有效的药物治疗方法, ICSI 技术是其生育子代可行的办法,但与普通人群比,仍表现为受精失败或受精率极低,可能是与卵母细胞激活缺陷有关。

卵子活化是一个涉及钙离子升高的过程,受精时,精子引起卵母细胞内的钙离子(Ca^{2+})以一定的频率波动,称为钙振荡。通常,卵母细胞激活由精子诱导的 Ca^{2+} 振荡启动,并且伴随许多有序的生物学事件,其作用是阻止多精受精、诱发精子进入胞质后的雄原核转化过程。当精子进入卵母细胞与卵黄膜融合后数分钟内,Ca^{2+} 从内质网储存库释放入细胞内,引起细胞内 Ca^{2+} 浓度的短暂升高,继而 Ca^{2+} 振荡持续存在于受精的整个过程,并随着受精过程的进行振荡幅度和频率逐渐降低,直至原核形成时终止,这表明 Ca^{2+} 振荡是诱发细胞核质变化、受精和胚胎发育启动的必要因素。

精子进入卵子使精子可溶因子扩散,将磷脂酰肌醇 4, 5- 双磷酸酯水解为肌醇 1, 4, 5- 三磷酸酯(inositol triphosphate 3, IP3)和二酰基甘油。然后, IP3 与诱导钙离子振荡的特定受体结合,导致卵子活化,精子释放的精子因子(如:震荡蛋白、顶体后鞘 WW 结构域结合蛋白等)是否会引起钙离子振荡取决于精子携带的精子因子水平。圆头精子症患者精子缺乏一种顶体磷脂酶—磷脂酶 C(phospholipase C,PLC),从而导致卵子激活失败。

卵母细胞人工激活(artificial oocyte activation, AOA)是最常用的解决精子因素相关卵母细胞激活失败的技术，AOA 与卵母细胞正常激活过程不同，是人工诱导 Ca2+ 升高来启动卵母细胞激活过程，从而模拟受精时卵母细胞胞质内的生理变化，最常用的化学试剂是钙离子载体，比如 A23187，其混合有钙成分，A23187 可以携带溶液中的 Ca^{2+} 进入卵细胞胞质中从而发挥作用。

ICSI 联合 AOA 可以提高圆头精子症患者的受精率并获得临床妊娠。有研究报道虽然钙离子 AOA 可以改善圆头精子症 ICSI 后的成功率。但是其激活卵子的效率低于正常精子注射所诱导的效率。有研究提示圆头精子症 ICSI 的成功关键是精子的选择，即在众多顶体缺失的精子中选择存在顶体残余的精子注射，可以提高受精效率。因此，对于圆头精子症患者的 ICSI 治疗，如果有条件的单位，可以采用胞浆内形态选择精子注射（intracytoplasmic morphologically selected sperminjection，IMSI）结合 AOA 的方法，对于本病例，我中心查阅文献，结合实际技术条件，与患者充分沟通，征求患者知情同意后实施 ICSI—AOA 方案，结果提示患者受精率为 81.5%，优胚率 45.5%。

目前发现的圆头精子症遗传模式为常染色体隐性遗传，若配偶携带相同的基因变异，理论上 50% 遗传风险其生育子代为基因纯合变异或复合杂合突变，所以应对已明确有致病基因突变的男性患者配偶也进行基因检测。该患者配偶同时进行相关基因检测验证未发现变异，因此选择 ICSI-AOA 助孕技术。此类患者父母可能会存在近亲结婚情况，需详细追问病史，必要时可行相关基因检测，完善遗传家系谱，以便对家庭成员进行遗传咨询。该病例患者否认父母近亲结婚，其为家中独子，拒绝为其父母亲行相关检测验证。

【专家点评】

虽然使用 ICSI+AOA 让圆头精子症患者配偶获得了健康活产的期望，但 AOA 诱导下的卵母细胞激活机制与生理状态下卵母细胞激活机制是否完全一样，AOA 技术是否会对胚胎有其他的影响，仍然需进一步临床研究来回答。对于完全型圆头精子症患者，ICSI+AOA 是常用可行的方案。但其安全性方面，比如化学离子激活剂对胚胎发育潜在影响、非生理方式的卵子激活模式对胚胎早期基因表达及是否影响对子代表观遗传等，都需要深入研究。该病例中患者存在 DPY19L2 纯合缺失，DPY19 样蛋白表达异常或不表达，影响了顶体形成过程，从而影响受精，且女方既往妊娠史，故该夫妇长时间不育原因，主要是由该基因纯合缺失所致。此外，有研究提示圆头精子症干扰精子染色质的稳定性和完整性，易导致减数分裂异常引起精子的染色体数目或者结构异常，应引起关注。

崔领兵 王瑾 宋学茹 白晓红

【相关指南及参考文献】

[1] SCHIRREN CG，HOLSTEIN AF，SCHIRREN C. Morphogenesis of round-headed spermatozoa of humans[J]. Andrologia，1971，3：117-125.

[2] HAN F，LIU CY，ZHANG LJ，et al. Globozoospermia and lack of acrosome formation in GM130-deficient mice[J]. Cell Death Dis，2017，8：e2532.

[3] RYBOUCHK IN AV，VANDER STRAETEN F，QUATACKER J，et al. Fertilization and pregnancy after assisted oocyte activation and intracytoplasmic sperm injection in a case of

round-headed sperm associated with deficient oocyte activation capacity. Fertil Steri，1997，68：1144-11471.

[4] BATTAGLIA DE，KOEHLER JK，KLEIN NA，et al. Failure of oocyte activation after intracytoplasmic sperm injection using round-headed sperm. FertilS teril 1997，68：118-1221.

[5] KIM ST，CHA YB，PARK JM，et al. Successful pregnancy and delivery from frozen-thawed embryos after intracytoplasmic sperm injection using round-headed spermatozoa and assisted oocyte activation in globozoospermic patient with Mosaic Down syndrome. Fertil Steri，2001，75：445-4471.

[6] CHI H J，KOO JJ，SONG SJ，et al. Successful fertilization and pregnancy after intracytoplasmic sperm injection and oocyte activation with calcium ionophore in a normozoospermic patient with extremely low fertilization rates in intracytoplasmic sperm injection cycles. Fertil Steri，2004，82：475-4771.

[7] DAM AH，KOSCINSKI I，KREMER JA，et al. Homozygous mutation in SPATA16 is associated with male infertility in human globozoospermia. Am J Hum Genet，2007，81（4）：813-820.

[8] LIU G，SHI QW，LU GX. A newly discovered mutation in PICK1 in a human with globozoospermia. Asian J Androl，2010，12（4）：556-560.

[9] YAO R，ITO C，NATSUME Y，et al. Lack of acrosome formation in mice lacking a Golgi protein，GOPC. Proc Nati Acad Sci，2002，99（17）：11211-11216.

[10] KOSCINSKI I，ELINATI E，FOSSARD C，et al. DPY19L2 deletion as a major cause of globozoospermia. Am J Hum Genet，2011，88（3）：344-350.

[11] ALVAREZ SEDÓC，RAWE VY，CHEMES HE. Acrosomal biogenesis in human globozoospermia：Immunocytochemical，ultrastructural and proteomic studies. Hum Reprod，2012，27（7）：1912-1921.

[12] PIERRE V，MARTINEZ G，COUTTON C，et al. Absence of Dpy19l2，a new inner nuclear membrane protein，causes globozoospermia in mice by preventing the anchoring of the acrosome to the nucleus. Development，2012，139（16）：2955-2965.

[13] 中华医学会男科学分会. 圆头精子症诊疗专家共识. 中华男科学杂志，2021，27（11）：1035-1038.

第三节　胚胎植入前染色体非整倍体筛查（PGT-A）

病例 62　高龄女性胚胎植入前遗传学筛查

【疾病概述】

年龄是影响女性生育力和妊娠结局的独立危险因素，随着女性年龄的增加，其卵巢储备功能下降，卵子和胚胎质量降低，胚胎非整倍体性增加，因此高龄女性的助孕策略一直是生殖领域的难题。在 2018 年关于高龄女性辅助生殖技术策略的中国实践指南中建议以 35 岁作为生殖医学领域高龄女性的临界值。

【病例介绍】

患者基本信息：王某某，女，38 岁，初次就诊时间：2014 年 4 月。

1. 主诉　婚后不孕 6 年。

2. 现病史　患者 2007.11 结婚，性生活正常，未避孕，G0P0。2011.11 本院开腹子宫多发肌瘤剔除术（最大直径 6 cm，未穿透内膜）+ 右卵巢巧囊剔除术（直径 4 cm）+ 左卵巢表面和盆腔异位病灶剔除术。平素月经规律，超声示 AFC 正常。丈夫精液检查轻弱精。现患者夫妇要求助孕治疗。

3. 月经史　12 岁初潮，5/27-28 天，量中，痛经（-）。

4. 婚育史　31 岁结婚，配偶体健，G0P0。

5. 既往史　2011.11 本院开腹子宫多发肌瘤剔除术 + 右卵巢巧囊剔除术 + 左卵巢表面和盆腔异位病灶剔除术；患者高血压病史 2 年，最高 142/93 mmHg，已会诊可妊娠。

6. 家族史　否认有家族遗传病史。

7. 体格检查　体温 36.5℃，呼吸 16 次 / 分，脉搏 70 次 / 分，血压 130/88 mmHg，BMI 22.6 kg/m^2。神志清醒，精神良好。全身皮肤无皮疹、结节等，全身浅表淋巴结未及肿大；头颅无畸形，无压痛及包块，眼睑无水肿，睑结膜未见充血，巩膜无黄染；耳廓未见畸形，外耳道通畅，无分泌物；鼻外形正常，各副鼻窦区无明显压痛；咽部无充血、无分泌物，双侧扁桃体无肿大；气管居中，甲状腺无肿大；胸廓对称无畸形，胸壁无压痛，乳房无异常发育，双肺呼吸动度对称，叩诊清音，双肺呼吸音清；心律齐，各瓣膜区未闻及病理性杂音，无心包摩擦音；腹软，无压痛、反跳痛及肌紧张，肝脾肋下未及；脊柱、神经系统无异常，双下肢无明显水肿。妇科检查：外阴已婚型，阴道畅，宫颈光，子宫前位，常大，质中，活动，无压痛，双附件区无异常包块及压痛。

8. 辅助检查

2014.4 基础性激素：FSH6.3 mIU/mL，LH3.6 mIU/mL，E_2 50.5 pg/mL，T36.3 ng/dL，TSH0.5uIU/mL。

2014.6 阴道 B 超：AFC 正常。

2014.5 试移植：子宫前位，宫腔 85mm，曲面向上顺进，宫口不松。

2014.5 诊刮：子宫内膜呈分泌期改变。

精液检查轻弱精：2014-04-01PR31%；2014-04-14PR 34%；2014-07-29PR 7%。

9. 诊断　①原发不孕；②特发性轻度弱精子症；③瘢痕子宫（子宫肌瘤剔除术后）；④卵巢巧囊剔除术后（右侧）；⑤盆腔异位病灶剔除术后；⑥高血压（原发）；⑦高龄。

【诊治经过】

第 1 次 ICSI：短效 GnRH-a 长方案，果纳芬 150IU+HMG150IU 启动，Gn 天数 10 天，Gn 用量 3000IU，卵泡数 21 个，HCG 日 $E_2$7342 pg/mL，LH0.1 mIU/mL，P1.6ng/mL，En10.6 mm 非三线，于 2014-08-16 取卵，获卵 11 枚，MII11 个，ICSI 受精，2PN9 枚，形成胚胎 9 个，新鲜周期移植 1 个未孕。2014.10、2015.1 均自然周期 FET2 个胚胎未孕，2015.6 自然周期 FET2 个胚胎滞留流产清宫，2015.12HRT-FET2 个胚胎未孕。

第 2 次 PGT-A：40 岁，短效 GnRH-a 长方案，果纳芬 150IU+HMG150IU 启动，Gn 天数 10 天，Gn 用量 2850IU，卵泡数 23 个，HCG 日 $E_2$4029pg/mL，LH0.1 mIU/mL，P1.2ng/mL，En8.8 mm 模糊三线，于 2016-05-02 取卵，获卵 8 枚，MII7 个，ICSI 受精，2PN7 枚，全部囊胚培养，达到可检测级别囊胚 3 个（5CB、5BB 和 5BC），经 PGT-A 检测均为可移植囊胚。2016 年 7 月自然周期解冻移植，排卵日 En8.2 mm，三线，移植 5BB 囊胚 1 个，未孕。2016 年 10 月自然周期解冻移植，排卵日 En8.9 mm，移植 5BC 囊胚 1 个，可疑宫外孕观察至血 HCG 降至非孕状态。2017 年 3 月自然周期解冻移植，卵泡黄素化，En9.8 mm，模糊三线，移植 5CB 囊胚 1 个，2017 年 11 月孕足月剖宫产一男活婴，体重 3170g，至今无明显出生缺陷。

【病例讨论】

高龄女性卵巢储备功能降低、卵子和胚胎质量下降，其胚胎发生非整倍体的风险增加，而非整倍体是胚胎种植失败的主要原因之一，也是导致 ART 失败的重要因素。鉴于胚胎非整倍体的高发生率及其对胚胎发育潜能的不利影响，建议在胚胎移植之前，对胚胎进行遗传学检测，以选择遗传学正常的胚胎进行移植。因此胚胎植入前染色体非整倍体筛查（preimplantation genetic testing for aneuploidies，PGT-A）成为高龄患者的主要治疗方法。PGT-A 通过对体外受精形成的胚胎进行遗传学筛查，选择无遗传学异常的胚胎植入宫腔，进而提高胚胎的着床能力、降低流产率和出生缺陷。因此对女方年龄在 38 岁及以上的患者可选择 PGT-A 治疗。

本病例中患者为原发不孕，第一次 IVF-ET 周期时年龄 38 岁，属于高龄女性，新鲜周期和解冻移植共 5 次，仅一次滞留流产清宫。考虑患者高龄，且 5 次移植均失败，遂在第二次 IVF-ET 周期（此时患者 40 岁）对患者行 PGT-A 治疗，即通过采用胚胎细胞全基因组扩增低覆盖度测序方法对该患者体外受精培养至第 6 天的囊胚进行检测，同时进行玻璃化冷冻，之后将检测结果正常的胚胎解冻移植，最终获得成功妊娠并分娩。

【专家点评】

随着社会的发展，越来越多的女性推迟生育，而女性的生育能力则随着年龄的增长而开始下降，因此高龄女性的生育问题一直是困扰生殖医生的难题。伴随女性年龄的增加，卵子质量下降，卵子减数分裂染色体不分离，导致早期胚胎的非整倍体率增加。最常见的是常染色体三体，因高龄女性卵母细胞减数分裂时，纺锤体的染色体排列和纺锤丝基质组成出现异常所致。另外，有许多高龄患者就诊的主要原因是复发性流产，其原因也与高龄患者胚胎非整倍体性增加相关。研究表明，高龄女性行选择性单胚胎移植和 PGT-A 结合，可降低多胎率，提高累积妊娠率，同时也提高了治疗的效率和安全性。因此，对于高龄患者，尤其是同时有流产史的高龄患者，PGT-A 是一种有效的助孕策略。对于已接受 ART 治疗的高龄妇女，PGT-A 可提高胚胎植入率和持续妊娠率，但同时也应告知患者 PGT 过程可能伴有一定胚胎损伤的风险。

李娜　张印峰　罗海宁

【相关指南及参考文献】

[1] JIANG L，CHEN Y，WANG Q，et al. Chinese Society of Reproductive Medicine（CSRM）. A Chinese practice guideline of the assisted reproductive technology strategies for women with advanced age[J]. J Evid Based Med，2019，12（2）：167-184.

[2] 海溧，王晓红. 胚胎植入前遗传学筛查技术在高龄妇女助孕中的应用 [J]. 中国计划生育和妇产科，2016，8（11）：9-13.

[3] HARPER JC. Preimplantation genetic screening[J]. J Med Screen，2018，25（1）：1-5.

[4]《胚胎植入前遗传学诊断 / 筛查专家共识》编写组. 胚胎植入前遗传学诊断 / 筛查技术专家共识 [J]. 中华医学遗传学杂志，2018，35（2）：151-155.

[5] QIAO J，WANG ZB，FENG HL，et al.The root of reduced fertility in aged women and possible therapeutic options：current status and future prospects[J]. Mol Aspects Med，2014，38：54-85.

[6] PELLESTOR F，ANDRÉO B，ARNAL F，et al. Maternal aging and chromosomal abnormalities：new data drawn from in vitro unfertilized human oocytes[J].Hum Genet，2003，112（2）：195-203.

[7] UBALDI FM，CAPALBO A，COLAMARIA S，et al.Reduction of multiple pregnancies in the advanced maternal age population after implementation of an elective single embryo transfer policy coupled with enhanced embryo selection：pre-and post-intervention study[J]. Hum Reprod，2015，30（9）：2097-2106.

病例 63 复发性流产的胚胎植入前遗传学筛查

【疾病概述】

美国生殖医学学会(ASRM)将复发性流产(recurrent spontaneous abortion,RSA)定义为2次或2次以上妊娠丢失,我国通常是指与同一性伴侣连续发生3次或3次以上在妊娠28周之前的胎儿丢失。大多数专家认为连续发生两次流产即应高度重视并予评估,因为其再次出现流产的风险与3次者相近。RSA的病因复杂,主要包括遗传因素、解剖因素、内分泌因素、感染因素和免疫功能异常等,其中胚胎染色体异常是最常见的原因。

【病例介绍】

患者基本信息:崔某某,女,37岁,初次就诊时间:2016年5月。

1. 主诉 滞留流产清宫后不孕1年。

2. 现病史 2010.11结婚,性生活正常,未避孕, G3P0, 2013.9孕40^+天自然流产并清宫,2014年12月孕3月因胎儿淋巴水肿行引产并清宫,2016年3月本中心IUI后孕70^+天滞留流产清宫。2014年9月本院输卵管造影:双侧输卵管排出通畅。平素月经规律,超声示AFC不多。丈夫精液检查未见明显异常。现患者夫妇因三次不良妊娠史拟行PGT-A治疗。

3. 月经史 12岁初潮,6/28天,量中,痛经(-)。

4. 婚育史 31岁结婚,配偶体健,G3P0,2013年9月孕40+天自然流产并清宫,2014年12月孕3月胎儿淋巴水肿行引产并清宫,2016年3月孕70+天滞留流产清宫。

5. 既往史 无特殊。

6. 家族史 否认有家族遗传病史。

7. 体格检查 体温36.5℃,呼吸16次/分,脉搏70次/分,血压110/70 mmHg, BMI 19.7 kg/m^2。神志清醒,精神良好。全身皮肤无皮疹、结节等,全身浅表淋巴结未及肿大;头颅无畸形,无压痛及包块,眼睑无水肿,睑结膜未见充血,巩膜无黄染;耳廓未见畸形,外耳道通畅,无分泌物;鼻外形正常,各副鼻窦区无明显压痛;咽部无充血、无分泌物,双侧扁桃体无肿大;气管居中,甲状腺无肿大;胸廓对称无畸形,胸壁无压痛,乳房无异常发育,双肺呼吸动度对称,叩诊清音,双肺呼吸音清;心律齐,各瓣膜区未闻及病理性杂音,无心包摩擦音;腹软,无压痛、反跳痛及肌紧张,肝脾肋下未及;脊柱、神经系统无异常,双下肢无明显水肿。妇科检查:外阴已婚型,阴道畅,宫颈光,子宫后位,常大,质中,活动,无压痛,双附件区无异常包块及压痛。

8. 辅助检查

2016年5月基础性激素:FSH9.2 mIU/mL,LH4.9 mIU/mL,E_2 41.5 pg/mL, T17.1 ng/dL, TSH1.0 uIU/mL;

2016年8月阴道B超:AFC10个;

2016年8月试移植:子宫后位,宫腔85 mm,曲面向下顺进,宫口不松;

妻子染色体:46,XX;

丈夫染色体:46,XY。精液检查未见异常。

9. 诊断　①继发不孕;②复发性流产;③高龄。

【诊治经过】

短效 GnRH-a 长方案,果纳芬 225IU+ 丽申宝 150IU 启动, Gn 天数 11 天, Gn 用量 4125IU,卵泡数 11 个,HCG 日 $E_2$3768 pg/mL,LH1.2 mIU/mL,P0.9 ng/mL,En9.2 mm,三线,于 2016-10-04 取卵,获卵 11 枚,MII8 个,ICSI 受精,2PN6 枚,全部囊胚培养,达到可检测级别囊胚 3 个,经 PGT-A 检测 2 个为可移植囊胚(5BB 和 5CC),1 个检测结果异常(5CB:47,XN,+16),新鲜周期未移植。2017 年 2 月自然周期解冻移植,排卵日 En9.2 mm,三线,移植 5BB 囊胚 1 个,2017 年 11 月孕足月阴道产一女活婴,体重 2350g,至今无明显出生缺陷。

【病例讨论】

根据来自欧洲和美国的大数据研究表明 RSA 的平均患病率大约占妊娠妇女的 1%~4%。RSA 最常见的病因是胚胎染色体异常,有研究显示 RSA 患者中胚胎非整倍体率超过 50%。因此对于 RSA 患者,通过对胚胎染色体进行筛选可以提高该类患者的治疗效果。胚胎植入前遗传学筛查(PGT-A)是通过对体外受精形成的胚胎进行染色体非整倍体分析,选择无遗传学异常的胚胎植入宫腔,以提高临床妊娠率、降低流产率和出生缺陷。对于不明原因反复自然流产 2 次及以上的患者可以选择 PGT-A 治疗。

本病例中患者与同一配偶有 3 次不良妊娠史,若再次自然妊娠,其再次发生流产的风险显著增加。因此我们通过采用胚胎细胞全基因组扩增低覆盖度测序方法对该患者体外受精培养至第 6 天形成的囊胚进行检测,将检测结果正常的胚胎进行冻存,之后行解冻移植,最终获得成功妊娠并分娩。

【专家点评】

近年来, RSA 的发生率逐渐增多。既往有过流产史的患者是导致其后续妊娠失败的重要危险因素,而且患者既往流产次数越多其妊娠后再次发生流产的风险越高。研究表明,若患者连续发生 2 次自然流产,其再次发生流产的概率高达 38%,因此临床上对连续发生 2 次流产的患者应予高度重视,在排除解剖因素、免疫因素、内分泌因素及夫妇染色体异常后,可通过 PGT-A 对胚胎染色体进行筛查,选择无遗传学异常的胚胎进行移植从而降低这部分患者的流产率。PGT-A 技术是用于反复流产患者的一种有效治疗方法,不仅可减少终止妊娠给孕妇造成的痛苦及危害,还可避免患有遗传性疾病新生儿的出生。

李娜　张印峰　罗海宁

【相关指南及参考文献】

[1] Practice Committee of the American Society for Reproductive Medicine. Electronic address: asrm@asrm.org. Definitions of infertility and recurrent pregnancy loss: a committee opinion[J] . Fertil Steril, 2020 ,3(3):533-535.

[2] 中华医学会妇产科学分会产科学组. 复发性流产诊治的专家共识 [J]. 中华妇产科杂志,

2016,51(1):3-9.

[3] 谢幸,孔北华,段涛. 妇产科学 [M].9 版. 人民卫生出版社,2018:72.

[4] DIMITRIADIS E, MENKHORST E, SAITO S, et al. Recurrent pregnancy loss[J]. Nat Rev Dis Primers,2020;6(1):98.

[5] LJUNGER E, STAVREUS-EVERS A, CNATTINGIUS S, et al. Ultrasonographic findings in spontaneous miscarriage: relation to euploidy and aneuploidy[J]. Fertil Steril, 2011; 95(1):221-4.

[6] Harper JC. Preimplantation genetic screening[J]. J Med Screen.,2018;25(1):1-5.

[7] 《胚胎植入前遗传学诊断 / 筛查专家共识》编写组. 胚胎植入前遗传学诊断 / 筛查技术专家共识 [J]. 中华医学遗传学杂志,2018,35(2):151-155.

[8] 马亚玲,刘建国. 复发性流产病因及治疗进展 [J]. 辽宁中医药大学学报, 2020, 22(7):117-122.

病例 64　反复植入失败胚胎植入前遗传学筛查

【疾病概述】

反复植入失败(repeated/recurrent implantation failure, RIF)的定义在国际上尚未达成一致,通常认为有 3 次或者 3 次以上的移植周期未孕或者累计移植 10 个或者 10 个以上形态学正常的胚胎均未获得成功妊娠的称为反复植入失败。RIF 的病因复杂,主要包括胚胎因素、母体因素或多因素共同作用等。

【病例介绍】

患者基本信息:纪某,女,29 岁,初次就诊时间:2012 年 11 月。

1. 主诉　婚后不孕 6 年。

2. 现病史　患者 2006.11 结婚,性生活正常,未避孕, G0P0。自诉 2011.5 外院通液示双侧输卵管通。平素月经规律,超声示 AFC 较多。丈夫精液检查少精、严重弱精。患者曾间断中药治疗 1 年未孕。现要求助孕治疗。

3. 月经史　15 岁初潮,4~5/30 天,量中,痛经(-)。

4. 婚育史　23 岁结婚,配偶体健,G0P0。

5. 既往史　自诉 2008 年患银屑病,甲氨蝶呤治疗 2 个月。

6. 家族史　否认有家族遗传病史。

7. 体格检查　体温 36.2℃,呼吸 14 次 / 分,脉搏 76 次 / 分,血压 110/70 mmHg, BMI 22.8 kg/m^2。神志清醒,精神良好。全身皮肤无皮疹、结节等,全身浅表淋巴结未及肿大;头颅无畸形,无压痛及包块,眼睑无水肿,睑结膜未见充血,巩膜无黄染;耳廓未见畸形,外耳道通畅,无分泌物;鼻外形正常,各副鼻窦区无明显压痛;咽部无充血、无分泌物,双侧扁桃体无肿大;气管居中,甲状腺无肿大;胸廓对称无畸形,胸壁无压痛,乳房无异常发育,双肺呼吸动度对称,叩诊清音,双肺呼吸音清;心律齐,各瓣膜区未闻及病理性杂音,无心包摩擦音;腹软，无压痛、反跳痛及肌紧张，肝脾肋下未及；脊柱、神经系统无异常，双下肢无明显水肿。妇科检查：外阴已婚型，阴道畅，宫颈光，子宫前位，常大，质中，活动，无压痛，双附件区无异常包块及压痛。

8. 辅助检查

2012.11 基础性激素：FSH8.3 mIU/mL，LH4.8 mIU/mL，E_2<20 pg/mL，T39.6 ng/dL，TSH2.1 uIU/mL；

2011.5 外院输卵管通液：自诉双侧输卵管通；

2013.2 阴道 B 超：左卵巢 9 个窦卵泡，右卵巢 10 个窦卵泡；

2012.11 试移植：子宫前位，宫腔 78 mm，曲面向下遇阻力转向上，宫口不松；

2012.11 诊刮：子宫内膜呈晚增殖期 - 早分泌期改变；

精液检查：2012.10 密度 10×10^6/mL，PR10%；2012.11 密度 5.0×10^6/mL，PR 0%；

2013.3 密度 6.0×10^6/mL，PR 0%；

男方染色体 46，XY。

9 诊断 ①原发不孕；②特发性少精、严重弱精子症（男方）。

【诊治经过】

第一次 ICSI：短效 GnRH-a 长方案，果纳芬 150IU+HMG75IU 启动，Gn 天数 9 天，Gn 用量 2025IU，卵泡数 26 个，HCG 日 $E_2$9032 pg/mL，LH1.3 mIU/mL，P0.9 ng/mL，En13.6 mm，三线，于 2013-03-31 取卵，获卵 35 枚，MII29 个，ICSI 受精，2PN21 枚，形成胚胎 17 个，其中优胚 5 个，移植 1 个 4AA 囊胚，孕 50+ 天滞留流产清宫。2013 年 10 月和 2013 年 12 月分别自然周期 FET3 个胚胎未孕，2014 年 7 月自然周期 FET2 个胚胎，孕 60+ 天滞留流产清宫，2015 年 5 月、2015 年 6 月和 2015 年 7 月均自然周期各移植 3 个、2 个和 3 个胚胎，均未孕。

第 2 次 PGT-A：32 岁，短效 GnRH-a 长方案，果纳芬 150IU+HMG75IU 启动，Gn 天数 9 天，Gn 用量 2025IU，卵泡数 26 个，HCG 日 $E_2$7691pg/mL，LH1.1 mIU/mL，P0.7ng/mL，En9.0 mm 模糊三线，于 2015-12-05 取卵，获卵 22 枚，MII17 个，ICSI，2PN12 枚，全部囊胚培养，达到可检测级别囊胚 7 个，经 PGT-A 检测可移植囊胚 5 个（5AA、5AB、5CC、5AB 和 5BB），1 个囊胚检测无结果（5AA），1 个囊胚检测结果异常（5CC：45，XN，-17），新鲜周期未移植。2016 年 3 月 HRT-FET，转化日内膜厚度 7.7 mm，模糊三线，移植 1 个 5AA 囊胚，2016.12 孕足月剖宫产一男活婴，体重 4020g，至今无明显出生缺陷。

【病例讨论】

随着辅助生殖技术的不断发展，其妊娠率也在不断提高，但仍有一部分患者反复经历着胚胎移植失败，无法如期获得临床妊娠，这严重影响了患者的心理及生理健康，因此引起了临床医生的广泛关注。有研究发现在 RIF 的患者中，胚胎染色体异常的发生率为 67. 4%，胚胎的染色体异常主要是非整倍体及嵌合体。因此植入前遗传学筛查（PGT-A）成为 RIF 患者的主要治疗手段之一。PGT-A 通过对体外受精形成的胚胎进行遗传学筛查，选择无遗传学异常的胚胎植入宫腔，进而提高胚胎的着床能力、降低流产率和出生缺陷。因此对于不明原因 RIF，即移植 3 次及以上或移植高评分卵裂期胚胎数 4~6 个或高评分囊胚数 3 个及以上均失败患者可选择 PGT 治疗。

本病例中患者原发不孕，第一次 IVF-ET 周期中鲜胚移植后滞留流产，后共解冻移植 6 次，仅第 3 次解冻移植滞留流产，余 5 次解冻移植均未孕。考虑患者为 RIF，遂对患者行 PGT 治疗，即通过采用胚胎细胞全基因组扩增低覆盖度测序方法对该患者体外受精培养至第 5 天的囊胚进行检测，并进行玻璃化冷冻，之后将检测结果正常的胚胎解冻移植，最终获得成功妊娠并分娩。

【专家点评】

胚胎成功植入宫腔依赖于诸多因素的共同作用，包括胚胎质量、子宫内膜容受性和母体免疫因素等，其中任何一个环节出现问题均可导致胚胎植入失败。胚胎染色体异常是导致 RIF 的主要原因之一，因此对排除子宫内膜因素、免疫因素以及母体因素后的 RIF 患者的胚胎行 PGT 后再行胚胎移植是可行的治疗手段。目前 PGT 活检方法主要包括极体活检、卵裂期活检和囊胚滋养层细胞活检。此病例中患者采用的是囊胚滋养层细胞活检，因为囊胚滋养层细胞活检相对来说比较安全，这是由于 D3 嵌合体的胚胎发育到囊胚的可能性较小，同时因为囊胚期活检所得的滋养层细胞较卵裂期活检更多，因此对于嵌合体的检出可能也更大。

李娜　张印峰　罗海宁

【相关指南及参考文献】

[1] PIRTEA P，SCOTT RT JR，DE ZIEGLER D，et al. Recurrent implantation failure：how common is it? [J] Curr Opin Obstet Gynecol，2021，33（3）：207-212.

[2] CAKIROGLU Y，TIRAS B. Determining diagnostic criteria and cause of recurrent implantation failure[J]. Curr Opin Obstet Gynecol[J].2020，32（3）：198-204.

[3] SEBASTIAN-LEON P，GARRIDO N，REMOHÍ J，et al. Asynchronous and pathological windows of implantation：two causes of recurrent implantation failure[J]. Hum Reprod，2018，33（4）：626-635.

[4] ZOHNI KM，GAT I，LIBRACH C. Recurrent implantation failure：a comprehensive review[J]. Minerva Ginecol，2016，68（6）：653-667.

[5] 卢光琇. 辅助生殖中反复植入失败的原因及对策 [J]. 中国实用妇科与产科杂志，2010，26（10）：750-755.

[6] HARPER JC. Preimplantation genetic screening[J]. J Med Screen，2018；25（1）：1-5.

[7] 《胚胎植入前遗传学诊断 / 筛查专家共识》编写组. 胚胎植入前遗传学诊断 / 筛查技术专家共识 [J]. 中华医学遗传学杂志，2018，35（2）：151-155.

[8] MOUSTAFA S，YOUNG SL. Diagnostic and therapeutic options in recurrent implantation failure[J]. F1000Res. 2020，25（9）：F1000 Faculty Rev-208.

第四节 染色体结构异常遗传学检测（PGT-SR）

病例 65 染色体相互易位患者的胚胎植入前遗传学检测

【疾病概述】

染色体相互易位是最常见的染色体结构异常，它是由两条染色体断裂后相互交换无着丝粒片段后形成了两条新的衍生染色体。由于没有染色体片段信息的增减，相互易位携带者具有正常的表型。但由于减数分裂过程中产生多种非平衡类型的配子，最终会导致不孕、反复妊娠丢失（包括复发性流产、死胎）或新生儿畸形等。理论上，相互易位携带者有 16/18 的概率形成遗传物质异常的配子。因此，将 PGT 应用于相互易位携带者，可以大大降低复发性流产或胎儿染色体异常的风险。

【病例介绍】

女方张某，年龄 32 岁，男方年龄 34 岁，初次就诊时间：2015 年 9 月。

1. 主诉 反复滞留流产，丈夫检查发现染色体异常。

2. 现病史 2008 年 5 月始同居，性生活正常，G4P0，2009 年 1 月至 2014 年 4 月孕 2+ 月滞留流产共 4 次，后未避孕 1 年未孕。2009.7 行腹腔镜下右卵巢成熟畸胎瘤剥除术。输卵管通畅性未查。平素月经稀发，超声示左卵巢多囊样改变，右卵巢未见明显显影。男方精液常规提示轻度弱精子症。男方染色体核型：46，XY，t（4；10）（q35；q24）。患者夫妇要求行 PGT 治疗。

3. 月经史 14 岁，4~5/35，量中，痛经（-）。

4. 婚育史 27 岁结婚，配偶体健，G4P0，2009 年 1 月至 2014 年 4 月孕 2+ 月滞留流产清宫共 4 次。

5. 既往史 2009.7 行腹腔镜下右卵巢成熟畸胎瘤（6 cm × 6 cm × 5 cm）剥除术。

6. 家族史 无特殊。

7. 体格检查 体温 36.8℃，呼吸 21 次 / 分，脉搏 72 次 / 分，血压 118/72 mmHg；身高：160 cm，体重：52 kg；神清，精神尚可。发育正常，营养良好，自主体位，神志清晰，查体合作。心肺未闻及异常，腹软，无压痛、无反跳痛及肌紧张，肝脾肋下未及，双肾区无明显叩击痛，无移动性浊音，肠鸣音正常。脊柱、四肢发育无畸形，四肢活动自如，双下肢无水肿，肌腱反射正常，巴氏征阴性。

妇科检查：外阴（-），阴道畅，宫颈光，子宫后位，常大，质中，活动，无压痛，双附件区无异常包块及压痛。

8. 辅助检查

（1）2015 年 10 月基础性激素：FSH5.78 IU/L，LH1.44 IU/L，$E_2$54.06 pg/mL，T22.8 ng/dL，TSH2.457 uIU/mL。

（2）2015 年 10 月 D3 阴道 B 超示左卵巢多囊样改变，右卵巢未见明显显影。

（3）2018 年 8 月男方精液检查：密度 42.1×10^6/mL，PR24%。

（4）2013 年 4 月男方染色体检查：46，XY，t（4；10）（q35；q24）。

9. 诊断 ①继发不孕；②习惯性流产；③多囊卵巢综合征；④右卵巢成熟畸胎瘤剔除术后；⑤男方染色体异常。

【诊治经过】

第一次 PGT：GnRH-a 短效长方案，丽申宝 225IU+HMG150IU 启动，Gn 用量 3375IU，Gn 天数 9 天，卵泡数 13 个，HCG 日 $E_2$4283 pg/mL，LH2.0 IU/L，P0.5 ng/mL，于 2015-11-11 取卵，获卵 20 枚，成熟卵 18 枚，ICSI 受精，2PN10 枚，形成胚胎 7 枚，全部囊胚培养，达到可检测级别囊胚 7 个，其中 1 个囊胚检测结果正常 / 平衡，1 个囊胚检测无结果，5 个囊胚检测结果异常（46，XN，del（10q23.1-10q26.3）；46，XN，del（10q23.1-10q26.3）；46，XN，del（10q23.1-10q26.3）；46，XN，+4，-10；46，XN，del（10q23.1-10q26.3）），全胚已冻存。

第 1-1 次 FET：2016.3 行自然周期解冻移植，排卵日内膜厚度 8 mm，内膜形态三线模糊，移植 5CC 囊胚 1 枚，未孕。

第 2 次 PGT：GnRH-a 短效长方案，果纳芬 225IU+HMG150IU 启动，Gn 天数 9 天，Gn 用量 3375IU，卵泡数 14 个，HCG 日 $E_2$4751pg/mL，LH1.2IU/L，P0.9ng/mL，于 2016-06-19 取卵，获卵 14 枚，成熟卵 12 枚，ICSI 受精，2PN7 枚，形成胚胎 6 枚，全部囊胚培养，达到可检测级别囊胚 6 个，全胚冻，其中 2 个囊胚检测结果正常 / 平衡，4 个囊胚检测结果异常（46，XN，del（10q23.1-10q26.3）；46，XN，del（4p16.3-4p15.1）；46，XN，del（10q23.1-10q26.3）；46，XN，-3）。

第 2-1 次 FET：2016 年 11 月人工周期解冻移植，转化日内膜厚度 8.9 mm，内膜形态三线模糊，移植 5CB 囊胚 1 枚，未孕。

第 2-2 次 FET：2017.8 自然周期解冻移植，排卵日内膜厚度 8.2 mm，内膜形态三线，移植 6BB 囊胚 1 枚，成功妊娠，2018-01-18 羊穿报告提示 46，XN，t（4；10）（q35；q24)，2018-04-28 孕 37^{+6} 周顺娩一活男婴，体重 3950g，未发现明显出生缺陷。

【病例讨论】

50%~60% 的早期自然流产与胚胎染色体异常相关。夫妻任一方或双方染色体结构异常，包括相互易位、罗氏易位、倒位、复杂易位、致病性微缺失或微重复等，是 PGT 的明确适应症之一。PGT 应用于解决染色体异常患者的生育问题已有 20 年历史，基因诊断技术也由最初的荧光原位杂交（FISH）逐渐转向微阵列比较基因组杂交（aCGH）、单核苷酸多态性微阵列（SNP array）及二代测序（NGS）等技术。本病例采用的是二代测序技术。

理论上，相互易位将形成 18 种配子，其中染色体异常配子的比率为 16/18。本病例共接受两次 COH 取卵，获得检测级别囊胚 13 枚，染色体异常囊胚 10 枚，异常率约为 76.9%，低于 88.8%（16/18）。这可能与本病例全部胚胎均培养至囊胚阶段再行基因检测有关。据报道，许多染色体异常胚胎在体外培养过程中大多阻滞于桑葚胚阶段，囊胚培养有助于自然筛除一部分染色体异常胚胎。

针对不同性别染色体易位携带者助孕结局是否存在差异，目前仍有争议。以往研究指出，性别可能通过影响减数分裂染色体的分离方式而决定胚胎的正常与否，进而影响妊娠结局。女性配子在减数分裂过程中更易发生错误，从而导致非整倍体产生。然而另一些研究则认为，男性携带者夫妇形成正常或平衡胚胎的比率与女性携带者夫妇无显著差异。

【专家点评】

人群中相互易位发生率为 1/1000~1/500，而在不孕不育及反复自然流产患者中，易位发生率达 1%~10%。染色体相互易位患者在面临生育问题时，由于配子染色体不平衡分配及胚胎带来的自然流产问题较为突出，因此遗传咨询显得尤为重要。对于一个 PGT 周期来说，如果所有胚胎均为异常胚胎，该患者将面临无胚胎移植的情况，这也应该在患者进入治疗周期前充分告知。本例患者助孕治疗前已有 4 次早孕期滞留清宫病史，虽未行流产物基因检测，但通过病史推测，多次滞留流产与其丈夫染色体相互易位造成的胚胎染色体异常密切相关。习惯性流产对女性身心健康都带来巨大伤害，因此建议行 PGT 治疗。用于 PGT 基因检测的囊胚均需单独编号冻存，这也为单囊胚移植创造了条件。对于既往习惯性流产的染色体相互易位患者或患者配偶来说，接受 PGT 治疗及单囊胚移植，即可获得满意妊娠结局，又可避免 IVF-ET 常见的双胎妊娠等产科并发症，不失为一项积极的治疗方法。

肖楠　张印峰　罗海宁

【相关指南及参考文献】

[1] 郑叶，张楚，颜军昊. 121 个染色体平衡易位携带者 PGD 周期 COH 的卵巢反应性分析[J]. 现代妇产科进展，2014，23（3）：165-170.

[2] FISCHER J，COLLS P，ESCUDERO T，et al. Preimplantation genetic diagnosis（PGD）improves pregnancy outcome for translocation carriers with a history of recurrent losses[J]. Fertil Steril. 2010；94（1）：283-9.

[3] DAVIS JR，WEINSTEIN L，VEOMETT IC，et al. Balanced translocation karyotypes in patients with repetitive abortion. Case study and literature review[J]. Am J Obstet Gynecol. 198215；144（2）：229-33.

[4] 《胚胎植入前遗传学诊断 / 筛查专家共识》编写组. 胚胎植入前遗传学诊断 / 筛查技术专家共识 [J]. 中华医学遗传学杂志，2018；35（2）：151-155.

[5] 史达源，徐家伟，孙莹璞. 植入前遗传学检测技术在单基因病和染色体平衡易位中的应用进展 [J]. 生殖医学杂志，2019，28（12）：1515-1520.

[6] MUNNÉ S. Chromosome abnormalities and their relationship to morphology and development of human embryos[J]. Reprod Biomed Online. 2006；12（2）：234-53.

[7] KO DS，CHO JW，LEE HS，et al. Preimplantation genetic diagnosis outcomes and meiotic segregation analysis of robertsonian translocation carriers[J]. Fertil Steril. 2013；99（5）：

1369-76.

[8] 李欣媛,郝燕,陈大蔚,等. 不同性别的染色体易位携带者种植前遗传学诊断助孕结局的分析 [J]. 中华生殖与避孕杂志,2019,39(8):622-627.

[9] 徐艳文,周灿权,曾艳红,等. 植入前遗传学诊断 100 个周期临床分析 [J]. 中华妇产科杂志,2011,46(4):255-259.

病例 66 染色体罗氏易位患者的胚胎植入前遗传学检测

【疾病概述】

罗氏易位是一种特殊类型的平衡易位,发生率为 1%,由两个具有近端着丝粒的染色体(第 13、14、15、21、22 号染色体)于着丝粒附近断裂,两条染色体长臂重接形成。理论上,罗氏易位携带者有 4/6 的概率形成遗传物质异常的配子,因此面临不孕不育、自然流产、死胎、胎儿畸形等多种生育问题。PGT 可以针对染色体易位携带者的配子或胚胎做出遗传学诊断,解决染色体罗氏易位携带者面临的生育问题。

【病例介绍】

女方王某,年龄 28 岁,男方年龄 26 岁,初次就诊时间:2013 年 7 月。

1. 主诉 滞留流产清宫后 5 个月。

2. 现病史 2012.5 始同居,性生活正常, G2P0, 2012.8 孕 70+ 天滞留流产清宫 1 次,2013.3 孕 3+ 月滞留流产 1 次。自诉 2009 年 11 月因“右卵巢黄体囊肿破裂”行腹腔镜手术治疗(具体不详)。输卵管通畅性未查。月经规律,超声示 AFC 正常。女方染色体核型:45, XX, rob(13; 14)(p10; q10)。男方精液常规未见明显异常。男方染色体核型:46, X, Yp+。患者夫妇要求行 PGT 治疗。

3. 月经史 13 岁,6/28 天,量中,痛经(-)。

4. 婚育史 23 岁结婚,配偶体健,G2P0。

5. 既往史 自诉 2009.11 因“右卵巢黄体囊肿破裂”行腹腔镜手术治疗(具体不详)。

6. 家族史 无特殊。

7. 体格检查 体温 36.3℃,呼吸 17 次 / 分,脉搏 70 次 / 分,血压 110/70 mmHg;身高:160 cm,体重:65 kg;神清,精神尚可。发育正常,营养良好,自主体位,神志清晰,查体合作。心肺未闻及异常,腹软,无压痛、无反跳痛及肌紧张,肝脾肋下未及,双肾区无明显叩击痛,无移动性浊音,肠鸣音正常。脊柱、四肢发育无畸形,四肢活动自如,双下肢无水肿,肌腱反射正常,巴氏征阴性。

妇科检查:外阴(-),阴道畅,宫颈光,子宫后位,常大,质中,活动,无压痛,双附件区无异常包块及压痛。

8. 辅助检查

(1)2013.7 基础性激素:FSH11.6 IU/L, LH3.6 IU/L, $E_2$30.8 pg/mL, T47.6 ng/dL, TSH2.8 uIU/mL。

（2）2013.7 阴道 B 超：AFC 正常。

（3）女方染色体核型：45，XX，rob（13；14）（p10；q10）。

（4）男方精液检查：未见异常。

（5）男方染色体核型：46，XYp+。

9. 诊断　①复发性流产；②女方染色体异常（罗氏易位）。

【诊治经过】

第 1 次 PGT：短效 GnRH-a 长方案，果纳芬 225IU+HMG75IU 启动，Gn 天数 11 天，Gn 用量 3825IU，卵泡数 35 个，HCG 日 $E_2$11465 pg/mL，LH0.7mIU/mL，P1.3ng/mL，En7.2 mm 三线。2013-09-11 取卵，获卵 27 枚，MII 20 个，ICSI 受精，2PN15 枚，对早卵裂期胚胎进行活检获取 1-2 个卵裂球进行 FISH 染色检查，获得可利用胚胎 5 枚，培养至囊胚 4 枚，全部冷冻，其余异常胚胎分别为 13 单体、14 单体、13 三体、14 三体、嵌合体。

第 1-1 次 FET：2013 年 11 月自然周期解冻移植，排卵日 En 7.4 mm、模糊三线，移植 5AA、5BB 囊胚 2 个，未孕。

第 1-2 次 FET：2013 年 12 月自然周期解冻移植，排卵日 En7.1 mm、三线，移植 5CC、5BB 囊胚 2 个，未孕。

第二次 PGT：短效 GnRH-a 长方案，果纳芬 225IU+HMG150IU 启动，Gn 天数 12 天，Gn 用量 4350IU，卵泡数 29 个，HCG 日 $E_2$11554 pg/mL，LH0.5mIU/mL，P1.5ng/mL，En7.7 非三线，于 2014-04-27 取卵，获卵 34 枚，MII28 个，ICSI 受精，2PN19 枚，全部囊胚培养，达到可检测级别囊胚 13 个，其中 7 个囊胚未发现存在染色体非整倍体情况，未发现 16Mbp 以上的片段缺失及重复，其余囊胚均存在非整倍体情况，分别为：44，XN，-1，-10；44，XN，-8，-9；47，XN，+17；47，XN，+15；48，XN，+7，+13；45，XN，-13。全胚冻。

第 2-1 次 FET：2015 年 11 月自然周期解冻移植，排卵日 En 6.8 mm，三线，移植 5BB 囊胚 1 个，成功妊娠，患者拒绝羊穿，2016 年 7 月阴道顺娩一男活婴，体重 3990g，未发现明显出生缺陷。

【病例讨论】

罗氏易位是近端着丝粒染色体（D 组和 G 组染色体）中的任何两条，通过着丝粒融合形成的染色体结构异常。罗氏易位共有 15 种，其中 13、14 号染色体易位最为常见，占罗氏易位的 75%，14、21 号次之，同源染色体罗氏易位极为少见。本例为常见的 13、14 号染色体易位。患者进行了两次 PGT，第一次是对卵裂期胚胎的单个或两个卵裂球进行活检，使活检胚胎体外继续发育至囊胚，新鲜周期取消移植，后解冻移植。第二次是对囊胚滋养层细胞进行活检，将活检囊胚冷冻，等待检测结果，再解冻植入宫内。

随着基因检测手段的发展，PGT 技术也在不断进步。2013 年本病历第一次 PGT 治疗，当时通过荧光原位杂交（FISH）技术评估染色体整倍性。然而，FISH 技术检测染色体的数目有限，且胚胎卵裂球活检属于有创性操作，可能对胚胎后续发育带来影响。本病例第一取卵周期共 5 个卵裂期胚胎做 FISH 检测，最终发育至囊胚阶段并冷冻的仅为 4 枚。单细胞全基因组扩增技术可以对 24 条染色体进行全部染色体筛查。2014 年，本患者第二次 PGT

采用二代测序技术,最终获得满意妊娠结局。

【专家点评】

1990 年国际首例 PGT 试管婴儿诞生,标志着试管婴儿技术取得了突破性进展,遗传病患者也可以生育健康后代。染色体罗氏易位是一种特殊类型的平衡易位,发生率为 1%,占不孕患者病因的 1.97%。罗氏易位配子染色体的不平衡分配与不孕、流产、死胎、胎儿畸形等密切相关。因此,对于反复流产和希望生育染色体核型正常后代的患者,尤其需要能区分易位携带状态和正常胚胎的 PGT 技术。PGT 诞生 20 多年来,在单基因病、染色体病和非整倍体检测等方面取得了较大突破。然而,当前 PGT 仍存在等位基因脱扣、扩增偏倚、胚胎嵌合体和外源性 DNA 污染等较多技术瓶颈,在缩短检测时间、降低成本、提高检测准确性方面仍有很长的道路要走。

肖楠　张印峰　罗海宁

【相关指南及参考文献】

[1] 偶健,王玮,倪梦霞,等. 新发染色体异常对罗氏易位和相互易位携带者植入前遗传学诊断的影响分析 [J]. 生殖医学杂志,2019,28(8):859-865.

[2] BANDYOPADHYAY R, HELLER A, Knox-DuBois C, et al. Parental origin and timing of de novo Robertsonian translocation formation[J]. Am J Hum Genet. 2002;71(6):1456-62.

[3] HANDYSIDE AH, KONTOGIANNI EH, HARDY K, et al. Pregnancies from biopsied human preimplantation embryos sexed by Y-specific DNA amplification[J]. Nature. 1990;19;344(6268):768-70.

[4] JIN H, PING L, JIE Q, et al. Translocation chromosome karyotypes of the Robertsonian translocation carriers' embryos[J]. Fertil Steril. 2010;93(4):1061-5.

[5] 史达源,徐家伟,孙莹璞. 植入前遗传学检测技术在单基因病和染色体平衡易位中的应用进展 [J]. 生殖医学杂志,2019,28(12):1515-1520.

病例 67　染色体臂间倒位患者的胚胎植入前遗传学检测

【疾病概述】

染色体倒位是指一条染色体内发生两处断裂,其中间片段倒转 180° 后又和上下两段依次连接。染色体倒位包括臂内倒位和臂间倒位两种类型。臂内倒位的两处断裂发生在着丝粒的一侧,此类型较为少见。臂间倒位的两处断裂发生在着丝粒的两侧。人群中以 9 号染色体臂间倒位最为常见。理论上,臂间倒位亲代的生殖细胞在进行减数分裂时,最终形成 4 种配子:一种正常、一种倒位、另外两种为部分重复或缺失。染色体倒位与不孕不育、早期流产、死产、出生畸形等密切相关, PGT 可以针对染色体倒位亲代的的配子或胚胎做出遗传学诊断,解决其面临的生育问题。

【病例介绍】

女方刘某,年龄 28 岁,男方年龄 30 岁,初次就诊时间:2015 年 3 月。

1. 主诉 婚后不孕2年,女方发现染色体异常2月。

2. 现病史 结婚2年,性生活正常,未避孕未孕。2015.5本院HSG:右侧输卵管峡部梗阻,左侧输卵管通而不畅。月经规律,超声提示AFC较多。男方精液常规未见明显异常。2015年本中心LE/CC+HMG促排数周期均未孕。2015.7女方染色体检查结果:46,XX,inv(6)(p11q16.2)。患者夫妇要求行PGT治疗。

3. 月经史 13岁,7/28-29天,量中,痛经(-)。

4. 婚育史 21岁结婚,配偶体健,G0P0。

5. 既往史 无特殊。

6. 家族史 无特殊。

7. 体格检查 体温36.5℃,呼吸19次/分,脉搏76次/分,血压115/78 mmHg;身高:158 cm,体重:62 kg;神清,精神尚可。发育正常,营养良好,自主体位,神志清晰,查体合作。心肺未闻及异常,腹软,无压痛、无反跳痛及肌紧张,肝脾肋下未及,双肾区无明显叩击痛,无移动性浊音,肠鸣音正常。脊柱、四肢发育无畸形,四肢活动自如,双下肢无水肿,肌腱反射正常,巴氏征阴性。

妇科检查:外阴(-),阴道畅,宫颈光,子宫前位,常大,质中,活动,无压痛,双附件区无异常包块及压痛。

8. 辅助检查

(1)2015年4月础性激素:FSH5.65 IU/L,LH4.48 IU/L,$E_2$41 pg/mL,T53.2 ng/dL,TSH4.19 uIU/mL。

(2)2015年5月子宫输卵管造影:右侧输卵管峡部梗阻,左侧输卵管通而不畅。

(3)2015年4月阴道B超示AFC正常。

(4)女方染色体:46,XX,inv(6)(p11q16.2)。

(5)2015年8月男方精液检查:密度69×10^6/mL,PR43%。

(9)诊断 ①原发不孕;②染色体异常;③输卵管病变。

【诊治经过】

第一次PGT:GnRH-a短效长方案,果纳芬150IU启动,Gn用量3000IU,Gn天数10天,卵泡数13个,HCG日$E_2$5926 pg/mL,LH1.0 IU/L,P0.9 ng/mL,于2015-11-29取卵,获卵20枚,成熟卵18枚,常规ICSI,2PN18枚,形成胚胎18枚,全部囊胚培养,达到可检测级别囊胚5个,其中4个囊胚为可移植囊胚(检测结果正常/平衡),1个囊胚检测结果异常(46,XN,del(4q24-4q35.2),del(9q12-9q34.3),del(Xq12-Xq28)),全胚冻。

第1次FET:2016.3行人工周期解冻移植,转化日内膜厚度10.2 mm,内膜形态三线,移植5BB囊胚1枚,2016-04-29孕68天自然流产未清宫。

第2次FET:2016.8行自然周期解冻移植,排卵日内膜厚度8.3 mm,内膜形态三线,移植5BC囊胚1枚,成功妊娠,患者拒绝羊穿,2017-04-26孕38+1周剖娩一活女婴,体重3400 g,未发现明显出生缺陷。

【病例讨论】

染色体倒位是常见的染色体结构异常,分为臂内倒位和臂间倒位。当今世界上已报道的臂内倒位有 23 种,臂间倒位有 24 种。从遗传物质总量来看,倒位并未导致遗传物质丢失,仅有与表型无关的染色体微小重排,因此染色体倒位个体一般不具备临床表型,被认为是携带者。染色体倒位携带者,其配子减数分裂过程中通过倒位圈可产生 4 种类型配子,其中半数为畸形或无功能的配子,造成不孕不育或早期自然流产、死产等。

本例患者原发性不孕 2 年,既往否认盆腔手术及结核、阑尾炎等病史, HSG 提示右侧输卵管峡部梗阻,本中心促排治疗数周期均未孕,因检查发现 6 号染色体臂间倒位,要求 PGT 助孕治疗。患者新鲜取卵 1 周期,获检测级别囊胚 5 枚,经检测, 4 枚为可移植胚胎,后解冻移植两周期,最终获得满意妊娠结局。遗憾的是,患者孕期拒绝羊穿,我们无法获知子代的基因型。

【专家点评】

染色体倒位是常见的染色体结构异常。由于染色体携带遗传物质的总量没有发生明显变化,因此染色体倒位多无明显表型,然而断裂点有可能发生基因突变或遗传物质的微小丢失,进而造成遗传效应。据报道,1 号染色体倒位与男性不育、少弱精症有关。2、7 号染色体倒位与复发性流产有关。这可能由于携带者形成含有部分重复和缺失的双着丝粒或无着丝粒片段,两者在有丝分裂中无法稳定存在,在卵裂期或胚胎发育早期即阻碍胚胎的发育,进而导致不孕或复发性流产。6 号染色体倒位与先心病有关。因此,临床上对于检测出染色体倒位的携带者,可通过恰当的遗传咨询,指导其围孕产期的管理和干预。对倒位携带者行 PGT 符合胚胎植入前遗传学诊断 / 筛查技术专家共识。

肖楠　张印峰　罗海宁

【相关指南及参考文献】

[1] KORUNES KL, NOOR MAF. Pervasive gene conversion in chromosomal inversion heterozygotes. Mol Ecol. 2019;28(6):1302-1315.

[2] BOUÉ J, TAILLEMITE JL, HAZAEL-MASSIEUX P, et al. Association of pericentric inversion of chromosome 9 and reproductive failure in ten unrelated families. Human genetic. 1975;30(3):217-24.

[3] 孙开来. 人类发育与遗传学 [M]. 北京:科学出版社,2004:257-258.

[4] DONG Z, YAN J, XU F, et al. Genome Sequencing Explores Complexity of Chromosomal Abnormalities in Recurrent Miscarriage[J]. Am J Hum Genet. 2019;105(6):1102-1111.

[5] LI R, FAN H, ZHANG Q, et al. Pericentric inversion in chromosome 1 and male infertility. Open Med(Wars)[J]. 2020;15(1):343-348.

[6] DEVINE DH, WHITMAN-ELIA G, BEST RG, et al. Paternal paracentric inversion of chromosome 2: a possible association with recurrent pregnancy loss and infertility[J]. J Assist Reprod Genet. 2000;17(5):293-6.

[7] DEMIRHAN O, OZCAN K, TAŞTEMIR D, et al. Inheritance of pericentric inversion in

chromosome 7 through the three progenies and a newborn with congenital hydronephrosis diagnosed prenatally by fetal urine sampling[J]. Fertil Steril. 2008; 89(1):228.e1-6.

[8] CHENG L, TANG Y, LIN Y, BA H, DING Y, CHEN D, LIU M, PAN P, QIN Y, HUANG ZP. A Chromosomal Inversion of 46XX, inv(6)(p21.3p23) Connects to Congenital Heart Defects[J]. Front Cardiovasc Med. 2020, 7:121.

病例 68 携带 5 号染色体臂间倒位的不孕症夫妇行 PGT 助孕

【疾病概述】

臂间倒位是较为常见的染色体结构异常，也是自然流产、胚胎停育、生育异常等的重要原因。人类染色体臂间倒位的发生率为 1%~2%，在临床上通常无异常表型，主要是通过表型异常后代的遗传学检测、异常胎儿的产前诊断以及有不良孕产史者的咨询等发现。胚胎植入前胚胎遗传学检测（PGT）技术，可帮助染色体臂间倒位的不孕不育症患者，选择整倍体胚胎移植，降低流产率与不良妊娠的发生，尽早获得活产。

【病例介绍】

患者基本信息：李某，女，36 岁，初次就诊时间：2022 年 3 月 2 日。

1. 主诉 结婚 2+ 年，未避孕未孕。

2. 现病史 结婚 2+ 年，同居，性生活正常，未避孕未孕。平素月经规律。G0P0。基础性激素正常范围内。2022 年 3 月就诊于我中心 TVS 示：双卵巢 15~16AF，宫腔内多发小团块。随即于我院行 HSG 示：双侧输卵管通畅。建议行 IUI 助孕 2~3 个周期，如未孕转 IVF 助孕。夫妇双方外院术前化验检查发现男方染色体为 46, XY, inv(5)(p12q23)，女方染色体正常。随后女方行单基因遗传病携带者筛查检出常染色体隐性耳聋 IA 型相关的 *GJB2* 基因的 1 个杂合型致病变异 c.299-300delAT，男方行单基因遗传病携带者筛查未检出致病或疑似致病变异。现夫妇双方已外院 COS 中转来我院要求 PGT 助孕治疗。MDT 会诊意见：①考虑男方为 5 号染色体臂间倒位，该女方染色体核型正常，理论上该夫妇后代有 1/4 的概率为完全正常核型，1/4 的概率为染色体臂间倒位携带者，1/2 的概率因染色体部分缺失或者重复导致的流产，畸形儿等。符合 PGT 指征。②夫妇双方单基因遗传病携带者筛查结果提示夫妇双方后代有 1/2 的概率为常染色体隐性耳聋 IA 型的携带者，1/2 的概率为不携带。③建议男方父母行染色体核型检查了解男方是否为遗传型倒位，PGT-SR 助孕所筛查胚胎能否区分完全正常或者倒位携带者需具体情况分析。

3. 月经史 12 岁，5/24~26 天，量正常，无痛经。

4. 婚育史 34 岁结婚，配偶体健，G0P0。

5. 既往史 无特殊。

6. 个人史 无特殊。

7. 家族史 遗传病史：男方母亲有 3 次自然流产病史，男方叔婶无生育史，2 次妊娠发热后流产（因发热行人工流产）。

8. 查体 T 36℃ P 87 次 / 分 R 18 次 / 分 BP 125/70 mmHg 身高 162 cm，体重 70 kg 体重指数：26.7 kg/m²。

妇科检查：外阴已婚型，阴道畅，宫颈光，子宫前位，大小正常，质中，活动，无压痛，双附件区无异常包块及压痛。

9. 辅助检查

1）2022 年 11 月基础性激素：FSH4.36 IU/L，LH1.98 IU/L，E_2 22 pg/mL，PRL23.07 ng/mL，P0.2 ng/mL，T36.18 ng/dL。

2）2022 年 11 月 AMH：4.4 ng/mL。

3）2022 年 3 月 阴道 B 超示：子宫大小：48 mm × 44 mm × 44 mm，子宫内膜厚度：12.5 mm，左卵巢 12 个窦卵泡，右卵巢 3~4 个窦卵泡。宫腔内多发小团块。

4）2023 年 3 月男方精液检查：浓度 266 × 10^6/mL，前向运动率（PR）40%，男方染色体：46，XY，inv（5）（p12q23）

10. 诊断 ①原发不孕；②男方染色体，46，XY，inv（5）（p12q23）；③宫腔内团块；④超重。

【诊疗经过】

行 ICSI：拮抗剂方案，尿促 225IU 启动，Gn 总量 2250IU，Gn 总天数 9 天，卵泡数 20 个，HCG 日 $E_2$3312pg/mL，P0.41ng/mL，于 2023-03-17 获卵 20 枚，2PN11 枚，形成胚胎 11 枚，形成囊胚并活检 7 枚，均冻存。

PGT 检测结果：共有 4 枚整倍体胚胎，其中 2 枚为完全正常胚胎，2 枚为倒位携带者，夫妇双方拟解冻胚胎移植。2023-04-10 行宫腔镜检查 + 子宫内膜息肉钳取术 + 刮宫术，镜检诊断：子宫内膜息肉。

FET 方案：降调节 + 人工周期，于 2023-06-29 解冻 D5 胚胎数 1 枚，移植胚胎数 1 枚，移植胚胎形态 4GB-B，移植日内膜厚度 8.7 mm. 移植后 8 天，血 β-HCG 43.46 mIU/mL；移植后 14 天，血 β-HCG 438.42 mIU/mL。移植后 6 周 +1 天超声提示宫内孕囊 19 mm × 22 mm × 8 mm，胚芽 3 mm，胎心可见。移植后 8 周 +1 天超声提示宫内孕囊 47 mm × 25 mm × 18 mm，胚芽 20 mm，胎心可见。移植后 11 周 +4 天超声提示宫内孕囊 75 mm × 45 mm × 20 mm，胚芽 48 mm，胎心可见，转产科等。孕中期羊水穿刺染色体核型正常，CNV 未见异常。孕足月分娩一健康活婴。

【病例讨论】

臂间倒位是染色体长臂和短臂分别发生断裂后，中间片段倒转 180° 重新连接而成。携带者在配子减数分裂中将形成特有的倒位环，产生不平衡的配子。染色体臂间倒位几乎涉及每条染色体，但以 9 号染色体最为常见，国内报道发生率约为 1%。有研究显示，子代继承不平衡重组染色体的风险与亲代携带者的性别、涉及的染色体、倒位片段的长度和断裂点的位置有关。Anton 等认为，重组染色体产生的概率在很大程度上取决于倒位片段的大小。倒位片段越长，不平衡重组染色体重复和缺失的部分越短，生育异常后代的可能性越大；反之，倒位片段越短，则重复和缺失的部分越长，出现不孕、流产及死产的概率越大，娩出异常胎儿的概率越低。还有研究表明,染色体臂间倒位携带者异常与正常妊娠的比例为 6.1∶1,男女携带者在异常与正常妊娠概率方面无明显差异。

所以在遗传咨询中,应综合考虑涉及倒位的染色体、倒位片段的大小,为携带者提供更准确的咨询信息。对于有生育需求的明确携带者,告之可通过植入前遗传学诊断等方式避免胎儿染色体非平衡重组;对于未行植入前遗传学诊断者,告之尽管胎儿染色体可通过产前诊断得到确认,然而针对染色体非平衡重组胎儿表型及妊娠结局的预测,目前仍存在较大困难。

对于携带染色体臂间倒位的不孕症夫妇进入 IVF 助孕周期前,需充分进行医患沟通、遗传咨询,建议行 PGT 技术,进一步提高妊娠率。PGT 技术根据目的不同分为胚胎植入前非整倍体筛查(PGT-A)、胚胎植入前单基因遗传学检测(PGT-M)和胚胎植入前染色体结构重排检测(PGT-SR)。PGT-A 旨在对夫妻双方染色体核型正常,但存在胚胎染色体非整倍体高危的患者进行筛查,目前常用于复发性流产、反复着床失败及高龄的患者;PGT-M 用于携带致病基因的夫妇,筛选出正常的(未患病)的子代;PGT-SR 则用于存在染色体结构重排的夫妻,这部分患者可表现为不孕、复发性流产或分娩因染色体异常出现表观遗传学异常的子代。针对本案例夫妇,男方染色体为 46,XY,inv(5)(p12q23),女方染色体正常,PGT-SR 检测是恰当的,如有可能亦可以进行整倍体胚胎与倒位携带的筛查。

田文艳

【参考文献】

[1] LIEHR T, WEISE A, MRASEK K, et al. Recombinant Chromosomes Resulting From Parental Pericentric Inversions-Two New Cases and a Review of the Literature. Front Genet. 2019;10:1165.

[2] 于洋, 董媛, 杜日成,等. 9 号染色体臂间倒位与生育异常的关系. 中国实验诊断学. 2012;16(7):1234-1236.

[3] ANTON E, BLANCO J, EGOZCUE J, VIDAL F. Sperm studies in heterozygote inversion carriers: a review. Cytogenetic and Genome Research. 2005;111(3-4):297-304.

[4] 徐鸿雁, 李琳. 染色体臂间倒位与异常孕产的相关性. 中华医学遗传学杂志. 2017(02):296-298.

[5] 雷彩霞, 张月萍, 孙晓溪. 植入前遗传学诊断/筛查技术指征进展. 中华生殖与避孕杂志. 2017;37(3):235-239.

病例 69　染色体微缺失行 PGT 助孕

【疾病概述】

染色体结构发生异常改变是导致不孕不育、复发性流产、畸胎、死胎、出生缺陷等发生的主要遗传学病因。胚胎植入前遗传学检测(PGT)技术给染色体结构异常、单基因遗传病、反复流产、胚胎反复种植失败、女性高龄等家庭带来了福音,更在阻断罕见病等出生缺陷的遗传中发挥着重要作用。PGT 主要分为胚胎植入前染色体非整倍体检测（PGT-A）、胚胎植入前染色体结构异常检测（PGT-SR）和胚胎植入前单基因遗传病检测（PGT-M）三类，以上 3 种检测方式都需要在胚胎的卵裂期或囊胚期进行活检。

【病例介绍】

患者基本信息：张某，女，27 岁，初次就诊时间：2022 年 6 月 14 日。

1. 主诉　结婚 5 年，未避孕未再孕 5 年。

2. 现病史　结婚 5 年，婚后同居，性生活正常，平素月经欠规律，6~7/35~45 天。G1P0，2017 年自然受孕，因胎儿“脊柱裂、四肢短小”孕 27+ 周引产，未行染色体检查，此后未避孕未孕至今。2019 年外院行双侧卵巢畸胎瘤剥除术（左侧直径 5cm，右侧直径 7cm）＋双输卵管系膜囊肿剥除术（近伞端，直径 0.5~1cm）。2020 年于当地医院促排卵，有优势卵泡发育并排卵，指导同房 1 周期未孕。2021 年 1 月 HSG：左侧输卵管通并远端部分性粘连，右侧通并远端周围组织经度粘连。2022 年 6 月就诊于我中心，B 超示：右卵巢 >12AF，左卵巢 8-9AF，左卵巢中高回声团 16 mm × 17 mm × 12mm（畸胎瘤）；基础性激素正常范围；AMH：8.78ng/mL。2022 年我中心精液检查精子浓度及活动率未见明显异常，现双方要求体外受精 - 胚胎移植助孕治疗。

3. 月经史　15 岁，6~7/35~45 天，量正常，痛经（+）。

4. 婚育史　22 岁结婚，配偶体健，G1P0。

5. 既往史　无特殊。

6. 个人史　无特殊。

7. 家族史　无特殊。

8. 查体　T 36.5℃，P 105 次 / 分，R 18 次 / 分，BP 144/80 mmHg，身高 167 cm，体重 62 kg，体重指数：22.2 kg/m^2。

妇科检查：外阴已婚型，阴道畅，宫颈中度糜烂，子宫前位，大小正常，质中，活动，无压痛，双附件区无异常包块及压痛。

9. 辅助检查

（1）2022.7 月基础性激素：FSH3.84 IU/L，LH4.67 IU/L，$E_2$36 pg/mL，PRL21.79 ng/mL，P0.26 ng/mL，T28.74 ng/dL。

（2）2022.6 月 AMH：8.78 ng/mL。

（3）2022.6 月 阴道 B 超示：左卵巢 8~9 个窦卵泡，右卵巢 >12 个窦卵泡。左卵巢畸胎瘤 16 mm × 17 mm × 12 mm。

（4）2020.7 月男方精液检查：浓度 147 × 10^6/mL，前向运动率（PR）68%，男方染色体：46，XY，Yqh-。

10. 诊断　①继发不孕；②不良妊娠史；③ PCOS；④双侧输卵管不全梗阻；⑤左卵巢畸胎瘤；⑥双输卵管畸胎瘤剥除术史。

【诊疗过程】

行 IVF：1/2GnRH 中长方案：尿促 150IU 启动，Gn 总量 2025IU，Gn 总天数 14 天，卵泡

数 38 个，HCG 日 $E_2$6394 pg/mL，P0.5 ng/mL，于 2022-09-03 获卵 26 枚，2PN 20 枚，形成胚胎 20 枚，优胚 12 枚，移植 0 枚，冷冻 14 枚。预防 OHSS 行全胚冻存。

鉴于患者既往孕 27 周因“胎儿脊柱裂，胎儿四肢短小”行引产术。再次遗传咨询后要求行全外检测，检出 del（22）（g11.21）约 850 kb 的可能致病缺失片段，其后行基因拷贝数变异（CNV）检测提示 del（22）（g11.21）1.22 Mb 可能致病片段，其表型复杂，存在不完全外显可能，临床表现为发育迟缓，智力障碍，颅面畸形，骨骼发育异常等。女方父母双方 CNV 检测未见明显异常。MDT 会诊后夫妇双方要求行 PGT-SR 筛选。将患者冻存 D_3 胚胎 6 枚和 D_5 胚胎 1 枚解冻后进行囊胚活检，活检 6 枚胚胎，3 枚为整倍体。

FET 方案：自然周期，于 2023-09-01 解冻 D5 胚胎数 1 枚，移植胚胎数 1 枚，移植胚胎形态 3GAB，移植日内膜厚度 11.8 mm。移植后 13 天，血 β-HCG 1433.66mIU/mL；移植后 17 天，血 β-HCG 7710.93IU/mL。移植后 5 周 +6 天超声提示宫内孕囊 20 mm × 14 mm × 11 mm，胚芽 5.3 mm，胎心可见；移植后 7 周 +6 天超声提示宫内孕囊 34 mm × 36 mm × 23 mm，胚芽 19 mm，胎心可见；移植后 9 周 +6 天超声提示宫内孕囊 47 mm × 53 mm × 23 mm，胚芽 38 mm，胎心可见，宫腔内液区 22 mm × 11 mm × 16 mm，转产科。孕中期羊水穿刺 CNV 未见明显异常。孕足月分娩一活婴。

【病例讨论】

PGT 技术的不断成熟逐渐提高了 IVF 的成功率。PGT 技术是指在胚胎移植前筛查胚胎染色体，选取正常的胚胎进行移植，以降低家族遗传性疾病或染色体异常导致反复流产等发生，从而改善妊娠结局。PGT 在临床应用的过程中，也有了飞速的进展，主要表现在两个方面：第一：活检取材经历了由极体—卵裂球—滋养外胚层细胞—培养液 / 囊胚腔液的过程，其趋势是取材由有创到无创，保证检测结果准确的同时，降低由活检造成的对胚胎发育潜能可能的影响，降低可能的子代表观遗传发生异常，避免由此引起的子代体格、行为和心理发育的异常。第二：检测技术经历了聚合酶链反应（PCR）—荧光原位杂交（FISH）— 微阵列比较基因组杂交（CGH）—高通量测序（二代测序技术）— 单分子测序（三代测序技术）的发展，其趋势是检测范围更加全面，检测发现能力逐渐提升，检测成本逐渐减低，总之，在 PGT 的临床应用中，各类活检方法和检测技术虽存在一定程度的更替，但又互为补充。根据目的不同，PGT 技术又分为胚胎植入前非整倍体筛查（PGT-A）、胚胎植入前单基因遗传学检测（PGT-M）和胚胎植入前染色体结构重排检测（PGT-SR）。PGT-A 旨在对夫妻双方染色体核型正常，但存在胚胎染色体非整倍体高危的患者进行筛查，目前常用于复发性流产、反复着床失败及高龄的患者；PGT-M 用于携带致病基因的夫妇，筛选出正常的（未患病）的子代；PGT-SR 则用于存在染色体结构重排的夫妻，这部分患者可表现为不孕、复发性流产或分娩因染色体异常出现表观遗传学异常的子代。

PGT-M 和 PGT-SR 在一定程度上逐渐发展成为替代传统产前诊断的方法，最大程度地减少由于产前诊断结果异常带来的终止妊娠的发生，避免由此给女性及家庭带来的身心创伤。同时，虽然 PGT-A 在临床应用受到一定争议，但对于胚胎有染色体非整倍体高风险的夫妻，PGT-A 的广泛开展，为无数家庭在尽可能短的时间获得健康子代提供了可能。本病例患者有因“胎儿脊柱裂，胎儿四肢短小”行引产的不良孕产史，遗传咨询行全外检测及CNV检测提示del(22)(g11.21)1.22Mb可能致病片段，存在不完全外显可能，符合行PGT-SR的指征。

总的来说，IVF-ET前行PGT活检操作对妊娠及子代围产结局尚无明确不利影响，利用PGT技术，可以阻断单基因遗传病的家族遗传，降低遗传病的发生以及出生缺陷，同时能够有效改善胚胎反复种植失败、反复流产患者的妊娠结局。但对于PGT技术带来的潜在妊娠期并发症以及子代安全性问题，仍需要排除混杂因素，进行大样本前瞻性研究来综合评估。

田文艳　王刚

【参考文献】

[1] 周丽颖，张煦，兰永连，等. 自然流产相关影响因素的研究进展. 中国优生与遗传杂志. 2018;26(5):126-128.

[2] 李太旸，李蓉，王海燕. 胚胎植入前基因检测技术在体外受精 - 胚胎移植中的应用现状. 中华生殖与避孕杂志. 2020(11):952-957.

[3] BICK DP，LAU EC. Preimplantation Genetic Diagnosis. Pediatric Clinics of North America. 2006;53(4):559-577.

[4] 武学清，曹云霞. PGT专栏导读. 中华生殖与避孕杂志. 2022(11):1097-1097.

[5] 雷彩霞，张月萍，孙晓溪. 植入前遗传学诊断 / 筛查技术指征进展. 中华生殖与避孕杂志. 2017;37(3):235-239.

[6] 庞文娟，封旭，汪翔，等. PGT活检技术对妊娠围产结局及子代健康影响的分析研究. 中华生殖与避孕杂志. 2023(06):550-558.

第五节　单基因病遗传学检测(PGT-M)

病例70　A型血友病基因携带女性胚胎植入前遗传学检测

【疾病概述】

甲型血友病(hemophilia A，HA)是X连锁隐性遗传性凝血功能障碍性疾病，约占总体血友病患者数的85%，男性的发生率约为1/5000，女性患者少见。HA的发病原因为凝血因子Ⅷ(FⅧ)中的抗血友病球蛋白编码基因缺陷，导致FⅧ功能缺陷或含量不足，约45%HA患者是由FⅧ基因的内含子22倒位突变导致的。目前，对于HA尚无有效的根治性措施，FⅧ制品替代治疗的价格昂贵且疗效不佳。产前诊断是有效控制HA患儿出生的主要措施。孕妇血浆中胎儿游离DNA的发现，使无创产前诊断检测(noninvasive prenatal testing，NIPT)成为可能。

【疾病介绍】

女方师某，年龄30岁，男方年龄31岁，初次就诊时间2015年6月。

1. 主诉　检测发现A型血友病基因携带3年。

2. 现病史　2011.3始同居，性生活正常，G2P0。2012年女方检测发现为A型血友病基因携带者(其父因A型血友病去世)，2012年12月至2013年3月先后两次妊娠，行绒毛检测显示均为患病男婴后行人工流产。平素月经规律，B超示窦卵泡数15~18个。男方精液检查未见明显异常。患者夫妇要求胚胎植入前基因检测。

3. 月经史　15岁，7/30天，量中，痛经(-)。

4. 婚育史　27岁结婚，配偶体健，G2P0。

5. 既往史　无。

6. 查体　T 36.2℃，P 70bpm，R 18次/分，BP 110/70mmHg。

7. 妇科检查　外阴(-)，阴道畅，宫颈光，子宫前位，常大，质中，活动，无压痛，双附件区无异常包块及压痛。

8. 辅助检查

(1)2015年6月基础性激素：FSH2.7 IU/L，LH2.7 IU/L，$E_2$24 pg/mL，T34.0 ng/dL，TSH1.8 uIU/mL。

(2)输卵管通畅性未查。

(3)2015年6月阴道B超示左卵巢10个窦卵泡，右卵巢8个窦卵泡。

(4)2015年7月男方精液检查：密度42.9×10^6/mL，PR44%。

(5)患者A型血友病FⅧ基因22号内含子倒位携带，患者丈夫及母亲表型正常。

9. 诊断　①不良妊娠史；②A型血友病基因携带者。

【诊治经过】

该患者希望生育健康后代，行遗传咨询。拟行单基因病的胚胎植入前基因检测（Preimplantation Genetic Testing for Monogenic Disorders，PGT-M），筛选无基因携带的胚胎，签署知情同意。

ICSI：GnRH-a 长方案，果纳芬 225IU+ 尿促性素 150IU 启动，Gn 天数 8 天，Gn 用量 2925IU，卵泡数 20 个，HCG 日 $E_2$9230 pg/mL，LH0.6 IU/L，P1.8 ng/mL，于 2015 年 8 月取卵，获卵 24 枚，ICSI 受精，共注射 21 枚 MII 卵子，2PN19 枚，1PN2 枚，形成胚胎 15 个，全部行囊胚培养，形成囊胚 8 个，行基因检测，3 个 WGA 扩增失败，2 个为整倍体，不携带，1 个为整倍体，杂合携带，2 个为整倍体，半合子携带。

解冻移植：激素替代 - 解冻移植，内膜 8.9mm，移植囊胚，同时予黄体支持。

产前诊断：孕 20 周时通过羊膜腔穿刺进行产前分子诊断。经 Sanger 测序确认胎儿基因型。

妊娠结局：2016 年 12 月孕 38^{+4} 剖娩一女婴，体重 3350g，表型正常。PGT-M 和产前诊断结果与胎儿脐带血的分子诊断相一致。婴儿脐带血中没有发现大于 100 kb 的拷贝数变异。

【病例讨论】

具有纯合突变的父亲肯定会将突变传递给一个在表型上为正常女性杂合子携带者的女孩，而出生的男孩都不会受到影响。纯合突变的母亲会生出纯合突变的男孩，并且有 100% 的风险生下杂合子携带者的女孩。如果父母双方都是异常基因的纯合子，则男性和女性后代都可能受到该疾病的影响。因此，血友病 A 很少发生在女性个体中，因为它总是以杂合子形式出现。相反，男性个体的发病率估计为 1∶5000~10000。

胚胎植入前基因检测（Preimplantation Genetic Testing，PGT）技术本身是辅助生殖技术（assisted reproductive technology，ART）的一部分，其目的是在胚胎植入前，对体外培养的胚胎进行活检和遗传诊断分析，用于指导胚胎移植，为有生育已知遗传病患儿风险的夫妇挑选出正常胚胎，以避免孕中期终止妊娠。随着遗传分析技术和辅助生殖技术的飞速发展，PGT 得到了广泛的临床应用，周期数逐年增加，目前已被用于上百种基因突变和染色体畸变的胚胎遗传学诊断。

针对该家系，制订知情同意书，详细告知患者可能出现的风险。该家系有 50% 正常男孩之可能，选择胚胎原则：整倍体，不携带；整倍体，杂合携带；放弃半合子携带的胚胎，无需进行性别选择。移植后成功妊娠，并于孕中期抽取羊水进行验证，证实胎儿为女性胚胎，且不携带该突变位点。通过基因测序的方法对 HA 患者及其家系进行基因诊断，从而对患者家系进行家庭遗传咨询和产前诊断，有效避免 HA 患儿的出生，对降低 HA 的发病率至关重要。

【专家点评】

血友病 A 是一种 X 连锁隐性凝血功能障碍性疾病，由凝血因子Ⅷ基因突变导致该凝血因子功能缺陷。单基因病的胚胎植入前基因检测（PGT-M）是解决单基因遗传疾病代代相传的有力工具。在此案例中，FⅧ的突变通过血友病A家族的女性携带者传播。为了确定FⅧ的病因遗传变异，使用二代测序（Next Generation Sequencing，NGS）进行染色体拷贝数变异检测，Sanger测序验证突变位点，筛选正常胚胎。此后，移植正常整倍体囊胚，第20周时，孕妈妈进行了羊膜穿刺，进一步确认胎儿基因型健康。分娩后，送新生儿血样进行检测。此案例为受影响的家庭选择了一个基因健康的后代，并为血友病A的诊断和治疗提供了宝贵的经验。

韩莹　张印峰　罗海宁

【相关指南及参考文献】

[1] YUNIS L.K，LINARES A，CABRERA E，et al. Systematic molecular analysis of hemophilia A patients from Colombia[J]. Genet Mol boil.2018，41（4）：730-737.

[2] RASO S，HERMANS C. Recombinant factor VIII：Past，present and future of treatment of hemophilia A[J]. Drugs Today（Barc），2018，54（4）：269-281.

[3] AL-ALLAF F A，ABDULJALEEL Z，BOGARI N M，et al. Identification of six novel factor viii gene variants using next generation sequencing and molecular dynamics simula tion[J].Acta Biochim Pol，2019，66（1）：23-31.

[4] TUR-KASPA I，JEELANI R，DORAISWAMY PM. Preimplantation genetic diagnosis for inherited neurological disorders[J].Nat Rev Neurol，2014 Jul，10（7）：417-24.

[5] DE RYCKE M，BELVA F，GOOSSENS V，et a1.ESHRE PGD Consortium data collection XIII：cycles from January to December 2010 with pregnancy follow-up to October 2011[J]. Hum Reprod，2015 Aug，30（8）：1763-89.

病例71　SMA基因携带患者胚胎植入前遗传学检测

【疾病概述】

脊髓性肌萎缩症（Spinal Muscular Atrophy，SMA）是一种以脊髓前角运动神经元退化变性为特征的常染色体隐性遗传病，常见的临床特征为对称性、进行性的肢体近端和躯干肌肉无力、萎缩和瘫痪，其发病率为1/6000~1/10000，具有典型的临床异质性。SMA患者主要的致病基因是运动神经元存活（*SMN*）基因，该基因编码的蛋白是一种跨物种蛋白，生物信息学研究显示该蛋白高度保守，且在身体各部位均有表达，其在脊髓运动神经元中表达量最高。

【疾病介绍】

女方王某，年龄29岁，男方年龄30岁，初次就诊时间：2015年7月。

1. 主诉　检查发现*SMA*基因携带2年。

2. 现病史　2005年6月结婚，均初婚，性生活正常，G4P1，2005年11月孕50+天行人工流产；2008年5月足月剖宫产一男活婴，出生后因“肌无力”就诊于首都儿科研究所，检测基因示：*SMN1*基因7、8号外显子纯合缺失，出生后11+月因脊髓性肌萎缩症（spinal muscu-

lar atrophy，SMA）死亡；2012 年 11 月及 2013 年 9 月均孕 16+ 周行羊水穿刺，基因结果同前，行引产术。患者夫妇基因检测均为 *SMN1* 基因外显子 7、8 杂合缺失突变。2013 年 9 月至今避孕套严格避孕。输卵管通畅性未查。平素月经规律，阴道超声示 AFC13-16 个，基础性激素在正常范围内。丈夫精液检查示弱精子症。患者夫妇要求胚胎植入前基因检测。

3. 月经史　14 岁，7/30 天，量中等，痛经（-）。4. 婚育史　20 岁结婚，配偶体健，G4P1。

5. 既往史　2008 年 5 月当地医院剖宫产术。

6. 查体　T 36.5℃，P 70 次 / 分，R 16 次 / 分，BP 120/75mmHg。

妇科检查：外阴（-），阴道畅，宫颈光，子宫前位，常大，质中，活动，无压痛，双附件区无异常包块及压痛。

7. 辅助检查

（1）2015 年 7 月基础性激素：FSH5.21IU/L，LH4.11IU/L，E_2 69.7pg/mL，T50.8ng/dL，TSH1.92uIU/mL。

（2）2015 年 7 月阴道 B 超示 AFC13~16 个。

（3）2015 年 7 月男方精液检查：密度 124×10^6/mL，PR15%。复查：密度 94×10^6/mL，PR16%。

（4）2015 年 7 月女方染色体核型：46，XX，男方染色体核型：46，XY。双方分子遗传学检测报告：*SMN1* 基因外显子 7、8 的杂合缺失突变。

8. 诊断　①不良孕产史；② *SMN1* 基因外显子 7、8 的杂合缺失（双方）；③弱精子症。

【诊治经过】

2015 年 7 月女方及其父亲、男方及其双亲均行单基因遗传基因检测，检测基因 *SMN1* 基因，检测方法为 Sanger 测序 +QPCR。最终基因检测结果见家系图。*SMN1* 基因突变为常染色体隐性遗传，夫妻双方均为携带者，理论上，后代 1/4 正常，1/2 携带，1/4 患病。夫妻双方拟行单基因疾病的胚胎植入前基因检测（Preimplantation Genetic Testing for Monogenic Disorders，PGT-M），签署知情同意书。

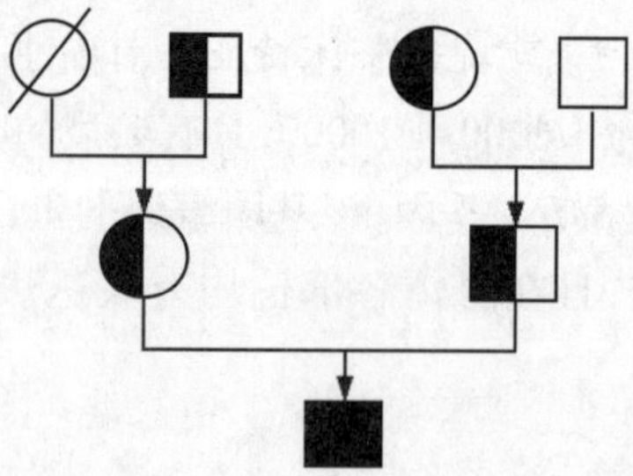

家系图

ICSI：予以 GnRH-a 长方案，月经第 3 天予果纳芬 150IU 及尿促性素 150IU 启动，Gn 天数 10 天，Gn 用量 3000IU，卵泡数 16 个，HCG 日 $E_2$8244 pg/mL，LH0.4 IU/L，P1.5 ng/mL，予 HCG5000U 扳机。获卵 20 枚，MII19 枚，ICSI 受精，2PN16 枚，1PN3 枚，全部囊胚培养，获 D6 囊胚 1 枚 [5BC]，行囊胚活检，基因检测，结果为 *SMN1* 基因外显子 7、8 杂合缺失突变，

即 SMA 携带者，患者夫妇要求保存胚胎。

患者于 2016 年 1 月，要求解冻移植。完善相关常规检查，排除禁忌，予自然周期内膜准备方案，排卵日内膜 8.9 mm，三线。

2016 年 1 月解冻移植，解冻后观察胚胎质量为（5BC），地屈孕酮 20 mg/ 每日黄体支持。

产前诊断：孕 20 周时患者拒绝行羊膜腔穿刺。

妊娠结局：2016 年 10 月孕 39 周剖宫产分娩女活婴，4100g，表型正常。

【病例讨论】

PGT 技术是一种通过对体外受精形成的胚胎进行遗传物质分析，以诊断胚胎是否存在遗传异常，最终选择无遗传异常的胚胎植入宫腔，进而可以获得正常胎儿的筛查与诊断方法。PGT 技术作为一种辅助生殖手段，有着明显的优势，比如能够有效地降低早期的流产率、新生儿缺陷的发生率以及胎儿的畸形率，可以使更多的家庭生育出健康的宝宝。家族里已经生育过出生缺陷患儿的夫妇大多渴望优生优育，PGT 技术可以从一定程度上满足这些夫妇的需求。

该夫妇为避免再次妊娠患病胎儿的风险，选择进行 PGT，最终剖娩一表型正常女婴。对于携带者的基因检测在遗传咨询及产前诊断中尤为重要。迄今为止，SMA 作为一种遗传性神经肌肉疾病尚未有完善的治疗手段和预防方法。可以对计划怀孕的夫妇进行筛查，倘若夫妻双方都是携带者，可建议在孕中期通过羊水穿刺提取胎儿 DNA，进行 *SMN* 基因检测，以明确胎儿是否为患者；也可选择通过 PGT 来生育一个健康的胎儿。基因检测可以为 SMA 家系提供遗传咨询及婚育指导，可进行有效的产前诊断，以减少患儿的出生。

【专家点评】

脊髓性肌萎缩症（SMAs）是一组异质性神经肌肉疾病，其特征是运动神经元功能丧失、肌无力、肌张力减退和肌肉萎缩，为常染色体隐性遗传，主要致病基因为运动神经元存活基因。本案例，确定 *SMN* 基因的突变谱，为更准确的诊断和治疗提供分子信息。SMA 患者的基因分型对于产前和胚胎植入前遗传学诊断至关重要，能更有效指导 SMA 治疗及出生健康后代。

韩莹　张印峰　罗海宁

【相关指南及参考文献】

[1] AR ROCHMAH M，AWANO H，AWAYA T，et a1. Spinal muscular atrophy carriers with two SMNl copies[J]. Brain Dev，2017，39：851-860.

[2] LI W. How do SMA-linked mutations of SMNl lead to structural/functional deficiency of the SMA protein? [J]. PLoS One，2017，12：e0178519.

[3] 李晓光，郭玉璞，刘天慈. 脊髓性肌萎缩症临床与肌肉病理学研究 [J]. 中华神经科杂志，2000，33：32-35.

[4] 岳佳，李永刚. 胚胎植入前遗传学筛查技术的应用进展 [J]. 生殖医学杂志，2015，24：676-681.

[5] STAESSEN , TOURNAYEH, VAN ASSCHE E, et a1. PGD in 47, XXY Klinefelter' S syndrome patients[J].Hum Reprod Update, 2003, 9: 319-330.

病例 72 视网膜色素变性患者胚胎植入前遗传学检测

【疾病概述】

视网膜色素变性(Retinitis Pigmentosa, RP)世界范围内平均患病率为 1/3500,是成年人失明的主要原因,RP 多出现在 10~38 岁(平均年龄 15 ± 8.5 岁)。Usher 综合征(Usher Syndrome, USH)是临床上最常见的视网膜色素变性合并感音神经性听力损失(Sensorineural Hearing Loss, SNHL)的疾病。根据遗传方式又可分为常染色体隐性遗传、常染色体显性遗传,分为 USH1、USH2、USH3 及 USH4 四种亚型。USH2 症状较轻,进展较慢,但发病率最高,主要表现为中度 - 重度 SNHL,*USH2A* 是 USH2 最常见的致病基因。

【疾病介绍】

女方马某,年龄 30 岁,男方年龄 31 岁,初次就诊时间 2013 年 9 月。

1. 主诉 结婚 5 年,未避孕,未孕。

2. 现病史 结婚 5 年,同居,性生活正常,未避孕,未孕。平素月经规律,超声:窦卵泡数 15~18 个。精液检查未见明显异常。患者 16 岁出现视力下降和夜间视力下降,天津眼科医院检查诊断为双侧视网膜色素变性,听力测试显示其患有双侧感音神经性听力损失(其父亲 32 岁诊断进行性视网膜色素变性,患者母亲及丈夫体健)。

3. 月经史 13 岁,5/30 天,量中,痛经(-)。

4. 婚育史 25 岁结婚,配偶体健,G0P0。

5. 既往史 2003 年 10 月开腹行双卵巢畸胎瘤剔除术。

6. 查体 T 36.2℃, P 76 bpm, R 18 次 / 分, BP 120/70 mmHg,身高 160 mm,体重:50 kg。

妇科检查:外阴(-),阴道畅,宫颈光,子宫前位,常大,质中,活动,无压痛,双附件区无异常包块及压痛。

7. 辅助检查

(1)2013 年 9 月基础性激素:FSH6.82 IU/L, LH3.19 IU/L, $E_2$50 pg/mL, T30.0 ng/dL, TSH1.0 uIU/mL。

(2)输卵管通畅性未查。

(3)2013 年 9 月阴道 B 超示左卵巢 5 个窦卵泡,右卵巢 13 个窦卵泡。

(4)2013 年 9 月男方精液检查:密度 37.9×10^6/mL, PR49%。

8. 诊断 ①原发不孕;②双卵巢畸胎瘤剔除术后;③遗传性视网膜色素变性。

【诊治经过】

基因测序结果显示:患者存在 *USH2A* 基因中复合杂合 c.1144-2A>C 和 c.6752C>A 的突变。家系分析显示(见图示), c.1144-2A>C 突变遗传自患者的母亲,该母亲是杂合突变的携带者,而 C.6752>A(p.Ser2251Ter)突变来自患者的父亲,该父亲是无义突变 c.6752C>A (p.Ser2251Ter)和已知的致病性错义突变 c.9815C>T(p.Pro3272Leu)的复合杂合子，患者和她的父亲都诊断为 Usher 综合征。她的丈夫检测到携带 *USH2A* 的杂合突变 c.10740+7G>A。因此，在家系谱中成功鉴定了致病性突变，我们考虑 2 个位点同时发生突变是导致本家系 USH2 的遗传学基础，根据基因检测结果表明本家系的遗传方式为常染色体隐性遗传。该患者强烈希望通过胚胎植入前遗传学检测(Prieimplantaion Genetic Testing，PGT)获得一个健康的孩子，拟行单基因疾病的胚胎植入前遗传学检测(Prieimplantaion Genetic Testing for Monogenic Disorders，PGT-M)，筛选可用胚胎，签署知情同意书。

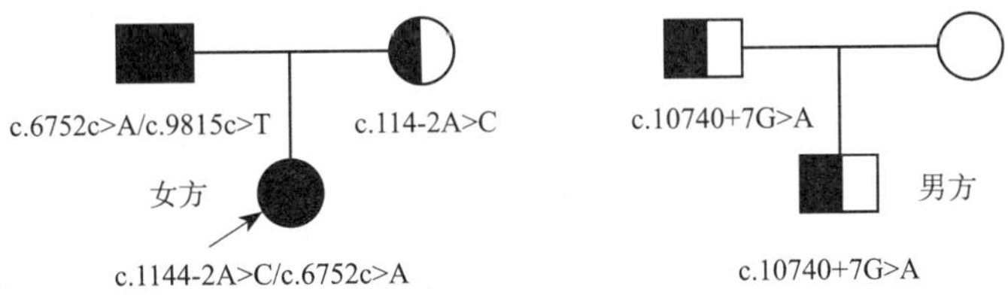

患者家系图

ICSI：GnRH-a 长方案，果纳芬 150IU+ 尿促性素 225IU 启动，Gn 天数 12 天，Gn 用量 4350IU，卵泡数 24 个，HCG 日 $E_2$9556 pg/mL，LH0.6 IU/L，P1.3 ng/mL，于 2013.12 取卵，获卵 24 枚，ICSI 受精，共注射 21 枚 MII 卵子，2PN15 枚，1PN2 枚，形成胚胎 11 个，全部行囊胚培养，形成囊胚 11 个，行基因检测，共筛选 4 个可用胚胎。

解冻移植：激素替代 - 解冻移植，内膜 7.5mm，移植囊胚，同时予黄体支持。

产前诊断：孕 20 周时通过羊膜腔穿刺进行产前分子诊断。经 Sanger 测序确认胎儿基因型。

孕 38 周剖娩一女婴，体重 2850g，表型正常。PGT-M 和产前诊断结果与胎儿脐带血的分子诊断相一致。婴儿脐带血中没有发现大于 100 kb 的拷贝数变异。

新生儿遗传及听觉检查：采集新生儿 2mL 抗凝外周血进行 Sanger 测序，进一步确认 PGT-M 及产前诊断结果，出生后 72h 用耳声发射分析仪(Maico eroscan)进行听觉检查。听觉检查结果正常。

【病例讨论】

常染色体隐性遗传是 Usher 综合征最常见的遗传方式，当父母双方都是 Usher 综合征的携带者时，每个孩子有四分之一(25%)的机会遗传两个改变的基因副本，但如果父母一方是患者，风险增加到二分之一。在这个家族中，两代人都发现了患病者。尽管正常人群中致病变异的携带率较低，但该患者仍从其母亲处遗传了一种致病变异，其母亲携带了一种 USH2A 基因杂合变异。这也强调了对隐性疾病患者的伴侣进行筛查的重要性，以评估怀上受同一疾病影响的孩子的风险。值得注意的是，侵入性产前诊断是必要的，并对所有的病例行 PGT-M，以避免误诊。基于二代测序(Next Generation Sequencing，NGS)的侵入性产前染色体异常检测可以提供重要的遗传信息。将基于靶向捕获测序的 PGT-M 与侵入性产前染色体异常检测相结合，对一个有 Usher 综合征风险的家庭进行检测，并取得了成功的结果。我们认为，将不同的基于 NGS 的遗传检测方法应用于生殖医学，可以为遗传咨询和临床决策提供全面的信息。

【专家点评】

单基因病是一类由单个基因发生突变所导致的遗传性疾病，一旦发生，会给家庭和社会带来巨大的精神和经济压力。利用 PGT-M，摒弃致病性胚胎，将非致病性胚胎植入宫腔内，即可避免不幸的发生。该病例报告了靶向捕获测序和基于单倍型分析的 PGT 在 Usher 综合征家族中的开发和成功应用，再加上胎儿非整倍体和染色体不平衡排列的产前检测，帮助患病母亲成功分娩一健康后代。

韩莹　张印峰　罗海宁

【相关指南及参考文献】

[1] LENARDUZZI S，VOZZI D，MORGAN A，et al. Usher syndrome：an effective sequencing approach to establish a genetic and clinical diagnosis[J]. Hear Res，2015，320：18-23.

[2] SAIHAN Z，WEBSTER A R，LUXON L，et al. Update on Usher syndrome[J]. Curr Opin Neurol，2009，22(1)：19-27.

[3] ABAD-MORALES V，NAVARRO R，BURES-JELSTRUP A，et al. Identification of a novel homozygous ARSG mutation as the second cause of Usher syndrome type 4 [J]. Am J Ophthalmol Case Rep，2020，19：100736.

[4] BELL CJ，DINWIDDIE DL，MILLER NA，et al. Carrier testing for severe childhood recessive diseases by next-generation sequencing [J]. Sci Transl Med. 2011；3(65)：654.

[5] CHEN HF，CHEN SU，MA GC，et al. Preimplantation genetic diagnosis and screening：current status and future challenges [J]. J Formos Med Assoc. 2018；117(2)：94-100.

[6] SULLIVAN-PYKE C，DOKRAS A. Preimplantation genetic screening and preimplantation genetic diagnosis [J]. Obstet Gynecol Clin N Am. 2018；45(1)：113-25.

病例 73　苯丙氨酸羟化酶基因突变携带夫妇行植入前遗传学检测

【疾病概述】

苯丙酮尿症（PKU）主要是由苯丙氨酸羟化酶（*PAH*）基因突变导致的遗传性氨基酸代谢疾病，常染色体隐性遗传，*PAH* 缺陷使苯丙氨酸不能转变为酪氨酸，导致苯丙氨酸及其酮酸蓄积，并从尿中大量排出。主要表现为智力低下、精神神经症状、湿疹、皮肤抓痕征、色素脱失和鼠气味等，脑电图异常。PKU 是一种罕见病，被列位中国新生儿筛查疾病之一，新生儿的平均患病率为 1∶10000，男女患病率均等。PKU 是可以治疗的遗传病，早期诊断并给予低苯丙氨酸饮食治疗，受累者可获得正常的智力发育。PKU 患儿需要进行长期饮食限制且 PKU 患儿出生时大多表现正常，无典型的临床表现，易被漏诊或误诊；当症状明显时，往往已经存在不可逆的损伤，尤其是神经系统损害，造成严重的智力低下，甚至危及生命。因此，为预防 PKU 婴儿的出生，迫切需要通过产前或者单基因病胚胎着床前遗传学检测

（PGT-M）技术进行干预，在源头上阻断该疾病的发生。本例通过携带者筛查发现夫妇双方均携带 *PAH* 基因突变，女方携带 *PAH* c.739G>C，疑似致病，男方携带 PAH c.728G>A 致病性变异、通过 PGT 技术成功获得临床妊娠。

【病例介绍】

患者基本信息：周某某，女，36 岁，初次就诊时间：2023 年 4 月。

1. 主诉　结婚 5 年，未避孕未孕 5 年。

2. 现病史　结婚 5 年，均初婚，性生活正常，未避孕未孕 5 年。2018 年 11 月至 2019 年 12 月间断地促排卵卵泡监测半年，其中 4 个周期发生了未破卵泡黄素化。2019 年 3 月外院子宫输卵管造影示：右侧输卵管通畅，左侧输卵管通并远端轻度粘连。2021 年 1 月自然妊娠 17 周行 B 超示中期妊娠、羊水过少、宫内死胎、子宫不全纵隔？行清宫术，术后胎儿组织行 CNVseq 检查未发现染色体异常，于 2022 年 3 月行腹腔镜检查术 + 宫腔镜检查术 + 子宫纵隔电切术，2022 年 6 月外院促排卵后生化妊娠。2023 年 3 月夫妇双方外院助孕前行单基因病携带者筛查示：女方携带 *PAH* c.739G>C，疑似致病；男方携带 *PAH* c.728G>A 致病性变异、*HADHA* c.157C>T、p.Arg53* 致病性变异、*GJB2* c.109G>A 致病性变异。现夫妻双方来我院要求助孕治疗。

3. 月经史　13 岁初潮，6~7/40~45 天，量中等，无痛经。

4. 婚育史　31 岁结婚，G1P0。

5. 个人史　久居本地，无吸烟、饮酒及服用特殊药物嗜好，无有毒、有害物质接触史，无粉尘、放射性物质接触史，否认冶游史。

6. 既往史　既往体健，无手术外伤史，无药物及食物过敏史，无传染病和地方病史。

7. 家族史　父亲患高血压，母亲患糖尿病。双方家族无遗传病史、无不孕不育病史。

8. 体格检查　体温 35.3℃，呼吸 26 次 / 分，脉搏 110 次 / 分，血压 141/92 mmHg，BMI 23.6 kg/m^2。全身皮肤、毛发无异常，双侧乳房无肿大、压痛、结节、无泌乳。

9. 妇科检查　外阴已婚型，阴道畅，宫颈光，子宫前位，常大，质中，活动，无压痛，双附件区无异常包块及压痛。

10. 辅助检查

（1）实验室检查示。

1）基础性激素（2022-06-08）：FSH：8.06 IU/L，LH：6.79 IU/L，E_2：37.66 pg/mL，PRL 15.66 ng/mL，P：0.6 ng/mL，T：0.56 ng/dL。

2）AMH（2023-03-16）：4.9 ng/mL；空腹血糖（2023-03-16）：6.16 mmol/L，空腹胰岛素（2023-03-16）：18.10 μIU/mL，HOMA-IR 为 4.96。

3）单基因病携带者筛查（2023-04-13）示：女方携带 *PAH* c.739G>C，疑似致病，家系验证该变异来源于其母亲。

（2）影像学检查示。阴道 B 超（2023-03-24）示：子宫前位，长 52 mm，厚 38 mm，宽 43 mm，形态正常，表面光滑，肌壁回声均匀，内膜厚 4 mm，居中；双附件未见明显异常；子宫直肠窝及双髂窝未见明显液性暗区；盆腔血流未见明显异常。

（3）内镜检查示。宫腔镜检查（2022-05-12）示：宫颈管未见异常，内膜色粉，厚度：薄。子宫宫腔形态正常，未见占位性病变，双侧输卵管开口可见，内膜色粉，厚度：中。未刮宫。

男方辅助检查：

（1）实验室检查示

1）精子常规（2023-05-23）示：精子浓度 175.8×10^6/mL，活动率 61%，PR：53%，NP：8%。

2）单基因病携带者筛查（2023-04-19）示：男方携带 *PAH* c.728G>A 致病性变异，携带常染色体隐性耳聋 1A 型（*GJB2* c.109G>A）致病性变异及三官能团蛋白缺乏症（*HADHA* c.157C>T）致病性变异。家系验证 *PAH* c.728G>A 致病性变异来源于其父亲，*GJB2* c.109G>A 致病性变异来源于其母亲。

11. 诊断

①继发不孕；②不良妊娠史；③多囊卵巢综合征；④子宫不全纵隔切除术后；⑤女方携带 *PAH* 基因（c.739G>C）突变，疑似致病；⑥男方携带 *PAH* 基因（c.728G>A）致病性变异；携带 *HADHA* c.157C>T、p.Arg53* 致病性变异、携带 *GJB2* c.109G>A 致病性变异。

【诊治经过】

夫妻双方均携带 *PAH* 基因突变，女方携带 *PAH* c.739G>C，疑似致病，男方携带 *PAH* c.728G>A 致病性变异，生育后代 25% 为 *PAH* 复合杂合，可引起 PKU，50% 后代为 *PAH* 基因携带，不发病，25% 为不携带。

男方携带 *GJB2* c.109G>A 致病性变异，*GJB2* 是最常见的致聋基因，常染色体隐性遗传，但女方未携带 *GJB2* 致病性变异，生育后代 50% 遗传男方 *GJB2* 基因 c.109G>A 变异，但不致病。50% 为不携带。

男方携带 HADHA c.157C>T 致病性变异，可导致长链 3- 羟酰基辅酶 A 脱氢酶缺乏症，常染色体隐性遗传，但女方未携带 HADHA 致病性变异，生育后代 50% 遗传男方 HADHA c.157C>T 变异，但不致病。50% 为不携带。

遗传咨询建议：针对夫妻双方基因携带情况，可以选择 PGT 助孕，针对 c.739G>C 和 c.728G>A 致病性变异进行胚胎筛选，也可自然受孕后通过产前诊断针对该基因变异进行检测。

我院阴道超声（2023-05-16）示：子宫位置：前位，宫体大小 46 mm × 54 mm × 45 mm，形态未见异常，肌壁回声均匀，血流分布正常。子宫内膜厚度 11.1 mm，子宫纵隔切除术后，宫底内膜凹陷，宽 9.7 mm。左侧卵巢 32 mm × 17 mm，其内可见 18 个卵泡回声，较大者 11 mm × 9 mm；右侧卵巢 25 mm × 22 mm，其内可见 17 个卵泡回声，较大者 5 mm × 4 mm；宫颈厚 24 mm，未见异常血流信号。结合患者多次院外间断地促排卵均发生未破卵泡黄素化，考虑患者为“多囊卵巢综合征”；予以卵泡期长方案，月经第 1 天予达菲林 1.875 mg qd，月经第 26 天予果纳芬 225IU+ 尿促性素针 75IU 启动，Gn 用量 3525IU，Gn 天数 12 天，卵泡数 26 个，HCG 日 $E_2$3170 pg/mL，予艾泽 250 ug 扳机。36 h 后取卵，获卵 26 个，ICSI 受精，2PN 14 枚，形成胚胎 14 枚，继续养囊，D6 形成囊胚 3 枚，优质囊胚 2 枚（4BB × 2），可用囊胚 1 枚（4BC），予囊胚滋养层细胞活检，其中 1 枚 4BB 囊胚携带父源突变，1 枚 4BB 囊胚携带父源和母源突变，1 枚 4BC 不携带父源和母源突变且为整倍体胚胎。于 10 月 31 日人工周期移植该枚 4BC 囊胚并获得临床妊娠。

【病例讨论】

单基因病是指由单个基因突变所导致的疾病，突变可发生于一条染色体上的基因或同时发生在两条同源染色体的等位基因上，其传递方式遵循孟德尔遗传规律，单基因病大多是一些罕见病，是导致新生儿出生缺陷的重要原因之一。单基因病携带者筛查可作为识别高危夫妇的一种有效方法，可作为预防出生缺陷的一级预防措施。

携带者筛查的目的是确定表型正常的个体是否存在常染色体或 X 连锁的隐性遗传病的致病基因。隐性遗传病杂合子状态一般无临床症状，且多数夫妇双方并无单基因病家族史。如果夫妻双方携带同一种常染色体隐性遗传病的致病变异，或女方携带 X- 性连锁疾病的致病变异，夫妻生育有遗传表型后代的风险就会增加。因此助孕前单基因病携带者筛查显得尤为重要，可以发现携带致病突变的个体。

本例通过助孕前单基因病携带者筛查发现夫妇双方均携带 *PAH* 基因突变，生育后代 25% 为 *PAH* 复合杂合，可引起 PKU，PKU 是一种常染色体隐性遗传的单基因病，同时也是《第一批罕见病》中的第 90 种，PKU 对健康的危害极大，属于致死、致残、致愚性遗传病，PGT-M 技术可有效的预防 PKU 患儿的出生。

PGT-M 通过对着床前胚胎进行致病基因变异诊断，选择没有疾病表型的胚胎移植入子宫，阻断疾病向子代传递。

由于基因突变形式的特殊性及直接检测的局限性，*PAH* 微小突变的直接检测技术难度大，扩增失败、等位基因脱扣等均可导致诊断不明，因此针对 *PAH* 的检测普遍采用直接位点的检测联合间接连锁分析的检测策略。家系连锁分析是重要的胚胎检测技术，推荐采集必要家系成员样本，包括患者夫妇双方或者夫妇双方的父母。每一方父母应有且仅有一位是携带者，以便判断变异来源。连锁分析主要依靠基因上下游或基因内部的特异性短串联重复序列（STR）或单核苷酸多态性位点（SNP）进行。STR 具有高度多态性且在人类基因组中非常丰富的特点（每 2000~10000 bp 就有一个 STR），可以区分胚胎致病位点的携带情况、基因附近是否发生染色体重组和拷贝数异常、以及检测体系是否存在污染等问题。SNP 在人类基因组中比 STR 更为丰富（每 300~1000 bp 就有一个 SNP），高通量分析可得到大量的 SNP 信息。相对于 STR，SNP 的连锁分析更适合用于胚胎植入前遗传学检测。对于突变位点的连锁分析，推荐在致病基因上下游 1 Mb 内选择不少于 2 个可用的 SNP 和（或）STR 位点用于分析。

本例夫妇双方经过家系验证发现女方携带 *PAH* c.739G>C，疑似致病，家系验证该变异来源于其母亲；男方携带 *PAH* c.728G>A 致病性变异，家系验证 *PAH* c.728G>A 致病性变异来源于其父亲。

除突变位点检测和连锁分析，推荐对胚胎非整倍性进行检测，以提高胚胎着床率，尽可能避免染色体异常患儿出生。

本例夫妇 3 枚 D6 天囊胚活检后通过致病位点的直接检测 + 连锁分析发现其中 1 枚

4BB 囊胚携带父源突变，1 枚 4BB 囊胚携带父源和母源突变，1 枚 4BC 不携带父源和母源突变且为整倍体胚胎，对该枚胚胎进行移植并获得了临床妊娠。

【专家点评】

PKU 是常染色体隐性遗传的单基因遗传病，*PAH* 杂合子状态一般无临床症状，且多数夫妻双方并无 PKU 家族史。既往只能通过产前诊断及新生儿筛查发现并进行干预和治疗，随着分子遗传诊断技术和测序技术的发展，目前可通过 PGT-M 技术在囊胚阶段进行诊断，在源头上阻断该疾病向子代传递。建议不孕夫妇 IVF 助孕前行携带者筛查。经筛查确诊的夫妇可知情选择 PGT-M 技术或产前诊断技术，以避免遗传病患儿出生。

尚洁　张静　白晓红

【相关指南及参考文献】

[1] BLAU N. Genetics of Phenylketonuria：Then and Now. Hum Mutat. 2016 Jun；37(6)：508-15.

[2] 中华医学会医学遗传学分会遗传病临床实践指南撰写组，黄尚志，宋昉. 苯丙酮尿症的临床实践指南. 中华医学遗传学杂志，2020，37(03)：226-234.

[3] BLAU N，VAN SPRONSEN FJ，LEVY HL. Phenylketonuria. Lancet. 2010 Oct 23；376(9750)：1417-27.

[4] VAN SPRONSEN FJ，BLAU N，HARDING C，BURLINA A，LONGO N，BOSCH AM. Phenylketonuria. Nat Rev Dis Primers. 2021 May 20；7(1)：36.

[5] 郑锐丹，张文. 苯丙酮尿症的诊断和治疗. 中华全科医师杂志，2023，22(06)：569-574.

[6] 秦玉兰，苏雅洁，李龙. 苯丙酮尿症治疗研究新进展. 国际儿科学杂志，2018，45(08)：624-628.

[7] 中国医师协会生殖医学专业委员会，中国医师协会医学遗传医师分会. 单基因病胚胎着床前遗传学检测专家共识. 中华生殖与避孕杂志，2021，41(06)：477-485.

[8] PETRIKIN JE，WILLIG LK，SMITH LD，KINGSMORE SF. Rapid whole genome sequencing and precision neonatology. Semin Perinatol. 2015 Dec；39(8)：623-31.

[9] KAGAN KO，SONEK J，WAGNER P，HOOPMANN M. Principles of first trimester screening in the age of non-invasive prenatal diagnosis：screening for chromosomal abnormalities. Arch Gynecol Obstet. 2017 Oct；296(4)：645-651.

[10] 朱若男，胡爽，时盼来，等. 9 种常染色体隐性遗传病携带者筛查在单基因病一级预防中的应用. 中华医学遗传学杂志，2023，40(05)：624-628.

[11] 谭丽，赵培娟，齐越凡，等. 孕前扩展性携带者筛查在中国汉族育龄人群中的应用价值. 中华生殖与避孕杂志，2023，43(07)：713-717.

[12] 关于公布第一批罕见病目录的通知.《第一批罕见病目录》，https：//www.gov.cn/zhengce/zhengceku/2018-12/31/content_5435167.htm

[13] 脊髓性肌萎缩症胚胎着床前遗传学检测专家共识编写组. 脊髓性肌萎缩症的胚胎着床前遗传学检测专家共识. 中华医学遗传学杂志，2022，39(02)：129-134.

病例 74　常染色体显性多囊肾病患者行植入前遗传学检测

【疾病概述】

常染色体显性多囊肾病(autosomal dominant polycystic kidney disease，ADPKD)是人类最常见的单基因遗传异质性肾病,其发病率为 1/1000~1/400。临床表现通常为双侧肾脏出现多个囊肿且进行性增大,压迫正常肾组织,损害肾脏功能。此外,还合并肝囊肿、脾囊肿、颅脑动脉瘤、心脏瓣膜异常等其他器官的疾病,是一种累及多系统、多脏器的全身性疾病。

ADPKD 患者多在 40 岁后发病,主要表现为逐渐增多、增大的双肾多发性囊肿,约 50% 患者到 60 岁左右发展为终末期肾病(end stage renal disease，ESRD),预后不佳,需要依赖肾透析或肾移植维持生命。其主要致病基因为 *PKD1* 和 *PKD2*,前者比例更高、临床症状往往更加严重,且更早发展为 ESRD。

【疾病介绍】

患者基本信息:女方李某,就诊年龄 35 岁;男方巩某,就诊年龄 34 岁。

1. 主诉　结婚 9 年,未避孕未再孕 6 年。

2. 现病史　结婚 9 年,婚后同居,性生活正常,频率低 3~4 次 / 月,未避孕未再孕 6 年。2022 年 8 月阴道超声提示右侧卵巢内可见 4 个窦卵泡,左侧卵巢内可见 5~6 个窦卵泡。男方外院精液检查示精子数量浓度正常,活动率低。男方与其父为多囊肾病患者，2021 年 11 月全外显子组测序检测结果示:*PKD*1 c.158179 缺失(p.Gly53Valfs13X),为杂合突变,与多囊肾病 1 型相关,该基因为疑似致病基因,家系验证表明该变异来源于其父亲,遗传模式为常染色体显性遗传。现夫妇双方因婚后 6 年未孕、男方弱精且合并多囊肾病”要求 PGT 助孕治疗。

3. 月经史　初潮 13 岁,6/28 天,量中,无痛经。

4. 婚育史　25 岁结婚。G2P0,2013 年自然妊娠,药物流产 1 次; 2016 年自然妊娠,孕 8 周胎停育行清宫术,未查绒毛染色体。

5. 既往史　2020 年 6 月外院行双腿大隐静脉曲张手术;女方乙肝病毒携带者,已于传染病院会诊,会诊意见为:目前尚无特殊治疗,建议孕 25 周后行宫内阻断。

6. 家族史　男方多囊肾家族史,其父为多囊肾病患者。

7. 查体　T 36.7℃,心率:101 次 / 分,呼吸:18 次 / 分,血压:139/89 mmHg;身高 165 cm,体重 60 kg,BMI:22.00 kg/m^2。

8. 妇科检查　外阴已婚型,阴道畅,宫颈光,子宫前位,常大、质中,活动度可,无明显压痛,双侧附件区无异常包块及压痛。

9. 辅助检查　2022-02-14 基础性激素:FSH 4.10 IU/L，LH 2.09 IU/L，E_2 18.82 pg/mL，T 1.15 nmol/l,PRL 24.22 ng/mL,TSH 2.95 uIU/mL。

2022.2　HCY 5.97 umol/l;叶酸基因型 TT 型,免疫全项(-),磷脂抗体谱(-),甲状腺抗体(-),AA、ADP、PS、抗凝血酶(-),LA(-)。

2022-08-16　阴道 B 超示子大小 57×43×42 mm，内膜厚度 7.8 mm；左卵巢大小 24 mm×16 mm，5~6 个窦卵泡，位于子宫上方，右卵巢 39 mm×40 mm，4 个窦卵泡。

2021.11 男方全外显子组测序检测示：*PKD1* 基因 c.158179 缺失（p.Gly53Valfs13X），为杂合突变，与多囊肾病 1 型相关，该基因为疑似致病基因。

10. 诊断　①继发性不孕；②不良妊娠史；③乙肝病毒携带者；④男方 *PKD1* 疑似致病变异（c.158179 杂合缺失）。

【诊疗经过】

在实施 PGT-M 前，夫妇双方接受遗传咨询，以充分了解该病的遗传特点和生育风险。

2022-11-26 于我院行 PGT 助孕治疗，采用卵泡期长方案，Gn 总量 3150IU，Gn 总天数 14 天，获卵 18 枚，2PN9 枚，优胚 6 枚，未移植，冷冻胚胎 8 枚。

2022 年 12 月对胚胎行 PGT-M 检测，进行基因：*PKD1* c.158179del（父源）的直接检测和 SNP 连锁分析，在对囊胚进行 CNV 检测时，由于突变位点附近 GC 含量太高，导致样本位点扩增失败，无法进行直接检测，因此建立了家系验证，通过连锁分析进行诊断。共检测胚胎 8 枚，明确诊断胚胎 7 枚，非整倍体胚胎 3 枚，整倍体胚胎 4 枚，其中携带父源突变胚胎 2 枚，可用于移植胚胎 2 枚。

2023-03-06 于我中心 NC-FET 1 枚正常胚胎（D5 囊胚），4GBB，移植后予黄体支持，孕中期羊水穿刺结果无异常，单胎活产。

【病例讨论及专家点评】

约 85% 的 ADPKD 患者携带 *PKD1* 变异，此基因位于染色体 16p13.3，编码的第 1~23 个氨基酸为信号肽区，在翻译后修饰时被剪切掉。*PKD1* 基因的编码产物多囊蛋白 1（PC1）仅在胎儿肾脏上皮组织中高表达，在成人组织中表达水平较低。PC1 与 PC2 以 1∶3 的比例通过其 C 末端的螺旋区 - 螺旋区相互作用形成钙离子通道复合体，维持细胞内钙稳态。正常情况下，PC1 可通过多种途径抑制细胞生长，*PKD1* 突变会导致这一抑制功能丧失，使得囊肿在上皮细胞中生长加速。PC1 功能受损同时还会使得 PC1-PC2 复合体数量减少，细胞内钙离子水平下降，最终导致细胞增殖异常、囊液分泌增加，因此该病患者会表现为双侧肾脏出现多个囊肿且进行性增大，此外还合并肝囊肿、脾囊肿、颅脑动脉瘤、心脏瓣膜异常等其他器官的损害。

PKD1 是常见的单基因病，该病例中先证者及其父均为多囊肾病患者，夫妇双方于我院进行了遗传咨询。先证者（男方）全外显子测序检测结果提示存在 *PKD1* 基因 c.158179 缺失（p.Gly5 3Valfs13X），为疑似致病变异，与多囊肾病 1 型相关，且该变异来源于其父，女方未检测到相关变异，夫妇双方要求行 PGT 助孕。对于携带突变的胚胎均不予移植，夫妇双方未知的或胚胎新发生的致病突变不在此次 PGT-M 检测范围内。告知夫妻存在无卵、无胚胎形成及检测后无可利用胚胎风险，若首次活检细胞检测失败则需要进行二次活检的风险等，夫妇双方表示知情理解并要求行 PGT-M 助孕 。在进行 PGT-M 检测，进行了基因致病变异位点的直接检测，但由于突变位点附近 GC 含量太高，导致样本位点扩增失败，无法进

行直接检测，因此通过连锁分析进行间接诊断。

陈琪　张静　李享宁　白晓红

【相关指南及参考文献】

[1] XUE C, ZHOU C C, WU M, et al. The Clinical Manifestation and Management of Autosomal Dominant Polycystic Kidney Disease in China[J/OL]. Kidney Diseases, 2016, 2(3): 111-119.

[2] CORNEC-LE GALL E, ALAM A, PERRONE R D. Autosomal dominant polycystic kidney disease[J/OL]. The Lancet, 2019, 393(10174): 919-935.

[3] 陈丹娜，刘国辉，朱梓年，等. 常染色体显性多囊肾病家系 PKD1 基因突变分析. 中华医学杂志，2022，102(31)：2441-2445.

燕瑾，骆华磊，蒋玮莹. PKD1 基因新突变导致常染色体显性多囊肾病. 国际遗传学杂志，2020，43(01)：1-6.

[4] HU H, ZHANG J, QIU W, et al. Comprehensive strategy improves the genetic diagnosis of different polycystic kidney diseases[J/OL]. Journal of Cellular and Molecular Medicine, 2021, 25(13): 6318-6332.

[5] BERGMANN C, GUAY-WOODFORD L M, HARRIS P C, et al. Polycystic kidney disease[J/OL]. Nature Reviews Disease Primers, 2018, 4(1): 50.

[6] SU Q, HU F, GE X, et al. Structure of the human PKD1-PKD2 complex[J/OL]. Science, 2018, 361(6406): eaat9819.

[7] CORNECLG, AUDRÉZET MP, CHENJM, et al.Typeof PKD 1 mutationinfluencesrenaloutcomein ADPKD[J].J Am Soc Nephrol,2013,24(6): 1006G1013.

[8] FANG Z, XU S, WANG Y, et al. Pathogenicity analysis of novel variations in Chinese Han patients with polycystic kidney disease[J/OL]. Gene, 2017, 626: 433-441.

[9] PGT 阻断 ADPKD 遗传专家共识委员会. 应用胚胎植入前遗传学检测技术阻断常染色体显性多囊肾病遗传的中国专家共识. 中华生殖与避孕杂志，2019，39(10)：781-787.

[10] 李慧君，曹培暄，朱湘玉，等. 常染色体显性多囊肾病家系的 PDK1 基因变异检测与产前诊断. 中华医学遗传学杂志，2022，39(09)：932-937.

病例 75　杜氏肌营养不良携带者行植入前遗传学检测

【疾病概述】

杜氏肌营养不良症是一类 X 连锁隐性遗传性肌肉疾病，全世界发病率为 1/5000~1/6000，男性发病率较高，女性罕见，多为无症状携带者。主要表现为进行性肌无力，通常在儿童期时开始出现肌无力，在 12 岁左右失去下肢行动能力，然后逐渐累及呼吸肌及心肌，最终导致多数患者于 30 岁前死亡。杜氏肌营养不良尚无特效药物治疗，患者需终身接受多种康复治疗，胚胎植入前遗传学检测（PGT）和产前诊断能有效防止患儿出生，本例为杜氏肌营养不良携带者通过 PGT 成功分娩健康儿的案例。

【病例介绍】

患者基本信息：赵某，女，33 岁，初次就诊时间：2023 年 3 月。

1. 主诉　结婚 9 年，计划生育二胎 1+ 年未孕。

2. 现病史　结婚 9 年，均初婚，性生活正常，2014 年自然受孕后孕足月分娩一男婴，于生后 6 岁出现双下肢无力，举步困难，未行相关检查。现计划生育二胎 1+ 年未孕。2022 年 7 月至 9 月本院监测排卵 3 周期，2 周期发生未破裂卵泡黄素化未孕。患者多次超声提示子宫内膜不均，行诊刮术，内膜病理提示增殖期子宫内膜，局部腺体密集。男方精液检查提示弱精。因女方排卵障碍、男方弱精，男孩全外显子基因检测提示 *DMD* 致病变异（EX10-11DEL），家系验证提示变异来源于女方，女方为 *DMD* 致病变异携带者，患者夫妻双方要求 PGT 助孕。

3. 月经史　13 岁初潮，5-6/28 天，量中等，无痛经。

4. 婚育史　28 岁结婚，G1P1，生育 DMD 男性患儿一名。

5. 既往史　体健。

6. 家族史　女方舅舅及姨表兄有肌无力症状，舅舅因病于 30 岁去世，具体死因不详。

7. 体格检查　体温 36.7℃，呼吸 18 次 / 分，脉搏 78 次 / 分，血压 114/76 mmHg，BMI 20.8 kg/m^2。

8. 妇科检查　外阴已婚型，阴道畅，宫颈光滑，子宫后位，常大，质中，活动，无压痛，双附件区无异常包块及压痛。

9. 辅助检查

1）基础性激素：FSH：5.22 IU/L，LH：4.79 IU/L，E_2：73 pg/mL，P：0.1 ng/mL，T：25.05 ng/dL，PRL：8 ng/mL。

2）TSH 2.868uIU/mL。

3）阴道 B 超示：子宫后位，大小 56 mm × 48 mm × 47 mm，内膜厚度 9 mm，右卵巢 29 mm × 18 mm，窦卵泡 8 个，左卵巢 23 mm × 18 mm，窦卵泡数 7 个。

4）染色体检查为 46，XX。

5）精子常规示：精子浓度 27.6 × 10^6/mL，活动率 45%，PR 24%，NP 21%。

10. 诊断

①继发不孕；②排卵障碍；③携带 *DMD* 致病变异（EX10-11DEL）；④不良生育史（生育一名 DMD 患儿）；⑤男方弱精子症。

【诊治经过】

女方携带 *DMD* 致病变异（EX10-11DEL），男方不携带，生育女性后代 50% 概率为致病基因携带者，其男性后代的发病风险高达 50%，遗传咨询建议：1）针对夫妻双方基因携带情况，可以选择 PGT 助孕，针对 EX10-11DEL 致病性变异进行胚胎筛选，也可自然受孕后通过产前诊断针对该基因变异进行检测。

2023-03-23 予以卵泡期长方案，丽申宝 150IU+HMG 150IU 启动，Gn 用量 4125IU，Gn

天数 12 天，卵泡数 19 个，HCG 日 $E_2$3030 pg/mL，予艾泽 250 ug 扳机。2023-04-05 取卵，获卵 15 枚，ICSI 受精，2PN 5 枚，形成胚胎 5 枚，养成囊胚 2 枚。对两枚囊胚进行滋养外胚层活检，通过患者夫妇和男孩（先证者）建立 SNP 家系连锁分析。SNP 位点分析异常，推测可能出现了基因重组，再对女方父母进行基因检测及连锁分析，确定先证者发生了基因重组，两枚囊胚均为整倍体，不携带母源突变。2023-07-04 移植 1 枚囊胚，移植日内膜 12.9 mm。术后进行黄体支持。移植术后第 13 天、15 天、17 天、20 天血清 β-HCG 分别：691.3 m IU/mL、1525 mIU/mL、3649.5 mIU/mL、10013 mIU/mL，移植后 6^{+1} w：我中心超声提示孕囊 25 mm × 26 mm × 15 mm，可见胎心，胚芽 5.8 mm，继续黄体支持。孕 23 周我院行羊水穿刺，行 CNV 和 DMD 变异位点检测，CNV 结果未见 100kb 以上片段缺失和重复，不携带母源 DMD 变异。现分娩健康女孩。

【病例讨论】

杜氏肌营养不良症（Duchenne muscular dystrophy，DMD）是假性肥大型肌营养不良的一种，是由 X 染色体的抗萎缩蛋白 *DMD* 基因变异引起的一种 X 连锁隐性遗传性单基因肌肉病。*DMD* 基因是已知的最大的人类基因，位于 Xp21，由 79 个外显子组成，编码 3685 个氨基酸的蛋白质。*DMD* 基因编码肌营养不良蛋白，肌营养不良蛋白是一种细胞骨架蛋白，可以连接细胞内骨架 C- 肌动蛋白和细胞外基质蛋白质复合物，由于 *DMD* 基因突变导肌营养不良蛋白缺失，从而导致肌纤维反复损伤，进行性纤维化，最终导致肌肉萎缩。

典型的临床表现为从幼儿期开始出现近端肌无力，并进行性加重，随着病情的进展，多数患者于 13 岁丧失独立行走能力。如不加糖皮质激素干预，会逐步出现心肺并发症，疾病进一步的进展，最终出现呼吸肌无力，呼吸困难，累及心肌，导致患者脏器衰竭死亡。

DMD 尚无特效治疗方法，通常需多学科综合治疗，在病情的不同阶段进行相应的处理。糖皮质激素是主要治疗药物，也是目前唯一能有效延长患者失去行动能力的时间的药物，具体作用机制尚不明确。此外，患者需终生进行康复运动以改善肌肉循环，延缓肌肉萎缩。近年来，干细胞治疗和基因治疗成为研究热点，有望成为 DMD 临床有效治疗手段。因此胎儿出生前诊断能有效减少患儿出生率，方法包括孕前的胚胎植入前遗传学检测和孕期的产前诊断。

【专家点评】

本例患者既往生育一名男性 DMD 患儿（先证者），行基因检测，提示女方为 *DMD* 携带者，针对于 X 连锁隐性遗传病致病基因的女性携带者，其生育的女性后代 50% 为携带者，男性后代 50% 发病。在 PGT 遗传咨询中，应告知患者选择携带胚胎时，在未来生育过程中仍面临生育患病儿的风险。PGT 妊娠仍需进行产前诊断。

李芳 张静 匡拓 白晓红

【相关指南及参考文献】

[1] 中华医学会神经病学分会，中华医学会神经病学分会神经肌肉病学组，中华医学会神经病学分会肌电图与临床神经生理学组. 中国假肥大型肌营养不良症诊治指南 [J]. 中华神经科杂志，2016，49（1）：17-20.

[2] WALDROP MA，FLANIGAN KM. Update in Duchenne and Becker muscular dystrophy [J]. Curr Opin Neurol，2019，32(5)：722-727.

[3] KOENIG M，MONACO A P，KUNKEL L M. The complete sequence of dystrophin predicts a rod-shaped cytoskeletal protein. Cell. 1988；53：219-228.

[4] SALMANINEJAD A，JAFARI ABARGHAN Y，BOZORG QOMI S，BAYAT H，YOUSEFI M，AZHDARI S，TALEBI S，MOJARRAD M. Common therapeutic advances for Duchenne muscular dystrophy (DMD) Int. J. Neurosci. 2020：1-20.

[5] VERHAART IEC，AARTSMA-RUS A. Therapeutic developments for Duchenne muscular dystrophy. Nat Rev Neurol. 2019；15(7)：373-386.

[6] American College of Obstetricians and Gynecologists. Committee opinion no. 690 summary：carrier screening in the age of genomic medicine[J]. Obstet Gynecol，2017，129(3)：595-596.

病例 76 IVF 助孕后分娩丙酸血症双胞胎

【疾病概述】

丙酸血症是常染色体隐性遗传病，是一种有机酸代谢异常的罕见病。由于线粒体丙酰辅酶 A 羧化酶缺陷，导致体内丙酸及其代谢产物前体异常蓄积，而出现一系列生化异常、神经系统和其他脏器损害症状。多数患儿出生 1 个月内起病，急性期的典型表现为喂养困难、反复呕吐和嗜睡等。串联质谱和气相色谱 - 质谱技术有利于丙酸血症患儿的诊断，由于丙酰辅酶 A 羧化酶缺陷，丙酰辅酶 A 转变为 D- 甲基丙二酰辅酶 A 过程障碍，表现为血中丙酸蓄积，尿中 3- 羟基丙酸、甲基枸橼酸等代谢产物排泄增多。本篇介绍一例 IVF 助孕后分娩丙酸血症新生儿双胞胎的病例。

【疾病介绍】

患者基本信息：女方年龄 28 岁，男方年龄 34 岁，2017 年来院就诊。

1. 主诉　结婚 6 年，未避孕 2 年未孕。

2. 现病史　结婚 6 年，同居，性生活正常，未避孕 2 年未孕。G2P0，2012 年 6 月孕 50+ 天自然流产，未清宫；2015 年 4 月右侧宫外孕，保守治疗。平素月经欠规律，7/28~45 天，基础性激素：FSH10.43IU/L，LH6.20IU/L，$E_2$30 pg/mL，TSH5.79 uIU/mL。2016 年 5 月监测排卵 1 周期，可见优势卵泡，未孕，现转为 IVF 助孕。

3. 月经史　12 岁，7/28~45 天，量中，痛经(-)。

4. 婚育史　23 岁结婚，配偶体健，G2P0，2012 年 6 月孕 50+ 天自然流产，未清宫；2015 年 4 月右侧输卵管异位妊娠，保守治疗。

5. 既往史　2015 年确诊“亚临床甲状腺功能减低”，长期口服优甲乐 25ug qd，现甲功正常。

6. 查体　T 36.7℃，P 70 bpm，R 18 次 / 分，BP 113/60 mmHg。

颈部:甲状腺未及肿大和结节。

妇科检查:外阴已婚型,阴道畅,宫颈光,子宫前位,常大,质中,活动,无压痛,双附件区无异常包块及压痛。

7. 辅助检查

(1)2017 年 4 月基础性激素:FSH10.43 IU/L,LH6.20 IU/L,$E_2$30 pg/mL,T21.19 ng/dL。

(2)2017 年 4 月游离甲功:TSH1.721 uIU/mL,FT3 4.5 pmol/L,FT4 8.41 pmol/L。

(3)2017 年 4 月阴道 B 超示左卵巢 20 个 AFC,右卵巢 20 个 AFC。

(4)女方染色体:46,XX。

男方情况简介:

男方病史及体格检测无特殊。

男方精液检查:精液量 3.6 mL,总数 28.7×10^6,密度 8×10^6/mL,精子活动率(PR+NP)43%,前向运动率 33%,正常形态比例 5%。男方染色体 46,XY。

8. 诊断 ①继发不孕;②多囊卵巢综合征;③亚临床甲状腺功能减低;④异位妊娠保守治疗史。

【诊治经过】

患者予常规 IVF 助孕:拮抗剂方案,丽申宝 150IU 启动, Gn 用量 6825IU, Gn 天数 20 天,卵泡数 21 个,HCG 日 $E_2$3404.88 pg/mL,LH1.29 IU/L,P0.58 ng/mL,扳机后 36 h 取卵,于 2017-09-16 获卵 21 枚,进行常规 IVF,2PN16 枚,优质胚胎 4 枚,为预防 OHSS 全胚冷冻。

HRT-FET:2018 年 10 月人工周期移植 2 枚胚胎(8CI+7CI),双胎妊娠。

妊娠结局:于 2019 年 6 月孕 38 周剖宫产 1 女 1 男,体重 2630g/2130g,女孩出生后 1 周出现喂养困难、昏迷、癫痫、酸中毒、呼吸衰竭、新生儿败血症和高氨血症。尿有机酸分析显示 3- 羟基丙酸(C3)升高,串联质谱显示 C3 和 C3/C2 升高,结合临床表现诊为丙酸血症。男孩在出生后 1 周时出现喂养困难、嗜睡、酸中毒、新生儿败血症和高氨血症。尿液中 3- 羟基丙酸升高和血浆 C3 和 C3/C2 升高,结合临床表现诊为丙酸血症。这对双胞胎进行了全外显子组测序,男孩检出 PCCA 基因中的纯合错义突变 c.200 2G>A(p.Gly668Arg),女孩也检出同样的纯合错义突变。对两名患者及其父母进行了 Sanger 测序,均是此突变的携带者(杂合子)。女孩出生后 1 周(住院 24 小时)死亡,男孩在出生后 1 月死亡。

【病例讨论】

这个病例中女方和男方均无遗传病史和遗传病家族史,非近亲结婚,通过 IVF 助孕获得双胎妊娠,但两个孩子均在出生后死于丙酸血症。基因检测显示,这对双胞胎的 PCCA 基因存在致病性突变,其父母均为该 PCCA 基因突变的携带者。变异 c.200 2G>A 可导致 PCCA 蛋白的 668 位点氨基酸改变。既往在印度 25 名患有丙酸血症的儿童中进行 PCCA 和 PCCB 基因测序,也发现了 c.200 2G>A 变异与丙酸血症相关。这种类型的事件在精神上、情感上和经济上对家庭的打击都是很沉重的。

携带者主要是指携带致病基因(杂合状态)。2011 年,文献报道在 104 例正常人样本中,进行 448 种严重隐性遗传病携带者筛查,结果发现平均每人携带 2.8 个致病突变。虽然单个常染色体隐性遗传病的发病率不高，但各种遗传病的群体加和数量惊人，其比例可占婴儿死亡的20%和儿童住院的10%。出生缺陷的22.2%是单基因病，引起身体残疾、智力障碍、功能丧失，新生儿死亡，且95%的单基因病缺乏有效的治疗手段。携带者筛查是指为预防某种遗传病在该群体中的发生，采用经济、准确可靠的方法，在群体中将表型正常的携带者筛出的过程。在生殖助孕中对隐性发病单基因病携带者状态进行筛查，可以在孕前发现夫妇中携带同一基因突变的情形，从而在孕前/孕期开展植入前单基因遗传学检测（PGT-M）或产前诊断进行阻断。

在辅助生殖助孕的夫妇中开展携带者筛查更具意义，通过对不孕夫妇进行严重隐性遗传病携带者筛查，选择性进行胚胎植入前基因诊断或者对胎儿进行产前诊断，明确生育遗传性代谢病患儿的风险，可以预防此类患儿的出生。既往有研究对2011—2014年在生殖中心进行扩展性携带者筛查的6643名个体（3738对夫妇）进行分析，发现有8对夫妇（0.21%）是同一种常染色体隐性遗传病的携带者或检测结果显示他们有生育患儿的风险，对这些患者均建议植入前单基因病遗传学检测（PGT-M）治疗。

【专家点评】

携带者筛查是一种在孕前/孕早期降低出生缺陷的有效措施，可以降低零号隐性遗传病儿（先证者）出生。在辅助生殖助孕的夫妇中开展携带者筛查更具意义，通过对不孕夫妇进行严重隐性遗传病携带者筛查，选择性进行胚胎植入前基因诊断或者对胎儿进行产前诊断，促进优生，避免类似悲剧发生。

田烨　张静　宋学茹

【相关指南及参考文献】

[1] BAUMGARTNER MR，HORSTER F，DIONISI-VICI C，HALILOGLU G，KARALL D，CHAPMAN KA，HUEMER M，HOCHULI M，ASSOUN M，BALLHAUSEN D et al：Proposed guidelines for the diagnosis and management of methylmalonic and propionic acidemia. *Orphanet J Rare Dis* 2014，9：130.

[2] DESVIAT LR，SANCHEZ-ALCUDIA R，PEREZ B，PEREZ-CERDA C，NAVARRETE R，VIJZELAAR R，UGARTE M. High frequency of large genomic deletions in the PCCA gene causing propionic acidemia. *Mol Genet Metab* 2009，96（4）：171-176.

[3] BELL CJ，DINWIDDIE DL，MILLER NA，HATELEY SL，GANUSOVA EE，MUDGE J，LANGLEY RJ，ZHANG L，LEE CC，SCHILKEY FD et al：Carrier testing for severe childhood recessive diseases by next-generation sequencing. *Sci Transl Med* 2011，3（65）：65ra64.

[4] Committee on G：Committee Opinion No. 690：Carrier Screening in the Age of Genomic Medicine. *Obstet Gynecol* 2017，129（3）：e35-e40.

[5] MARTIN J，ASAN，YI Y，ALBEROLA T，RODRIGUEZ-IGLESIAS B，JIMENEZ-ALMAZAN J，LI Q，DU H，ALAMA P，RUIZ A et al：Comprehensive carrier genetic test using next-generation deoxyribonucleic acid sequencing in infertile couples wishing to con-

ceive through assisted reproductive technology. *Fertil Steril* 2015, 104(5):1286-1293.

[6] FRANASIAK JM, OLCHA M, BERGH PA, HONG KH, WERNER MD, FORMAN EJ, ZIMMERMAN RS, SCOTT RT, JR.: Expanded carrier screening in an infertile population: how often is clinical decision making affected? *Genet Med* 2016, 18(11): 1097-1101.

[7] EDWARDS JG, FELDMAN G, GOLDBERG J, GREGG AR, NORTON ME, ROSE NC, SCHNEIDER A, STOLL K, WAPNER R, WATSON MS: Expanded carrier screening in reproductive medicine-points to consider: a joint statement of the American College of Medical Genetics and Genomics, American College of Obstetricians and Gynecologists, National Society of Genetic Counselors, Perinatal Quality Foundation, and Society for Maternal-Fetal Medicine. *Obstet Gynecol* 2015, 125(3):653-662.

第六节　生育力保存

病例 77　溃疡性结肠炎生育力保存

【疾病概述】

炎症性肠病(inflammatory bowel disease，IBD)是一类多种病因引起的、异常免疫介导的肠道慢性及复发性炎症,有终生复发倾向。其临床表现主要为腹泻、黏液脓血便和腹痛,腹泻及便血的程度与疾病轻重有关,轻者排便 2~4 次 / 日,便血轻或无,重者 >10 次 / 日,脓血显见,甚至大量便血。因腹泻及便血,可引起患者水、电解质平衡紊乱,贫血,低蛋白血症,进而衰弱、消瘦等全身营养不良表现。治疗方面主要是控制炎症反应,对症支持治疗,必要时手术治疗。5- 氨基水杨酸(5-ASA)可抑制肠黏膜的前列腺素合成和炎症介质白三烯的形成,对肠道炎症有显著的抗炎作用,是治疗 IBD 的一线药物。对急性发作期,或重度患者,以及 5-ASA 疗效不佳的轻、中度患者,可使用糖皮质激素治疗,一般为口服泼尼松 0.75-1mg/kg/ 日。对激素治疗效果不佳或对激素依赖的慢性持续型病例,可加用免疫抑制剂,如硫唑嘌呤,以逐渐减少激素用量甚至停用。对症治疗包括纠正水、电解质平衡紊乱;贫血者可输血;低蛋白血症者补充白蛋白,病情严重应禁食,并予完全胃肠外营养治疗。对于内科治疗效果不理想而严重影响生活质量,或糖皮质激素不良反应太大不能耐受者,可行手术治疗,一般采用全结肠切除加回肠肛门小袋吻合术。IBD 在年轻人群中发病率很高,因此应关注其对生殖功能的影响。轻症患者并不影响生育,重症患者特别是需要手术治疗者,可能对生育功能造成影响。

【疾病介绍】

患者基本信息:牛某,女,31 岁,初次就诊日期:2018-06-25。

1. 主诉　结婚 3 年,患溃疡性结肠炎 3 年,现结肠切除术前,拟行生育力保存。

2. 现病史　患者结婚 3 年,同居,性生活正常,一直避孕。既往月经规律,4/35 天,量中,无痛经。G0P0。患者 3 年前因“腹痛、便血”行肠镜检查,诊断为溃疡性结肠炎,因合并穿孔,行溃疡性结肠炎造口术。现拟行结肠整段切除术,外科医生考虑全结肠切除术可能导致盆腔解剖关系改变、卵巢功能受损,建议先行生育力保存而转来本中心。患者夫妇要求先行取卵,胚胎冻存行生育力保存,待溃疡性结肠炎手术治疗后再行解冻胚胎移植。

3. 月经史　13 岁初潮,4/35 天,量中,无痛经。

4. 婚育史　28 岁结婚,配偶体健,G0P0。

5. 既往史　2015 年诊断为溃疡性结肠炎(详见现病史)。

6. 妇科检查　外阴已婚型,阴道畅,宫颈光滑。子宫前位,正常大小,质地中等,活动可,无压痛,双附件区未及异常。

7. 辅助检查　2018-06-25 妇科超声：子宫前位，大小 48 mm × 35mm × 31 mm，子宫内膜厚度 6.5 mm。右卵巢窦卵泡 11~12 个，左卵巢窦卵泡 12~13 个。

2018-07-25 月经 D3 性激素均正常范围。

2018-07-14 男方精液检查：精液量为 3.5 mL，精子浓度为 28.9×10^6/mL，前向运动精子率为 11%，精子正常形态比例 2%。2018-08-04 复查精液：精液量为 3.5 mL，精子浓度为 20.2×10^6/mL，前向运动精子率为 9%，精子正常形态比例 2%。

8. 诊断　①育龄期女性；②溃疡性结肠炎结肠造口术后；③男方弱、畸形精子症。

【诊疗经过】

患者因拟行结肠整段切除术，现要求生育力保存，行 IVF 冻存胚胎。IVF 助孕：月经第三天拮抗剂方案进周期，Gn 3 支启动，共使用 Gn 11 天，HCG 250 ug 扳机后 37 小时取卵，获卵 19 枚，因男方弱、畸形精子症行 IVF+ICSI，正常受精 16 枚，优胚 5 枚，冷冻胚胎 6 枚。取卵术后转经 2 次后，2018 年 11 月于普外科行全结肠切除 + 小肠造口术，2019 年 12 月行小肠造口还纳术。术后 1 年患者消化道症状完全缓解，于 2020-12-08 行 FET，阴道超声见左卵巢 15AF，右卵巢 8AF，自然周期方案，移植 2 枚胚胎。移植后 5 周阴道超声检查提示双胎妊娠（双绒毛膜双羊膜囊双胎），双胎均可见胎心、胎芽。普外科会诊意见：无绝对双胎妊娠禁忌，但不除外妊娠期体外营养支持可能。患者及家属考虑患者全结肠切除术后，可能无法耐受双胎妊娠，要求行减胎术。告知患者及家属减胎术除了可能出现出血，感染，脏器损伤之外，还可能出现减胎失败需再次减胎，以及减胎术后存活胎儿胎停育、自然流产、早产等风险，患者及家属知情同意，要求行减胎术。2021-01-20（孕 8^{+2} 周）行经阴道双胎妊娠减胎术，术中将减胎针刺入拟减去胎芽的心管搏动处，注入 10%KCL 0.2mL，减灭 1 胎，手术顺利。术后 2021-01-26（孕 9^{+1} 周）及 2021-02-02（孕 10^{+1} 周）2 次超声均提示单胎妊娠，可见胎心搏动。2021-02-11（11^{+3} 周）无明显诱因出现阴道出血，同月经量，急诊行妇科超声提示胚胎停育，宫腔积液，收入院治疗。2021-02-15 行清宫术，胎儿、胎盘及胎膜等胎儿组织娩出完整，未查绒毛染色体。现患者仍有冷冻胚胎 4 枚，拟择日再次 FET。

【病历讨论】

1.IBD 与生育力　IBD 患者与其他未患该疾病的人一样具有生育能力，但总体上 IBD 患者的孩子比一般人少，这主要与患者恐惧生育有关。但也有报道克罗恩病（Crohn's disease，CD）可能通过引起输卵管和卵巢的炎症，以及通过肛周疾病导致性交困难而直接降低生育力。

治疗 IBD 的药物主要包括氨基水杨酸制剂、糖皮质激素及免疫抑制剂。目前尚无证据表明 IBD 药物治疗会影响女性生育力。但柳氮磺吡啶在男性中可引起可逆性的精子活力和数量下降。

手术治疗可能导致男性阳萎或射精问题，对女性则可能增加不孕风险。女性 IBD 术后不孕的原因，主要是盆腔手术后并发输卵管积水、输卵管伞端破坏和输卵管梗阻。患有 IBD 的女性患者可能在性生活时出现穿透性疼痛，导致性欲低下，此外由于疾病导致情绪低落，抑郁等心理因素对性功能也可能产生不良影响，使患者性行为和性欲显著减少，也是造成生育力下降的原因之一。

IBD 患者行 IVF-ET 的成功率与未患 IBD 的人群相似,手术治疗 IBD 的患者与未行手术治疗患者的 IVF-ET 成功率也无明显差异。

本例患者拟行全结肠切除术,手术可能需要分期进行,手术效果及所需时间尚不确定,因担心术后生育能力受到影响,因此要求在术前行生育力保存。在 IVF 生育力保存后,IBD 手术治疗及术后恢复耗时 2 年,术后复查超声,卵巢储备功能未受影响。但对于高龄合并卵巢储备功能减低的 IBD 患者来说,在手术治疗前行生育力保存,可预防因术后卵巢储备功能进一步下降造成的助孕困难。

2.IBD 对妊娠的影响　IBD 患者在缓解期间妊娠者,大约 1/3 的患者在怀孕期间复发,与未怀孕的患者的复发风险相似。但如果在疾病活跃期妊娠,2/3 的人会增加怀孕期间持续活动的风险。因此建议 IBD 患者在病情缓解时怀孕。但怀孕也可能会对 IBD 的整个病程产生积极影响。随着产次的增加,手术干预的必要性减少。此外,与未分娩的 CD 患者相比,有过妊娠史的患者需要行切除手术治疗的患者更少,手术间隔时间往往较长。与怀孕前相比,患有 CD 的母亲在怀孕后几年的复发率似乎也较低。这些积极的影响可能与妊娠对免疫系统的影响有关。

对于 IBD 是否增加早期流产、异位妊娠等妊娠早期不良结局的影响研究很少,有研究报道, IBD 患者自然流产率和人工流产率都有所增加,也有研究称 IBD 患者妊娠期间自发流产和死产的发生率与健康正常人群相似。总的来说,患有 IBD 的妇女不良妊娠结局的总体风险增加。多项研究一致报道, IBD 患者妊娠后发生早产(怀孕 37 周前)、低出生体重(<2500 克)和小于胎龄儿出生的风险增加。

对于患有 IBD 的孕妇,建议在怀孕前开始服用叶酸,对小肠受累患者要加大叶酸补充剂量。关于营养支持,应根据需要评估和治疗营养缺乏症。该患者全结肠切除术后,营养状态尚可,因担心妊娠晚期营养缺乏,难以耐受双胎妊娠,且 IBD 合并双胎妊娠,新生儿早产、低出生体重等不良妊娠结局发生风险进一步增加,因此要求行减胎术。因此对于 IBD 术后助孕患者,单胚胎移植可能是更加合理的策略。

3.IBD 对凝血功能的影响　由于慢性、复发性肠道炎症,且常合并肠道出血等症状,IBD 患者患静脉血栓栓塞症(Venous thromboembolism, VTE)的风险高于正常人群。同时,怀孕使 VTE 的风险增加 4~6 倍。而预防剂量的低分子肝素可将内科和外科患者的静脉血栓形成风险降低 60%~70%,且低分子肝素已被证明在怀孕人群中是安全有效的。2015 年 IBD 生殖和妊娠的欧洲共识指出,所有 IBD 妇女都应该在怀孕早期或怀孕前接受 VTE 危险因素的书面评估,并强烈建议对复发和 / 或需住院治疗的妊娠期 IBD 患者考虑预防性使用低分子肝素。

IBD 是异常免疫介导的肠道慢性炎症,且有较高的 VTE 风险,患者行 FET 前应积极进行 VTE 风险评估,在减胎术后应考虑预防性使用低分子肝素,降低 VTE 风险,同时减少因胎盘部位微血栓形成导致的胎停育。该患者在减胎术后发生存活胎儿胚胎停育,考虑可能与 IBD 自身免疫状态异常及高凝状态有关。再次 FET 前应积极评估 VTE 风险,行单胚胎移植，移植后预防性使用低分子肝素降低 VTE 及胎停育风险。

【专家点评】

IBD 在手术治疗前进行生育力评估与保存，可以预防各种原因引起的生育力下降，是一种有效的治疗手段。IBD 患者行 IVF，妊娠率与普通人群相似，但仍需要注意，对于重症 IBD 和手术治疗后的 IBD 患者，其营养不良情况纠正后，因原发疾病或手术影响，患者营养状态仍可能欠佳，虽无双胎妊娠禁忌，但根据患者情况仍需要充分考虑妊娠晚期耐受双胎妊娠的能力，酌情行单胚胎移植。对于重症患者在胚胎移植前及妊娠后，积极组织包括消化科、外科、产科、新生儿科、生殖科在内的多学科会诊，对孕期发病的治疗，以及孕期营养支持充分告知。此外 IBD 患者 VTE 风险增加，对于重症患者应积极预防性使用低分子肝素，减少血栓及胎停育风险。

吕永焕　李明月　田文艳　宋学茹

【相关指南及参考文献】

[1] VAN DER WOUDE CJ, ARDIZZONE S, BENGTSON MB, et al.The Second European Evidenced Based Consensus on Reproduction and Pregnancy in Inflammatory Bowel Dis ease. Journal of Crohn's and Colitis, 2015, 107-124.

[2] ØRDING OLSEN K, JUUL S, BERNDTSSON I, ORESLAND T , LAURBERG S. Ulcerative colitis: female fecundity before diagnosis, during disease, and after surgery compared with a population sample. Gastroenterology .2002;122:15-19 .

[3] ORESLAND T , PALMBLAD S, ELLSTRÖM M, BERNDTSSON I, CRONA N, HULTÉN L. Gynaecological and sexual function related to anatomical changes in the female pelvis after restorative proctocolectomy. Int J Colorectal Dis .1994 ;9:77-81 .

[4] WEBER AM, ZIEGLER C, BELINSON JL, MITCHINSON AR, WIDRICH T , FAZIO V . Gynecologic history of women with inflammatory bowel disease. Obstet Gynecol 1995;86:843-7.

[5] TIMMER A, BAUER A, DIGNASS A, ROGLER G. Sexual function in persons with inflammatory bowel disease: a survey with matched controls. Clin Gastroenterol Hepatol 2007;5:87-94.

[6] PABBY V , SHAH S, CHEIFETZ AS, BURAKOFF R, FRIEDMAN S. In vitro fertilization in patients with ulcerative colitis and ileal pouch anal anastomosis. Gastroenterology 2012;142:S68.

[7] REDDY D, MURPHY SJ, KANE SV , PRESENT DH, KORNBLUTH AA. Relapses of inflammatory bowel disease during pregnancy: in-hospital management and birth outcomes. Am J Gastroenterol 2008;103:1203-9.

[8] CORNISH J, TAN E, TEARE J, et al. A meta-analysis on the influence of inflammatory bowel disease on pregnancy. Gut 2007;56:830-7.

[9] RIIS L, VIND I, POLITI P, et al. Does pregnancy change the disease course? A study in

a European cohort of patients with inflammatory bowel disease. Am J Gastroenterol 2006；101：1539-45.

[10] PICCINNI MP，SCALETTI C，MAGGI E，ROMAGNANI S. Role of hormone-controlled Th1-and Th2-type cytokines in successful pregnancy. J Neuroimmunol 2000；109：30-3.

[11] MILLER JP . Inflammatory bowel-disease in pregnancy a review. J R Soc Med 1986；79：221-5.

[12] STEPHANSSON O，LARSSON H，PEDERSEN L，et al. Congenital abnormalities and other birth outcomes in children born to women with ulcerative colitis in Denmark and Sweden. Inflamm Bowel Dis 2011；17：795-801.

[13] NOVACEK G，WELTERMANN A，SOBALA A，et al. Inflammatory bowel disease is a risk factor for recurrent venous thromboembolism. Gastroenterology 2010；139：779-U114.

[14] HEIT JA，KOBBERVIG CE，JAMES AH，PETTERSON TM，BAILEY KR，MELTON LJ. Trends in the incidence of venous thromboembolism during pregnancy or postpartum：a 30-year population-based study. Ann Intern Med 2005；143：697-706.

[15] GREER IA，NELSON-PIERCY C. Low-molecular-weight heparins for thrombo-prophylaxis and treatment of venous thromboembolism in pregnancy：a systematic review of safety and efficacy. Blood 2005；106：401-7.

病例 78 胚胎冻存 10 年再度移植获得活产

【疾病概述】

胚胎冷冻保存技术作为辅助生殖技术（assisted reproductive technology，ART）中的一项重要衍生技术，可以使患者在一个卵巢刺激周期中获得多个胚胎进行冷冻保存进行后续解冻移植，提高单个取卵周期的胚胎利用率和累计妊娠率，在生育力保存中发挥重要作用。胚胎冷冻过程中低温能降低细胞新陈代谢水平、抑制细胞生命活动、处于超低温下的细胞，其新陈代谢几乎完全停止，使细胞能够被长期保存。胚胎冷冻通过特殊的保护措施和降温程序将胚胎存放在超低温环境中，而复温后又恢复代谢能力，从而达到维持胚胎原有生物学活性。最常用的超低温环境为液氮，保存温度为 -196℃。本病例报道在体外受精—胚胎移植（In-vitro fertilization-embryo transfer，IVF-ET）过程中，一例患者卵裂期胚胎冷冻 10 年后解冻复苏移植后顺利足月分娩一健康婴儿。

【病例介绍】

患者基本信息：韩某，女，29 岁，初次就诊时间：2010 年 8 月。

1. 主诉　结婚 2 年，未避孕未孕。

2. 现病史　结婚 2 年，婚后同居，性生活正常，12 岁初潮，月经正常，3 年前月经周期缩短至 10 天左右，近 1-2 年月经周期延长至 2 个月。2010 年 6 月外院基础性激素：FSH：76

mIU/mL，LH：40 mIU/mL，B 超结果提示 ROV 偏实，LOV 内 2AF，诊断“早发性卵巢功能不全”，予以 HMG 促排 3 个周期，无优势卵泡发育，男方精液正常，现夫妇双方转来我院要求赠卵 IVF。

3. 月经史　12 岁，既往月经 5~6/30~60 天，量少，无痛经。

4. 婚育史　27 岁结婚，配偶体健，G0P0。

5. 既往史　无。

6. 家族史　无。

7. 查体　T：36.3℃；P：80 bpm；BP：110/70 mmHg；H：162 cm；W：60 kg；身体质量指数（BMI）：22.86 kg/m^2。

妇科检查：外阴已婚型，阴道畅，分泌物量少，色白，宫颈光，子宫前位，大小、质地正常，无压痛，双附件区无异常。

8. 辅助检查

（1）基础性激素：促卵泡生成素（FSH）为 61.34 mIU/mL，促黄体生成素（LH）为 83.73 mIU/mL，雌二醇（E_2）为 95 pg/ mL，睾酮（T）为 0.22 ng/ mL。

（2）2010 年女方阴道超声检查子宫前位，53 mm × 38 mm × 43 mm，内膜 6 mm，左卵巢 16 mm × 14 mm，1~2 个 AFC；右卵巢 14 mm × 8 mm，1-2 个 AFC。

（3）2011 年男方精子常规检查：第一次检查精子浓度：60.5 × 10^6/mL，前向运动精子比例（PR%）：47.5%；第二次检查精子浓度：82 × 10^6/mL，前向运动精子比例（PR%）：43.89%。

9. 诊断　原发不孕，早发性卵巢功能不全。

【治疗过程】

2011 年初，转入本中心，考虑到早发性卵巢功能不全，外院多次促排无优势卵泡发育，建议赠卵 IVF，随后获赠卵 10 枚，行常规 IVF，正常受精 9 枚，D2 形成优质胚胎 9 枚，全胚冷冻。

2011 年 11 月，解冻周期移植，人工周期，移植日内膜厚度 11.3 mm，解冻三枚胚胎，形态学评分为：4C_3I，均存活，患者要求移植 2 枚胚胎，剩余 1 枚行囊胚培养，三天后观察无囊胚形成。本移植周期成功妊娠并于孕 38 周剖宫产一男婴，体健。

2021 年 4 月，再次解冻周期移植，采用人工周期治疗方案，解冻三枚胚胎，形态学评分为：4C_2I+6C_1I，均存活，患者要求继续培养全第三大择优移植。第三天观察胚胎形态分别为 5C_1I+6C_1I+6C_1I。考虑到患者瘢痕子宫（具有剖宫产史），移植一枚 6C_1I 胚胎，余下 2 枚养囊失败，移植日内膜厚度 16 mm，本移植周期成功单胎足月分娩。

【病例讨论】

目前，辅助生殖技术（ART）临床应用越来越广泛，胚胎冷冻保存技术作为辅助生殖技术的一项重要衍生技术，是将胚胎置于超低温环境（液氮，-196℃）中冷冻保存，待需要时再将冷冻胚胎解冻复苏用于胚胎移植，其有效的提高了单个取卵周期的胚胎利用率和累计妊娠率，降低了患者的治疗费用，尤其是全胚冷冻保存可有效的降低卵巢过度刺激综合征（OHSS）的发生率，从而提高辅助生殖技术治疗的安全性。FET 与新鲜胚胎移植周期比较临床妊娠率无显著差异。胚胎冷冻后冻融胚胎移植的比例正在逐年增加(中华医学会生殖医学分会人类辅助生殖技术数据上报系统)。

本病历报道卵裂期胚胎冷冻10年后解冻复苏,移植后获得健康活产。随着生育政策的调整,越来越多患者选择冷冻保存时限比较长的胚胎解冻移植。有关胚胎保存的时限,理论上在稳定的液氮环境中,冷冻保存时间的长短不影响胚胎的发育潜能。中华医学会生殖医学分会共识写到胚胎冷冻保存(6年内)不影响胚胎复苏后存活率、着床率、妊娠率、活产率以及子代出生缺陷率。2013年奥地利的一项回顾性研究分析了603个FET周期,发现冷冻1年内及6年以上的胚胎着床率、妊娠率以及新生儿缺陷率无显著差异。在我国广州和上海的医院分别报道了两例冻存16年和18年的胚胎解冻移植后获得妊娠并且顺利分娩的案例。早在2010年美国弗吉利亚医学院报道一位42岁的妇女移植两枚冷冻了19年零七个月的胚胎,成功妊娠并诞下健康男婴,迄今为止,全世界报道活产的冷冻胚胎保存最长时限是25年,这是当今最长冷冻时限的成功病例。但是冷冻时限比较久的临床案例比较少均为个案报道,目前尚无足够证据证实胚胎冷冻保存时间超过6年对冻融胚胎移植发育潜能以及后代安全性有影响,冻存胚胎远期安全性尚需更长时间的医学观察。

【专家点评】

目前胚胎冻存的时间对胚胎冻融后的胚胎发育潜能、妊娠结局及远期影响的研究结论不一。2018年冷冻胚胎保存时限的中国专家共识中指出,胚胎冷冻保存(6年内)不影响胚胎复苏后存活率、着床率、妊娠率、活产率以及子代出生缺陷率(3B)。由于目前缺乏大样本探索胚胎冷冻保存6年以上的研究,因此,尚无足够证据证实胚胎冷冻保存时间超过6年对冻融胚胎移植安全性有影响(D)。但有学者研究指出胚胎的冷冻保存可能会影响基因的稳定性,造成胚胎DNA碎片的增加、线粒体DNA的突变等,这些问题是不容忽视的。因此,胚胎冷冻的远期安全性还需经过长期的医学观察与研究。

陈海霞　张静　白晓红

【相关指南及参考文献】

[1] SHI Y, SUN Y, HAO C, ZHANG H, WEI D, ZHANG Y, ZHU Y, et al., Transfer of Fresh versus Frozen Embryos in Ovulatory Women. New England Journal of Medicine, 2018. 378(2): p. 126-136.

[2] 全松,黄国宁,孙海翔,等. 冷冻胚胎保存时限的中国专家共识. 生殖医学, 2018.27(10):p.925-931.

[3] WIRLEITNER B, VANDERZWALMEN P, BACH M, et al, The time aspect in storing vitrified blastocysts: its impact on survival rate, implantation potential and babies born. Hum Reprod, 2013, 28: p.2950-2957.

[4] MA Y, LIU X, SHI G, et al. Storage Time of Cryopreserved Embryos and Pregnancy Outcomes: A Dose-Response Meta-Analysis. Geburtshilfe Frauenheilkd, 2021, 81(3): p.311-320.

第四章　辅助生育技术并发症

第一节　卵巢过度刺激综合征

病例 79　重度卵巢过度刺激综合征

【疾病概述】

卵巢过度刺激综合征（Ovarian Hyperstimulation Syndrome，OHSS）是促排卵治疗引起的严重并发症，以卵巢增大、高雌激素水平、血管通透性增加、第三体腔积液及相关的病理生理过程为主要特征，患者可出现腹水、胸水、心包积液，可导致血液浓缩、血栓形成，严重时可导致心脏、肝脏、肾脏等多器官功能障碍甚至衰竭而危及患者生命。随着近年来辅助生殖技术的广泛应用，OHSS 病例逐年增多。

【病例介绍】

1. 主诉　胚胎移植术后 13 天，自觉腹胀 5 天于 2021 年 10 月 1 日入院。

2. 现病史　陈某，女，30 岁。平素月经规律。结婚 5 年，正常同居，性生活正常，未避孕至今未孕。3 年前就诊于外院，行双侧输卵管造影提示双侧输卵管远端轻度粘连。爱人精液分析正常范围。患者继续试孕 2 年，并间断口服中药治疗至今，仍未孕。夫妻双方于 2021 年 6 月 初诊于我院生殖中心，卵巢功能评估：基础性激素正常范围，抗苗勒氏管激素（AMH）：4.42 ng/mL，双侧卵巢共可见 18 个窦卵泡。爱人精液分析：浓度 31.7~35.8 × 10^6/mL，PR：21%~25%，正常形态比例 1%，考虑"弱精子症、畸形精子症"。夫妻双方因"女方输卵管因素"接受 IVF 助孕治疗，采用黄体期长方案，重组人促卵泡激素（果纳分）150 iu 启动，Gn16 天，2021 年 9 月 17 日接受重组人绒促性素（艾泽）250 ug 扳机（扳机日 E_2：2020 pg/mL，P：0.59 ng/mL，LH：0.6IU/L），9 月 19 日行取卵术，获卵 18 枚，IVF 受精，正常受精 12 枚，形成卵裂期 D3 胚胎 11 枚，其中优胚 1 枚。新鲜周期患者移植 D3 胚胎（7CG1）1 枚，术后给予地屈孕酮 10 mg bid+ 黄体酮软胶囊 0.2g bid（阴道上药）进行黄体支持治疗。

患者于 10 月 1 日（移植术后 13 天）自觉腹胀明显。2021 年 10 月 3 日就诊我院生殖中心，B 超：左卵巢 68 mm × 40 mm，右卵巢 49 mm × 50 mm，子宫直肠窝液区 21 mm，左髂窝液区 20 mm，右髂窝液区 19 mm。化验：血常规：白细胞计数 16.95 × 10^9/L ↑，血红蛋白 152g/L ↑，血小板计数 363 × 10^9/L ↑，中性粒细胞绝对值 12.74 × 10^9/L ↑，中性粒细胞百分比 75.1% ↑，血浆 D-Dimer：2104 ng/mL ↑；肝功能：白蛋白（溴甲酚绿法）34g/L ↓，血 HCG：118 mIU/mL，考虑早孕、卵巢过度刺激综合征（中度），门诊予羟乙基淀粉 500mL 及白蛋白 20g 静滴扩容，给予达肝素 0.2mL 皮下注射抗凝治疗 2 天，患者自觉用药后腹胀较前稍好转，尿量每天约 1000 mL。

患者于 10 月 5 日（移植术后 17 天）自觉腹胀较前明显加重，不能平卧，偶有憋气，尿量减少，体重较前增长 1kg。B 超：腹腔及盆腔内可见大量游离液区，胸部超声：左侧胸腔积液

(少量),液区深约 9 mm。血 HCG: 209 mIU/mL,考虑“早孕、卵巢过度刺激综合征(重度)”急诊收入院。

3. 月经史 11 岁初潮,7/28 天,经量中等,痛经(-)。LMP:2021-08-25。

4. 婚育史 25 岁结婚,配偶体健,G0P0。

5. 既往史 无特殊。

6. 体格检查 T 36.8℃ P 86 bpm R 18 次 / 分 BP 108/84 mmHg。H: 158 cm, W: 71 kg, BMI: 28.4 ng/mL。一般情况可,意识清晰,自主体位,全身皮肤黏膜无黄染,未及明显出血点,浅表淋巴结未触及肿大,甲状腺无肿大,心脏律齐,双下肺呼吸音略减低。腹部膨隆,腹围 100cm,肝脾肋下未及,腹部张力大,扣诊浊音。四肢活动自如,双下肢轻度凹陷性水肿。阴道检查:外阴已婚型;阴道畅;宫颈光;子宫前位,常大,质中,活动,无压痛;双附件区无异常包块及压痛。

7. 辅助检查(2021 年 10 月 5 日):

胸部超声:左侧胸腔积液(少量),液区深约 9 mm。

妇科 B 超:左卵巢 63 mm × 80 mm,右卵巢 66 mm × 57 mm,子宫直肠窝液区 33 mm,子宫前方液区 37 mm,左髂窝液区 61 mm,右髂窝液区 67 mm,肝周液区 62 mm,脾周液区 43 mm。

血浆 D-Dimer 测定:3041 ng/mL ↑。

血常规:白细胞计数 17.50×10^9/L ↑,血红蛋白 151 g/L ↑,血小板计数 373×10^9/L ↑,中性粒细胞百分比 71.2%,中性粒细胞绝对值 12.46×10^9/L ↑。

肝功能:白蛋白 37 g/L。

8. 诊断 ①卵巢过度刺激综合征(重度);②体外受精 - 胚胎移植术后;③早孕;④肥胖;⑤双侧输卵管不全梗阻。

【诊疗经过】

患者入院后每日监测生命体征、体重、腹围、腿围,记出入量。监测血常规、尿常规、凝血功能及肝肾功能电解质变化,给予高蛋白饮食,静脉输注羟乙基淀粉 1000 mL 及白蛋白 20 g 静滴扩容,给予达肝素 0.2 mL 皮下注射抗凝治疗,并继续地屈孕酮 10 mg bid+ 黄体酮软胶囊 0.2 g bid 黄体支持治疗。

患者于 10 月 6 日(移植术后 18 天)腹胀较前加重,无法平卧伴轻微喘憋,予超声定位后腹腔穿刺放腹水,共放腹水 5100 mL,送检腹水常规及腹水生化。

10 月 8 日胸腔超声:双侧胸腔积液(少量)。10 月 6 日至 10 月 11 日分别放腹水 2000 mL、2000 mL、3500 mL 及 1200 mL。患者经积极对症治疗后,腹胀显著缓解,进食及二便正常,无明显腹胀,于 10 月 26 日出院(移植术后 38 天)。

患者于 2022 年 6 月 6 日孕 39^{+1} 周经子宫下段横切口剖宫产术成功分娩一男活婴,体重 2600 g,体健。

10. 治疗期间化验及检查指标变化

腹水常规:颜色为黄色,多核细胞 30%,透明度微浑,性状为浆液性,比重 1.032,粘蛋白定性实验阳性（2+）↑，红细胞计数 0*10^6/L，有核细胞计数 28×10^6/L，单个核细胞 70%，其他细胞 0%。

腹水生化：总蛋白 40g/L，乳酸脱氢酶 74.0U/L，腺苷脱氨酶 1.7U/L，葡萄糖 6.2mmol/L，高敏 C 反应蛋白 4.95mg/L，乳酸 0.95mmol/L，氯 109mmol/L，脂血 0，溶血 0，黄疸 0。

表 4-1-1　血常规

时间（2021 年）	WBC×10^9/L	RBC×10^9/L	N%	PLT×10^9/L	HCT%
10 月 6 日	13.62 ↑	4.18	78	307	36.8
10 月 7 日	12.24 ↑	4.19	64	300	37.1
10 月 9 日	15.43 ↑	4.21	71.4	297	37.4
10 月 10 日	18.99 ↑	4.53	75	319	40.3
10 月 12 日	15.15 ↑	4.09	72.9	285	36.8
10 月 13 日	15.40 ↑	3.99	71.1	271	35.9
10 月 14 日	15.21 ↑	4.07	64	210	37.4

表 4-1-2　尿常规

时间（2021 年）	尿酮体	尿比重	尿潜血	尿白蛋白
10 月 7 日	3+	1.025	1+	+-
10 月 8 日	—	1.050 ↑	—	1+ ↑
10 月 9 日	—	1.042 ↑	—	1+ ↑
10 月 10 日	—	1.018	—	—
10 月 12 日	—	1.024	—	—
10 月 13 日	—	1.036 ↑	—	—

表 4-1-3　肝功能

时间（2021 年）	TP g/L	ALB g/L	GLO g/L	ALT U/L	AST U/L	ALKP U/L	GGT U/L	LDH U/L
10 月 7 日	48 ↓	29 ↓	19 ↓	34	52 ↑	<20 ↓	15	77
10 月 9 日	44 ↓	27 ↓	17 ↓	101 ↑	103 ↑	<20 ↓	17	121
10 月 10 日	47 ↓	29 ↓	18 ↓	126 ↑	97 ↑	21 ↓	21	119 ↓
10 月 12 日	50 ↓	32 ↓	18 ↓	200 ↑	123 ↑	28 ↓	23	142
10 月 14 日	52 ↓	34 ↓	18 ↓	184 ↑	96 ↑	30 ↓	21	138

表 4-1-4　电解质

时间（2021 年）	Ca mmol/L	K mmol/L	Na mmol/L	CL mmol/L	CO_2CP mmol/L
10 月 7 日	2.00 ↓	3.2 ↓	132 ↓	107	20 ↓

续表

时间（2021 年）	Ca mmol/L	K mmol/L	Na mmol/L	CL mmol/L	CO_2CP mmol/L
10 月 8 日	2.00 ↓	3.2 ↓	135	108	19 ↓
10 月 9 日	2.10	3.2 ↓	131 ↓	103	22
10 月 10 日	2.10	4.3	131 ↓	103	22
10 月 12 日	2.10	3.8	131 ↓	102	23
10 月 13 日		3.9			
10 月 14 日	3.2	3.8	132 ↓	102	24

表 4-1-5　HCG 及 D-Dimer

时间（2021 年）	HCG（mIU/mL）	D-Dimer（ng/mL）
10 月 7 日	309.8	1664
10 月 8 日	550.94	1435
10 月 10 日	1049	
10 月 12 日	1837	2159
10 月 17 日	4941	1909
10 月 21 日	8691	

11. 超声学指标

腹部超声（10 月 6 日）：子宫内膜厚 28 mm，宫内无胚胎影像，左卵巢 82 mm × 70 mm，右卵巢 91 mm × 71 mm，左髂窝液区 100 mm × 90 mm，右髂窝液区 11 mm × 76 mm，肝周液区 14 mm × 11 mm，脾周液区 98 mm × 44 mm。

腹部超声（10 月 12 日）：宫腔内未见明确胚胎影像，宫内厚壁囊区，左卵巢 79 mm × 72 mm，右卵巢 60 mm × 58 mm，子宫直肠窝液区 33 mm，子宫前方液区 27 mm，左髂窝液区 30 mm，右髂窝液区 22 mm。

阴道超声（10 月 25 日）：宫腔内可见一胎囊，孕囊大小 22 mm × 17 mm × 16 mm，CRL：9.0 mm，胎心搏动（+）。双侧卵巢囊性增大，左卵巢 102 mm × 56 mm × 46 mm，右卵巢 54 mm × 42 mm × 46 mm，右髂窝液区 113 mm，左髂窝、肝周及脾周未见液区，子宫直肠窝液性暗区 6 mm。

【病例讨论】

一、OHSS 的发生机制及高危因素

OHSS 在自然周期中极少见，主要见于多囊卵巢综合征和多胎妊娠。因此，OHSS 主要发生于 IVF 助孕卵巢刺激周期。OHSS 的发病机制复杂，仍不甚清楚。主要为 HCG 介导卵巢刺激时分泌血管活性物质引起毛细血管通透性增加，导致血管内液体移入第三腔。OHSS 根据发生时间分为早发型及晚发型。早发型与促排卵相关，多发生在 HCG 注射后 9 天内。晚发型与早期妊娠内源性 HCG 升高及应用外源性 HCG 黄体支持有关，多发生在 HCG 注射 9 天后，临床症状更为严重。肾素 - 血管紧张素系统（RAS）、血管内皮生长因子（VEGF）、白细胞介素（IL-6、IL-8）、肿瘤坏死因子（TNF-α）、一氧化氮（NO）等血管渗透性因子参与 OHSS 的发生。

OHSS 的高危因素包括低龄（<30 岁）、多囊样卵巢、高 AMH 水平（>3.66 ng/mL）、基础窦卵泡计数多（>14 枚）等，妊娠状态尤其是发生多胎妊娠可致晚发型 OHSS 的病情更为严重。

二、分级

一旦确诊 OHSS，需要进行 OHSS 分级。目前国内应用的 OHSS 分级标准为轻度、中度及重度（表 4-1-6）。

表 4-1-6 OHSS 的分度

OHSS 分度	临床表现	实验室指标
轻度	腹胀 / 腹部不适轻度恶心 / 呕吐腹泻 卵巢增大（<8 cm）	红细胞压积（Hct）<0.45 白细胞（WBC）数升高（$<15\times10^9$/L）
中度	轻度表现 +B 超证实腹水 卵巢增大（8~12 cm）	红细胞压积（HCt）<0.45 WBC 数升高 （$<15\times10^9$/L）
重度	轻、中度症状 + 难以缓解的恶心、呕吐、严重呼吸困难；晕厥 严重腹泻；少尿 / 无尿；卵巢增大（>12 cm） 腹水的临床表现张力性腹水，胸水；低血压 / 中心静脉压；快速质量增加（>1 kg/24 h） 静脉血栓	血液浓缩（Hct>0.45） WBC>15×10^9/L Cr>1.0 g/L K^+>5 mmol/L Na^+<135 mmol/L 肝酶升高

三、治疗方法

轻度 OHSS：常规在门诊进行观察，观察指标包括血压、脉搏、体质量、腹围、血常规、尿常规及凝血功能，必要时行胸部和腹部超声。记录患者每日体质量和尿量，为预防血液浓缩，建议患者多饮水，每日液体入量 2~ 3 L。鼓励患者多摄食高蛋白食物，少食多餐，注意休息（但避免绝对卧床），进易消化饮食，避免剧烈活动或性生活以预防黄体破裂或卵巢蒂扭转。多数情况下 OHSS 可自然缓解。

中、重度 OHSS：需要动态监测血常规、凝血功能、肝肾功能、电解质等，超声检查卵巢大小，是否合并腹腔或胸腔积液。首要治疗措施是纠正低血容量和电解质酸碱平衡紊乱。输注羟乙基淀粉扩容、白蛋白纠正低蛋白血症，在低血容量未纠正时，不应使用利尿剂。伴随高凝状态和 / 或长期卧床的 OHSS 患者，有发生血栓的风险，应每日应用低分子肝素预防血栓发生。当患者有严重腹水、显著腹痛、呼吸困难时，可在 B 超引导下避开重要器官进行穿刺放腹水，可显著缓解腹胀腹痛症状，同时因腹压降低，增加了肾脏血液灌注，从而改善患者尿量。当患者出现严重胸水、呼吸困难时，胸水穿刺可缓解症状。当患者出现肾衰竭、血栓形成、心包积液及急性呼吸窘迫综合征等危及生命的并发症，需早期发现并进行多学科联合处理。当并发症严重威胁生命时，应终止妊娠以缓解疾病的进程。

四、预防方法

OHSS预防重于治疗,采取有效的手段可显著降低OHSS发生。预防OHSS的关键是识别OHSS的危险因素和采用个体化卵巢刺激方案。对于年轻、瘦小、PCOS及既往有OHSS发生史等高危因素的患者,降低卵巢刺激周期中促性腺激素的使用剂量。临床研究显示,高纯度尿促性素(HP-HMG)的应用可降低PCOS患者、卵巢高反应人群的OHSS发生率。应用拮抗剂方案,扳机日使用GnRHa代替HCG诱导卵泡成熟和触发排卵,可明显降低OHSS的发生率,尤其是减少中、重度OHSS发生率。在黄体期避免应用HCG作为黄体支持,用孕激素作为黄体支持可获得更高的活产率、降低OHSS的发生率。对于OHSS高风险的人群避免新鲜周期移植,采用全胚冻存策略。卵母细胞体外成熟(in-vitro maturation, IVM)技术是从未经药物刺激或仅经过低剂量药物刺激的卵巢中获取未成熟的卵母细胞,通过模拟体内卵母细胞的成熟环境,培养使其成熟的技术。此方法亦可预防OHSS发生,但IVM技术存在一定难度,活产率较低,目前尚未广泛应用于临床。

此外,应用多巴胺激动剂(如卡麦角林),可通过抑制VEGF受体-2(VEGFR-2)的磷酸化作用,并可减弱卵巢对FSH的反应,因而对OHSS的预防有一定作用;PCOS患者应用胰岛素增敏剂二甲双胍可有效预防OHSS的发生。全胚冷冻的OHSS高危患者在取卵后早期采用拮抗剂联合米非司酮和来曲唑可以有效降低早发型中、重度OHSS的发生率,缩短黄体期。

【专家点评】

该病例是一例典型的重度OHSS病例。该患者AMH为4.42ng/mL,双侧卵巢18个窦卵泡,是OHSS发生的高危患者;长方案促排卵方案,扳机日E_2为2020pg/mL,获卵18枚,新鲜周期移植了1枚D3胚胎。该患者OHSS为继发于妊娠的晚发型OHSS,出现了明显腹胀,无法平卧伴轻微喘憋,超声提示左卵巢82mm×70mm,右卵巢91mm×71mm,超声提示张力性腹水和左侧胸腔少量积液,血白细胞计数18.99×10^9/L,入院后共间断腹腔穿刺放腹水13800mL,经积极治疗后病情缓解出院。OHSS预防重于治疗,充分识别高危人群,分阶段、分步骤、实时动态评估OHSS发生风险,及时采取有效的预防措施是OHSS管理的重要临床策略。一旦OHSS发生,应详细评估患者的病情,给予适当治疗并防止严重并发症的发生。

魏丽坤　宋学茹

【相关指南及参考文献】

[1] 刘风华,杨业洲,张松英,等. 辅助生殖技术并发症诊断及处理共识. 生殖与避孕.2015, 35(7): 431-439.

[2] 刘景瑜, 王玢, 孙海翔. PCOS患者体外受精周期r-FSH和HP-HMG促排卵临床结局的比较. 实用妇产科杂志, 2014, 30(4): 291-294.

[3] CRAIG A WITZ, GAURANG S DAFTARY, KEVIN J DOODY, et al. Randomized, assessor-blinded trial comparing highly purified human menotropin and recombinant follicle-stimulating hormone in high responders undergoing intracytoplasmic sperm injection.

Fertil Steril, 2020, 114(2): 321-330.

[4] Prevention and treatment of moderate and severe ovarian hyperstimulation syndrome: a guideline. Fertil Steril, 2016, 106(7): 1634-1647.

[5] RAÚL GÓMEZ, SERGIO R SOARES, CRISTIANO BUSSO, et al. Physiology and pathology of ovarian hyperstimulation syndrome. Semin Reprod Med, 2010, 28(6): 448-457.

[6] YOUSSEF, MA, VAN WELY M, HASSAN MA, et al. Can dopamine agonists reduce the incidence and severity of OHSS in IVF/ICSI treatment cycles? A systematic review and meta-analysis. Hum Reprod Update, 2010. 16(5): 459-466.

[7] COSTELLO MF, CHAPMAN M, CONWAY U. A systematic review and meta-analysis of randomized controlled trials on metformin co-administration during gonadotrophin ovulation induction or IVF in women with polycystic ovary syndrome. Hum Reprod, 2006, 21(6): 1387-1399.

[8] VÁRNAGY A, BÓDIS J, MÁNFAI Z, et al. Low-dose aspirin therapy to prevent ovarian hyperstimulation syndrome. Fertil Steril, 2010, 93(7): 2281-2284.

[9] 夏旖, 谢青贞, 张祎明. 取卵后使用 GnRH —拮抗剂联合米非司酮和来曲唑预防早发型中重度 OHSS:一项随机对照研究. 生殖医学杂志, 2019, 28(7): 734-739.

病例 80 重度卵巢过度刺激综合征合并绞窄性肠疝

【疾病概述】

卵巢过度刺激综合征(Ovarian hyperstimulation syndrome, OHSS)是在不孕症治疗中机体对卵巢刺激的过度反应。OHSS 多继发于辅助生殖技术中的控制性卵巢刺激,也可发生于自然妊娠和常规的诱导排卵。重度 OHSS 的发生率为 0.1%~2%,以大量腹水、血液高凝倾向和肝肾功能障碍为特征性表现,严重时可危及患者生命。

【病例介绍】

1. 主诉 排卵后 17 天,早孕伴腹胀 5 天。

2. 现病史 张某,女性, 28 岁。2017 年 7 月因"继发不孕,右输卵管缺如"于当地医院接受氯米芬(月经第 5 天开始 50 mg/ 天,共 5 天)+ 尿促性素(75IU/ 天,共 3 天)促排卵治疗,有 2 个优势卵泡排出并指导同房。患者自排卵后 12 天自觉腹胀、恶心伴胸闷,尿量较前无显著减少,排卵后 14 天测血 HCG: 622IU/L。2017 年 9 月 22 日(排卵后 17 天)因"早孕、腹胀"转诊至我院。

3. 月经史 13 岁,7/30 天,量中,痛经(-)。

4. 婚育史 26 岁结婚,夫妻均为初婚,丈夫体健。G3P1。2006 年孕 40 周因"巨大儿"行剖宫产术分娩一健康男婴, 2010 年因"右输卵管异位妊娠"行腹腔镜下右侧输卵管切除术。

5. 既往史 2010 年因“右输卵管异位妊娠”行腹腔镜下右侧输卵管切除术。

6. 家族史 父母健在，否认遗传性疾病及肿瘤家族史。

7. 体格检查 T 36.6℃ P 95 bpm R20 次 / 分 BP 121/70 mmHg。自主体位，心律齐，双肺呼吸音清。腹部查体：腹部膨隆，腹围 91 cm，张力大，移动性浊音（+）。下腹部轻压痛，无反跳痛及肌紧张，肠鸣音每分钟 4~5 次，稍弱，双下肢无水肿。

8. 辅助检查

血常规：WBC：11.44×10^9/L，N：79.6%，HCT：41%，HGb：142 g/L，PLT：293×10^9/L。

凝血功能：D-Dimer1443 ng/mL，余（-）。

尿常规：尿比重：1.015，酮体：（+），尿蛋白（-）。

肝功能：总蛋白 57g/L，白蛋白 30g/L，肾功能正常范围。

血 HCG：1378 IU/L。

超声：子宫前位，大小 62 mm × 50 mm × 48 mm，宫腔内未见明显异常回声，右侧卵巢 71 mm × 89 mm，左侧卵巢 66 mm × 40 mm，右侧髂窝可探及 86mm 无回声，左侧髂窝可探及 54 mm 无回声，子宫直肠窝最大液深 23 mm；左侧胸腔可探及无回声，最大液深 48 mm，右侧胸腔未探及无回声。

9. 诊断 ①卵巢过度刺激综合征（重度）；②早孕；③右卵管缺如；④瘢痕子宫。

【诊疗经过】

入院后予羟乙基淀粉扩容、低分子肝素抗凝及白蛋白静脉输入纠正低蛋白血症等治疗。2017 年 9 月 23 日 10：30 患者无明显诱因出现上腹痛、伴恶心呕吐 2 次，呕吐物为胃内容物，急行腹部超声：双卵巢大小如前，腹腔中 - 大量腹腔积液，右上腹肠管扩张，肝胆胰脾双肾未见明显异常，阑尾未见明显肿大，左侧胸腔少许积液。建议患者行全腹 CT 检查，患者担心辐射对早期妊娠的影响，拒绝检查。OHSS 治疗中严密观察患者病情，腹痛间断缓解。21：00 患者腹痛持续发作，疼痛难忍，伴恶心呕吐，请外科医师会诊并查体：腹膨隆，较软，移动性浊音（+），有轻压痛，无明显反跳痛及肌紧张，两肋下有轻压痛，叩诊鼓音，听诊肠鸣音减低。进一步问诊患者入院后未排大便，少量排气，无发热畏寒及呼吸困难。给予胃肠减压，并急查血常规：WBC：14.45×10^9/L，中性粒细胞：85.30%，HCT：43%，HGb：144 g/L，PLT：305×10^9/L；凝血功能：D-Dimer 2597 ng/mL；血 HCG 2136IU/L；全腹平扫 CT：部分肠管积气、积液及扩张，盆腹腔积液，肠间脂肪间隙密度升高。腹腔穿刺抽出血性腹水。外科医师考虑患者腹痛不除外肠系膜血管病或绞窄性肠梗阻导致的肠坏死，建议患者立即行全腹强化 CT。全腹强化 CT 结果（彩图 36B）：肠系膜上动脉、肠系膜上静脉及门静脉无充盈缺损；腹腔多发小肠积液，左上腹空肠聚集呈团，肝周间隙多发小肠积气、积液，并见液平面；双附件区多发囊实性结节。检查过程中患者腹痛腹胀及恶心呕吐仍未改善，外科医师再次查体：全腹未见胃肠型及蠕动波，压痛（+），以上腹部为著，右上腹反跳痛及肌紧张，全腹呈鼓音，可闻及高调肠鸣音。外科医师考虑患者既往手术史，不除外腹内疝引起的绞窄性肠梗阻伴肠坏死，目前合并急性腹膜炎，建议立即行开腹探查术。术中所见：腹腔内大量淡血性腹水约 2800 mL，右上腹腔可见自右上腹壁至肝右叶间的一粘连性束带，宽约 1.0 cm，小肠自下而上疝入粘连带。松解粘连束带，见距回盲部约 50 cm 处的部分小肠肠管疝入，疝入肠管长约 60 cm，肠壁颜色暗红，局部颜色变黑，肠壁薄，活性差，近端小肠明显扩张，肠壁水肿，内有大量肠内容物。切除粘连带，分离肠间粘连，予温生理盐水纱布包裹颜色异常之小肠 15 分钟，肠管仍无明显改善，考虑小肠坏死，行小肠部分切除术 + 肠吻合术 + 盆腔引流术。患者术后转入 SICU 并予头孢哌酮钠舒巴坦钠 + 甲硝唑抗感染治疗及低分子肝素抗凝、补充白蛋白等对症治疗。切除标本病理：（小肠）黏膜慢性炎症伴局灶糜烂，肠壁全层水肿，血管扩张充血，散在中性粒细胞浸润，肠系膜间质血管扩张充血。术后 3 日患者转入普通外科病房，并行双下肢血管超声：股总静脉、股浅静脉、腘静脉、足背静脉均未见明显异常。术后 4 日妇科超声（彩图 36C）：宫腔内见 3 个囊区，大小分别为 7 mm × 6 mm，5 mm × 4 mm，10 mm × 9 mm，考虑三胎妊娠，双卵巢大小如前，子宫直肠窝少量积液。考虑到患者病情危重，多胎妊娠继续妊娠 OHSS 短期内无法缓解，建议终止妊娠。患者及家属同意后于术后 5 日行人工流产术。患者身体状况逐步恢复，术后 12 日拔出盆腔引流管后出院。

【病例讨论】

OHSS 作为一种医源性疾病，对患者身体的不良影响随着 OHSS 发生率的增加也备受关注。临床上 OHSS 的并发症有以下报道：血栓栓塞（脑栓塞、心肌梗塞、颈静脉栓塞和肺栓塞等）、肾功能衰竭、成人呼吸窘迫综合征、卵巢扭转、消化道溃疡穿孔等的报道。临床上因重度 OHSS 并发绞窄性肠疝的报道目前国内外未见相关报道。

有研究显示，妊娠合并肠梗阻的发生率为 1∶1000~1∶3000，且 70% 的病例为盆腹腔手术后的粘连性肠梗阻。由腹内疝引起的绞窄性肠梗阻更为罕见，约占肠梗阻的 3%。妊娠合并肠梗阻的病死率为 2%，因此早期诊断会显著改善患者的愈后。本例 OHSS 患者腹内疝的形成是继发于既往腹腔手术后形成的右上腹腹壁及肝右叶间的粘连性束带形成异常孔隙，而 OHSS 大量腹水造成的腹内压增高也促进了腹内疝的发生。继发于 OHSS 的腹内疝早期诊断往往很困难，分析原因如下：①重度 OHSS 患者严重的腹胀痛和恶心呕吐消化道症状，不同程度地掩盖了外科急腹症的常见典型症状，如持续性或阵发性腹部绞痛，伴恶心、呕吐、肛门停止排气排便等；② OHSS 的大量张力性腹水使得肠梗阻常见的腹部体征不典型，如胃肠型、肠蠕动波，肠鸣音亢进呈高调肠鸣音及气过水声等，早期查体往往无明显阳性体征，而当腹膜炎体征出现时病情往往已进展至晚期；③孕妇及家属对妊娠期间放射线检查（如腹部 x 线检查、CT）副作用的顾虑，以致于患病早期不能及时获得有诊断价值的阳性影像学结果而延误诊断；④临床发病罕见。妇科医生在处理 OHSS 相关性腹痛时容易忽略这一危及生命的外科急腹症。

影像学检查在腹痛的诊断中具有重要的作用。B 超检查安全、无创，有时在肠梗阻早期可见到肠管扩张和积液现象，且能协助胆囊炎、胰腺炎、阑尾炎等的鉴别诊断，具有重要的临床意义，但对绞窄性肠梗阻的诊断具有局限性。当临床高度怀疑肠梗阻时，需要及时行腹部 CT 检查。多层螺旋 CT（MSCT）可清楚显示梗阻区域狭窄与扩张肠管移行以及梗阻区域肠管聚集、移位扩张的表现，这常常提示粘连性腹内疝的存在。胚胎受精后的 2~8 周是器官形成的敏感期，国际上关于诊断性放射线剂量对妊娠和哺乳期的影响指南中指出，此时期的胎儿受到超过 200mGy 的照射可能会出现胎儿畸形等健康问题。腹部 CT 的辐射量为 1.3~35mGy，对胎儿的影响甚微，因此，因急性阑尾炎、肠梗阻等严重危害孕妇健康的疾病而需要行腹部 CT 时是相对安全的。

由于 OHSS 的特征性改变，当患者同时合并腹痛时，除了上述的急性肠梗阻外，还需要与其他几种常见的急腹症相鉴别。①卵巢扭转：OHSS 患者的卵巢体积较大，部分卵巢直径可 >12cm，当患者剧烈活动或体位改变时有发生卵巢蒂扭转的风险，突发剧烈的腹痛伴有超声下卵巢血流的改变常常提示卵巢扭转，及时处理可减少卵巢扭转坏死的风险。②肠系膜血管病：OHSS 发生时血液浓缩，使机体处于"高凝状态"，甚至可引起血栓。血栓在 IVF 周期中的发病率为 0.11%，其中 63% 血栓性病变与 OHSS 相关。Mor 等总结了 1965—2013 年间报道的 140 例 OHSS 合并血栓的病例，研究结果显示 IVF 周期中静脉血栓的发生率（81%）显著高于动脉血栓（19%），静脉血栓发生的主要部位为颈静脉和锁骨下静脉，动脉血栓发生的主要部位为颅内动脉。至今国内外尚未见肠系膜部血管血栓的报道。肠系膜上动脉栓塞多见于年龄在 40~60 岁的男性，多数病人有风湿性心脏病、冠心病、心房纤颤或动脉硬化史。肠系膜上静脉血栓形成可继发于血液的高凝倾向。肠系膜血管病的临床症状可与该患者一样表现为剧烈的腹痛伴频繁的恶心呕吐，腹腔穿刺液可为血性腹水。腹部强化 CT 可明确显示肠系膜上动静脉有无血栓情况。③异位妊娠：当 OHSS 患者伴有早期妊娠时发生腹痛，应早期行盆腔超声检查除外异位妊娠的发生。异位妊娠也可为宫内宫外复合妊娠，因此需要对盆腔部位仔细超声扫描以发现异常妊娠包块并结合血 HCG 值进行早期确诊。④急性阑尾炎：阑尾炎常表现为转移性右下腹痛和腹部胀痛，查体可见麦氏点压痛、反跳痛，患者常常出现发热，血常规结果白细胞和中性粒细胞增多，但 OHSS 的症状和血常规改变常常使急性阑尾炎的表现不典型，早期诊断困难，超声检查和腹部 CT 发现阑尾增粗伴周围渗出或粪石形成常常提示急性阑尾炎的发生。

【专家点评】

该患者是由于促排卵治疗后妊娠相关的晚发型重型 OHSS，在此基础上发生腹内疝、绞窄性肠梗阻及肠坏死，病情危重，经妇科、普通外科以及 SICU 的多学科会诊和联合管理方才治愈。本病例警示妇科医师当遇到患者腹痛程度与 OHSS 的胀痛不符或经 OHSS 对症治疗腹痛仍不能缓解或改善，或难以用其他原因解释的呕吐反复出现时，要高度怀疑 OHSS 合并外科急腹症的情况。临床医师更要重视病史询问及查体，结合影像学检查和外科医师会诊以便对急腹症早期识别、早期诊断，并放宽剖腹探查的手术指征，以免造成严重后果。该患者外科手术后盆腔超声提示宫腔内三胎妊娠，这也是 ART 早期常见的医源性并发症。当 OHSS 相关的并发症严重威胁生命时，应选择终止妊娠以缓解疾病的进程，挽救患者的生命。OHSS 可对患者造成致命性的危害，因此临床工作中应高度警惕不孕患者本身潜在的 OHSS 高危因素，做到早评估、早预防、早治疗，避免多胎妊娠，尽量减少 OHSS 的发生风险及降低 OHSS 的病情程度。诱导排卵的目标是获得一枚优势卵泡，配合性生活或人工授精而得到活产。因此，诱导排卵过程中如多卵泡发育需及时终止治疗以降低多胎妊娠及卵巢过度刺激的发生，同时严格避孕，或改行 IVF 治疗。

魏丽坤 宋学茹

【相关指南及参考文献】

[1] MARZAL A，HOLZER H，TULANDI T. Future developments to minimize ART risks. Sem in Repord Med，2012，30(2):152-160.

[2] 杨波，岳红，徐以增，等. 卵巢过度刺激综合征并发大脑中动脉血栓形成患者重组组织型纤溶酶原激活剂溶栓一例. 中华神经科杂志，2016,49(10):798-799.

[3] AKDEMIR R，UYAN C，EMIROGLU Y. Acute myocardial infarction secondary thrombosis associated with ovarial hyperstimulation syndrome.Int J Cardiol，2002，83（2）：187-189.

[4] TAVMERGEN E，HT OZÇAKIR HT， LEVI R，et al. Bilateral jugular venous thromboembolism and pulmonary emboli in a patient with severe ovarian hyperstimulation syndrome. J Obstet Gynaecol Res，2010，27(4):217-220.

[5] NIETO JF，ZULUAGA M ，ARISTIZÁBAL A，et al. Acute renal failure associated with ovarian hyperstimulation syndrome. Acta Med Colomb 2016；41(1):58 61.

[6] 张松英,石一复. 自然妊娠并发重度卵巢过度刺激综合征二例分析. 中华妇产科杂志，2002,37(7)：422-423.

[7] LAZARIDIS A，MACLARAN K，BEHAR N，NARAYANAN P. A rare case of small bowel obstruction secondary to ovarian torsion in an IVF pregnancy. BMJ Case Rep.2013，2013(2013):1-4.

[8] UHLER M，BUDINGER G，GABRAM S，ZINAMAN M. Perforated duodenal ulcer associated with ovarian hyperstimulation syndrome：Case Report. Human Reprod，2001，16 (1):174-176.

[9] SIVANESARATNAM V. The acute abdomen and the obstetrician. Best Pract Res Clin Obstet Gynaecol. 2000，14(1)：89-102.

[10] ZACHARIAH SK，FENN MG. Acute intestinal obstruction complicating pregnancy：diagnosis and surgical management. BMJ Case Rep，2014，2014:1-4.

[11] WEBSTER PJ，BAILEY MA，WILSON J，BURKE DA. Small bowel obstruction in pregnancy is a complex surgical problem with a high risk of fetal loss. Ann R Coll Surg Engl，2015，97(5)：339-344.

[12] 李洪,张海兵,周柱工,等. 粘连性腹内疝及其合并肠缺血坏死的 MSCT 诊断. 实用放射学杂志,2017,33(8):1213-1215.

[13] RU PREGNANCY. Committee opinion - Guidelines for Diagnostic Imaging During Pregnancy and Lactation.Am Coll Obstet Gynecol，2017,130(4)：210-216.

[14] MOR YS，SCHENKER JG. Ovarian hyperstimulation syndrome and thrombotic events. Am J Reprod Immunol，2014，72(6):541-548.

第二节　取卵术后出血

病例 81　取卵术后腹腔内出血

【疾病概述】

二十世纪 80 年代中，经阴道超声引导下取卵技术（transvaginal ultrasound guided oocyte retrieval，TVOR）因操作简单，相对安全，患者花费低，术后恢复快，广泛应用于体外受精 - 胚胎移植，成为经典的获卵方式。取卵时穿刺针必须穿过阴道、卵巢，穿刺针可引起卵巢表面小血管网的损伤，或者因穿刺针划伤卵巢或盆腹腔内其他脏器；也有误将血管的 B 超横切面当成卵泡进行穿刺（较为罕见），此外患者既往腹腔手术史，或者盆腔炎症等造成解剖位置改变，增加了 TVOR 并发腹腔内出血的概率。相关文献报道，TVOR 后并发腹腔内大出血发生率为 0.05%~0.22%。

【病情介绍】

患者基本信息：女方年龄 32 岁　男方年龄 36 岁 初次就诊时间：2021.7。

1. 主诉　结婚 3 年，未避孕未孕。

2. 现病史　2018 年结婚，同居，性生活正常，近 2 年性生活频率低，1~2 次 / 月，未避孕未孕。患者婚前 1 年主因“子宫内膜异位症”于外院行腹腔镜下右卵巢子宫内膜异位囊肿剥除术 + 盆腔粘连松解术 + 盆腔异位病灶烧灼术，术后诊断子宫内膜异位症 III 期。现基础性激素正常范围，AMH0.23 ng/mL，阴道超声提示：左卵巢 2AF，右卵巢 1-2AF，HSG 未做。男方弱精子症。患者主因“继发性卵巢储备功能减低，男方弱精子症”要求助孕治疗。

3. 月经史　初潮 12 岁，7/20~33 天，量中，术后痛经（-）。

4. 婚育史　29 岁结婚，配偶体健，G0P0。

5. 个人史　患者本人无吸烟，饮酒史，无有毒有害等物质接触史。

6. 家族史　无特殊。

7. 既往史　患者主因“痛经 10 年，发现下腹部肿物 2 年”于 2017.2 于外院行腹腔镜下右卵巢肿物剥除术 + 盆腔粘连松解术 + 盆腔异位病灶烧灼术，术后病理：右卵巢子宫内膜异位囊肿，诊断子宫内膜异位症 III 期。2018 年发现宫颈 CINI 级，其后定期复查 LCT（-），HPV（-）。

8. 查体　T 36.2℃，P 83 bpm，R 18 次 / 分，BP 98/62 mmHg，身高 160 cm，体重 50 kg，BMI 19.5 kg/m^2。

妇科检查：外阴已婚型，阴道畅，宫颈轻度糜烂样改变，子宫后位，稍增大，质中，活动，无压痛，双附件区无异常包块及压痛。

9. 辅助检查

（1）2021 年 7 月基础性激素：FSH5.71IU/L，LH3.86IU/L，$E_2$102pg/mL，T30.7ng/dL，PRL17.04ng/mL，TSH2.37UIU/ML；AMH0.23 ng/mL。

（2）子宫输卵管造影示：未做。

（3）2021 年 7 月阴道 B 超示子宫前位 49 mm × 60 mm × 47 mm，内膜 8.5 mm，左卵巢 25 mm × 17 mm，2 个窦卵泡，右卵巢 20 mm × 11 mm，1~2 个窦卵泡，双卵巢位置正常。

女方染色体：46，XX。

（4）2021 年男方精液检查：密度 135 × 10^6/mL，PR9%。正常形态 5%。男方染色体 46，XY。

10. 诊断 ①原发不孕；②卵巢储备功能减低；③子宫内膜异位症 III 期术后；④宫颈 CINI 级史；⑤男方弱精子症。

【诊治经过】

第 1 周期 ICSI：PPOS 方案，月经第 2 天予以地屈孕酮 10mg bid，HMG300IUqd 至 HCG 日，Gn 用量 3675IU，Gn 天数 10 天，卵泡数 4 个，HCG 日 $E_2$567 pg/mL，LH3.99 IU/L，P0.31 ng/mL，于 2021-08-26 经阴道超声引导下卵泡穿刺抽吸术，过程顺利，获卵 4 枚，成熟卵 MII2 枚，ICSI，正常受精 2 枚，D2 天形成优质胚胎 1 枚（4CI），予以冻存，剩余 1 枚继续培养至 D5，形成一枚囊胚 3BC，予以冻存（同现病史）。

取卵术后 2 周转经后要求再次助孕生育力保存。

第 2 周期 ICSI：温和刺激方案，月经第 2 天予以克罗米芬 50mg qd 至 HCG 日，来曲唑 2.5mg qd，共 5 天，HMG 300IU 启动，同时予以生长激素 GH6IU qod，Gn 用量 3675IU，Gn 天数 11 天，GH 共 36IU，卵泡数 3 个，HCG 日 $E_2$509pg/mL，LH7.04IU/L，P0.45ng/mL，于 2021-09-15 8：00pm 经阴道超声引导下卵泡穿刺抽吸术，过程顺利，获卵 1 枚，裸化卵子后为退化卵，本周期中段。

患者取卵术后 3h 即出现右下腹坠痛，呈间断性，活动后加重，可忍受，伴轻微恶心，无发热、呕吐，腹胀及阴道出血等不适。留院观察 2 小时后症状有所缓解离院。术后 8h 患者于家中休息时自觉右下腹痛加重，痉挛性疼痛，仍为间断性，改变体位后无明显缓解，同时伴腹胀，恶心，呕吐，头晕，无肛门坠胀感。患者随即就诊于当地医院，妇科超声提示：盆腔中低回声团（子宫后方可见大小约 65 mm × 37 mm 中低回声团，边界欠清，形态欠规则），盆腹腔积液（于肝周、脾周、下腹腔及髂窝可见液性暗区，最大深度 45 mm），考虑腹腔内出血急转我院。入院时出现一过性心慌，黑矇，测血压 80/50 mmHg，P90 bpm，妇科 B 超：盆腔不均质中低回声团块，盆腹腔积液（肝周，脾周及髂窝可见液性暗区，右髂窝深约 35 mm，左髂窝深 43 mm），血常规（Hb94 g/l，术前 112 g/l），肝肾电解质，凝血无明显异常，考虑取卵术后盆腔内出血，予以心电监护，静脉予以糖盐，5% 葡萄糖共 2000 mL 补液能量补充，白眉蛇毒 1KU 肌肉注射止血，患者自入院后生命体征平稳，无明显波动，定期间隔 2 h 复查血常规为 Hb80 g/l，68 g/l，70 g/l，考虑平稳后间隔 6 h 复查血常规 Hb67g/l，予以血浆 400 mL 输注，氨甲环酸 0.5 g qd 止血，蔗糖铁输注纠正贫血，间隔 6 h 再次复查血常规 Hb68 g/l，继续予以补液能量补充，悬浮红细胞 2IU 输注纠正贫血，1 日后复查血常规 Hb87 g/l，继续予以补液能量补充，氨甲环酸 0.5 g qd 止血，蔗糖铁输注纠正贫血，1 日后再次复查血常规 Hb88 g/l，无明显腹痛腹胀，恶心呕吐等不适，复查超声盆腔低回声包块较前减少，盆腔积液亦较前减少，好转出院。

【病例讨论】

取卵后腹腔内出血的常见原因主要包括：技术操作不熟练，多次穿刺损伤相应部位的血管、盆腔粘连、以及凝血功能异常等。取卵后卵巢出血的机制是被促排卵的卵巢增大，并且血管丰富，且多点穿刺都使出血风险增加，出血严重的情况下会引起盆腹腔大量出血，甚至失血性休克需要紧急手术干预。杨艳红等研究发现，取卵后腹腔内出血与患者盆腔内脏器解剖位置变异、粘连程度等因素有关。在阴道穿刺取卵过程中，如何预防和降低腹腔内出血的发生最为重要。首先，术者应高度关注既往有腹腔手术史和凝血功能障碍的疾病；其次，在取卵过程中，应熟悉盆腔解剖结构及盆腔的超声图像特征，勿将盆腔血管的横断面误认为卵泡样结构，对于部分 TVOR 困难者，可考虑经腹部超声引导穿刺取卵，减少误伤盆腔血管、脏器的机会。本例病人既往盆腔子宫内膜异位症 III 期手术操作史，且本次取卵为连续手术操作，距离上次取卵时间较短，考虑为该患者取卵术后腹腔内出血的高危因素。

有学者认为，超过 1/3 的腹腔内出血最早信号出现在 TROV 的 4 h 内，仅有 7% 的患者出现在 1 d 以后，其分析了文献中 32 例卵巢出血的病例报道，33.3% 的出血在取卵后的第一个小时即有表现，93.3% 在操作的 24 h 之内有腹膜炎的表现。同时有研究发现发生大量腹腔内出血的中位时间为 18.5 h（8~28 h），B 超可以看到盆腔内的大量积液，CT 血管检查或手术过程当中可以明确见到卵巢出血。本例患者取卵术后即出现右下腹坠痛，及时发现腹腔内出血的信号尤为重要。

TVOR 并发腹腔内出血的治疗方式包括保守治疗和手术治疗，马春梅总结了浙江大学医学院附属妇产科医院生殖中心近 6 年经阴道超声引导下行取卵术后并发严重腹腔内出血共计 11 例病例，其腹腔内出血发生率为 0.05%，考虑到再次手术给患者带来的身体、经济负担方面的影响，而且促排卵引起卵巢增大、组织脆而易碎手术止血效果欠佳，在严密监测和情况允许下均经保守治疗（止血，输血抗炎等对症治疗）成功。Aragona 等总结了 7098 例取卵周期的患者，其中腹腔内大出血 4 例，Zhen 等报道 10251 例取卵周期患者中，5 例严重腹腔内出血的患者，均采用腹腔镜手术治疗成功。有研究报道 TVOR 后进行外科手术的中位时间间隔为 10 h，32 例患者中，有 4 例患者未能保留卵巢，发现其与出现症状的时间较晚、手术的的间隔时间较长密切相关。TVOR 后卵巢出血并没有明确的危险因素，但是身体较瘦以及多囊卵巢综合征的患者似乎更容易发生出血。如果血流动力学稳定，首选保守治疗，但是对于患者的症状、体征和血色素变化情况应密切监测，延误手术时机有可能造成切除一侧卵巢的结果。术中可以通过结扎或电凝对出血卵巢进行止血，也可考虑局部应用含有凝血因子的辅助止血材料帮助止血。

在阴道穿刺取卵过程中，如何预防和降低腹腔内出血的发生最为重要，同时取卵术后严密观察患者症状和生命体征，做到早诊断，早治疗，控制病情的发展，是保证取卵术后大出血保守治疗成功的关键。

取卵过程中应术前向患者解释清楚，消除患者的恐惧心理，取得患者合作。取卵术前常规行血常规及凝血功能检查。取卵手术的操作者应特别注意避开血管的位置，争取单次序贯进入多个卵泡抽吸，避免穿刺针反复进出卵巢、盆腔和阴道壁；尽量避免从阴道侧穹窿进针，避免针在卵巢组织中和阴道壁上来回摆动；当卵巢因为炎症而粘连，固定于较高位置时，穿刺困难，必须经过子宫时，应尽量选择穿刺宫颈，避免穿刺子宫体和子宫峡部，必要时放弃或者改腹部进针取卵。

术后应严密监测患者的生命体征，做到及时发现及时处理。对于出血情况动态评估和治疗：对于出血量少的，予以药物治疗和补液治疗为主；对于出血量多（约 >1400 mL）或出现休克代偿期、休克症状的患者，在药物治疗基础上，积极予以输血治疗。但是，对于发现较晚、某些出血严重并持续或者伴有严重的凝血功能障碍，应及时进行诊断性腹腔镜检查或剖腹探查手术，防止因大量出血而导致的严重后果。

【专家点评】

TVOR 手术过程简单易行，且相对安全，但仍然无法避免腹腔内大出血的发生，必须引起重视。在阴道穿刺取卵过程中，如何预防和降低腹腔内出血的发生最为重要。取卵术后严密观察患者症状和生命体征，做到早诊断，早治疗，控制病情的发展，是保证取卵术后大出血保守治疗成功的关键。如果血流动力学稳定，首选保守治疗，但是对于患者的症状、体征和血色素变化情况应密切监测，以免延误手术时机有可能造成切除一侧卵巢的后果。本病例连续 2 次取卵，且既往内异症手术史，为 TVOR 术后腹腔内出血高危因素，从卵泡募集及预防出血方面均不建议连续取卵。

张静　宋学茹

【相关指南及参考文献】

[1] BATTAGLIA C，REGNANI G，GIULINI S，et al. Severe intraabdominal bleeding after transvaginal oocyte retrieval for IVF-ET and coagulation factor XI eficiency：a case report[J].Assist Reprod Genet，2001，18(3)：178-181.

[2] SCHULMAN JD，DORFMANN A，JONES S，et al. Outpatient in vitro fertilization using transvaginal oocyte retrieval and local anesthesia [J]. N Engl and J Med，1985，312：1639.

[3] LIBERTY G，HYMAN JH，ELDAR-GEVAT，et al. Ovarian hemorrhage after transvaginal ultrasonographically guided oocyte aspiration：a potentially catastrophic and not so rare complication among lean patients with polycystic ovary syndrome [J]. Fertil. Steril，2010，93(3)：874-879.

[4] ZHEN X，QIAO J，MA C，et al. Intraperitoneal bleeding following transvaginal oocyte retrieval[J]. Int J Gynaecol Obstet，2010，108(1)：31-34.

[5] YANG YH，WANG XH，Complications following transvaginal ultrasound guided oocyte retrieval for in-vitro fertilization [J]. J Reprod Med，2008，17(3)：233-235.

[6] BARTON SE，POLITCH JA，BENSON CB，et al.Transabdominal follicular aspiration for

oocyte retrieval n patients with ovaries inaccessible by transvaginal ultrasound[J].Fertil Steril,2011,95(5):1773-1776.

[7] NOURI K，WALCH K，PROMBERGER R， et al.Severe haemato peritoneum caused by ovarian bleeding after transvaginal oocyte retrieval：A retrospective analysis and systematic literature review[J].Reprod Biomed Online,2014,29(6):699-707.

[8] 马春梅，邢兰凤，胡小玲，等. 经阴道取卵术后并发严重腹腔内出血成功保守治疗 11 例 [J]. 中华急诊医学杂志,2016,25(5):680-682.

[9] ARAGONA C，MOHAMED MA，ESPINOLA MS，et al.Clinical complications after transvaginal ocyte retrieval in 7,098 IVF cycles[J].Fertil Steril,2011,95(1):293-294.

第三节　取卵术后感染

病例 82　IVF-ET 术后妊娠并发输卵管卵巢脓肿破裂

【疾病概述】

妊娠合并盆腔脓肿很罕见，妊娠期随着子宫的增大盆腔炎性疾病的临床表现缺乏特异性，妊娠期盆腔炎性疾病（pelvic inflammatory disease，PID）诊断很困难，漏诊、误诊对母儿造成极大危害。实施辅助生育技术中超声引导下的经阴道取卵术（transvaginal oocyte retrieval，TVOR）引起盆腔感染等并发症相对少见，据报道，TVOR 后感染性并发症发生率为 0.03%~0.5%，若不及时诊治可威胁母儿生命。

【病例介绍】

女方王某，年龄 32 岁，男方年龄 33 岁，2013 年来我院就诊。

1. 主诉　婚后 3 年，未避孕未孕 2 年。

2. 现病史　患者平素月经规律，7/25~26 天，量中，无痛经史，LMP2013-07-31。3 年前结婚，婚后同居，性生活正常。孕 1 产 0，2010 年孕 8 周因个人因素行人工流产术。未避孕未孕 2 年。2013 年 2 月于我院行子宫输卵管造影示：子宫正常，双侧输卵管中远段未显影，考虑梗阻，诊断为“双侧输卵管梗阻”。现要求 IVF 助孕治疗。

3. 婚育史　29 岁结婚，均为初婚，丈夫体健。G1P0，2010 年孕 8 周人工流产 1 次。

4. 既往史　否认高血压、冠心病、糖尿病等病史。否认肝炎、结核、梅毒等传染病史。否认食物药物过敏史。

5. 家族史　父母体健，否认遗传性疾病及肿瘤家族史。

6. 体格检查　体温 36.6℃，呼吸 18 次 /min，脉搏 80 次 /min，血压 122/78 mmHg；身高：162 cm，体重：56 kg，BMI：21.34 kg/m^2，腰臀比：0.76。神志清醒，精神可，全身皮肤无皮疹、结节等，浅表淋巴结未及肿大，腋下及会阴部毛发正常；气管居中，甲状腺不大；胸廓对称无畸形，胸壁无压痛，乳房发育正常，双肺呼吸动度对称，叩诊清音，双肺呼吸音清，未闻及干湿性啰音；腹软，肝脾肋下未及，脊柱、神经系统无特殊，无双下肢凹陷性浮肿。专科检查：外阴发育正常，宫颈中度糜烂样改变，触血（-），举痛（-），子宫前位，正常大小，活动，无压痛；双侧附件未及异常包块及压痛。三合诊同 PV。

7. 辅助检查

阴道超声检查：子宫前位，6.5 cm × 4.8 cm × 3.1 cm，内膜厚度 0.6 cm，左卵巢：2.1 cm × 2.0 cm，窦卵泡数：6~7 个，右卵巢：1.8 cm × 1.2 cm，窦卵泡数：6~7 个。

性激素水平：FSH6.8mIU/mL，LH5.5mIU/mL，E_2 33.05pg/mL，PRL16.8ng/mL，P 0.1ng/mL，T17.1ng/dL　AMH 2.22 ng/mL。

甲状腺功能:TSH2.4uIU/mL,FT3 5.32 pmol/L,FT4 11.32 pmol/L。

血常规正常,尿常规、便常规、电解质、肝肾功能均正常。

外周血染色体:46XX。

男方精液正常范围。

8. 诊断 ①继发性不孕;②双侧输卵管梗阻。

【诊疗经过】

患者继发性不孕、双侧输卵管梗阻,要求IVF助孕治疗,告知患者可行腹腔镜输卵管疏通术,患者拒绝。超促排卵方案黄体期长方案,Gn启动剂量重组促卵泡素150IU,Gn天数12天。扳机日右卵巢内可见优势卵泡18~20 mm4个,直径14 mm3个,左卵巢内可见直径18~20 mm4个,直径14 mm3个,扳机日LH3.2 mIU/mL,$E_2$3832.3 pg/mL,P 0.09 ng/mL,扳机36h取卵,获卵15个,其中MII 11个,MI 4个,术后予预防性抗生素治疗3天。IVF授精,2PN×8,成胚7枚,优胚5枚,取卵后3天右卵巢5.7 cm×5.3 cm,左卵巢5.5 cm×5.6 cm,内膜10 mm,血流(++),蠕动(0),新鲜周期移植2枚卵裂期8CGI胚胎,冷冻胚胎4枚。移植后常规黄体支持。移植后2周血HCG 305 mIU/mL,移植后4周查B超提示宫内孕,胎囊① 18 mm×13 mm×11 mm,胎芽7 mm,胎心可见;胎囊② 15 mm×13 mm×11 mm,胎芽5 mm,胎心可见。孕期平顺,与孕周基本相符。

患者于孕31^{+2}周,因突发严重的左下腹疼痛,伴恶心、呕吐3小时而来我院急诊就诊。查体:T37.4℃,心率98次/分,呼吸18次/分,血压132/85 mmHg,心肺未及异常,腹部压痛,以左下腹为重,反跳痛(+),腹部膨隆,宫高34 cm,腹围99 cm,胎位左枕前位,宫缩持续时间为20~25 s,间隔10~15 min。PV:阴道畅,颈管长3 cm,宫颈未开,头S^{-3}。盆腔超声提示宫内双胎妊娠,左下腹可见6.7 cm×5.6 cm×5.1cm包块,轮廓不规则、囊实性,直肠子宫陷凹有中量游离液体。急诊收入院治疗。初步诊断:G2P0孕31^{+2}周先兆早产,左侧附件包块扭转、破裂?”,入院后予硫酸镁抑制宫缩,地塞米松促胎肺成熟。入院8小时后患者开始烦躁不安,腹痛加剧,血压下降至85/40 mmHg,脉搏加快140~150/min,体温39.8℃。胎心率为176次/分和182次/min。宫缩持续时间为20~25 s,间隔时间5~7 min。血常规:白细胞计数为18.54×10^9/L,中性粒细胞比例86.3%。考虑不除外胎儿宫内窘迫、急性腹膜炎和感染性休克,决定行剖宫产术终止妊娠。术中见腹腔内有约1000 mL黄色、无味脓液;子宫表面充血、覆盖脓性渗出物,剖娩两健康男婴,体重均为2150 g,羊水透明、颜色正常。缝合子宫后,探查右侧输卵管充血、水肿,伞端开放,右侧卵巢表面充血,大小为4 cm×4 cm×3 cm。左侧输卵管卵巢包裹形成包块,大小约12 cm×10 cm×10 cm,表面充血、覆盖脓胎,包块表面可见长约8 mm破裂口,未见明显正常卵巢组织,左侧输卵管肿胀、充血、水肿,考虑左输卵管卵巢脓肿破裂,术中行左附件切除术,术后放置盆腔引流管。腹腔液细菌培养结果粪链球菌阳性,与入院时阴道分泌物培养结果一致。术后病理:左侧输卵管慢性化脓性炎症、输卵管积脓和输卵管周围炎;左侧卵巢慢性化脓性炎症。术后第10天拔除引流管。根据药敏试验,术后静脉注射抗生素14天。患者情况稳定,产后两周出院。两早产儿健康状况良好,未见明显畸形,产后四周出院。

【病例讨论】

妊娠期间发生盆腔脓肿非常罕见，且临床中易漏诊及误诊。妊娠期盆腔脓肿可导致不良的妊娠结局，如自然流产、早产、胎膜早破、绒毛膜炎、围产期感染，甚至母儿死亡。孕妇在妊娠期间免疫状态发生变化，母体免疫耐受以允许胎儿存活，当孕妇发生感染时，因免疫系统受抑制使感染更易发生扩散。妊娠期发生盆腔脓肿相关的风险因素有：① TVOR 是妊娠期盆腔脓肿的危险因素之一。TVOR 时阴道微生物可经穿刺道感染卵巢，或既往盆腔感染的病原体感染卵巢。②妊娠期慢性盆腔炎或阑尾炎复发是脓肿形成的另一危险因素。③子宫血运丰富，作为细菌的培养基，促进感染播散。妊娠时盆腔内局部免疫力减弱，可能增加脓肿形成。④有盆腔手术史的孕妇在妊娠期间更易发生盆腔脓肿。⑤下生殖道感染可能向上蔓延导致盆腔脓肿。

妊娠期盆腔脓肿症状出现的时间从妊娠 5 天到 287 天不等，且症状不典型，主要包括腹痛、发热、腹膜刺激症、呕吐、恶心和阴道异常分泌物。超声检查附件区可见囊性或囊实性肿块、盆腹腔游离液体。必要时可行 CT 或 MRI 检测。妊娠期盆腔脓肿的病原体主要为大肠杆菌和链球菌属。本例患者阴道分泌物的培养结果为粪链球菌，与腹腔液的培养结果相同。推测 TVOR 时阴道内微生物经穿刺道感染至卵巢，导致盆腔脓肿的形成。同时妊娠期免疫系统受抑制也可导致盆腔炎症复发，增加盆腔脓肿的发生。

妊娠期盆腔脓肿的治疗困难，在感染允许的情况下应尽量延长妊娠时间，可选择手术干预或抗生素治疗。期待疗法风险较大，国外报道一例左侧输卵管积脓破裂和急性腹膜炎的患者采用期待疗法，在妊娠 25 周时死于败血症。Gjelland 等认为超声引导下的经腹腔或经阴道脓肿引流可使抗生素治疗控制感染更有效，反复抽吸后 6.6% 患者残余脓肿仍需手术治疗。诊断不明确或药物治疗效果不佳时，需手术干预，行开腹手术或腹腔镜引流并切除脓肿及感染组织。手术可能会增加流产和早产的发生率，治疗时应同时考虑感染的严重程度及孕周，术后应放置引流管防止复发。本例患者孕 31+2 周出现急性腹膜炎和感染性休克，诊断为输卵管卵巢脓肿破裂，同时不除外胎儿宫内窘迫。因此急症行剖宫产及左侧附件切除术。

【专家点评】

妊娠期盆腔脓肿相对罕见，但可导致妊娠期不良结局。经阴道超声取卵术、生殖道感染、盆腔手术史是妊娠期盆腔脓肿的危险因素。妊娠期盆腔脓肿需详细询问病史及进行体格检查，在感染允许的情况下，适当延长孕周。此外，在实施辅助生育技术前，应严格掌握手术指征，对于未经治疗生殖道感染患者应积极治疗，避免盆腔炎性疾病及盆腔脓肿的发生。

田文艳　王刚　韩姹

【相关指南及参考文献】

[1] HM NAVADA，BPR BHAT，Pelvic inflammatory disease in the form of peritoneal abscess complicating late pregnancy. Case Reports In Obstetrics and Gynecology 2011，851598（2011）.

[2] C ARAGONA et al. Clinical complications after transvaginal oocyte retrieval in 7098 IVF cycles. Fertility and Sterility 95，293-294（2011）.

[3] AH SATHANANTHAN et al. The sperm centriole：its inheritance，replication and perpetuation in early human embryos. Human reproduction（Oxford，England）11，345-356（1996）.

[4] A MOINI et al. Endometriosis may contribute to oocyte retrieval-induced pelvic inflammatory disease：report of eight cases. J. Assist. Reprod. Genet. 22，307-309（2005）.

[5] G PATOUNAKIS et al. Development of pelvic abscess during pregnancy following transvaginal oocyte retrieval and in vitro fertilization. Eur. J. Obstet. Gynecol. Reprod. Biol. 164，116-117（2012）.

[6] K KEPKEP，YA TUNÇAY，R YIGITBASI. Nocardial tubo-ovarian abscess in a pregnant woman：a rare case report. Aust N Z J Obstet Gynaecol 46，363-365（2006）issn：0004-8666.

[7] JW KIM，WS LEE，TK YOON，JE HAN. Term delivery following tuboovarian abscess after in vitro fertilization and embryo transfer. American Journal of Obstetrics and Gynecology 208，e3-e6（2013）.

[8] IC VELEZ et al. Effects of repeated transvaginal aspiration of immature follicles on mare health and ovarian status. Equine Vet J Suppl，78-83（2012）

[9] Y MATSUNAGA et al. A case of pregnancy complicated by the development of a tubo-ovarian abscess following in vitro fertilization and embryo transfer. Am. J. Perinatol. 20，277-282（2003）issn:0735-1631.

[10] MJ CHEN，JH YANG，YS YANG，HN Ho. Increased occurrence of tubo-ovarian abscesses in women with stage III and IV endometriosis. Fertility and Sterility 82，498-499（2004）issn:0015-0282.

[11] DM SHERER，BM SCHWARTZ，O Abulafia，Management of pelvic abscess during pregnancy：a case and review of the literature. Obstetrical & gynecological survey 54，655-662（1999）.

[12] LA EVANS. Death following rupture of a pyosalpinx in association with pregnancy in a uterus bicornis bicollis. J Obstet Gynaecol Br Emp 66，111-114（1959）issn:0307-1871.

[13] K GJELLAND，S GRANBERG，T KISERUD，T WENTZEL-LARSEN，E EKERHOVD. Pregnancies following ultrasound-guided drainage of tubo-ovarian abscess. Fertility and Sterility 98，136-140（2012）.

[14] K GJELLAND，E EKERHOVD，S GRANBERG. Transvaginal ultrasound-guided aspiration for treatment of tubo-ovarian abscess：a study of 302 cases. American Journal of Obstetrics and Gynecology 193，1323-1330（2005）issn:1097-6868.

[15] T JAHAN，MC POWELL. Laparoscopic management of an ovarian abscess complicating in-vitro fertilisation pregnancy. J Obstet Gynaecol 23，324（2003）issn:0144-3615.

第四节　其他并发症

病例 83　体外受精 - 胚胎移植后双侧卵巢妊娠

【疾病概述】

卵巢妊娠（Ovarian Pregnancy，OP）是异位妊娠的一种特殊类型，辅助生殖技术异位妊娠的发生率明显高于自然妊娠。OP 发生率约为异位妊娠的 0.15%-3%。随着经阴道超声的普及，卵巢妊娠的术前检出率越来越高。

【疾病介绍】

患者基本信息：女方唐某，年龄 28 岁，男方年龄 30 岁，患者于 2021 年 1 月来院就诊。

1. 主诉　结婚 4 年，未避孕未孕。

2. 现病史　结婚 4 年，同居，性生活正常，未避孕未孕。2019 年 1 月 HSG 示：双侧输卵管通畅。婚后 2 年半，于 2019 年 12 月初，停经 35 天，血 HCG10 m IU/mL，考虑生化妊娠。2021 年 3 月于我中心行 IUI 治疗一周期未孕，患者拒绝继续 IUI 治疗，转为 IVF 助孕治疗。

3. 月经史　11 岁，7/28~32 天，量中，无痛经。

4. 婚育史　24 岁结婚，配偶体健，G0P0。

5. 既往史　2016 年患肺结核、结核性胸膜炎，抗结核治疗一年，已治愈。

6. 查体　T36.2℃，P76 bpm，R18 次 / 分，BP120/70 mmHg，身高 160 cm，体重 53 kg，BMI20.7 kg/m^2。

双肺听诊呼吸音清，无干湿啰音，全身浅表淋巴结无肿大。

妇科检查：外阴（-），阴道畅，宫颈轻度糜烂样改变，子宫前位，常大，质中，活动、无压痛，双侧附件区无异常包块及压痛。

7. 辅助检查

（1）基础性激素：FSH5.3IU/L，LH5.6IU/L，$E_2$40.2 pg/mL，T 31.6 ng/dL，P 0.32 ng/mL，PRL35.8 ng/mL，AMH5.16 ng/mL。

（2）子宫输卵管造影（2019-01-29）示：双侧输卵管通畅。

（3）阴道超声示：子宫前位，大小 50 mm × 50 mm × 44 mm，内膜 9 mm。

左侧卵巢大小 30 mm × 21 mm，12 个窦卵泡。

右侧卵巢大小 27 mm × 18 mm，10 个窦卵泡。

（4）男方精液检查示：密度 128.7 × 10^6/mL，PR44%。

（5）双方染色体检查示：女方 46XX，男方 46XY。

8. 诊断　①原发不孕；② 1 次 IUI 未孕；③女性肺结核、结核性胸膜炎史。

【诊疗经过】

第一次 IVF：卵泡期长方案，曲普瑞林 1.875 mg，降调节 3 周条件满意后，Gn 225IU 启动，Gn 用量 3075IU，Gn 天数 14 天，卵泡数 24 个，HCG 日 $E_2$2744 pg/mL，LH0.46 IU/L，P0.71 ng/mL，予以艾泽 250 ug 扳机，扳机后 36 h 取卵，于 2021-06-09 获卵 24 枚，进行常规 IVF，正常受精 11 枚，形成胚胎 11 个，D3（第 3 天卵裂期胚胎）优质胚胎 5 个，为预防 OHSS，未移植，冷冻胚胎 5 个。于 8 月 9 日自然周期移植 2 枚优质胚胎，移植术后第 11 天、13 天、16 天、18 天、25 天血清 β-HCG 分别为：6.29 m IU/mL、8.77 m IU/mL、42.3 m IU/mL、156.3 m IU/mL、2731.86 m IU/mL，移植术后 25 天阴道超声检查所见（彩图 37）：子宫内膜厚约 7 mm，宫内未见妊娠囊。左侧卵巢大小约 33 mm × 20 mm，其内可见囊区，大小 18 mm × 17 mm × 14 mm，壁厚，呈中高回声，可见条状血流信号；右侧卵巢大小约 39 mm × 19 mm，其旁可见不均质回声包块，大小 24 mm × 23 mm × 23 mm，边界不清，形态不规则，与右侧卵巢分界不清，内似可见囊区，直径 3 mm，可见条状血流信号，探头轻加压后二者位置未见明显变化；直肠窝可见液性暗区，深 24 mm。超声诊断提示：左侧卵巢厚壁囊区（考虑卵巢妊娠？）；右侧附件区不均质包块（右侧附件异位妊娠可能）；盆腔积液。结合病史、血 HCG 及辅助检查，考虑异位妊娠，急诊手术，全麻下行腹腔镜探查＋双侧卵巢异位妊娠病灶清除术，术中可见（彩图 38）子宫稍饱满，外形规则，表面光滑；双侧输卵管外观均无明显异常，伞端均开放，清理子宫直肠陷窝积血约 50 mL 后，见左侧卵巢增大饱满，左侧卵巢可见直径约 30 mm 的异位妊娠病灶，表面可见破口及活动性出血，破裂口处可见绒毛样组织溢出，右侧卵巢亦增大饱满，可见直径 20 mm 黄体，表面有血块附着，清理火山口样破口，内可见绒毛组织，按计划行双侧卵巢异位妊娠病灶清除术，术中出血 50 mL，手术顺利。术后经抗炎补液对症支持治疗，一般情况良好，术后 4 天无特殊不适予出院。术后病理回报：（左侧卵巢）检材于血凝块中见滋养叶细胞，符合异位妊娠，（右侧卵巢）检材于血凝块中偶见滋养叶细胞、绒毛，符合异位妊娠。术后 4 日复查血清 β-HCG：269 m IU/mL，出院一月后复查血清 β-HCG<5 m IU/mL。

【病例讨论】

OP 是指妊娠囊植入卵巢并生长、发育。OP 在自然受孕人群中的发病率为 1/7000~1/40000。Samara N 认为相比自然妊娠，ART 后妊娠的监测会更早、更频繁，所以 OP 早期发现率可能性更高，IVF 一般移植 2 枚胚胎，这可能是 OP 的发生率高于自然受孕的原因之一。

IVF-ET 术后 OP 的病因尚不明确。通过查阅既往文献，其可能的原因及机制为：在促排卵周期中，使用促排卵药物使血清中雌激素浓度增加，卵巢过度刺激，血清 E_2/P 比值改变，从而增加子宫平滑肌收缩敏感性，干扰了输卵管蠕动，促使受精卵逆行种植于卵巢。Seshadri S 等人研究表明：ART 取卵操作后卵巢表面遗留针孔、排卵后卵巢表面的破口、卵巢表面瘢痕会增加 OP 发生，故我们猜测，本病例胚胎是通过取卵后的破口或是卵巢排卵后的破口进入卵巢引起的卵巢异位妊娠。Ishihara O 等人认为 IVF-ET 单个胚胎移植、囊胚移植而非卵裂期胚胎移植可降低异位妊娠的发生，本例患者为卵裂期的双胚胎移植后发生的

OP,笔者认为本例发生双侧卵巢妊娠的原因可能与此相关。既往文献认为新鲜周期胚胎移植比冷冻胚胎移植更容易发生异位妊娠,冷冻胚胎移植周期更接近于自然妊娠生理情况,但也有文献研究认为,新鲜周期与冷冻周期的异位妊娠无统计学差异。本病例为冷冻周期后的异位妊娠,新鲜周期和冷冻周期与异位妊娠是否有相关性,还需进一步研究。此外,移植时宫腔操作对子宫及宫颈的刺激、推注胚胎培养液的压力和位置,均可导致卵巢妊娠的发生。

OP 的诊断标准符合 Spiegelberg 标准,同侧输卵管必须完整并与卵巢分离,胚囊必须位于卵巢,卵巢和胚囊应通过卵巢韧带与子宫相连,胚囊壁必须与卵巢组织相连接。然而, OP 经常被误诊为输卵管妊娠或破裂的囊性肿块,卵巢表面被白膜覆盖,缺乏肌纤维,卵巢内部由疏松结缔组织和大量血管组成,因此, OP 破裂出血量大,容易造成循环衰竭,明确诊断需依靠手术和病理检查。

本例病例通过超声检查及患者的 β-hCG 水平较早的识别 OP,及时手术处理,避免发生严重的破裂出血。因此,把握 OP 与其他异位妊娠的鉴别要点,早期、准确诊断 OP 具有十分重要的临床意义。

OP 的治疗,美国生殖医学学会建议在任何疑似 OP 的病例中进行手术干预。对怀疑 EP 的病例行腹腔镜探查。OP 的手术治疗包括输卵管 - 卵巢切除术、卵巢切除术、楔形切除术和孕囊切除。选择手术方式时需将保留患者的生育能力作为重要考量因素。少量个案报道了 OP 药物保守治疗。

本例病例患者为自然周期冻融胚胎移植术后,移植后 25 天,血 HCG2731.86 m IU/mL,超声检查未探及宫内妊娠胚胎影像,高度怀疑异位妊娠可能,仔细观察双侧附件超声情况,高度怀疑双侧卵巢妊娠。此病例及时手术,避免发生严重的破裂出血。患者术后半年,再次冻融胚胎移植,获得临床妊娠。

【专家点评】

既往文献报道的 OP 为单侧或者为复合妊娠。同时种植于两侧卵巢的异位妊娠则更为罕见,在 IVF-ET 后发生双侧 OP 的案例尚未见报道。OP 的一般危险因素包括:宫内节育器、腹部、盆腔内手术史、既往异位妊娠病史、不育史、子宫内膜异位症、盆腔炎性疾病(输卵管炎、盆腔炎)、ART、生殖器结核。本例患者为 ART 后 OP, IVF 后 OP 的发生率为 0.3%,占 IVF 所致异位妊娠的 6%。对于有高危因素的患者,应结合移植胚胎数目、血 HCG 及超声检查,早期、准确诊断 OP,及时手术处理,避免发生严重的破裂出血,有利于保留患者的生育能力。尤其强调,手术过程中需仔细探查双侧附件的情况,以免漏诊。

夏辉 张静 宋学茹

【相关指南及参考文献】

[1] TURGUT AYDIN, BURAK YÜCEL , HÜSEYIN AKSOY, et al. Successful laparoscopic management of a rare complication after embryo transfer: ovarian pregnancy. A case report and up-to-date literature review[J]. Videosurgery and Other Miniinvasive Techniques / Wideochirurgia i Inne Techniki Malo Inwazyjne 2015, 10(4)574-579.

[2] QIAN ZHU, CHENG LI, WEI-HONG ZHAO, et al. Risk factors and clinical features of ovarian pregnancy: a case-control study. [J].BMJ Open, 2014, 4(12): e006447.

[3] NIVIN SAMARA, YAAKOV BENTOV, et al. Case Report of Ectopic Ovarian Pregnancy Following Fresh Embryo Transfer. [J].Clin Med Insights Reprod Health, 2016, 10: 29-32.

[4] SRIVIDYA SESHADRI, PAUL SHIRLEY, THIAGARAJAN JAIGANESH, et al. In vitro fertilisation and embryo transfer for bilateral salpingectomies results in a ruptured ovarian ectopic pregnancy due to a tubal stump fistula: a case report and review of the literature. [J]. BMJ Case Rep, 2010, 2010: brc 09.2009.2291.

[5] ISHIHARA OSAMU, KUWAHARA AKIRA, SAITOH HIDEKAZU. Frozen-thawed blastocyst transfer reduces ectopic pregnancy risk: an analysis of single embryo transfer cycles in Japan[J]. Fertility and Sterility, 2011, 95(6): 1966-9.

[6] BO HUANG, DAN HU, KUN QIAN, et al. Is frozen embryo transfer cycle associated with a significantly lower incidence of ectopic pregnancy? An analysis of more than 30, 000 cycles. [J].Fertil Steril, 2014, 102(5): 1345-9.

[7] NIKITA NAREDI, SANJAY SINGH, PRANAY GURMEET, et al. Fresh versus frozen embryo transfer after an in vitro fertilization cycle: Is there a difference in the ectopic pregnancy rate? [J].Med J Armed Forces India, 2021, 77(2): 175-180.

[8] P LESNY, S R KILLICK, J ROBINSON, et al. Junctional zone contractions and embryo transfer: is it safe to use a tenaculum? [J].Hum Reprod, 1999, 14(9): 2367-70.

[9] OTTO, SPIEGELBERG. Zur Casuistik der Ovarialschwangerschaft[J].Archives of Gynecology and Obstetrics, 1878, 13, 73-9.

[10] YAAKOV MELCER, RON MAYMON, ZVI VAKNIN, et al. Primary Ovarian Ectopic Pregnancy: Still a Medical Challenge. [J].J Reprod Med, 2016, 61(1-2): 58-62.

[11] EFTHYMIA THANASA, IOANNIS THANASAS, NIKOLETA KOUTALIA, et al. Surgical Treatment of Ovarian Pregnancy. [J].Case Rep Obstet Gynecol, 2021, 2021: 6618751.

[12] OZER BIRGE, MUSTAFA MELIH ERKAN, ERTUGRUL GAZI OZBEY, et al. Medical management of an ovarian ectopic pregnancy: a case report. [J].J Med Case Rep, 2015, 9: 290.

[13] N ANNUNZIATA, E MALIGNINO, R ZARCONE, et al. Ovarian pregnancies treated with methotrexate[J]. 1996, 38(3): 190-2.

[14] JIA-HUA ZHENG, MENG-DI LIU, XIAO-JING ZHOU, et al. An investigation of the time trends, risk factors, role of ultrasonic preoperative diagnosis of 79 ovarian pregnancy. [J].Arch Gynecol Obstet, 2020, 302(4): 899-904.

病例 84　双侧输卵管切除术后输卵管残端妊娠

【疾病概述】

重复异位妊娠是指首次异位妊娠经手术或者非手术治疗后，再次在子宫腔外的输卵管、卵巢或者腹腔内妊娠。输卵管残端重复异位妊娠是指前次异位妊娠行患侧输卵管部分或全部切除术，残留的部分输卵管又一次发生异位妊娠，在自然妊娠中很罕见，随着辅助生殖技术（ART）的应用其发生率有所增加，文献报道占异位妊娠的 0.2%~1.16%，特别是体外受精 - 胚胎移植（IVF-ET）中的多胚胎移植，临床上容易被误诊。双侧输卵管切除术后再次发生异位妊娠危险性极高，因为异位妊娠的着床部位主要是在间质部或者宫角，该解剖部位的血供非常丰富，主要来源是卵巢和子宫动脉，一旦破裂可能引起急性失血性休克。

【疾病介绍】

女方朱某，年龄 32 岁，男方年龄 35 岁，2021 年来院就诊。

1. 主诉　结婚 5 年，双侧输卵管切除术后，要求 IVF 助孕治疗。

2. 现病史　结婚 5 年，婚后同居，性生活正常，平素月经欠规律，7/30~60 天，G2P0，2015 年自然妊娠后宫内宫外同时妊娠，宫内妊娠自然流产，宫外孕行腹腔镜下右侧输卵管切除术，2020 年 12 月自然妊娠后左侧输卵管妊娠行腹腔镜下左侧输卵管切除术，2021 年 3 月就诊本中心，基础性激素正常水平。抗苗勒管激素（AMH）：3.16 ng/mL，超声提示双卵巢多囊样改变。男方精液常规正常范围，因“双侧输卵管切除术后”要求 IVF 助孕。

3. 既往史　否认盆腔炎、结核病史，余无特殊。

4. 月经史　14 岁，7/30~60 天，量中，痛经（-）。

5. 婚育史　27 岁结婚，配偶体健，G2P0，同现病史。

6. 查体　T 36.6℃，心率（P）83 次 / 分，呼吸（R）16 次 / 分，血压（BP）107/66 mmHg，身高 158 cm，体重 58 kg。

妇科检查：外阴已婚型，阴道畅，宫颈光，子宫前位，常大，质中，活动，无压痛，双附件区无异常包块及压痛。

7. 辅助检查

（1）2021 年 3 月基础性激素：卵泡生成素（FSH）：6.98IU/L，促黄体生成素（LH）：8.6IU/L，雌二醇（E_2）：45 pg/mL，AMH：3.16 ng/mL，促甲状腺激素（TSH）：1.268UIU/ML。

（2）2021 年 3 月阴道 B 超示左卵巢 12 个窦卵泡，右卵巢 12 个窦卵泡。

（3）2021 年 3 月胰岛素释放试验：

Glu（0h-0.5h-1h-2h-3h）：5.16-8.4-7.88-5.55-5.76 mmol/L。

INS（0h-0.5h-1h-2h-3h）：10.9-95.4-125.2-97.2-70.8 mU/L。

（4）2021.3 男方精液检查：精子浓度 102.1 × 10^6/mL，前向运动率（PR）56%。

8. 诊断　①继发不孕；②双侧输卵管切除术后；③多囊卵巢综合征（PCOS）。

【诊治经过】

2021 年 4 月行体外受精（IVF）：拮抗剂方案，Gn225IU 启动，用量 1875IU，天数 9 天，卵泡数 11 个，HCG 日 E_2：3970 pg/mL，LH：0.42 IU/L，P：0.35 ng/mL，获卵 10 枚，进行常规 IVF，正常受精 9 枚，形成胚胎 9 枚，优胚 6 枚，新鲜周期移植胚胎 1 枚未孕。

2021 年 7 月降调节人工周期解冻移植 2 枚未孕。

2021 年 10 月再次人工周期序贯解冻移植共 2 枚胚胎。（8CI+II 级囊胚），移植后 13 天人绒毛膜促性腺激素（HCG）：276.42 mIU/mL，移植后 15 天 HCG：438.36 mIU/mL，移植后 17 天 HCG：627.62 mIU/mL。移植后 4+ 周超声检查（彩图 39）示：宫腔内未见明确胚胎影像，宫腔内可探及一中高回声团块，大小 7 mm × 5 mm，边界尚清晰，内见条状血流信号。子宫左侧宫角处不均质回声团块，大小 18 mm × 18 mm × 16 mm，凸出子宫轮廓，未见与左侧宫角内膜相连续，其内可见厚壁囊区，大小 13 mm × 14 mm × 11 mm，其内未见卵黄囊及胎芽，提示：宫腔内未见明确胚胎影像；左侧宫角处不均质包块（考虑异位妊娠包块、输卵管间质部妊娠可能？）；宫腔内团块。收入院治疗。入院后完善相关化验及检查，体温（T）36.5℃，R18 次 /min，BP109/63 mmHg。患者一般状态良好，神志清楚，自主体位，查体：心肺无异常，腹部平软，压痛、反跳痛及肌紧张阴性，腹部无移动性浊音。考虑左宫角妊娠行腹腔镜探查，术中见左侧宫角明显外凸，可见大小约 3 mm × 3 mm × 2 mm 异位妊娠病灶，表面极菲薄，血管丰富，无破裂口；双侧输卵管缺如，右侧宫角未见明显异常，左侧卵巢表面可见散在炎性渗出，大小 3 cm × 3 cm × 2 cm，未见囊肿，右卵巢饱满，行腹腔镜下左侧输卵管间质部妊娠病灶切开取胚术 + 左侧宫角修复术，术后诊断：①左侧输卵管间质部妊娠；②双侧输卵管切除术后，病理示（2147020）：（左侧输卵管间质部妊娠组织物）检见胎盘绒毛。

【病例讨论】

目前关于异位妊娠发生的机制尚不明确。既往异位妊娠史、盆腔输卵管粘连、子宫内膜异位症、剖宫产手术史、超生理剂量的雌孕激素环境、子宫内膜厚度、多胚胎着床、胚胎发育潜能、移植操作技术等均是异位妊娠的高危因素。本例患者既往反复发生输卵管妊娠，其再次发生异位妊娠的风险增加。有文献报道异位妊娠患者再发风险增加 10%~27%，在辅助生殖治疗过程中，既往有异位妊娠病史的患者，在移植策略及胚胎选择上应更为慎重，且要警惕特殊部位妊娠的发生。

输卵管残端妊娠的发生原因：①炎症是输卵管残端妊娠的主要病因，腹腔内出血和前次手术所造成的创伤、感染均使盆腔环境有所改变，术后盆腔炎症治疗不彻底，原有炎症病变仍存在，受精卵输送、种植发生异常改变。②输卵管残端瘘形成，输卵管正常组织有明显修复和愈合能力，手术中行患侧输卵管部分切除术，保留了部分输卵管，其残端因炎症产生大量吞噬细胞及浆细胞，在溶组织酶的作用下，易形成残端瘘和新伞。另外丝线结扎或电凝输卵管后，残端的疤痕组织坏死脱落后未能够完全闭合，残存的输卵管黏膜爬行修复，易形成输卵管残端腹腔瘘。③辅助生殖技术的应用，植入胚胎可刺激子宫内膜，导致子宫收缩，植入胚胎与输卵管纤毛运动方向等问题有可能导致胚胎挤入输卵管，正常输卵管通过蠕动和纤毛运动等方式将孕囊送回到子宫腔。但需要 IVF-ET 助孕者存在输卵管异常比例高，残端输卵管缺乏正常功能，所以 IVF-ET 是输卵管残端妊娠的危险因素。

为避免输卵管切除术后输卵管残端 EP 的发生，对患者行输卵管切除时需注意以下几点：尽量靠近输卵管凝切，以保留尽量多的卵巢血供，即尽量减少对卵巢功能的影响；自输卵管根部完全切除，以免发生输卵管残端妊娠；输卵管切除时残留输卵管越长，发生再次 EP 可能性越大。

将胚胎放置于宫腔中下段远离输卵管开口处，可减少胚胎移行至输卵管的机会。殷宝莉等研究发现，冻融胚胎单囊胚移植可以有效降低 EP 的发生，尤其是对于反复种植失败和有 EP 病史的患者。这可能与以下因素有关：①选择冷冻周期可以有效避免新鲜周期中明显高于生理水平的雌激素、孕激素环境；②囊胚移植更接近于胚胎着床的生理状态；③囊胚的体积较大，相对卵裂期胚胎而言囊胚更难向输卵管逆行，因此可以有效降低 EP 的发生风险，改善临床妊娠结局。

双侧输卵管切除后发生异位妊娠的患者最重要的是及时诊断治疗，首先胚胎移植后 2 周确定生化妊娠，胚胎移植后 3~4 周经超声诊断确定临床妊娠，即宫内可见妊娠囊，此时如宫内未见妊娠囊，应高度怀疑异位妊娠可能，密切随访。但需要鉴别宫角妊娠和间质部妊娠，但因两者位置相近，临床症状相似，鉴别诊断困难，必须依靠辅助检查进行区分，需要三维超声和 MRI 将妊娠组织是否与宫腔相通，子宫输卵管连接处、圆韧带、间质线征直观地呈现出来。宫角妊娠诊断后有继续妊娠的可能，需要严密监测孕囊生长趋势，注意宫角处肌层的厚度及宫角膨隆外凸的情况，注意是否存在胎盘植入或早剥等，必要时可尽早终止妊娠。一旦诊断输卵管残端妊娠，治疗首选手术，输卵管扩张性差，血供丰富，破裂后易引起威胁生命的腹腔出血，间质部妊娠传统手术方式是行宫角楔形切除术，但其可能引起宫角薄弱，增加再次妊娠子宫破裂概率。近年有研究探索更保守治疗方式，切开取胚术就是其中之一，本例患者就是采取的腹腔镜切开取胚术，以尽可能保留子宫腔和肌层的完整性。

【专家点评】

输卵管切除术后同侧重复输卵管妊娠是少见重复性异位妊娠类型，也是输卵管残端妊娠的一种，其易发生在峡部和间质部，具有早期和容易破裂导致危及生命的腹腔出血的特点。而我国生育政策开放后，生育妇女年龄增大、应用辅助生育技术增多等因素，输卵管妊娠将会增加，这种重复性异位妊娠病例可能增多，因此，需要牢记切除输卵管后残端异位妊娠可能，积累病例，从预防、诊断和治疗等多方面进一步探索。

张妍　张静　宋学茹

【相关指南及参考文献】

[1] KO PC, LIANG CC, LO TS, & HUANG HY.(2011). Six cases of tubal stump pregnancy: complication of assisted reproductive technology? Fertility and Sterility, 95(7), 2432.e1-2432.e4.

[2] 黄玲玲，邬晓琳，张玲，等. 辅助生殖技术后异位妊娠发生相关因素分析 [J]. 中国妇幼保健，2020，35(12)：2341-2343.

[3] 王菁. 异位妊娠发生机制研究进展及辅助生殖技术相关高危因素分析 [J]. 国际生殖健

康/计划生育杂志,2013,32(3):203-206.

[4] SKJELDESTAD FE, HADGU A, ERIKSSON N.Epidemiology of repeat ectopic pregnancy:a population—based prospective cohort study. Obstet Gynecol,1998,91:129-135.

[5] BUTTS S, SAMMEL M, HUMMEL A, et a1. Risk factors and clinical features of recurrent ectopic pregnancy:a case control study[J].Fertil Steril,2003,80:1340-1344.

[6] LESNY P, K ILLICK SR, R OBINSON J, et a1.Transcervical embryo transfer as a ri- sk factor for ectopic pregnancy f J1 .Fer t il Steri l,1999, 72(2): 305-309.

[7] C HANG H J, SUH CS. Ectopic pregnancy after assisted reproductive technology : what are the risk factors? [J] .Curt Opin Obstet Gynecol, 2010, 22(3): 202- 207.

[8] C LAYTON H B, SCHIEVE LA, PETERS ON HB, et a1. Ectopic pregnancy risk with assist ed reproductive technology procedures [J].Obstet Gynecol,2006,107(3):595-604.

[9] CHIN HY, CHENFP, WANG CJ, SHUI LT, LIU Y H, SOONG YK. Heterotopic pregnancy after in vitro fertilization—embryo transfer. Int J Gynaecol Obstet 2004;86:411-6.

[10] AMARIT G, LONJEDO E, GONZALDEZ M, et a1.Combined use of uterine Artery embolization and local methotrexate injection in interstitial ectopic pregnancies with poor prognosis[J].Fertility and Sterility,20l0,93(4):1348.el-e4.

[11] 殷宝莉,韦多,张少娣,等. 冻融囊胚移植降低重复性异位妊娠发生 [J]. 生殖与避孕,2015,35:494-497.

[12] 任琛琛,顾向应,刘欣燕,等. 宫角妊娠诊治专家共识 [J]. 中国实用妇科与产科杂志,2020,36(04):329-332.

[13] 吴清明,张红转,朱春霞. 输卵管残端重复异位妊娠 1 例报告及文献复习 [J]. 中外女性健康研究,2016,(06):156-157.

[14] 冯志娟,段学颖,韩娟,等. 输卵管切除术后同侧输卵管残端重复妊娠 6 例分析 [J]. 中国计划生育和妇产科,2019,11(08):84-86.

病例 85 IVF-ET 术后宫内妊娠合并输卵管妊娠

【疾病概述】

宫内合并宫外妊娠,即宫内和宫外同时妊娠,亦称复合妊娠。宫内孕是指受精卵在子宫腔内着床,宫外孕是妊娠物在子宫腔以外的地方着床,包括宫颈,输卵管,卵巢以及腹腔等部位。常见的是部位是输卵管。随着 IVF-ET 技术的应用,由于多胚胎移植,复合妊娠的发病率为 1/100。其发生机制尚不完全明确,输卵管异常,移植胚胎数目多,移植卵裂期胚胎可能是其发生高危因素。

【病例介绍】

患者基本信息:刘某,女,29 岁,初次就诊时间:2020 年 6 月 29 日。

1. 主诉 结婚 4 年,未避孕未孕。

2. 现病史　结婚 4 年，同居，性生活正常，未避孕未孕。基础性激素正常范围内。HSG 示：双侧输卵管通畅。2019 年外院促排卵 4 周期未孕，1 次 IUI 未孕，要求 IVF 助孕。

3. 月经史　14 岁，5~6/28~30 天，量中，无痛经。

4. 婚育史　27 岁结婚，配偶体健，G0P0。

5. 既往史　无特殊。

6. 查体　T 36.5℃，P 72bpm，R 18 次 / 分，BP 107/69 mmHg。

妇科检查：外阴已婚型，阴道畅，宫颈光，子宫后位，常大，质中，活动，无压痛，双附件区无异常包块及压痛。

7. 辅助检查

（1）2019 年 12 月基础性激素：FSH3.93 IU/L，LH2.92 IU/L，$E_2$36.9 pg/mL，T38.83 ng/dL，TSH2.18 UIU/ML。

（2）2019 年 6 月子宫输卵管造影示：双侧输卵管通畅。

（3）2020 年 6 月阴道 B 超示左卵巢 14 个窦卵泡，右卵巢 16 个窦卵泡。

（4）2020 年 6 月宫腔镜提示弓形子宫？慢性子宫内膜炎？

（5）2020 年 7 月男方精液检查：密度 35.1 × 10^6/mL，PR33%。男方染色体 46，XY。

8. 诊断　①原发不孕；②慢性子宫内膜炎；③ 1 次 IUI 未孕。

【诊治经过】

第一次 IVF：拮抗剂方案，Gn200IU 启动，用量 2150IU，天数 11 天，卵泡数 27 个，HCG 日 $E_2$5778 pg/mL，LH0.69 IU/L，P0.55 ng/mL，于 2020-09-03 获卵 27 枚，进行常规 IVF，2PN25 枚，优胚 8 枚。为预防 OHSS 未移植，冷冻 11 枚。

第 1 次 FET：人工周期方案，移植 1 枚囊胚（3BB），移植日内膜 12.4 mm，未孕。

第 2 次 FET：人工周期方案，移植 2 枚胚胎（8CI，8CI），移植日内膜 12.5 mm，生化妊娠。

第 3 次 FET：降调节 + 人工周期方案，移植 2 枚胚胎（3BB，4BC），移植日内膜 11.6 mm，移植后 14 天 β-hCG459.18mIU/mL，移植后 16 天 β-hCG1220.38 mIU/mL，患者自移植后 26 天无明显诱因出现阴道少量出血，偶有下腹坠痛及肛门坠胀感，未予重视。移植后 28 天阴道出血较前增多，为深褐色，少于月经量，下腹坠痛较前明显。超声提示宫内孕囊 9 mm × 8 mm，其内回声不均，未见卵黄囊，未见胎心胎芽，子宫右侧可见一厚壁囊区 13 mm × 12 mm × 7 mm，内可见卵黄囊，胎芽 2.7 mm，可见胎心搏动。考虑宫内合并宫外妊娠，收入院，于 2021-07-19 行腹腔镜下右侧输卵管切除术 + 盆腔引流术 + 负压吸宫术。

【病例讨论】

宫内妊娠合并异位妊娠是指宫内妊娠与异位妊娠同时存在。自然状态下的发生率为 0.03%，随着辅助生殖技术的应用，该疾病发生率有所上升。其他可能原因包括输卵管手术史，盆腔炎性疾病，促排卵治疗等。异位妊娠部位包括输卵管，卵巢，剖宫产瘢痕切口，腹腔等。临床症状不典型，为宫内外复合妊娠的诊断带来一定难度。就诊时异位妊娠破裂，大出血的发生率较高。在处理异位妊娠病灶的同时，应尽量减少对宫内胎儿的影响。根据不同患者的情况采取个体化治疗。

本病例患者为宫内妊娠胎停育合并右侧输卵管妊娠，超声为临床上常用的无创性检查方式，患者自移植后26天无明显诱因出现阴道少量出血，偶有下腹坠痛及肛门坠胀感，未予重视。移植后28天阴道出血较前增多，为深褐色，少于月经量，下腹坠痛较前明显。查超声提示宫内妊娠合并右附件异位妊娠。行腹腔镜下右侧输卵管切除术+盆腔引流术+负压吸宫术。患者经过及时有效的治疗，未发生严重并发症，预后良好。辅助生殖双胎移植术后如出现阴道出血，腹痛，肛门坠胀感等相关症状应及时就诊，及早确定宫内及宫外孕囊数目。根据患者症状，意愿，病情及异位妊娠部位采取个性化治疗，避免严重并发症的发生。在处理异位妊娠病灶的同时，如何减少对宫内正常胎儿的影响，仍是辅助生殖临床面临的一大挑战。

【专家点评】

自然情况下复合妊娠少见，随着辅助生殖技术的应用，发病率增加，这可能与接受辅助生殖技术的患者多数具有输卵管疾病史有关。另外，提倡在合适的患者中推广选择性单胚胎移植可显著减低复合妊娠发生率。由于宫内妊娠的存在，腹痛或阴道出血容易与先兆流产混淆。增加了疾病诊断的难度。超声对于复合妊娠的诊断必不可少。治疗原则为去除异位妊娠病灶的同时保护宫内继续妊娠。目前临床上对于复合妊娠尚无统一治疗方案。需结合患者实际情况及诉求个体化制定治疗方案，避免严重并发症的发生。

许艳萍　张静　宋学茹

【相关指南及参考文献】

[1] 吴章鑫，马彩虹. 宫内妊娠合并异位妊娠的治疗挑战 [J]. 国内生殖健康 / 计划生育杂志，2016，35(03)：226-228.

[2] 张文渊，吴佳. 自发性宫内外复合妊娠 1 例报道及探讨 [J]. 浙江实用医学，2015，6，20(3)：226-228.

[3] 周冰洁，朱任坚自发型宫内妊娠合并异位妊娠 1 例 [J]. 临床医药文献电子杂志，2017，4(11)：191.

[4] KARKEE ROMAN，SHARMA AMIT，DANGAL BINOD.Heterotopic Pregnancy：A Challenge in Early Diagnosis[J].Journal of Nepal Health Research Council，2019，3(17)：413-415.

[5] CIEBIERA MICHAŁ，SŁABUSZEWSKA-JÓŹWIAK ANETA，ZARĘBA KORNELIA，JAKIEL GRZEGORZ.Heterotopic pregnancy - how easily you can go wrong in diagnosing？ A case study[J].Journal of Ultrasonography，2018，75(18)：355-358.

[6] STANIC ZANA，ROJE DAMIR，MATIĆ DARIO，PERSEC ZORAN，DAPIC KRESIMIR，VIDAKOVIĆ MAJA ROGIĆ，FUREŠ RAJKO，HRGOVIC ZLATKO，FUREŠ DORA.Spontaneous Heterotopic Pregnancy as an Uncommon Clinical Problem[J]. Zeitschrift für Geburtshilfe Neonatol，2020，4(224)：223-226.

病例 86 宫内合并宫颈复合妊娠

【疾病概述】

复合妊娠（heterotopic pregnancy，HP）是一种特殊类型的罕见异位妊娠，是指宫内妊娠的同时存在异位妊娠的一种病理状态。其发生率在自然妊娠状态下约 1/30000，但随着 ART 技术的广泛应用，HP 发生率上升至 1%~3%。HP 病情隐匿，易被误诊为单纯宫内孕而漏诊异位妊娠。宫内合并宫颈复合妊娠是一种更为罕见类型的 HP。发生率极低，多数都是以个案报道的形式出现。临床上常被误诊为先兆流产、难免流产或宫颈息肉等。宫颈组织比较特殊，仅含 15% 的平滑肌组织，收缩力差，宫内合并宫颈复合妊娠若诊断不及时，处理方式不恰当，会造成严重后果。

【病例介绍】

患者基本信息：王某，女，29 岁，初次就诊时间：2019 年 9 月。

1. 主诉 婚后不孕 1 年余，精液检查少弱精。

2. 现病史 2018 年 10 月结婚，均初婚，性生活正常，婚后严格避孕至 2019 年 2 月，自 2019 年 3 月拟生育未孕。输卵管通畅性未查。平素月经规律，超声示 AFC8~10 个，2020 年 5 月 AMH2.5 ng/mL，余基础性激素在正常范围内。丈夫精液检查示少弱精。2019 年 9 月于我中心监测排卵 1 个周期未孕。患者夫妇要求 IVF 助孕。

3. 月经史 14 岁，6/30 天，量中等，痛经（-）。

4. 婚育史 28 岁结婚，配偶体健，G0P0。

5. 既往史 2005 年因“阑尾炎”于外院行阑尾切除术。

6. 家族史 否认有家族遗传病史。

7. 体格检查 体温 36.5℃，呼吸 16 次 / 分，脉搏 70 次 / 分，血压 102/75 mmHg，BMI 21.1 kg/m^2。神志清醒，精神良好。全身皮肤无皮疹、结节等；全身浅表淋巴结未及肿大；头颅无畸形、压痛、包块，眼睑无水肿，睑结膜未见充血，巩膜无黄染。耳廓未见畸形，外耳道通畅，无分泌物；鼻外形正常，各副鼻窦区无明显压痛；咽稍充血，双扁桃体无肿大；气管居中，甲状腺无肿大；胸廓对称无畸形，胸壁无压痛，乳房无异常发育，双肺呼吸动度对称，叩诊清音，双肺呼吸音清；心律齐，各瓣膜区未闻及病理性杂音，无心包摩擦音；腹软，肝脾肋下未及；脊柱、神经系统无异常，双下肢无明显水肿。妇科检查：外阴（-），阴道畅，宫颈光，子宫前位，常大，质中，活动，无压痛，双附件区无异常包块及压痛。

8. 辅助检查

2020 年 4 月基础性激素：FSH7.73IU/L，LH2.77IU/L，E_2 22.2pg/mL，T23.0ng/dL，TSH3.37uIU/mL。

2020 年 4 月阴道 B 超示双卵巢窦卵泡数 8~10 个。

2020 年 4 月男方精液检查：密度 7.8 × 10^6/mL，PR14%。2020.5 复查精液检查：密度 14.2 × 10^6/mL，PR22%。

2020-04-29 本院刮宫病理:分泌期子宫内膜,试移植提示宫口不松。

双方染色体未见异常。

9. 诊断 ①原发不孕;②男方少弱精。

【诊治经过】

予以 GnRH-a 长方案,月经第 3 天予普利康 200IU 及丽申宝 75IU 启动, Gn 天数 9 天, Gn 用量 2475IU,卵泡数 11 个, HCG 日 $E_2$3654 pg/mL, LH1.5 IU/L, P0.4 ng/mL,予 HCG 6500U 扳机。

2020-07-31 取卵,获卵 6 枚,去颗粒后 MII6 枚, ICSI 受精, 2PN4 枚, MII2 枚,形成胚胎 3 个。

2020-08-08 移植 2 个胚胎(8I+, 8I+),移植日内膜 8.5 mm,三线。移植操作顺利。术后予以黄体酮注射液每日 80 mg 进行黄体支持。

2020-08-17(移植后 14 天):血 hCG819 mIU/mL。

2020-09-06(移植后 34 天):本中心阴道超声示宫内单胎囊,胎芽 14 mm,见胎心,双附件区未见异常。诉少量阴道出血,继续黄体支持,观察。

2020-09-17(移植后 45 天):患者主诉"阴道出血 1 天余"就诊于我院急诊。急诊彩超考虑为"早孕,先兆流产",予以继续保胎处理。

2020-09-20(移植后 48 天):患者主诉"阴道进行性出血 4 天伴头晕"就诊于我院急诊。妇科检查:可见妊娠组织膨出于宫颈外口伴出血。急诊彩超(彩图 40):宫腔内单胎囊, CRL26.7 mm,可见心跳及血流信号;宫颈内口开大,宫颈管内可见一胎囊, CRL20.7 mm,可见心跳及血流信号,胎囊下方可见衰减区及疏松团块 25 mm × 26 mm × 19 mm。考虑为"宫内合并宫颈复合妊娠"。血常规:血红蛋白 60 g/L。向患者及家属交代病情,患者及家属强烈要求维持宫内妊娠治疗。遂立即行"B 超引导下宫颈妊娠组织钳夹清除术",手术顺利。术后予输注悬浮红细胞 4 个单位。

2020-09-21(移植后 49 天):患者再次阴道出血,妇科检查发现宫颈口活动性出血,予以纱布压迫止血 40 min 后缓解。

2020-09-22 复查彩超:宫内可见一胎囊,囊内胎芽坐高 30.6 mm,可见心跳及血流信号,周边可见蜕膜反应,双附件区(-)。

术后随访正常孕检,未发现异常。

2021-04-20 孕 39^{+4} 周于当地医院剖宫产分娩一女婴,出生体重 3750 g,体健。

【病例讨论】

宫内合并宫颈复合妊娠是指有 2 个及以上的胚胎同时种植在宫腔及宫颈管内口水平以下,并在该处继续生长发育。其发生率很低,但随着辅助生殖技术广泛应用,多胚胎移植等因素导致宫内合并宫颈妊娠的发生率明显上升。其最大的临床特点为易发生误诊与漏诊。妊娠早期反复出现阴道出血,一般由少到多,也可为间歇性阴道大量出血,常被误诊为先兆流产。妇科检查见宫颈显著膨大呈桶状,变软变蓝,或宫颈口可见组织样物阻塞。由于合并宫内妊娠,血 hCG 水平正常甚至高于正常;当超声探及宫内典型孕囊后容易忽视其他部位异位妊娠的存在；宫颈组织特殊，异位妊娠胚胎常发育不良，B 超不易探测，这些因素均容易造成该病的漏诊。本例患者一直被误诊为先兆流产，予以保胎治疗，直到妇科检查发现典型宫颈妊娠表现才高度怀疑，最终彩超确诊为宫内合并宫颈复合妊娠。

宫内合并宫颈复合妊娠治疗的目的一方面要保护宫内妊娠，另一方面要排空宫颈妊娠，并避免出血及感染风险。由于其十分罕见，治疗方法缺乏共识。文献报道，治疗方法包括：①单纯药物治疗，如超声引导下妊娠囊注射 KCL；②单纯手术治疗，手术方式如超声引导下宫颈妊娠物抽吸术、刮宫术、清除术；③药物联合手术治疗，以及联合以止血为目的宫颈环扎术、Foley 气囊置入等；④最新研究报道，经阴道微波消融术成功治疗宫内合并宫颈复合妊娠 1 例，取得不错的效果。本例患者根据医生本身经验结合患者情况采用 B 超引导下宫颈妊娠组织钳夹清除术，同时做好输血、介入、手术等准备工作。术后再次阴道出血风险较大，密切观察患者情况，发现阴道出血，立即予纱布持续压迫止血，最终患者保守治疗成功。

【专家点评】

宫内合并宫颈复合妊娠必备条件是至少须有 2 个受精卵同时受孕并在不同部位种植，而辅助生殖技术为此提供了最直接的机会。研究表明，吸烟、≥ 2 次妊娠史、≥ 2 次流产史、≥ 1 次刮宫史是宫颈妊娠发生的高危因素，同时，IVF 患者中，移植 14 天后血 hCG 水平、阴道出血及腹痛症状可作为 HP 的早期预测指标。因此，在临床工作中，特别是面对行 IVF 治疗后妊娠的患者，要注意患者移植胚胎的数目，结合早期血 HCG 水平，保持特殊异位妊娠存在的敏感性，行早孕 B 超时，认真仔细扫查每个部位。若患者出现阴道出血、腹痛等症状时，临床医师勿疏于妇科检查，否则可能根据患者阴道出血主诉及宫内妊娠超声报告诊断为先兆流产，进行盲目保胎治疗而延误诊治。降低宫内合并宫颈复合妊娠的关键措施是进行单胚胎移植。研究表明，囊胚移植可降低异位妊娠的发生风险，这与子宫收缩波有关，排卵后子宫收缩波逐渐减低，因此囊胚在着床时减少了收缩波的干扰；且囊胚的质量更高，植入潜能高；同时囊胚体积较大，不易发生迁移。目前，对于宫内合并宫颈妊娠的治疗缺乏共识，往往根据患者情况结合临床医生的经验实施最佳方案。

刁俊荣　张印峰　罗海宁

【相关指南及参考文献】

[1] TERRA MEFF, GIORDANO LA, GIORDANO MV, et al. Heterotopic cervical pregnancy after in-vitro fertilization-case report and literature review[J]. JBRA Assist Reprod, 2019, 23(3): 290-296.

[2] SCHIVARDI G, ANGILERI SA, ESPOSITO G, et al. Successful Transvaginal Microwave Ablation of a Heterotopic Cervical Pregnancy. A Case Report. Reprod Sci. 2021 Jan; 28(1):27-30.

[3] MATORRAS R, ZALLO A, HERNANDEZ-PAILOS R, et al. Cervical pregnancy in assisted reproduction: an analysis of risk factors in 91, 067 ongoing pregnancies. Reprod Biomed Online. 2020 Mar;40(3):355-361.

[4] LIU M, ZHANG X, GENG L, et al. Risk Factors and Early Predictors for Heterotopic

Pregnancy after In Vitro Fertilization. PLoS One. 2015 Oct 28；10(10)：e0139146.

[5] ZHANG B，CUI L，TANG R，et al. Reduced Ectopic Pregnancy Rate on Day 5 Embryo Transfer Compared with Day 3：A Meta-Analysis. PLoS One. 2017 Jan 25；12(1)：e0169837.

病例 87 IVF 后肌壁间妊娠

【疾病概述】

子宫肌壁间妊娠是指受精卵在子宫肌层内着床，四周被肌层组织包绕，与宫腔和输卵管腔不相通，是十分罕见的异位妊娠，其发生率不足异位妊娠总数的 1%。其临床表现无特异性，易漏诊、误诊。如不能及时发现和处理，易造成子宫破裂，导致患者生育能力的丧失并威胁生命。B 超和 MRI 联合应用可提高肌壁间妊娠的检出率。

【病例介绍】

患者基本信息：魏某，女，36 岁，初次就诊时间：2013 年 11 月。

1. 主诉　宫外孕后不孕 1+ 年。

2. 现病史　结婚 4+ 年，性生活正常，G2P0，2011.10 孕 2 个月自然流产并清宫，2012 年 10 月右侧宫外孕住院期待治疗。2014 年 1 月诊刮病理：子宫内膜简单性增生，局部复杂性增生。醋酸甲地孕酮治疗 3 个月后再次诊刮，病理：子宫内膜间质广泛蜕膜样变，大部分区域腺体符合用药后反应，少部分区域腺体呈增殖期形态伴小灶腺体拥挤。B 超示 AFC 不多，子宫腺肌症。2014 年 7 月 CA125 43U/mL(正常值 35 U/mL)。CA199 等肿瘤标志物未见异常。男方精液化验未见明显异常。我中心监测排卵数周期未孕，患者要求 IVF 治疗。

3. 月经史　12 岁，7/21~28 天，量多，痛经(++)。

4. 婚育史　28 岁结婚，配偶体健，G2P0。

5. 既往史　无特殊。

6. 家族史　无特殊。

7. 体格检查　体温 36.5℃，呼吸 19 次 /min，脉搏 70 次 /min，血压 110/70 mmHg；身高：164 cm，体重：55 kg；神志清醒，精神可，全身皮肤无皮疹、结节等，浅表淋巴结未及肿大；扁桃体不大；气管居中，甲状腺不大；胸廓对称无畸形，胸壁无压痛，乳房无异常发育，双肺呼吸动度对称，叩诊清音，双肺呼吸音清；心音律齐，无杂音；腹软，肝脾肋下未及；脊柱、神经系统无特殊；无双下肢凹陷性浮肿。外阴(-)，阴道畅，宫颈糜烂 I 度，子宫前位，常大，质中，活动，无压痛，双附件区无异常包块及压痛。

8. 辅助检查

性激素检查未见明显异常。

阴道 B 超示 AFC 不多，子宫腺肌症。

2014.7 男方精液检查：密度 67.2×10^6/mL，PR45%。

9. 诊断　①继发性不孕；②卵巢储备不良；③子宫腺肌症；④子宫内膜疾患(治疗后)。

【诊治经过】

短效达菲林短方案，尿促卵泡素（丽申宝）150IU+ 尿促性素（乐宝得）225IU 启动，Gn 天数 13 天，Gn 用量 2925IU，HCG 日卵泡数 17 个，LH 0.4mIU/mL，$E_2$6073pg/mL，P 1.0ng/mL，内膜厚度 6.1 mm，于 2014-11-10 取卵，获卵 20 个，进行常规 IVF 受精，受精浓度为 30 万 /6~7 个卵 /μL，16~18h 后观察受精，2pn 15 个，获胚 13 个，优胚 7 个，新鲜周期移植胚胎 1 枚，未孕。因子宫腺肌症于 2015-09-20 和 2015-10-20 注射亮丙瑞林（贝依）各一支，2015 年 12 月、2016 年 1 月、2016 年 8 月解冻移植 3 次，妊娠 1 次，2016 年 2 月宫外孕本院腹腔镜下行左侧输卵管切除术。2017 年 10 月解冻移植，生化妊娠。

2018-02-02 解冻移植后肌壁间妊娠，行手术治疗。具体诊疗经过如下：FET 后 12 天：血 HCG 141 mIU/mL，FET 后 20 天：血 HCG2537 mIU/mL，FET 后 35 天：血 HCG 36676mIU/mL，阴道 B 超提示子宫左前壁肌壁间妊娠（胎囊 18 mm × 21 mm × 12 mm，胎芽坐高 9.1 mm，胎囊距宫内膜 5.2 mm，距子宫前壁浆膜层 4.9 mm，距左宫角 12 mm）（见彩图 41A）。MRI 影像见彩图 41B。2018-03-13 于本院开腹行子宫肌壁间妊娠切除术 + 子宫病损切除术，术中见：子宫球形增大如孕 4 月大小，子宫左侧壁可见一 2.5 cm × 2 cm 紫蓝色突起，质软，完整剥除妊娠囊及其着床部位子宫肌壁，未透宫腔（彩图 41C，41D）。术后病理：子宫平滑肌组织见绒毛组织，符合子宫肌壁间妊娠；子宫内膜异位。

【病例讨论】

子宫肌壁间妊娠在临床中较为少见，自 1913 年 Doderlein 首次报道该病至今，国内外的相关报道依然较少。发病原因有以下几种假说：① 子宫内膜受损：多次宫腔操作史等，致使子宫内膜部分缺损，受精卵由缺陷的内膜处种植于子宫肌层。② 子宫浆膜层损伤：如盆腔手术后或者子宫浆膜炎致浆膜层部分受损，受精卵由输卵管伞端游走种植于受损子宫浆膜处，从而植入子宫肌层。③ 子宫内膜异位症：子宫肌层的异位内膜病灶由于雌孕激素周期性变化发生蜕膜样变形成窦道，成为受精卵种植的潜在部位，胚胎通过这些窦道进入子宫肌层。④ 辅助生殖技术：IVF-ET 中若胚胎移植困难，有可能发生，采用超声引导下胚胎移植可减少这种情况发生。⑤ 滋养细胞活性增强而蜕膜的防御能力减弱。肌壁间妊娠的临床表现取决于妊娠部位、肌层受累程度及诊断时的孕周。症状不典型，与其他部位的异位妊娠类似，常表现为停经后阴道流血或腹痛。子宫肌壁间妊娠诊断主要依靠妇科超声，盆腔 MRI 及病理学检查。陈美群等总结肌壁间妊娠的超声影像学特点分为 3 型：孕囊型、包块型和破裂型，前两种孕囊或包块四周都环绕肌层，破裂型以腹腔积血为主要表现，局部病灶常难以显示。与常规超声检查相比，经阴道三维超声检查的图像特征更为清晰。也有学者认为 MRI 在诊断肌壁间妊娠方面有优势，尤其对于破裂型的患者，MRI 在 T-2 加权像可以看到包块内类似小梁样不均质回声。临床上子宫肌壁间妊娠的诊断多是由于多次刮宫未刮出绒毛组织，或因子宫破裂行手术治疗，术中或术后病理确诊。治疗包括手术治疗、药物治疗、子宫动脉栓塞和期待治疗。

本例患者曾有宫腔操作史，且有子宫腺肌症病史，符合内膜损伤及子宫内膜异位症的发病理论。本病例中，患者肌壁间妊娠发现较早，包块突向浆膜面，故采用开腹病灶切除术，术中操作未透宫腔，充分保护了患者的生育功能。

【专家点评】

子宫肌壁间妊娠的发生率约为妊娠的 1/30000。随着宫腹腔操作及子宫内膜异位症的不断增多，其发病率呈上升趋势。子宫肌壁间妊娠可因子宫破裂、大出血危及生命。早期诊断是防治并发症的关键。要重视患者既往病史的询问，警惕高危人群。根据患者的症状、妊娠部位、病灶大小及有无生育计划等实施个体化治疗方案。

袁丽娜　张印峰　罗海宁

【相关指南及参考文献】

[1] 段海霞，李小娟，朱爱珍，等. 体外受精 - 胚胎移植后宫内妊娠合并子宫肌壁间妊娠 1 例文献分析 [J]. 中华生殖与避孕杂志，2021，41（01）：68-70.

[2] ZHANG Q，XING X，LIU S，et al. Intramural ectopic pregnancy following pelvic adhesion：case report and literature review[J].Arch Gynecol Obstet. 2019 Dec；300（6）：1507-1520.

[3] 屈清华，林奕，雷莉，等. 子宫肌壁间妊娠 9 例临床分析并文献复习 [J]. 中华生殖与避孕杂志，2020，40（9）：761-766.

[4] LIU Y，WU Y. Intramyometrial pregnancy after cryopreserved embryo transfer：a case report[J].BMC Pregnancy Childbirth.2020 Feb 10；20（1）：90.

[5] 陈美群，龚美琴. 子宫肌壁间妊娠的诊治现状 [J]. 实用妇产科杂志，2013，29（8）：580-582.

[6] MEMTSA M，JAMIL A，SEBIRE N，et al. Diagnosis and management of intramural ectopic pregnancy[J].Ultrasound Obstet Gynecol.2013 Sep；42（3）：359-62.

病例 88　输卵管妊娠破裂继发腹腔妊娠

【疾病概述】

异位妊娠 95% 为输卵管妊娠，5% 为非输卵管妊娠。腹腔妊娠为非输卵管性妊娠。腹腔妊娠的发病率占所有妊娠的 1：10000~1：30000，占异位妊娠的 1%，但孕产妇死亡率是输卵管异位妊娠的 8 倍。腹腔妊娠可分为原发和继发两种形式。原发腹腔妊娠罕见，腹腔妊娠多继发于输卵管妊娠流产或破裂，但是有关这一病理形成过程的阐述罕见，现介绍 1 例中期输卵管妊娠破裂继发腹腔妊娠的罕见病例。

【病例介绍】

患者基本信息：33 岁，初次就诊时间 2022 年 5 月。

1. 主诉　腹痛伴恶心呕吐 15 天，加重 3 小时。

2. 现病史　15 天前排便后突发下腹坠痛，右下腹为著，伴恶心呕吐，无发热，无腹泻，有排气，因症状可耐受未诊治。3 小时前平卧位翻身时觉下腹痛较前加剧，伴明显恶心呕吐、腹胀及乏力，120 转运就诊，血压心率测不出，立即开通双侧静脉通路，快速补液后血压

95/54 mmHg，HR：125 bpm。导尿管导尿仅极少尿液，测尿 HCG（+）。膀胱注入生理盐水后经腹超声示子宫上方腹腔右侧见胎盘及胎儿，胎心 176 bpm，相当于孕 12+ 周；盆腹腔中等量积液及积血块；肝胆胰脾双肾未见异常。血常规 WBC：25.56 × 10^9/L，Hb：59 g/L，PLT：379 × 10^9/L。初步诊断：腹腔妊娠、失血性休克。平车转运患者急入手术室。

3. 月经史 8~20 天 /30~50 天，无痛经。自述 LMP：2022-04-08，PMP：2022.2。出血模式与平素无明显差异，经期 8 天，伴轻微下腹痛。

4. 婚育史 27 岁初婚，离异 6 月，G0P0，因“PCOS”于 2019 年在我院妇产科生殖中心行 1 次拮抗剂方案控制性超促排卵，获卵 38 个，IVF+ICSI，受精 15 个，D3 优质胚胎 6 枚，3 次人工周期冻融胚胎移植优质胚胎 6 枚未孕。与现男友同居未避孕 6 月。

5. 既往史 无特殊。

6. 体格检查 T：36.5℃ P：125 bpm Bp：95/54 mmHg 身高 163 cm 体重 53 kg BMI：19.9 kg/m^2

妇科检查：休克状态未查。

7. 辅助检查

（1）血常规：WBC 25.56（3.5~9.5）× 109/L，Hb 59（130~175）g/L，PLT379（125~350）× 109/L，N 89.4（40~75）%，L 6.6（20~50）%

（2）凝血功能：PT：15.7（9.5-15）sec，D-Dimer：4957（0-500）ng/mL。

（3）尿妊娠试验：尿 HCG（+）；血 HCG >10000mIU/mL。

（4）急诊超声：子宫稍增大，肌壁回声均匀，内膜 9 mm，居中，未见胚胎影像，子宫上方腹腔内见胎盘及胎儿，胎盘位于胎儿下方、子宫上方，羊膜囊上缘距脐 28 mm。胎儿顶臀径 61 mm，相当于 12+ 周，可见胎心搏动，FHR 176 bpm。胎盘及胎儿左侧见范围 90 mm × 52 mm × 58 mm 不均质混合低回声，考虑凝血块，盆腹腔中等量积液。腹部超声肝、胆、双肾未见异常，胰腺未见显示、脾实质回声颗粒增粗。

手术过程及随访：下腹右旁正中纵行切口探查见腹膜蓝染，盆腹腔游离血及血凝块约 3000 mL，清理后腹腔中上部见完整羊膜囊包被的胎儿及胎盘组织，9 cm × 6 cm × 5 cm。胎盘约 1/4 面积种植于大网膜并建立血供；子宫质稍软略饱满，右侧输卵管壶腹部明显水肿增粗色暗，表面见一 3~4 cm 破裂口，破口处少量活动出血并见残留部分胎盘组织，左侧输卵管外观正常，双侧卵巢大小正常，未见典型 PCO 样外观。术中探查考虑右侧输卵管壶腹部妊娠破裂、继发腹腔妊娠，行部分大网膜切除 + 腹腔妊娠组织切除 + 右侧输卵管切除术。术中回输自体血 910 mL，浓缩红细胞 2 个单位。手术经过顺利，术后 4 d 血清 HCG 值下降至 850IU/L。术后病理回报符合右侧输卵管妊娠，大网膜妊娠。术后 7 d 痊愈出院，术后 3 周血 HCG 降至正常。

术后追问病史：2022 年 2 月至 2022 年 3 月阴道点滴出血近 1 月，结合术前超声提示胎儿顶臀径可推测实际末次月经时间应为 2022 年 2 月。

8. 术后诊断 ①右侧输卵管妊娠破裂；②继发腹腔妊娠；③失血性休克；④腹腔出血；⑤多囊卵巢综合征。

【病例讨论】

输卵管妊娠破裂常发生在妊娠早期，7.2 ± 2.2 周多见。发生于中期甚至晚期妊娠破裂的病例鲜有报道。因罕见且临床表现缺乏特异性常漏诊或误诊，导致致命性并发症，如本例患者的血腹、失血性休克等，严重危及孕妇生命安全。早期诊断和处理对于减少严重并发症，降低孕妇死亡率至关重要。本例患者 15 天前出现下腹痛及胃肠道症状未及时就诊，反应了其自身就医意识的淡薄，根源在于与前夫原发不孕，助孕失败的病史使得该患者认为自身无妊娠可能，离异后与现男友同居无保护性生活半年，出现症状后未就诊直至急诊状态的出现，错失最佳救治机会。恰与患者自身想法相反，即使该患者本次为自然妊娠，不孕及 IVF 助孕史是异位妊娠发生的重要风险因素。经体外受精助孕成功妊娠后或助孕失败者均有自然妊娠报道。这一病例带给生殖临床医师的思考在于要重视对接受助孕治疗患者的宣教，普及医学常识，提高其自身及时就诊的安全意识。

对于异位妊娠破裂多采用手术治疗，异位妊娠腹腔镜处理时代的到来并不能完全替代开腹手术的优势和需求。因患者就诊时血流动力学极其不稳定，失血性休克危及生命，且超声高度可疑腹腔妊娠，考虑到术中胎盘处理难度，避免中转开腹可能及多学科处理的需要，为该患者采用了开腹探查的手术方式。

患者通过开腹探查手术成功获救。急诊医师保持对妊娠相关急腹症的高度警觉意识下行尿妊娠试验阳性、进而行超声检查可疑腹腔妊娠、急诊开腹探查及包括麻醉科、输血科、外科（必要时放射介入）等多团队的周密准备是成功挽救患者生命的保障，建议该类急症患者救治在三级医院进行。

【专家点评】

中期输卵管妊娠和腹腔妊娠的术前超声鉴别对临床处理决策及患者预后判断至关重要，但却极为困难，尤其在破裂发生，急诊就诊时多为术中诊断。该患者的最终诊断本质上是否应该仅定位在输卵管妊娠破裂需进行认真思考，最终我们认为这一病例同时也满足继发腹腔妊娠诊断。

这不仅基于患者的临床表现、术中探查发现，更为关键的是术后病理证实输卵管及大网膜均存在绒毛组织的种植。从患者发病、延时就诊到手术探查发现这一过程体现了从输卵管妊娠部分破裂到完全破裂的过程，也演示了继发腹腔妊娠形成的这一动态过程。目前从理论层面多认为腹腔妊娠常继发于输卵管妊娠流产或破裂，仅有一篇个例报道试图解释流产后腹腔妊娠这一病理形成过程，而本病例则首次呈现了从输卵管妊娠破裂到腹腔妊娠的动态形成过程。

该例患者手术处理难度并非如术前预估，全程仅由妇科医师单独完成。延时就诊却得以成功救治的另外一个关键因素在于继发腹腔妊娠时间尚短，胎盘部分而非完全种植，种植部位在大网膜而非其他腹腔重要脏器，使得腹腔妊娠处理难度大幅度降低，故提出是否为继发腹腔妊娠增加部分腹腔妊娠及完全腹腔妊娠的分类，以丰富腹腔妊娠的理论体系，指导临床决策和患者预后评估，这一提法需要更多的临床病例加以验证。

张艳芳　宋学茹

【相关指南及参考文献】

[1] PARKER VL，SRINIVAS M. Non-tubal ectopic pregnancy. *Arch Gynecol Obstet.* 2016；294（1）：19-27.

[2] PARKER VL，SRINIVAS M. Non-tubal ectopic pregnancy. *Arch Gynecol Obstet.* 2016；294（1）：19-27.

[3] ATRASH HK，FRIEDE A，HOGUE CJ. Abdominal pregnancy in the United States：frequency and maternal mortality. *Obstet Gynecol.* 1987；69（3 Pt 1）：333-337.

[4] KHALIL MM，BADRAN EY，RAMADAN MF，SHAZLY SA-EM，ALI MK，ABDEL BADEE AY. An advanced second trimester tubal pregnancy：Case report. *MiddLe East Fertility Society Journal.* 2012；17（2）：136-138.

[5] MARCUS AP，MARCUS DM，AYIS S，JOHNSON A，MARCUS SF. Spontaneous pregnancies following discontinuation of IVF/ICSI treatment：an internet-based survey. *Hum Fertil（Camb）.* 2016；19（2）：134-141.

[6] LI X，BARTON-SMITH P. A 16-week secondary abdominal ectopic pregnancy with a simultaneous intratubal placenta and abdominal fetus. *Eur J Obstet Gynecol Reprod Biol.* 2015；185：181-182.

病例 89　体外受精 - 胚胎移植助孕后妊娠期子宫破裂

【疾病概述】

妊娠期子宫破裂是妊娠期严重的并发症之一，发生率约 0.14%，不仅会引起胎儿死亡，还会引起母体的失血性休克，严重者甚至需要切除子宫。瘢痕子宫是子宫破裂的最常见原因。常见的妊娠期子宫破裂多见于剖宫产术后瘢痕破裂以及子宫肌瘤剥除术后的瘢痕破裂，继发于输卵管切除术后的妊娠期子宫破裂，由于症状不典型，临床上经常被忽略而得不到及时诊治，从而会导致严重的后果。

【病例介绍】

张某，女性，26 岁，2017 年 2 月就诊。

1. 主诉　IVF 助孕后妊娠 31^{+5} 周，间断上腹痛 11 天，血压升高 5 天。

2. 现病史　患者于 2010 年因“右侧输卵管峡部妊娠”行腹腔镜下右侧输卵管切除术，2014 年 5 月在浙江某三甲医院因“左侧输卵管间质部妊娠”行腹腔镜下左侧宫角妊娠病灶切开取胚术、宫角修复术及左侧输卵管切除术。2016 年 6 月因“双侧输卵管缺如”于外院生殖医学中心行 IVF-ET 治疗，新鲜周期全胚胎冻存。2016 年 7 月 14 日行解冻周期胚胎移植，移植 2 枚囊胚，移植后 2 周血 HCG 升高提示妊娠，移植后 4 周首次超声提示宫内早孕，双胎妊娠（双绒毛膜双羊膜囊双胎妊娠）。患者孕 9 周社区医院建册常规产科检查，血压、血糖正常水平，尿蛋白（-）。患者 11 天前（孕 30^{+1} 周）晚餐后 4 小时出现阵发性上腹部疼痛，以上腹正中疼痛最剧烈，伴有两侧肋下轻微疼痛，无阴道出血及流液，就诊于外院急诊，测血压 125/80 mmHg，产科查体无明显阳性体征，未触及宫缩，产科超声检查提示宫内双胎妊娠，胎儿大小与孕周相符，胎心率及羊水指数均在正常范围，胎盘均位于前壁，未见异常回声。患者遂就诊于内科，就诊后考虑“胃炎”，嘱进食清淡易消化的食物，患者就医过程中疼痛自我缓解离院。患者 6 天前再次出现上腹部阵发性疼痛，程度与前次相似，疼痛间隔时间较上次缩短，就诊于我院妇产科急诊，测血压 125/85mmHg，产科检查及产科超声均未发现异常情况。内科会诊后查血常规：Hb113g/L，尿常规：尿蛋白（2+），尿酮体（1+），余血糖、电解质、淀粉酶、脂肪酶以及肝肾功能均无明显异常，内科给予对症支持治疗 3 天后好转离院。今日（孕 31^{+5} 周）18：00 再次出现上腹部疼痛，伴有恶心，无呕吐，并自觉左侧胎儿胎动频繁，遂再次就诊于我院妇产科急诊，于 2017 年 2 月 2 日收入产科病房。

3. 月经史　13 岁，7/30 天，量中，痛经（-）。

4. 婚育史　19 岁结婚，配偶体健。G3P0。

5. 既往史　2010 年因“右侧输卵管峡部妊娠”行腹腔镜下右侧输卵管切除术，2014 年 5 月在浙江某三甲医院因“左侧输卵管间质部妊娠”行腹腔镜下左侧宫角妊娠病灶切开取胚术、宫角修复术及左侧输卵管切除术。

6. 体格检查　T 36.8℃，P 87 bpm，R18 次 / 分，BP 155/95 mmHg。全身查体：急性痛苦面容，面色稍苍白，上腹部压痛（+），反跳痛（±），肌紧张（-），双下肢水肿（++）。产科查体：宫缩偶有，FHR：140 bpm（左）/130 bpm（右），胎膜未破，宫颈管未缩短，宫口未开。

7. 辅助检查

血常规：Hb 76g/L，余正常范围。

凝血功能：FIB 4.27g/L，D-Dimer 9944ng/mL。

尿常规：尿蛋白（3+）。

肝功能及肾功能均在正常范围。

腹部超声：肝回声颗粒增粗，腹腔积液（中），右胸腔积液（少）。

8. 诊断　①孕 3 产 0 孕 31^{+5} 周；②双绒毛膜双羊膜囊双胎妊娠；③重度子痫前期；④中度贫血；⑤上腹痛原因待查：胃炎？重度子痫前期？⑥体外受精 - 胚胎移植术后。

【诊疗经过】

患者入院后行产科超声：双胎大小与孕周相符，胎心正常。两个胎盘均位于子宫前壁，未见异常回声，两个羊水池均未见羊水。盆腔左侧囊性包块 149 mm × 11 mm × 114 mm，其内见一胎儿下肢回声；囊肿上方囊实性包块 97 mm × 86 mm × 65 mm，囊性为主，部分实性区未见血流；右髂窝液区 41 mm，左髂窝液区 62 mm，肝周液区 27 mm。考虑“妊娠期子宫破裂”，立即急症行开腹探查术，同时行剖宫产术终止妊娠。术中打开腹膜后可见盆腹腔大量陈旧性积血和血块，无异味，探查子宫如孕 8 个多月，子宫左角浆膜面连续性消失，有一破裂口，因妊娠子宫占据腹腔难以探清及操作，先行子宫下段横切口剖宫产术娩出两女婴，体重分别为 1700 g 和 1450 g，1 分钟和 5 分钟 Apgar 评分为 6 分和 9 分，新生儿转儿科治疗。将子宫自腹部切口翻出体外，因大网膜与左侧宫角破裂处包裹粘连，分离粘连并行部分大网膜切除，探查左宫角处破裂口长 11cm，考虑子宫破裂。胎盘附着于子宫前壁，顺利娩出胎盘后，子宫收缩好，行左侧宫角修补术。术中失血 3000 mL，输注悬浮红细胞 2 单位，血浆 800 mL。术后查血常规：Hb68 g/L，继续给予输注悬浮红细胞 4 单位并予静脉应用抗生素预防感染。患者术后 1 周出院，两个早产儿于术后 10 天出院。左侧宫角标本病理结果：子宫肌层血管淤血扩张，部分动脉壁可见纤维素样物沉积，局部肌层出血、坏死伴大量中性粒细胞浸润。出院后 1 个月电话随访母婴健康。

【病例讨论】

一、输卵管切除术后妊娠期子宫角部瘢痕破裂的临床特征

继发于因输卵管疾病（如输卵管积水、输卵管脓肿、输卵管妊娠等）而行输卵管切除术或子宫角部切开术的子宫瘢痕破裂常因症状不典型，易被忽视。既往有输卵管切除术史的孕妇发生子宫破裂的部位为宫角部位，多发生在孕中期及孕晚期尚未临产的孕妇。发病时症状、体征多不典型，初始的常见症状为腹痛，由于发生破裂的位置较高，且子宫表面的“瘢痕”相对较小，因此腹痛常位于上腹部，以子宫瘢痕区域更为明显，程度较轻，常常为胀痛不适，可持续存在、也可间断缓解，甚至部分患者并无明确的腹痛等临床症状，只在手术探查时才发现子宫部分破裂或完全破裂。宫角部位的子宫破裂发生后易被大网膜覆盖包裹，从而减少了腹腔内出血发生的机会，急腹症的表现常不明显。部分患者可有胎动频繁或少许阴道出血的情况。发病初期，产科查体可于腹部触及宫角破裂部位的压痛，部分患者可触及子宫张力增加，阴道检查多无临产征兆。因此，由于发病初期患者通常没有突然发生的剧烈腹痛、排尿困难、腹腔内出血及低血容量性休克等典型的子宫下段或体部破裂的临床症状，而常就诊于内外科，从而被误诊为胃肠炎、胆囊炎等内外科疾病。

此外，该疾病发病初期应注意与产科情况如先兆早产、胎盘早剥及妊娠期高血压疾病的严重情况 HELLP 综合征等进行鉴别。随着病情的进展、破裂口的扩大和腹腔内出血的增多，患者的腹痛逐渐加重，不能缓解，甚至发生母亲失血性休克以及胎儿窘迫、胎死宫内等严重情况。因此，应重视该疾病的早期诊断，以早期开展救治。由于患者的初始症状不典型，临床诊疗中容易发生漏诊及误诊。因此，对于妊娠中、晚期无临产先兆而伴有上腹部疼痛的患者应重视病史采集，对既往有输卵管切除术史的孕妇，应仔细查体，结合影像学检查，高度警惕子宫角部瘢痕破裂的发生。

二、输卵管疾病的治疗策略

1. 输卵管间质部妊娠的处理策略　输卵管间质部妊娠的治疗目前有药物治疗、手术治疗及其他手段（高强度聚焦超声和介入治疗等）。如果患者生命体征平稳，对于间质部妊娠包块未破裂的具有保守治疗条件的患者，可选择甲氨蝶呤进行规范治疗，部分病灶活跃者可加用米非司酮；此外，部分患者可采取高强度聚焦超声或经子宫动脉栓塞的介入治疗等方法来治疗；保守治疗减少了未来子宫破裂的发生风险。因药物治疗的条件限制以及有治疗失败（如持续性异位妊娠）等的风险，在治疗输卵管间质部妊娠时，腹腔镜手术具有恢复快、住院时间短及微创的优势已得到了肯定。2014 年，Lancet 发表了关于输卵管妊娠患者治疗效果的研究结果表明，较输卵管切除术相比，输卵管开窗取胚术未显著影响患者远期的妊娠能力，然而却增加了持续性异位妊娠和重复性异位妊娠的风险。因此，腹腔镜输卵管切除术已

经成为目前治疗输卵管妊娠的一线治疗方法。输卵管间质部妊娠最常采用的手术方式为切除患侧输卵管并行子宫角部楔形切除术或切除患侧输卵管的同时行子宫角部切开取胚术和子宫角部修复术。由于子宫角部楔形切除术导致了子宫角部肌层部分丢失，再次妊娠时可增加子宫破裂的风险，因此，该术式仅适合于伴有大出血且子宫角部破裂的输卵管间质部妊娠患者以及无再次生育需求的患者。其他治疗方法如高强度聚焦超声对患者未来再次妊娠情况的影响目前未见系统报道，经子宫动脉栓塞的介入治疗可能会影响部分育龄期妇女的卵巢功能，限制了这些治疗方法在临床工作中的开展。因此，对于育龄期妇女，临床多采用腹腔镜下患侧输卵管切除及子宫角部切开取胚术和子宫角部修复术来治疗输卵管间质部妊娠。

2. 非间质部输卵管疾病的处理策略　临床上由于输卵管妊娠（间质部除外）、卵巢病变（如卵巢畸胎瘤扭转坏死）、输卵管炎性病变或输卵管积水等常常需要行输卵管切除术，临床最常用的是输卵管部分切除术。辅助生殖技术治疗后异位妊娠的发生率为 4%~11%，明显高于自然受孕后 1.9% 的发生率，且输卵管间质部妊娠占 35.5%，而其中 71.1% 的间质部妊娠患者有双侧输卵管切除手术史。因此，有学者提出，对于已发生过输卵管妊娠或重度输卵管积水的患者需切除输卵管时，应尽量紧贴宫角切除输卵管。也有学者推荐，对输卵管残端进行精确的烧灼或行输卵管全切除术以预防间质部妊娠的发生。输卵管间质部妊娠的患者经治疗后再次行辅助生殖治疗绝大多数都能获得良好的宫内妊娠结局，但考虑到非输卵管间质部病变而行包括间质部在内的输卵管全切除术会破坏子宫角部肌层的完整性，增加子宫的创伤和瘢痕，从而相应地增加妊娠期子宫破裂的发生风险，因此，权衡利弊后对非间质部的输卵管疾病患者不建议常规行输卵管全切除术。

三、输卵管切除术后妊娠期子宫角部瘢痕破裂的发生率及影响因素

输卵管切除术后妊娠期子宫角部瘢痕破裂的发生率因输卵管部位、治疗方式及手术方式的不同而差异较大，目前无确切的统计数据。有学者对输卵管间质部妊娠患者行子宫角部楔形切除术的再妊娠结局进行分析，结果显示术后无持续性异位妊娠及复发性间质部妊娠的发生，术后有妊娠意愿的患者中再次妊娠率为 71.4%，然而有 3 例孕妇在妊娠期发生了子宫破裂（均为腹腔镜下的子宫角部楔形切除术）。该研究认为，腹腔镜下行子宫角部楔形切除术后再次妊娠时子宫破裂的发生率高达 30%。Wang 等观察了 38 例输卵管间质部妊娠的患者，其中 37 例行腹腔镜下子宫角部切开取胚术及子宫角部修复术，2 例患者术后出现持续性异位妊娠，分别行甲氨蝶呤治疗及再次腹腔镜手术成功治愈；38 例患者中，15 例再次妊娠，其中 14 例成功分娩，1 例处于妊娠中，均无子宫破裂发生。与开腹手术相比，术中使用电凝器械增加了子宫破裂的发生风险。由于腹腔镜在治疗输卵管疾病中具有的优势，目前已基本取代了创伤较大的开腹手术。行输卵管切除术或输卵管间质部妊娠需要切开子宫角部位时，此部位血管丰富易出血，手术中使用电凝设备时的热传导可引起子宫肌层的迟发性坏死，子宫肌细胞再生能力差，子宫壁纤维组织增生，子宫肌纤维的弹性及扩张性减弱，是导致妊娠期子宫破裂的根本原因之一。此外，手术切开子宫角损伤了子宫角部肌层的完整性，术中未完整修复切口或切口部位的血肿、感染容易导致子宫伤口愈合不良，子宫肌层

局部出现薄弱区;随着妊娠期子宫的增大,这些薄弱区就容易成为子宫破裂的区域。因此,输卵管切除术中使用电凝器械、宫角部位的电凝损伤以及子宫角局部未缝合修复的患者发生子宫破裂的风险更大。

四、输卵管切除术后的助孕策略及妊娠期管理

1. 输卵管切除术后再次妊娠时机的把握　输卵管切除术后的患者常常需要借助辅助生殖技术来获得妊娠。再次妊娠的时机距输卵管切除术的时间间隔是胚胎移植前需要考虑的问题,目前尚无统一意见。Stanirowski 等对输卵管切除术后妊娠期子宫破裂的患者进行了研究, 67% 术后至妊娠的时间间隔 <1 年。国内有学者建议,输卵管间质部妊娠的患者术后需严格避孕 2 年,术后 2~3 年为最佳的受孕时机

也有专家建议,组织愈合的时间为 3 个月,增加 1 倍时间即 6 个月就可以考虑再次妊娠,如果切口还不能良好愈合再延长间隔时间也无明显意义。因此,根据患者的具体手术方式,非输卵管间质部手术的患者可以于术后半年考虑再次妊娠,而输卵管间质部手术的患者要严格避孕至少 1 年再考虑妊娠,才相对安全。

2. 输卵管切除术后患者的助孕策略和早期妊娠管理　既往有输卵管切除术史的患者在进入辅助生殖技术治疗周期前医师需要与其充分沟通,详细阅读原手术记录,尤其是对曾有输卵管间质部手术史的患者更应提高警惕,制定移植计划,实行单胚胎移植。如果患者合并卵巢功能减退,可先行胚胎冻存,待适宜时机再行胚胎解冻移植。尽早在妊娠成功后确定妊娠的部位和妊娠囊数量,若发现妊娠囊为 2 个及以上,且既往有输卵管间质部手术史,应行减胎术保留 1 个胎儿,以减少妊娠期子宫破裂的发生风险。

3. 输卵管切除术后患者妊娠中、晚期的管理　妊娠后建立严密的随访机制,对既往有输卵管间质部手术史的孕妇应列为高危孕妇。对妊娠中、晚期出现的腹痛临床医师均应高度重视,对孕妇进行详细查体,高度警惕子宫破裂的发生风险。对于此类孕妇,孕期应加强营养指导,避免巨大儿的出现。有学者建议,既往有输卵管间质部手术史的孕妇于胎儿成熟后临产前行择期剖宫产术分娩。超声检查是诊断妊娠期子宫破裂最重要的辅助手段。超声检查对于完全性子宫破裂、胎儿部分或全部进入腹腔的情况诊断准确率高,能够直接观察子宫破裂口位置,并对胎儿的状况进行评估。但对于子宫角部瘢痕破裂由于破裂口较小或破裂位置位于子宫侧壁或后壁,超声检查常不易发现。当发现可疑的光带、包块、不明原因的羊水过少或腹腔积液时,超声医师应给予临床医师提示以引起其重视。目前超声对子宫角部的瘢痕无明确的评估方法,在超声检查中应注意观察子宫角部肌层的完整性,如局部失去肌层结构或表现为一外凸低回声光团,同时伴有瘢痕区域的疼痛和压痛,应高度怀疑不完全性子宫破裂的可能。一旦可疑子宫破裂,应立即转诊至具有抢救孕产妇及新生儿条件及经验的医院及时救治。

【专家点评】

对于有生育需求的育龄期女性,因各种原因行输卵管手术时,应严格掌握手术指征并慎重选择手术方式。对部分病情稳定的输卵管间质部妊娠可以选择非侵入性的治疗方法,以减少未来子宫破裂的发生风险;对需要手术处理的间质部妊娠,建议腹腔镜下切除患侧输卵

管的同时行子宫角部切开取胚术和子宫角部修复术,而不施行子宫角部楔形切除术。输卵管间质部手术1年后再考虑妊娠比较安全。辅助生殖技术中应行单胚胎移植,妊娠后应加强监测,避免巨大儿的出现。妊娠中、晚期对输卵管切除术后尤其是有间质部手术史的患者,若出现腹痛,尤其是上腹部疼痛,应进行详细的查体,并结合超声检查,高度警惕子宫角部破裂的发生。

魏丽坤 宋学茹

【相关指南及参考文献】

[1] STANIROWSKI PJ, TROJANOWSKI S, SŁOMKA A, et al. Spontaneous rupture of the pregnant uterus following salpingectomy: a literature review[J]. Gynecol Obstet Invest, 2015, 80(2):73-77.

[2] 孙洁, 郧丰. 瘢痕子宫自发性完全性破裂9例临床分析[J]. 实用妇产科杂志, 2016, 32(12):943-945.

[3] 赫英东, 杨慧霞. 警惕输卵管切除术后患者妊娠期间子宫破裂风险——病例分析并文献综述[J]. 中国计划生育和妇产科, 2016, 8(10):32-35.

[4] 杨鹏霞, 宋建东. 输卵管间质部妊娠的早期诊断与价值及治疗进展[J]. 中国计划生育和妇产科, 2017, 9(2):16-19.

[5] DEBRAS E, FERNANDEZ H, POURCELOT AG, et al. Medical management of interstitiel pregnancy by in situ methotrexate[J]. J Gynecol Obstet Biol Reprod(Paris), 2016, 45(7): 673-678.

[6] MOL F, VAN MELLO NM, STRANDELL A, et al. Salpingotomy versus salpingectomy in women with tubal pregnancy(ESEP study): an open-label, multicentre, randomised controlled trial[J]. Lancet, 2014, 383(9927):1483-1489.

[7] LIAO CY, TSE J, SUNG SY, et al. Cornual wedge resection for interstitial pregnancy and postoperative outcome[J]. Aust N Z J Obstet Gynaecol, 2017, 57(3):342-345.

[8] WEISSMAN A, FISHMAN A. Uterine rupture following conservative surgery for interstitial pregnancy[J]. Eur J Obstet Gynecol Reprod Biol, 1992, 44(3):237-239.

[9] ABUSHEIKHA N, SALHA O, BRINSDEN P. Extra-uterine pregnancy following assisted conception treatment[J]. Hum Reprod Update, 2000, 6(1):80-92.

[10] LOZEAU AM, POTTER B. Diagnosis and management of ectopic pregnancy[J]. Am Fam Physician, 2005, 72(9):1707-1714.

[11] WANG J, HUANG D, LIN X, et al. Incidence of interstitial pregnancy after in vitro fertilization/embryo transfer and the outcome of a consecutive series of 38 cases managed by laparoscopic cornuostomy or cornual repair[J]. J Minim Invasive Gynecol, 2016, 23(5): 739-747.

[12] YOVICH JL, TURNER SR, MURPHY AJ. Embryo transfer technique as a cause of ectopic pregnancies in in vitro fertilization[J]. Fertil Steril, 1985, 44(3):318-321.

[13] GARAVAGLIA E, QUARANTA L, REDAELLI A, et al. Interstitial pregnancy after in vitro fertilization and embryo transfer following bilateral salpingectomy: report of two cases and literature review[J]. Int J Fertil Steril, 2012, 6(2):131-134.

[14] VERMA U, ENGLISH D, BROOKFIELD K. Conservative management of nontubal ectopic pregnancies[J]. Fertil Steril, 2011, 96(6): 1391-1395.e1.

[15] LIZAN G, CROUET H, LÉVY G. Rupture of the pregnant uterine horn following salpingectomy with resection of the interstitial portion. Report of 3 cases of which one followed in-vitro fertilization and embryo transfer[J]. J Gynecol Obstet Biol Reprod (Paris), 1986, 15(5):641-646.

[16] AYOUBI JM, FANCHIN R, LESOURD F, et al. Rupture of a uterine horn after laparoscopic salpingectomy. A case report[J]. J Reprod Med, 2003, 48(4):290-292.

[17] 杨小芳. 异位妊娠术后再次妊娠致子宫破裂 1 例 [J]. 中国当代医药, 2013, 20(3): 151-152.

[18] TROJANOWSKI S, SŁOMKA A, STANIRÓWSKI P, et al. A rare case of asymptomatic rupture of the uterine horn in the full-term pregnancy as a consequence of laparoscopic salpingectomy[J]. Ginekol Pol, 2016, 87(11):780.

[19] NISHIJIMA Y, SUZUKI T, KASHIWAGI H, et al. Uterine rupture at 26 weeks of pregnancy following laparoscopic salpingectomy with resection of the interstitial portion: a case report[J]. Tokai J Exp Clin Med, 2014, 39(4):169-171.

[20] TAN SQ, THIA EW, TEE CS, et al. An unusual presentation of recurrent uterine rupture during pregnancy[J]. Singapore Med J, 2015, 56(6):e100-101.

[21] 蔡素清, 陈灼英, 杨如容. 腹腔镜输卵管间质部妊娠术后妊娠宫角破裂 2 例 [J]. 医药与保健, 2014, 22(2):169,171.

[22] 周应芳. 注重子宫微创手术技巧,预防妊娠期子宫破裂 [J]. 中华妇产科杂志, 2016, 51(11):832-834.

[23] 中华医学会生殖医学分会第一届实验室学组. 人类体外受精 - 胚胎移植实验室操作专家共识(2016)[J]. 生殖医学杂志, 2017, 26(1):1-8.

[24] AGDI M, TULANDI T. Surgical treatment of ectopic pregnancy[J]. Best Pract Res Clin Obstet Gynaecol, 2009, 23(4):519-527.

[25] 贾咏梅, 付义敏, 赵华. 超声诊断妊娠子宫破裂的临床价值 [J]. 中国计划生育和妇产科, 2015, 7(9):69-72.

第五章　生殖护理

病例 90　IVF-ET 反复种植失败自然妊娠患者的心理护理

【疾病概述】

体外受精 - 胚胎移植（IVF-ET）是辅助生殖技术之一，能够帮助不孕症患者妊娠，IVF-ET 成功妊娠率高达 60%。但临床仍有部分患者种植失败，临床将经历≥ 2 个新鲜周期 / 冻融周期，共移植≥ 4 枚优质卵裂期胚胎，或≥ 2 枚囊胚而没有实现临床妊娠情况称之为反复种植失败。统计资料显示，行辅助生殖助孕的不孕症患者中有 5-10% 发生反复种植失败。不孕症治疗过程不仅给患者家庭增加经济负担，同时还面临社会舆论压力，使患者产生一定心理压力。而反复种植失败更可能加重患者心理负担，甚至影响心理健康，降低生活质量。近年来，临床对不孕症患者心理健康、生理质量的关注度越来越高。国外有学者认为辅助生殖技术助孕患者生活质量与不孕症治疗本身同等重要。对于行辅助生殖治疗的患者而言，反复种植失败必然会在精神上受到一定的打击，降低治疗信心，甚至还可能因心理负担过重而产生焦虑、抑郁等心理不适，因此应高度关注反复种植失败患者的心理健康。多项报道显示，采用辅助生殖技术助孕治疗患者普遍有怀疑、暴躁、焦虑等不良心理，且以反复种植失败者尤为严重。国外有报道发现，相比无种植失败经历者，较已有种植失败经历者再次行胚胎移植时的心理压力更大，焦虑、抑郁水平更高。

反复种植失败患者总体心理健康状态不理想，多有焦虑、抑郁负性情绪，且有不同程度的躯体化表现，睡眠、饮食也受到一定影响。因此，针对 IVF-ET 反复种植失败患者的心理特征实施强化心理护理是非常必要的，良好的心理护理可以改善患者心理状态及妊娠结局。

【病例介绍】

女方郭某，年龄 32 岁，男方年龄 33 岁，2020 年 5 月年来院就诊。

1. 主诉　结婚 5 年，同居，性生活正常，未避孕未孕。女性基础性激素正常。HSG 示：双侧输卵管通并远端部分粘连。患者于 2020 年 11 月于我中心行 IVF-ET 助孕治疗。

2. 月经史　初潮 14 岁，7/28~30 天，量中，痛经（-）。

3. 婚育史　27 岁结婚，配偶体健，G0P0。

4. 个人史　患者本人系足月出生于天津，其母亲孕期无特殊用药史，其现久居天津。无吸烟，饮酒史，无有毒有害等物质接触史。患者职业：护士，工作忙碌，精神压力大。

5. 查体　T 36.4℃，P 76 次 / 分，BP 128/70 mmHg，身高 165cm，体重 65 kg，BMI 23.87 kg/m^2。

妇科检查：外阴已婚型，阴道畅，宫颈光，子宫前位，常大，质中，活动，无压痛，双附件区无异常包块及压痛。

6. 化验检查　男方精液正常。女方血常规、尿常规、肝功能、肾功能均正常范围。基础性激素：正常范围。AMH：2.5 ng/mL。

【诊治经过】

2020 年 11 月行取卵术，获卵 18 枚，形成优质胚胎 6 枚，非优质胚胎 2 枚，共冷冻胚胎 8

枚。因取卵后出现轻度卵巢过度刺激症，未移植。分别于 2020 年 12 月、2021 年 1 月、2021 年 7 月行冻融胚胎移植，均未妊娠。2021 年 8 月行冻融胚胎移植，孕早期胚胎停育，胎儿染色体 21- 三体。期间患者行宫腔镜检查，提示慢性子宫内膜炎，给予抗炎治疗。各项免疫、遗传、内分泌方面检查均正常。患者此时加重了焦虑抑郁、自卑，甚至悲观、失望等心理。护士及时了解了患者心理状态，并与其建立良好的护患关系。向患者认真讲解 IVF-ET 治疗种植失败的可能原因和治疗对策，并让患者意识到心理因素是导致反复种植失败的重要因素之一。经过对患者进行心理干预及心理护理，提高患者的自信心。嘱咐患者放松心情，给自己一段时间来调理心情，减轻心理压力，做好心理准备。当 2021 年 12 月准备再次取卵时，发现自然妊娠。孕期平顺，孕足月顺娩一男婴，体健。

【病例讨论】

护士：通过与患者沟通，采用 SAS 焦虑自评量表，参考 20 个项目指标，患者评分为 64 分，属中度焦虑型，采用以下治疗方法。

1. 解压疗法　IVF-ET 反复种植失败患者受到来自各方面的压力，心理压力巨大，护理人员应重视对患者进行解压引导，鼓励患者说出内心真实想法及感受，引导患者分析引起内心压力的具体原因。

(1)鼓励患者写日记，针对自己存在的问题，记录自己的理解和体验，发现患者最大压力源于工作，指导患者重建认知，调整工作环境后，改变了心境，患者放松了心情。

(2)同期治疗患者互相加微信，在集体环境下，相互倾诉，达到自我觉醒。

(3)放松训练：每日 1~2 次。让患者保持坐姿或平睡姿，身体挺直，松开束腰的皮带或衣物，将双掌轻轻地放在肚脐上，五指并拢，掌心向下。先用鼻子慢慢的吸足一口气，然后慢慢吐气。每次连续做 5~10 分钟。

2. 信心教育　针对 IVF-ET 反复种植失败患者的不同负面情绪进行针对性信心教育。

(1)邀请 IVF-ET 反复种植失败后成功妊娠者现身说法，分享自身治疗经验，使得患者感同身受，予以患者充分心理支持，帮助患者建立治疗信心。

(2)优化诊疗流程为患者提供便捷、舒适、宽松的环境，增加患者的信任感。

(3)建立良好的护患关系，用安慰、鼓励性语言跟患者交谈、交流。树立治疗成功的信心。通过心理疏导纠正错误认知，减低消极反应情绪。

(4)完善社会支持系统，鼓励患者通过网络交流获得信息支持。产生同伴效应，相互支持、鼓励。参与运动或参加一些大众活动等减轻压力。

3. 强化健康教育　患者因 IVF-ET 反复种植失败而出现自卑、焦虑等情绪，且感受配偶、家属、社会等各方面压力，导致患者负面情绪加重，对成功妊娠不抱希望，再次移植前需对患者进行强化健康教育，耐心倾听患者主诉，与患者建立良好关系，通过多种形式对患者进行健康教育，详细介绍本周期治疗方案及与以往治疗周期的区别，提高患者的认知能力。

(1)对夫妻双方进行治疗过程中，各环节的健康宣教使患者熟悉流程，更好的配合治疗。

(2)通过公众号，微信、宣教材料等方式，对患者进行周期治疗前、治疗中、治疗后健康教育，解除患者的疑虑和困难。

（3）对于患者需要自行注射的针剂，按照操作规范指导患者。详细告知注意事项。保证患者治疗过程顺利进行。

（4）饮食方面，给予均衡饮食。避免着凉、感冒。避免到人员密集的地方。

4. 争取家属关怀　鼓励患者配偶及其他家属参与到患者护理过程中，并对患者家属进行健康宣教，嘱咐家属多关心、安慰、支持患者，给予患者充分的家庭支持。

（1）治疗过程双方应该相互鼓励，保持良好的心态和轻松的心情。男方尽量多陪伴女方，从生理、心理、生活方面给予女方安慰和体贴。按照医嘱双方共同完成各种知情同意书的签署，建立电子病历等。

（2）家属对治疗、用药情况有基本了解，以帮助女方顺利完成治疗过程。

（3）建议男方建立健康的生活方式，远离有毒、强辐射的环境，正常饮食，睡眠充足，禁止吸烟、酗酒。尽量避免桑拿浴、温泉浴。

（4）当女方移植失败时，女方往往承受巨大的压力，这期间男方和其他家庭成员一定要积极地鼓励患者，帮其尽快走出失败的阴影。

【专家点评】

IVF-ET 反复种植失败患者受自身心理压力、社会及家庭压力的影响，而产生恐惧、抑郁、焦虑情绪，患者负罪感强烈、内心敏感、处事偏激，且随着植失败次数导致患者负面情绪更严重，造成恶性循环。研究发现，负面情绪严重影响着患者 IVF-ET 治疗结局，负面情绪越严重的患者 IVF-ET 成功率越来越低。心理护理是通过多种措施调节、控制及克服患者负面情绪的方法，心理护理可减轻 IVF-ET 反复种植失败患者的心理负担，改善心理状态，改善患者生活环境、家庭功能，提高临床妊娠率。

刘燕萍　田文艳

【相关指南及参考文献】

[1] 汪希鹏. 复发性流产与反复种植失败的病因和治疗新观点 [J]. 中华妇产科杂志，2019，54（12）：793-796.

[2] 全松，刘婧. 反复种植失败的定义及影响因素 [J]. 实用妇产科杂志，2018，34（5）：7-10.

[3] ALESSIA RENZI，MICHELA DI TRANI，LUIGI SOLANO，et al. Alexithymia，infertility-related stress and quality of life in women undergoing an assisted reproductive treatment[J]. Stress Health，2020，36（5）：654-662.

[4] 董玮，李艳宏，路晓冰，等. 认知行为团体心理护理干预在高龄妇女实施辅助生殖技术中的应用效果观察 [J]. 中国药物与临床，2020，20（19）：142-143.

[5] 施静. 体外受精 - 胚胎移植患者生育生活质量调查分析 [J]. 实用临床医药杂志，2020，24（02）：26-28.

[6] 卢艳，唐惠艳. 不孕症患者的心理状况及积极心理干预研究 [J]. 中国计划生育和妇产科，2019，11（9）：80-83.

[7] ANDREA POZZA，DAVIDE DÈTTORE，MARIA ELISABETTA COCCIA，et al. De-

pression and Anxiety in Pathways of Medically Assisted Reproduction：The Role of Infertility Stress Dimensions[J]. Clin Pract Epidemiol Ment Health，2019，15：101-109.

病例 91　肌注黄体酮致蜂窝组织炎的护理

【疾病概述】

体外受精 - 胚胎移植及其衍生技术是治疗不孕症的有效方法。但在移植后，为提高子宫内膜容受性需给予外源性孕激素补充治疗。而肌注黄体酮注射液是早期乃至目前最常用的孕激素制剂。黄体酮注射液是一种油性制剂，分子颗粒表面张力大不易溶解，长期频繁的注射会使局部肌肉出现红肿、疼痛及硬结，但肌注黄体酮注射液致蜂窝组织炎的文章鲜有报道，现将临床中遇到的一例因肌注黄体酮注射液导致蜂窝组织炎的病例分享如下。

【病例介绍】

患者基本信息：戴某，女，年龄 32 岁。配偶，郜某，男，35 岁。初次就诊时间：2005 年 3 月。

1. 主诉　结婚 2 年，性生活正常，未避孕未孕。

2. 现病史　结婚 2 年，同居，性生活正常，未避孕未孕。平素月经规律。卵泡监测有排卵，2005-03-25 行输卵管通液，提示双侧输卵管通而不畅，此后行理疗、中药治疗一个月，2005-04-20 及 2005-04-23 两次行输卵管通液，仍提示输卵管通而不畅，要求助孕治疗。

3. 月经史　初潮 12 岁，5~6/30 天，量中，痛经（+）。

4. 婚育史　30 岁结婚，配偶体健，G0P0。

5. 个人史　患者本人系足月出生于天津，其母亲孕期无特殊用药史，现久居天津。无吸烟，饮酒史，无有毒有害等物质接触史，无食物药物过敏史。

6. 既往史　无特殊。

7. 家族史：无遗传病史，无不孕不育病史。

8. 查体　T 36.8℃，P 70 bpm，R 18 次 / 分，BP 120/70 mmHg，身高 165 cm，体重 55 kg，BMI 20.20 kg/m^2。

妇科检查：外阴已婚型，阴道畅，宫颈光滑。子宫前位，常大，质中，活动，无压痛，双附件区无异常包块及压痛。

9. 辅助检查

2006-02-03 查基础性激素：FSH6.22IU/L，LH4.74IU/L，E_2<10 pg/mL，T56.66 ng/dL，PRL17.43 ng/mL。

阴道 B 超：子宫 54 mm × 30 mm × 43 mm，内膜 10.9 mm，左卵巢 30 mm × 20 mm，8 个窦卵泡，右卵巢 23 mm × 14 mm，12 个窦卵泡。

2005-03-25，2005-04-20，2005-04-23 行输卵管通液术均提示双侧输卵管通而不畅。

2006-01-06 男方精液常规检查：活动力 a 级 20.9%，b 级 25.1%，2006-03-13 男方精液检查：活动力 a 级 1.94%，b 级 13.59%。

10. 诊断 ①原发不孕;②双侧输卵管通而不畅;③男方弱精症。

【诊治经过】

患者主因输卵管因素行 IVF 助孕,黄体期短效长方案超促排卵, Gn225IU 启动, Gn 用量 1955IU,Gn 天数 9 天,HCG 日 E_2 : 3940.3 pg/mL,2006 年 3 月 18 日行超声下经阴道取卵术,获卵 16 枚, 8 枚卵子行 IVF,受精失败,行补救 ICSI, 2PN5 枚, D3 优胚 3 枚,移植 1 枚,冷冻 2 枚。另 8 枚卵子行 ICSI,成熟卵 7 枚,2PN4 枚,D3 优胚 2 枚,移植 1 枚,冷冻 1 枚。

胚胎移植后给予黄体酮 40 mg im qd 等黄体支持,移植后 14 天和 16 天查 HCG 提示妊娠状态,移植后 4 周超声提示宫内早孕,双胎妊娠,孕囊一 16 mm × 17 mm,未见胎芽,孕囊二 17 mm × 16 mm,未见胎芽,移植后 6 周超声提示宫内早孕,双活胎妊娠,定期监测,黄体支持逐渐减量。移植后注射黄体酮共 70 天,于注射后 14 天出现注射部位红肿,注射后 30 天出现注射部位硬结、压痛、皮温升高、右臀充血,有波动感(彩图 42)。诊断为右臀蜂窝组织炎,给予红霉素软膏外敷,炉甘石外敷,局部冷敷治疗,治疗两周后患者症状缓解。此后每次注射黄体酮注射液 3 小时后予局部硫酸镁湿敷,局部按摩,嘱患者适当下床活动,保持床单清洁。移植后 10 周停用黄体酮注射液。注射黄体酮注射液后相关并发症出现情况见表 5-1-1。患者于 2006-11-28,经子宫下段横切口剖宫产术分娩两活女婴。甲婴体重 2850 g,乙婴体重 2400 g,随访 2 年体健。

表 5-1-1 移植后注射黄体酮相关并发症出现情况

ET 后天 / 周	黄体酮注射天数	黄体酮总剂量	症状	治疗
2 周	14	40 mg × 14	双臀针眼密集,注射部位集中,红肿,边界清楚	嘱分散注射,注射后 3h 予 50% 硫酸镁湿敷
4 周	30	40 mg × 30	双臀红肿,有压痛,散在硬结,皮温升高,右臀充血,有波动感,红肿呈地图状,约 15 cm × 20 cm,较大硬结直径约 2 cm × 2 cm,左臀红肿大小约 10 cm × 15 cm,硬结直径 1 cm × 1 cm	红霉素乳膏外敷 炉甘石外敷 局部冷敷 避开红肿硬结等部位采用 z-track+ 留置气泡技术肌肉注射,
6 周	45	40 mg × 45	双臀红肿,边界清,有轻微压痛,无硬结,皮温不高,右臀红肿大小约 13 cm × 15 cm,左臀红肿大小约 8 cm × 13 cm	消毒皮肤待干后予 z-track+ 留置气泡肌肉注射,注射后 3 小时予局部硫酸镁湿敷
8 周	56	40 mg × 56	双臀无红肿,无硬结,无压痛,皮温不高	治疗同前
9 周	63	40 mg × 56+30 mg × 7	双臀无红肿,无硬结,无压痛,皮温不高	治疗同前
10 周	70	40mg × 56+30mg × 7+ 20mg × 7	双臀无红肿,无硬结,无压痛,皮温不高	治疗同前

【病例讨论】

蜂窝组织炎是真皮及皮下组织被细菌感染所致的一种皮肤疾病。造成蜂窝组织炎最常见的原因是创伤及化学性刺激，如药物注射不当或异物留存于组织继发感染。局部症状有红、肿、热、痛的特征。

1. 针对该患者出现蜂窝组织炎的原因分析

药物因素：黄体酮注射液是一种油性制剂，不易吸收，长期反复注射易使药物在局部积聚，容易导致蜂窝组织炎。

护理因素：注射深度不够，药物会注入到脂肪层，不易吸收；同一部位多次注射，药物局部停留时间延长，刺激纤维组织增生；推药速度过快会引起肌肉组织撕裂性损伤；反复注射，针头损伤肌纤维或血管；同一部位注射不同药物发生药物反应会对皮下组织产生刺激作用，这些均是引发蜂窝组织炎的因素。

患者因素：针眼未闭合时用硫酸镁外敷且未使用无菌纱布，细菌可通过针眼侵入而导致感染，发生蜂窝组织炎。移植后担心活动影响受孕，长时间卧床，局部肌肉组织供血量减少，药物吸收速度减慢也是造成蜂窝组织炎的原因之一。

2. 预防及护理措施

基础护理：保持床单及患者皮肤清洁，增加营养，提高患者免疫力。

密切观察：密切观察局部皮肤温度，疼痛程度和性质，肿胀程度和范围，并做好记录。

加强宣教：注射前与患者沟通，纠正不良体位，缓解紧张情绪。注射后加强对患者及家属宣教，提高患者及家属的依从性。

注射要点：严格执行无菌操作技术，严禁肌注时微粒污染；相关文献表明 Z-track 肌肉注射 + 留置气泡技术注射黄体酮时皮下硬结发生率及药液渗出率明显降低，用 7 号针头深部肌肉注射，肥胖者可选用 8 号针头，推药速度要缓慢并且用力要匀，有计划的轮换注射部位，注射时避开红肿硬结等部位。不可与水溶性制剂在同一部位注射。

注射后护理：注射后 2~3 小时（针眼闭合需 2~3 小时）可采用马铃薯贴敷、50% 硫酸镁湿敷等方法预防硬结的发生。也可采用热敷、按摩、鼓励患者下床活动等方法增加患者局部血液循环。皮温升高时，冷敷能让局部温度降低，血管收缩，避免出血、瘀青、肿胀，降低代谢率、延缓神经传导，达到消炎止痛的目的。

出现蜂窝组织炎的护理：必要时遵嘱静脉予抗生素预防感染（此患者拒绝使用静脉抗生素治疗），使用经过消毒的冰袋冷敷患处，半小时后撤除冰袋，局部外敷炉甘石和红霉素软膏，如此交替可控制炎症扩散。炉甘石洗剂为天津医科大学总医院院内制剂，其主要成分为炉甘石和氧化锌，具有收敛、保护作用。当皮温不再持续升高时，采用 50% 硫酸镁纱布持续有效湿敷。2 周后，患处皮肤红肿消失，开始脱皮，皮肤隆起消失，炎症逐渐缓解。

【专家点评】

临床上注射黄体酮后发生硬结红肿时有发生，但是致蜂窝组织炎的病例鲜有报道，护理人员选择简单易行有效的方法，及早采取有效的护理干预避免不良反应的发生极为重要。

除此以外，黄体酮注射液使用后局部反应的严重程度，与使用药物的剂量和持续时间也密切相关。随着口服和阴道用黄体酮制剂的广泛应用，目前临床上使用肌肉注射黄体酮注射液进行黄体支持仅在患者早孕反应比较重且不能正常进食并伴有阴道出血等情况下少量应用。因此能最大程度的降低黄体酮注射部位严重硬结蜂窝组织炎的发生率。

王素美　田文艳

【相关指南及参考文献】

[1] 王红梅,张英平,龚敏,等.不同技术肌肉注射黄体酮避免药液回渗的效果评价 [J].护理研究,2015,29(22):2783-2785.

[2] 陈怡,邓叶美,吴卫照,等.土豆混合蜡泥外敷早期护理干预减少黄体酮肌注不良反应的效果观察 [J].湖北科技学院报(医学版)2020.35(01):70-74.

[3] 杨向群.综合护理干预黄体酮肌注硬结的效果研究 [J].中国医学创新,2011,8(33):84.

[4] 罗丽娟,周晓燕.黄体酮不同注射方法在 IVF-ET 黄体支持期局部不良反应比较 [J].护理实践与科研,2011.8.(4):25-26.

[5] 殷磊.护理学基础 [M].第 3 版.北京:人民卫生出版社,2002.352.

[6] 彭兰英,李丽华.油性制剂肌肉注射改良法 [J].基层医学论坛,2009,13(下旬刊):401-402.

[7] 吴伟琴,章飞琴,祝春燕.Z-track 肌肉注射法结合留置气泡技术在注射黄体酮中的应用 [J].护理与康复,2009,9(3):245-246.

[8] 杨向群.综合护理干预黄体酮肌注硬结的效果研究 [J].中国医学创新,2011,8(33):84-85.

[9] 占红英,张临燕.马铃薯片外敷治疗肌注部位硬结的疗效观察张颖.[J].临床军医杂志,2009,37(1):6.

彩　图

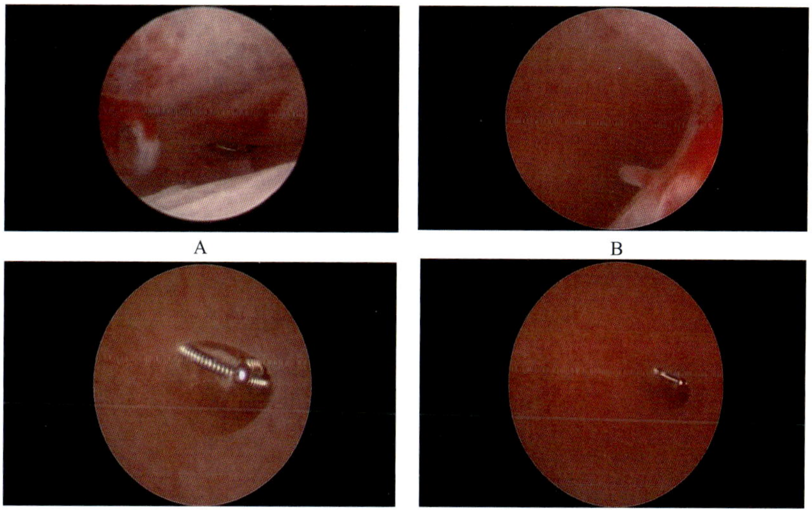

A　　B

C　　D

彩图 1　患者宫腔镜下表现(病例 2)

A:宫腔镜下充血及出血点　B:子宫内膜表面微乳头　C、D:右侧输卵管开口处金属弹簧圈

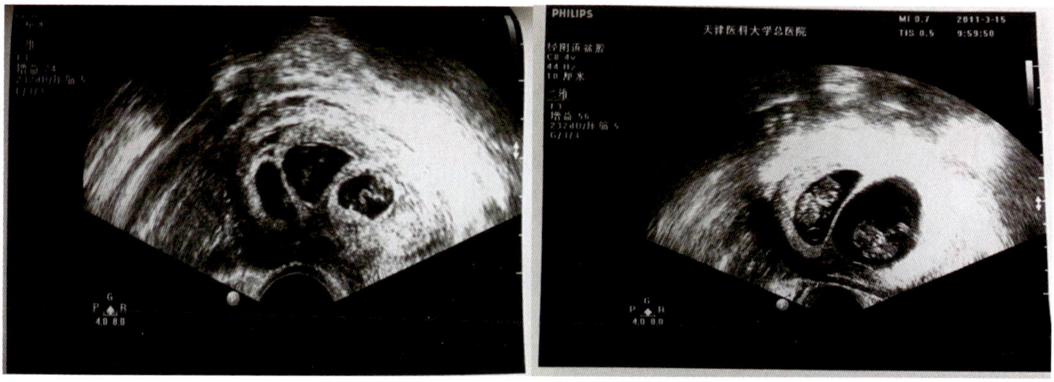

A　　B

彩图 2　三胎妊娠患者减胎前和减胎后 B 超(病例 5)

A:减胎前超声可见三绒毛膜三羊膜囊活胎妊娠　B: 减胎后超声可见双绒毛膜双羊膜囊活胎妊娠

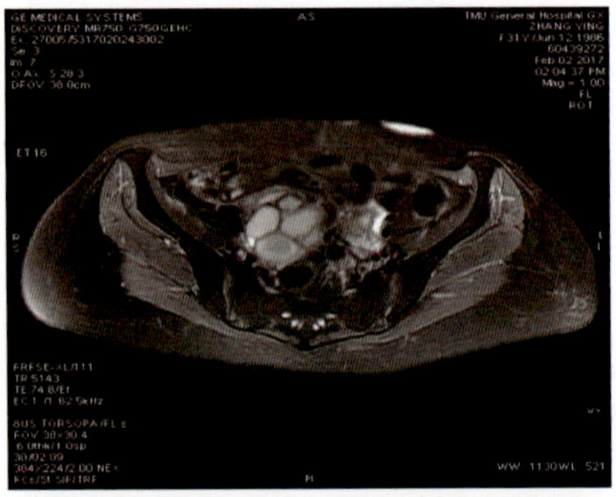

图 A

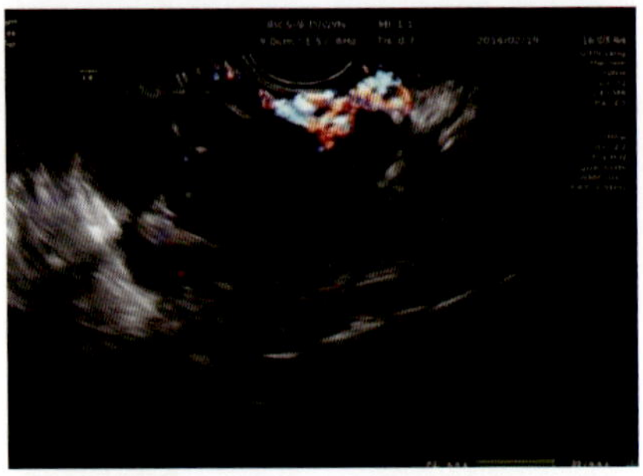

图 B

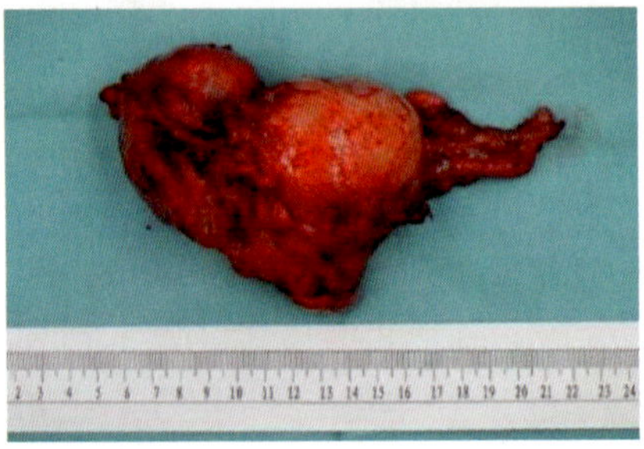

图 C

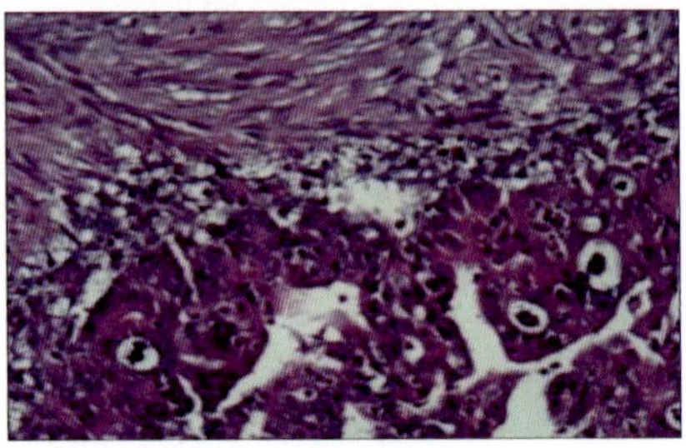

图 D

彩图 3　双卵巢子宫内膜异位囊肿恶变患者的影像学特点及病理学特征（病例 12）

A. 盆腔 MRI 提示宫旁右侧多房囊性肿块　B. 右侧附件区多房囊性包块，大小为 5.7 cm × 7.1 cm × 6.3 cm　C. 右附件包块大小约 7.0 cm × 6.0 cm × 6.0 cm，与子宫紧密粘连　D. 盆腔病灶腺体排列紊乱，腺体融合呈筛网状，部分区域可见乳头结构，部分细胞增大有异型，为高分化子宫内膜样腺癌。（HE × 200）

A 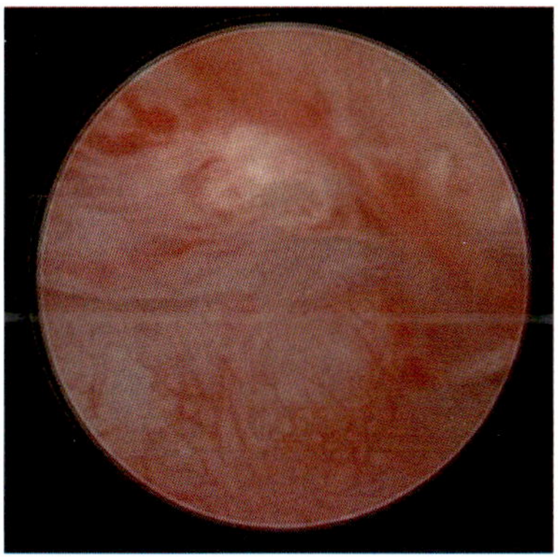　B 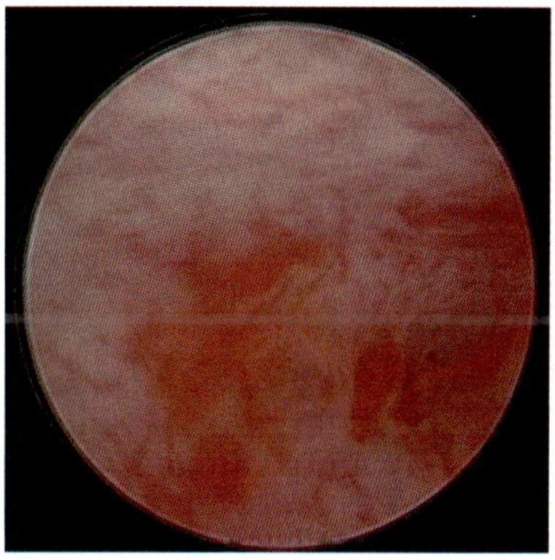

彩图 4　子宫内膜复杂性增生患者宫腔镜下表现(病例 15)

A:宫腔前壁部分区域内膜呈黄白色。B:宫腔充血明显,内膜明显增厚,宫腔内膜血管丰富。

A 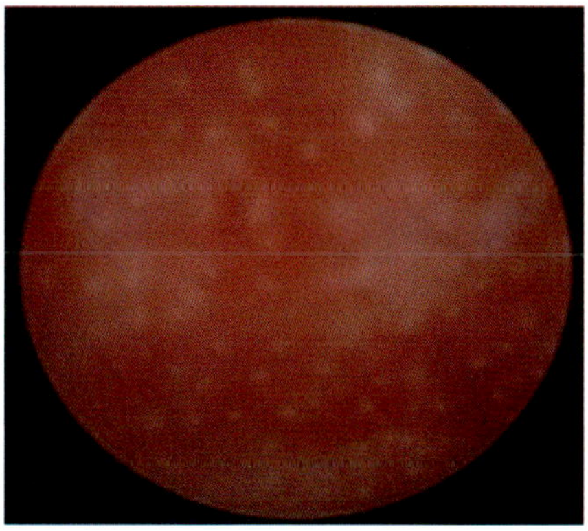　B 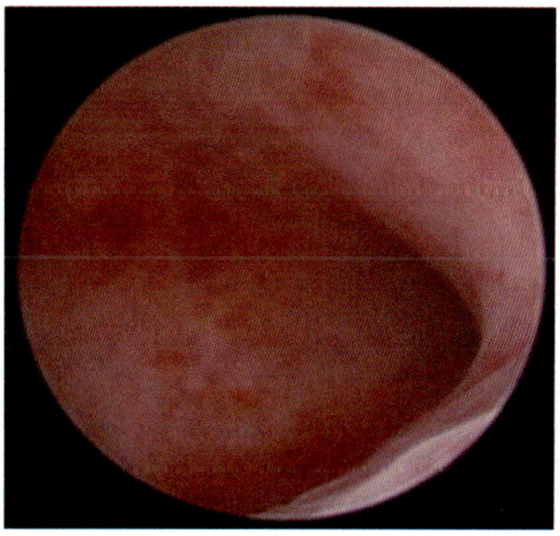

彩图 5　子宫内膜复杂性增生患者逆转后宫腔镜下表现(病例 15)

A: 宫腔前壁充血明显,可见草莓征。B:前壁 内膜片状略不平,片状充血。

A 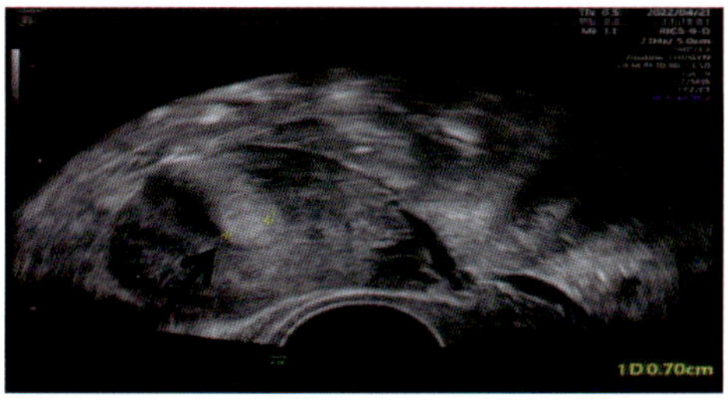　B 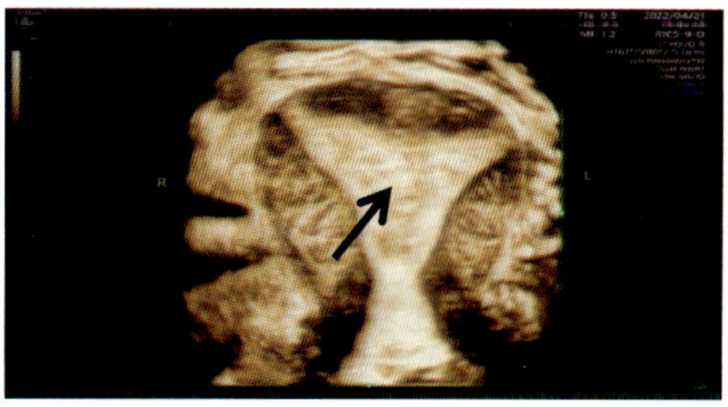

彩图 6　子宫内膜息肉患者阴道超声下表现(病例 18)

A:二维超声提示宫腔多发中高回声团块　B:三维超声提示宫底内膜稍凹陷,宫腔多发中高回声团块

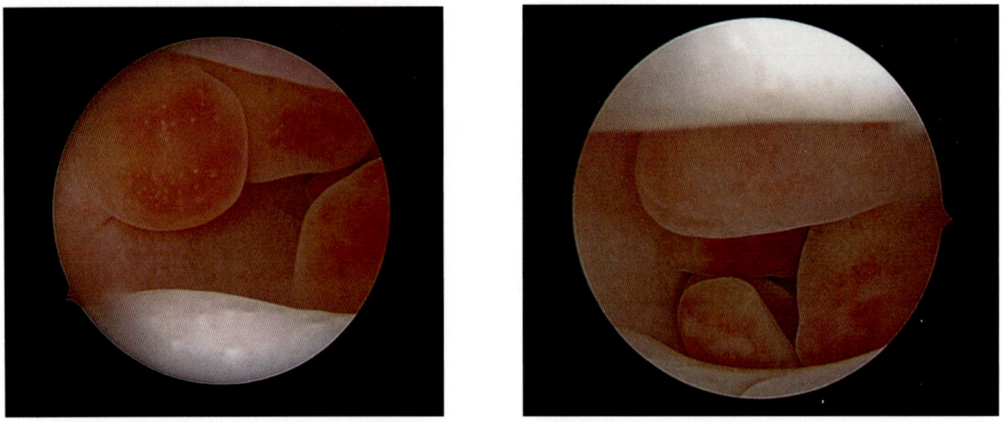

彩图 7　子宫内膜息肉患者宫腔镜下表现:宫腔四壁内膜多发息肉样赘生物(病例 18)

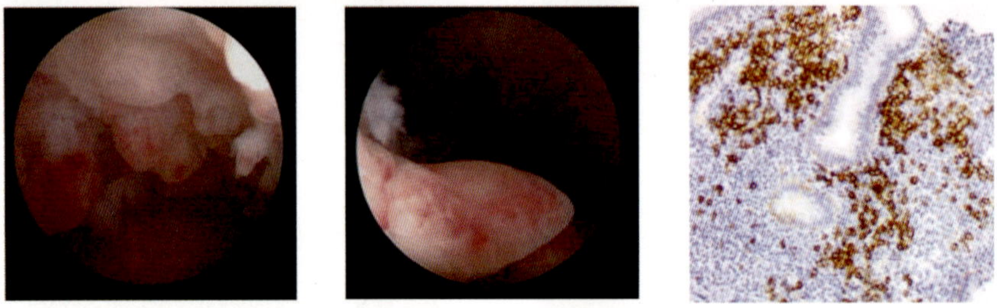

(A)　(B)　(C)

彩图 8　子宫内膜息肉合并子宫内膜炎患者宫腔镜下表现(病例 19)

图 A 及图 B:子宫内膜息肉(多发),子宫内膜表面多发出血点及充血点等慢性子宫内膜炎表现。图 C:增殖期子宫内膜,间质细胞 CD138 间质多灶(+),HE ×200

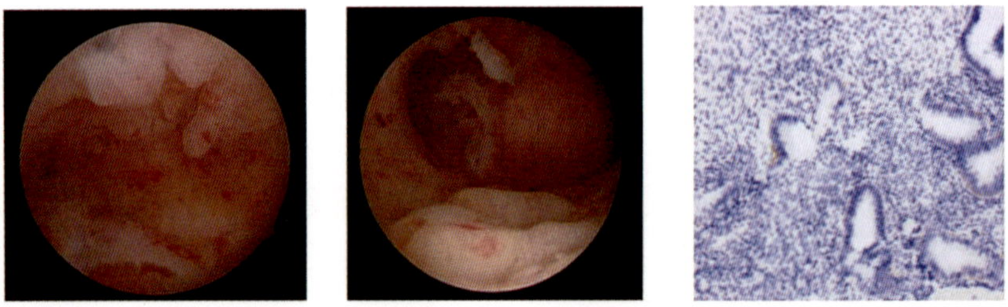

(A)　(B)　(C)

彩图 9　子宫内膜息肉合并子宫内膜炎患者治疗后宫腔镜下表现(第一次复查)(病例 19)

图 A 及图 B:子宫内膜前壁多发息肉较前减少,子宫内膜表面充血点及出血点较前好转。图 C:增殖期子宫内膜,间质细胞 CD138(-),HE ×200

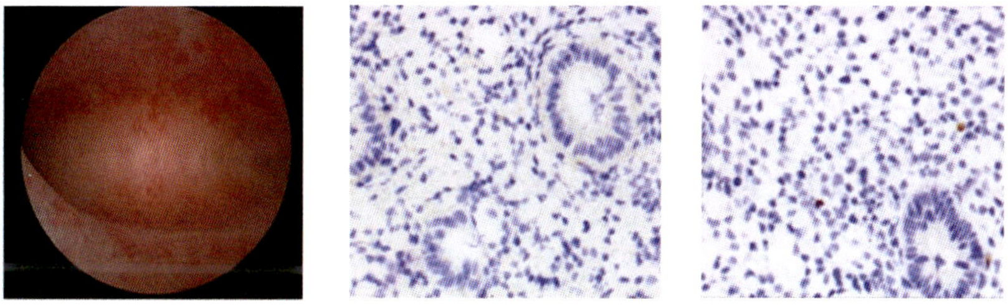

（A）　　　（B）　　　（C）

彩图 10　子宫内膜息肉合并子宫内膜炎患者治疗后宫腔镜下表现(第二次复查)(病例 19)

图 A:子宫内膜表面未见多发内膜息肉,表面可见局灶充血。图 B:增殖期子宫内膜,间质细胞 CD138(-),HE×200。图 C:增殖期子宫内膜,MUM-1 间质细胞散在极少许阳性,HE ×200

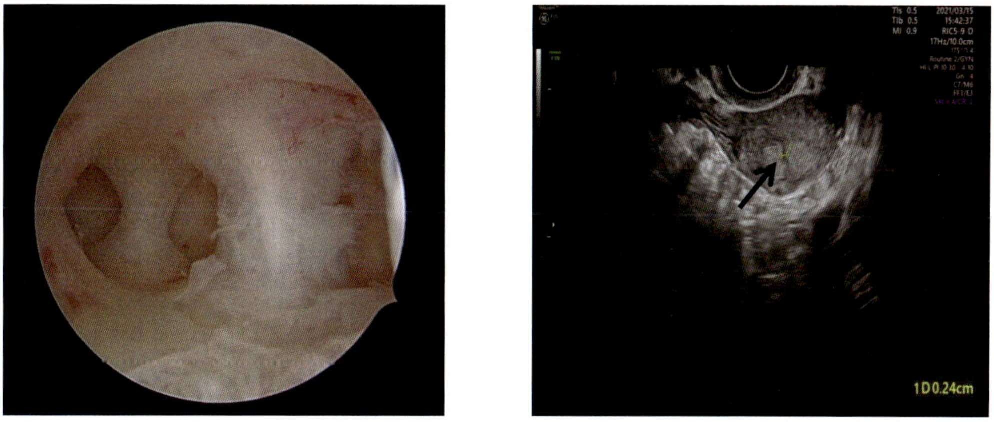

彩图 11　宫腔粘连患者宫腔镜及超声表现(病例 21)

A:宫腔内可见柱状前后壁粘连带,双侧宫角被遮挡。B:超声可见子宫内膜局部回声连续性中断,宫腔中段低回声带

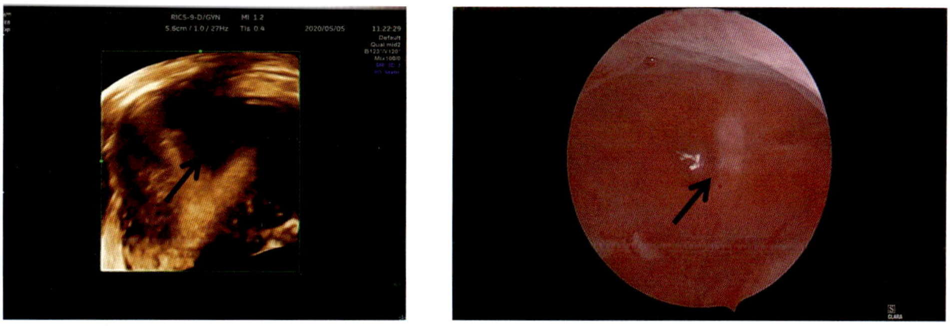

A　　　B

彩图 12　子宫不全纵膈患者超声及宫腔镜下表现(病例 26)

A:超声表现:宫底部可见嵴状突起凸向宫腔,下缘未达宫内口。B:宫腔镜下可见宫腔内不全纵隔,纵隔下缘距宫颈内口约 2 cm,下缘较宽约 1^{+} cm,两侧宫角深,纵隔长约 2^{+} cm

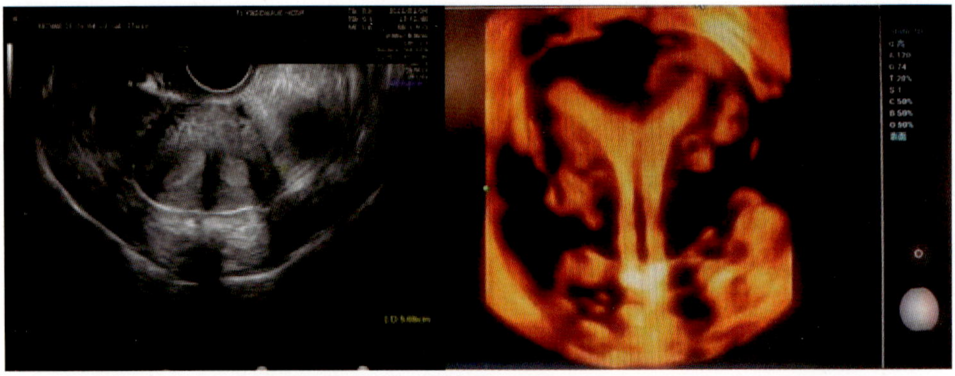

彩图 13　子宫完全纵膈患者超声表现（病例 27）

A、B：二维及三维超声下可见：子宫完全纵隔，宫底部低回声带延续至宫颈外口处，宫底部 低回声带宽约 14 mm。

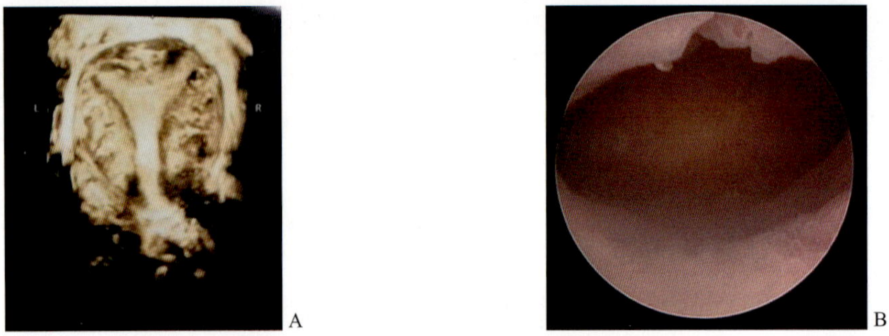

彩图 14　弓形子宫患者超声图像及宫腔镜表现（病例 28）

A：三维超声可见宫底凹陷 B：宫腔形态欠正常，两侧宫角稍深。

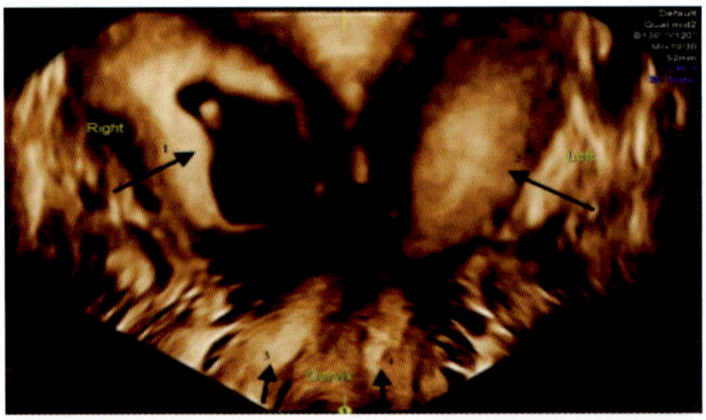

彩图 15　Ⅱ型阴道斜隔综合征合并斜隔侧宫内妊娠患者超声表现：双子宫、双宫颈、右侧宫内可见胎囊及胎牙，未见胎心，左侧子宫内膜增厚。（1、右侧子宫，内可见胎囊；2、左侧子宫；3、右侧宫颈；4、左侧宫颈）（病例 29）

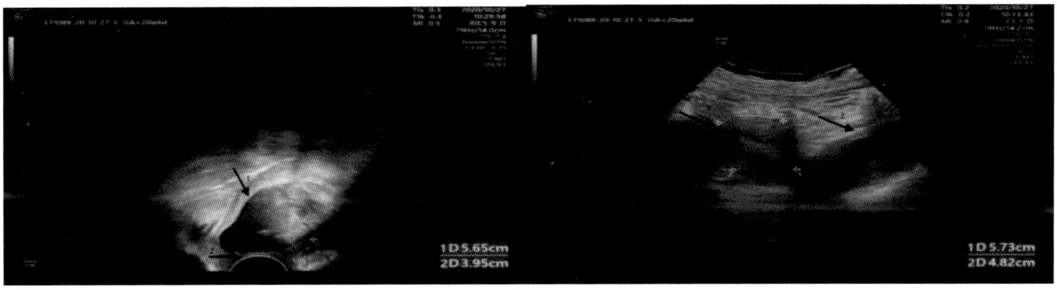

彩图 16 Ⅱ型阴道斜隔综合征合并斜隔侧宫内妊娠患者难免流产超声表现：图（左）：阴道右侧隔膜内可见胎囊影像，其内可见胎芽，未见胎心搏动（1 为胎囊；2 为阴道斜隔）；图（右）：双侧宫腔内未见胎囊影像（1 为右侧子宫；2 为左侧子宫）（病例 29）

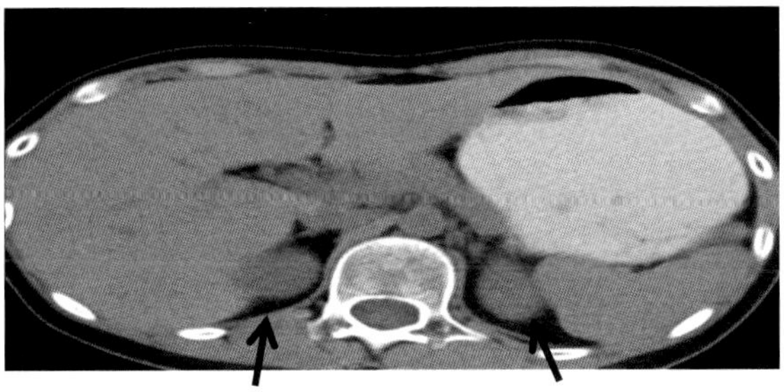

A

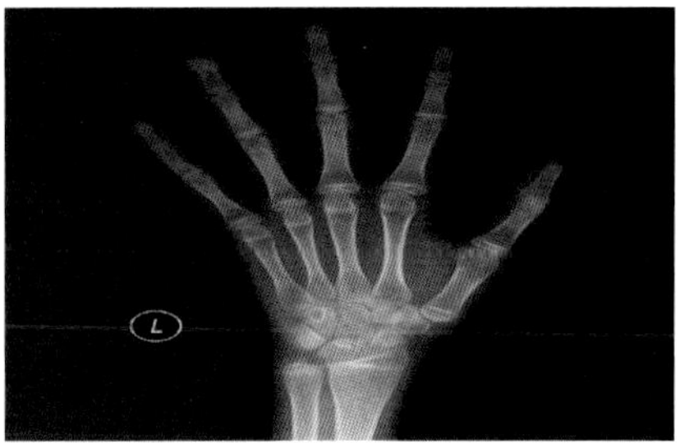

B

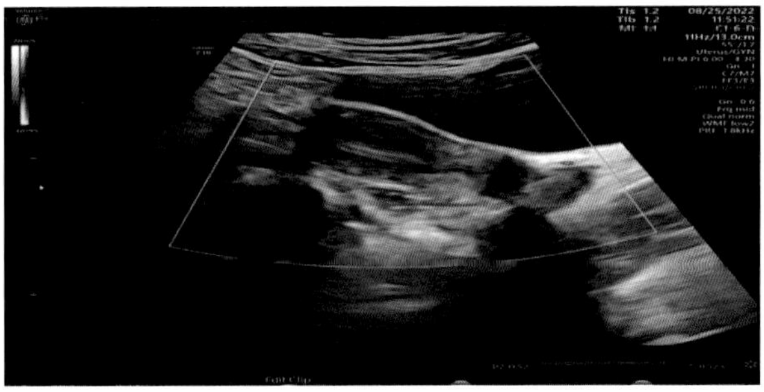

C

彩图 17 46XX-17α- 羟化酶缺乏症患者影像学评估（病例 34）

A：腹部 CT：双侧肾上腺各支明显均匀增粗 B：手腕骨骨龄评估：左手腕骨龄发育稍迟缓 C：盆腔超声：子宫 3.6 × 3.0 × 3.0 cm，内膜 8 mm，左卵巢 1.6 × 1.2 cm，左卵巢 2.0 × 1.4 cm，均未见异常回声

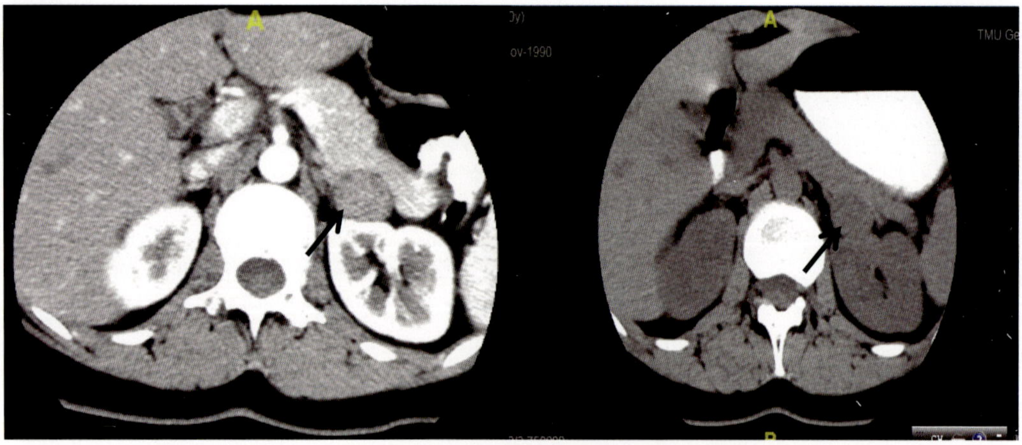

彩图 18 分泌 17- 羟孕酮的肾上腺肿瘤患者肾上腺 CT 表现(病例 36)

左图(平扫)、右图(增强):左侧肾上腺区软组织密度结节影,大小约 2.5 cm×2.0 cm,增强扫描各期 CT 值约为 91HU、102HU、96HU、88HU、73HU。右侧肾上腺大小形态正常,密度均匀,各肢厚度均未超过 10 mm,未见确切异常结节和肿块。所示肝内可见低密度结节影,未见明显强化。

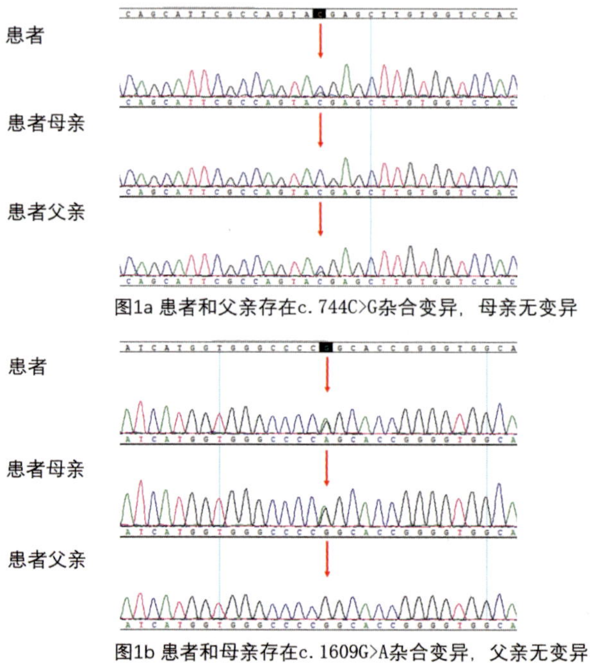

彩图 19 P450 氧化还原酶缺陷症患者家系 Sanger 测序验证结果(病例 37)

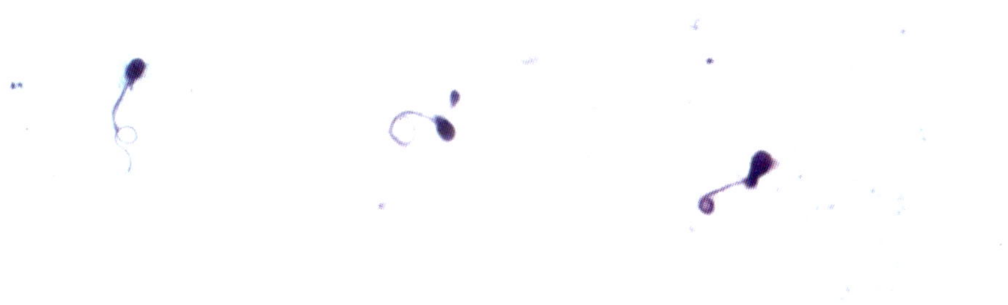

1A　　1B　　1C

彩图 20　原发性纤毛不动综合征先证者精子形态学染色（病例 43）

400 倍光镜下 Diff-quick 染色所见精子头部大小、形态基本正常，尾部呈卷曲状，见图 1 A；精子尾部卷曲（见图 1 B）并疑似包饶于质膜内（图 1 C）。

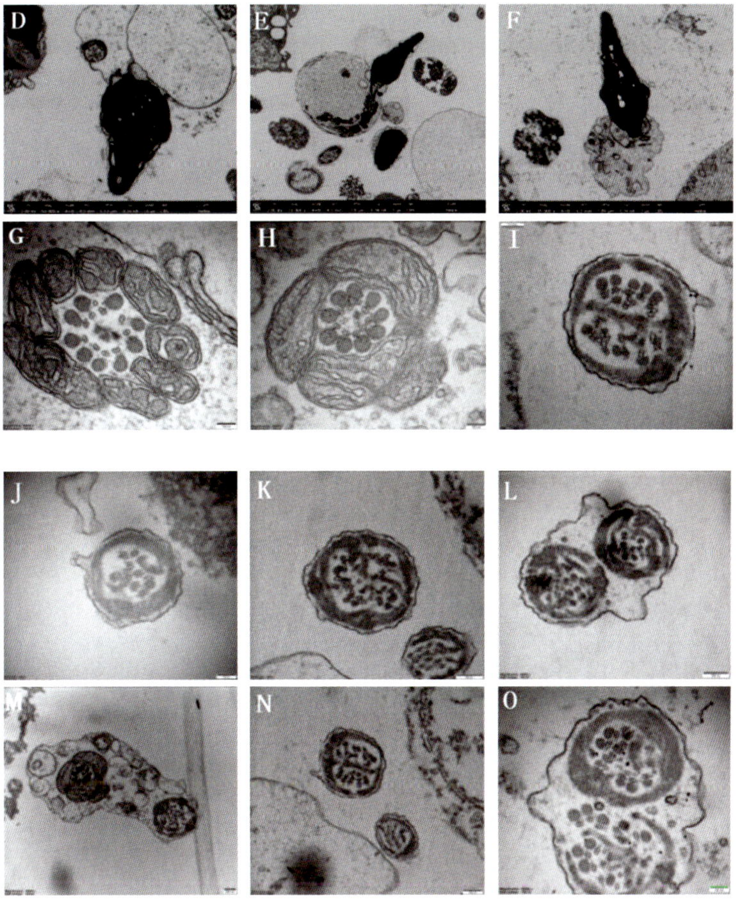

彩图 21　原发性纤毛不动综合征先证者精子尾部电镜图片

（D,E,F）：TEM 示细胞核及核后环形态均正常，（E）主段长度正常；E 精子尾部卷曲并包 饶于质膜内，可见中段线粒体，线粒体数量、分布未见明显异常。（G，H）98，000× 放大显示富 含线粒体的精子中段横断面；ODFs 数目正常，但 1~3 条 ODFs 已经产生移位；中央微管消失，外周微管数目异常并移位放射幅消失；（H）：依稀可见分布紊乱的 IDA 和 ODA；（G）：IDA、ODA 均不可见。（I,J,K,L）：精子主段横断面，ODFs 数目明显异常、移位；中央微管消失；外 周微管排列十分紊乱、数目减少；放射幅、ODA、IDA 已经无法辨认；主段偏头侧端背侧纵柱、腹侧纵柱和环形肋柱结构尚正常，但背侧和腹侧纵柱相连的外周微管已经不可辨识。（L，M，O）：位于同一质膜内走向相反的鞭毛（尾部卷曲并包饶于质膜内）。（M）：切面显示中段（左）和主段（右），由近端向远端结构异常明显加重。（O）：显示两段主段结构均明显异常，远端主 段一侧侧柱已消失。（N）疑似同一精子尾部卷曲、走向相反的鞭毛。（病例 43）

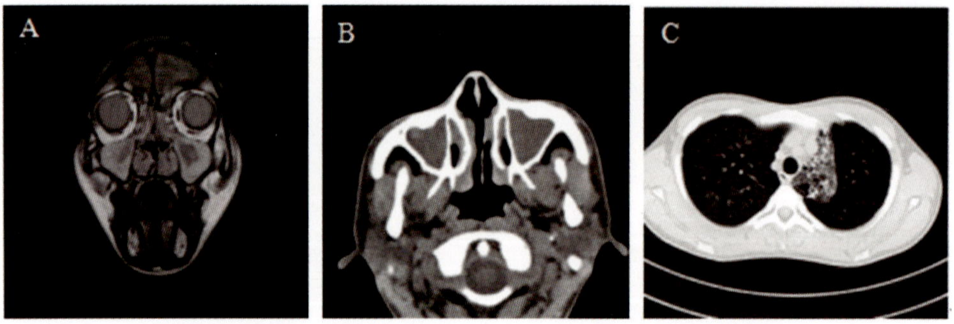

彩图 22　原发性纤毛不动综合征先证者(Ⅲ-5)影像学检查(A)

先证者(Ⅲ-5)头部 MRI(T2WI 冠状位):双侧上颌窦、筛窦、蝶窦、额窦均可见异常信 号,T1WI 呈低信号,T2WI 呈高、低混杂信号,信号强度不均匀,考虑为全组副鼻窦炎性改 变;双侧下鼻甲肥大;鼻中隔略显左偏;双侧乳突稍长 T2 信号,考虑轻度乳突炎性改变;脑 实质未见异常信号;(B):先证者(Ⅲ-5)鼻窦部 CT:双侧上颌窦、筛窦、蝶窦、额窦均可见稍 高密度影,考虑全组副鼻窦炎性改变;双侧下鼻甲肥大;鼻中隔略显左偏;窦壁完整,无骨质 破坏;(C):先证者(Ⅲ-5)胸部 CT:全内脏镜像转位。双肺纹理增多,左肺上叶纹理紊乱,可 见磨玻璃密度影及斑片影,局部可见蜂窝样改变,左肺上叶及中叶支气管扩张,管壁增厚,可 见轨道征及印戒征,双肺下叶、左肺中叶及右肺舌叶可见弥漫多发粟粒状小结节影及树芽 征,双肺下叶为著。双侧肺门无增大。心脏及大血管形态正常,纵膈未见肿大淋巴结。双肺 胸膜无增厚。胆囊内可见类圆形高密度影。(病例 43)

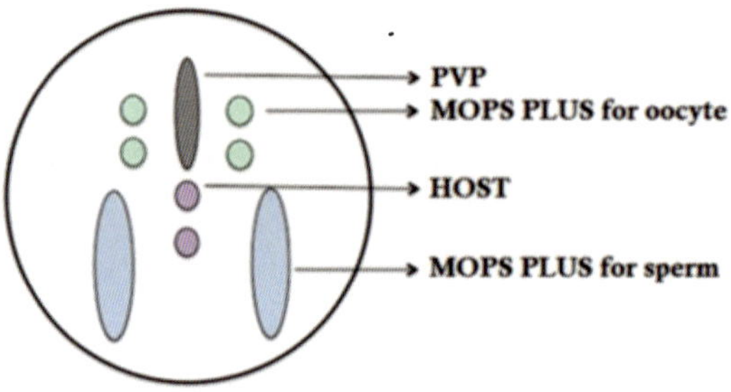

彩图 23　改良 HOST 方法示意图:PVP:Polyvinyl-Pyrrolidone,精子制动液;MOPS PLUS for oocyt:卵子用 MOPS;HOST:hypo-osmotic swelling test,精子低渗膨胀试验;MOPS PLUS for sperm:精子用 MOPS。(病例 43)

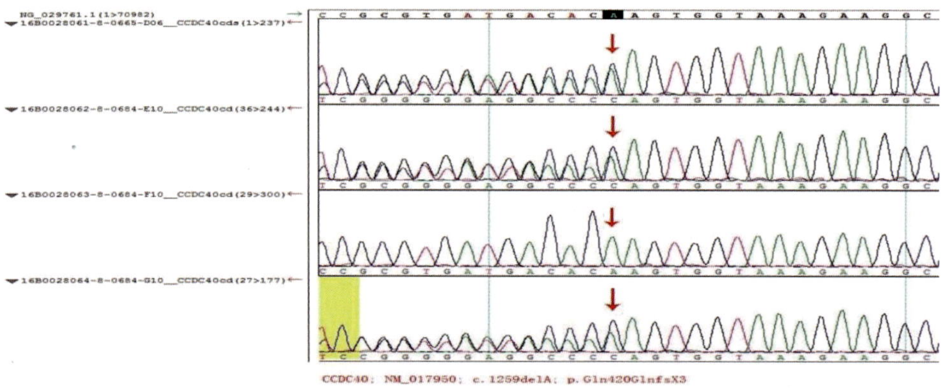

彩图 24　原发性纤毛不动综合征家系 CCDC40 Sanger 测序峰图

(图中箭头所示为 c.125 9delA;p.Gln420GlnfsX3 突变位点)(病例 43)

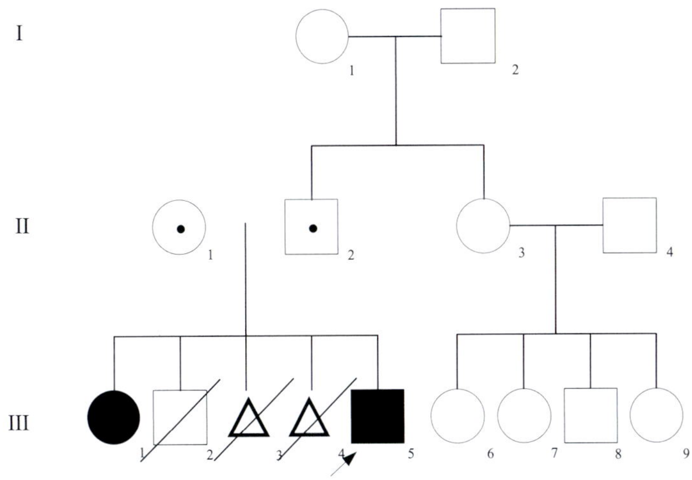

彩图 25　原发性纤毛不动综合征患者先证者家系图

Ⅲ-5 为先证者，表现为 PCD；其同胞姐姐（Ⅲ-1 ）表现为 PCD；父（Ⅱ-1 ）母（Ⅱ-2 ）为携 带者，其他存活者均表型正常且未检出相同的基因突变。（病例 43 ）

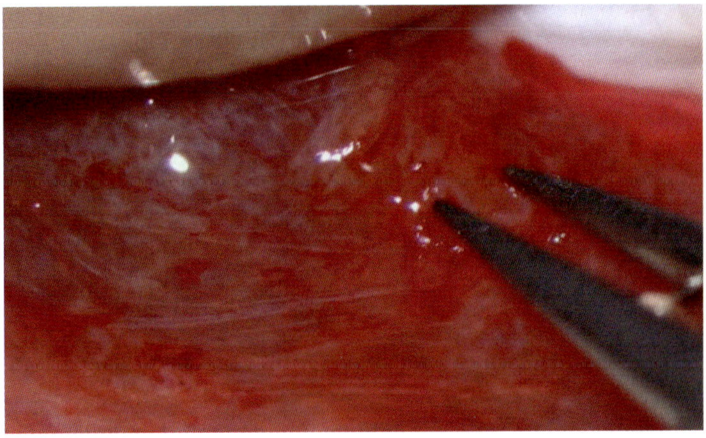

彩图 26　Y 染色体 AZFc 缺失无精子症患者行同步睾丸显微取精术中发现的相对较饱满粗大的生精小管（病例 52 ）

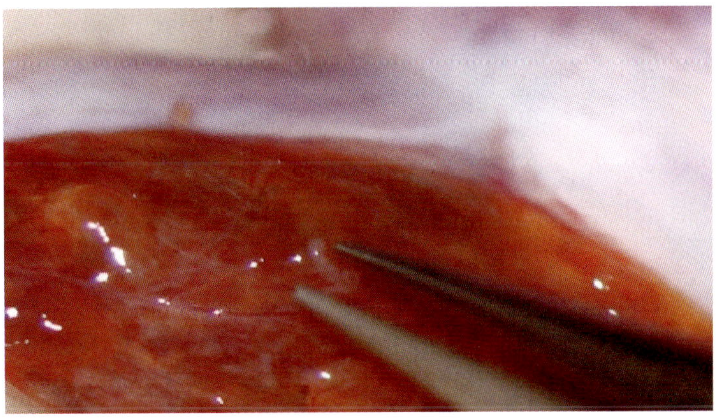

彩图 27　克氏综合征患者术中发现的相对粗大饱满的曲细精管（病例 53 ）

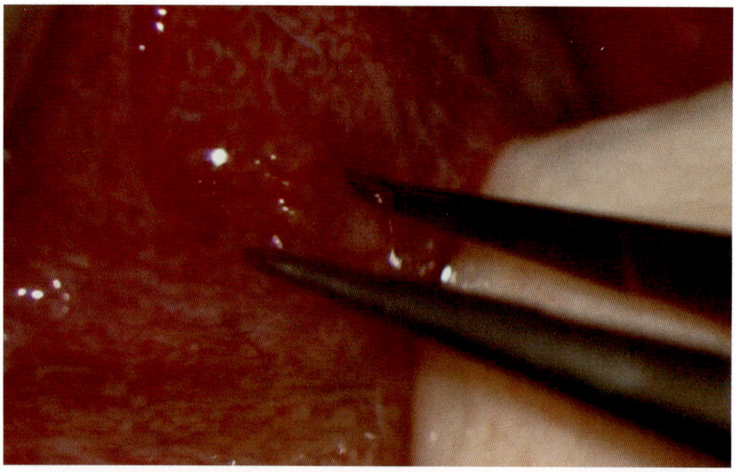

彩图 28　双侧隐睾术后伴无精子症患者术中发现的膨大苍白岛状生精小管(病例 54)

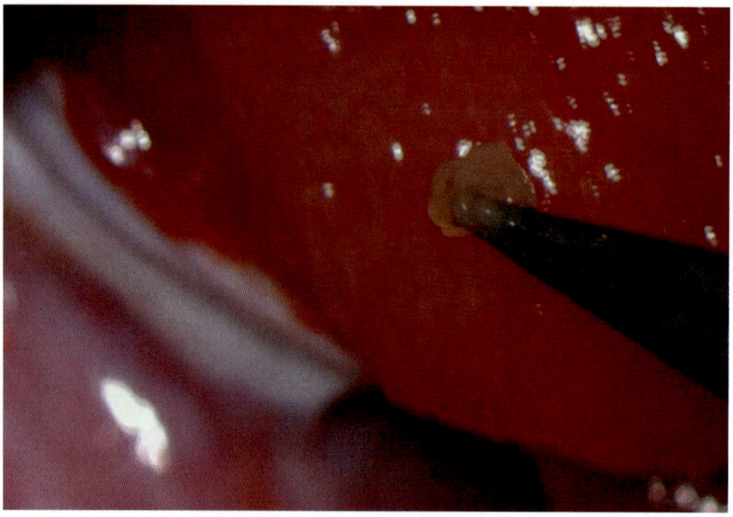

彩图 29　IHH 药物治疗后仍无精患者术中发现的相对饱满粗大的曲细精管(病例 55)

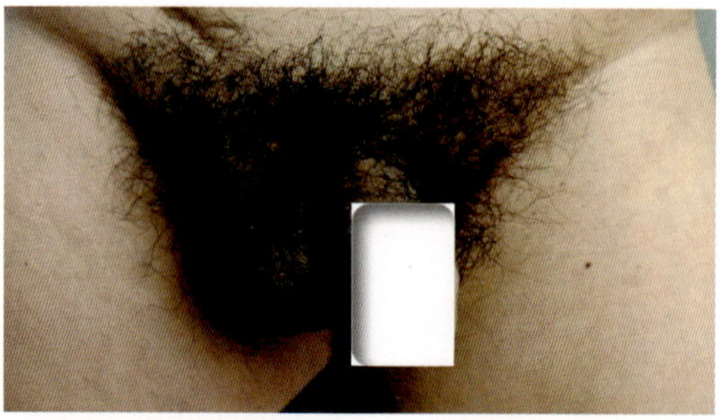

彩图 30　苗勒管永存综合征患者外生殖器体格检查图(病例 56)

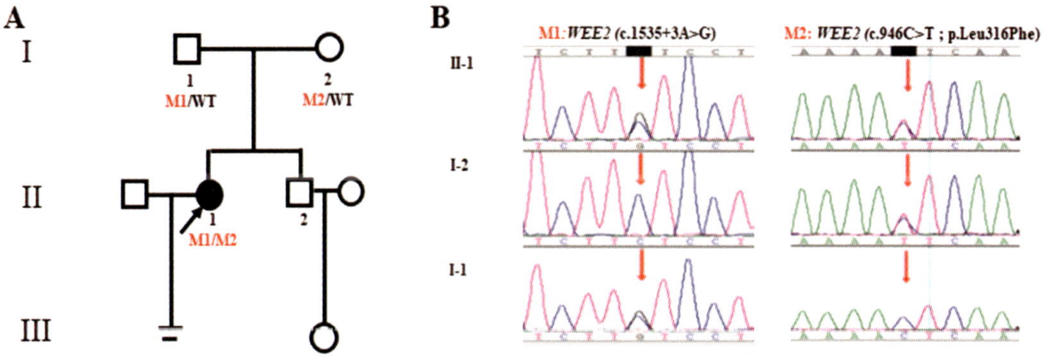

彩图 31　WEE2 基因突变导致受精障碍患者全外显子测序：在女方检测到 WEE2 基因的复合杂合突变 c.153 5+3A>G 和 c.946C>T(p.Leu316Phe)。家系图显示 c.153 5+3A>G 源于女方的父亲，而 c.946C>T (p.Leu316Phe)源于女方的母亲。(病例 57)

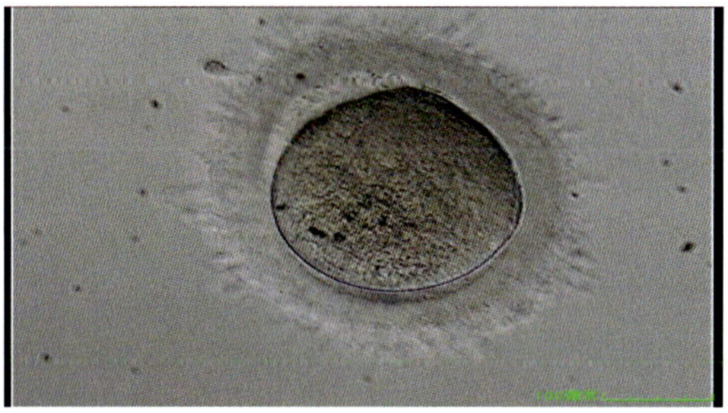

A

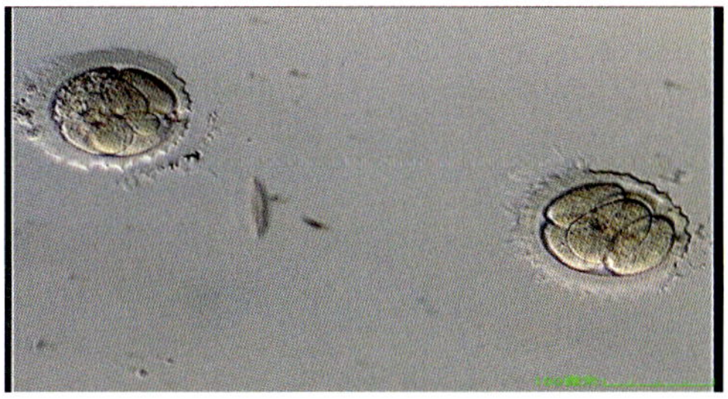

B

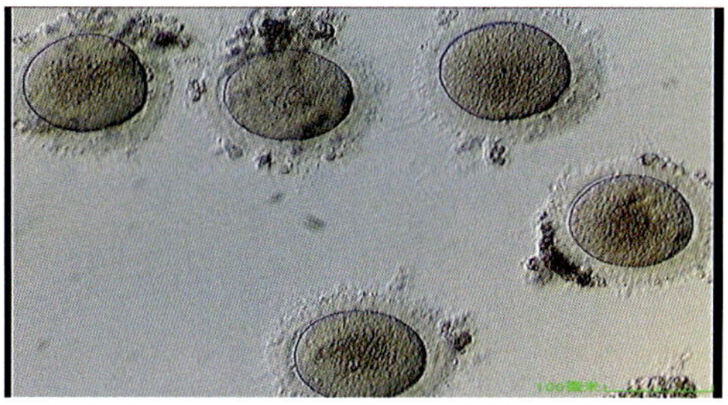

C

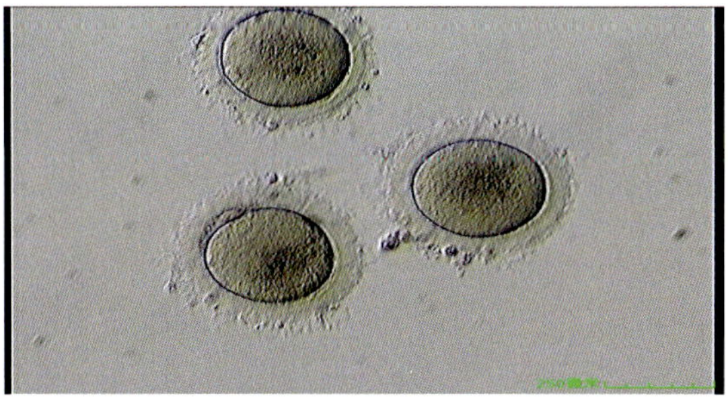

D

彩图 32　卵母细胞透明带形态异常患者卵母细胞及胚胎图像

A. 第 1 次 IVF 卵透明带异常　B. 激光范围为 1/4 透明带，削薄厚度为 50%~80%　C. 第 2 次 ICSI 卵透明带异常　D. 第 3 次 ICSI 卵透明带异常(病例 58)

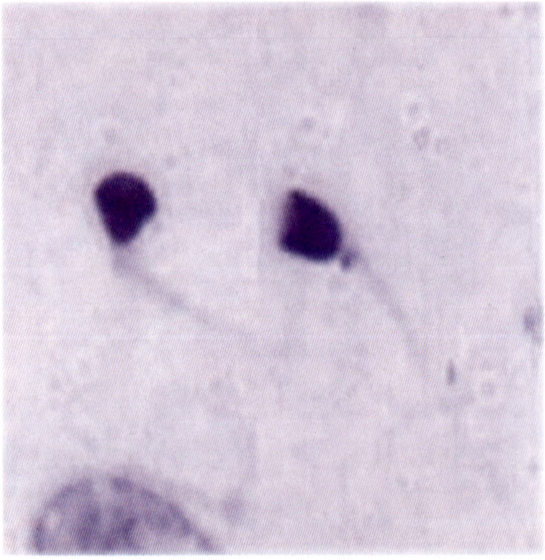

彩图 33 精子顶体不完整患者精子染色图像:无顶体畸形精子(病例 59)

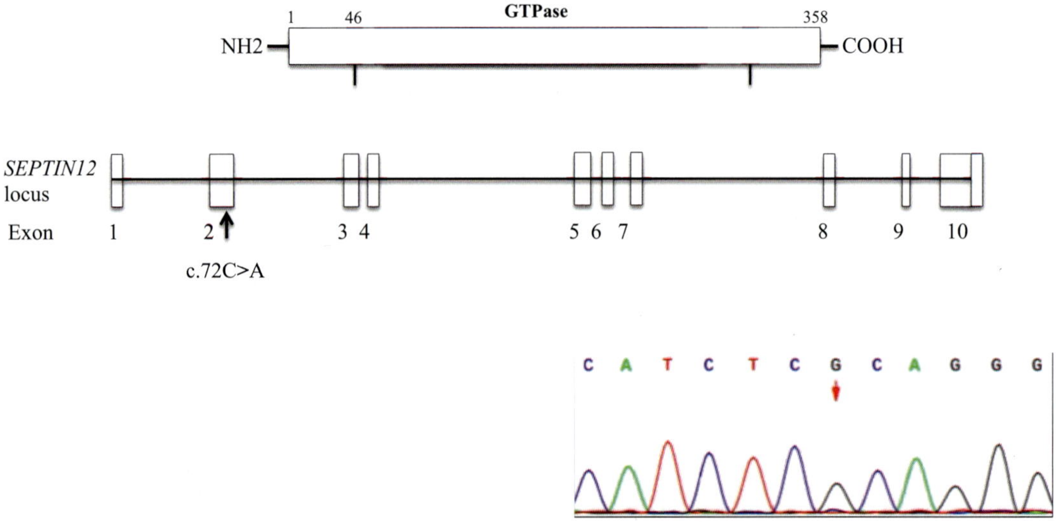

彩图 34 SEPT12 基因变异 突变位点示意图(病例 60)

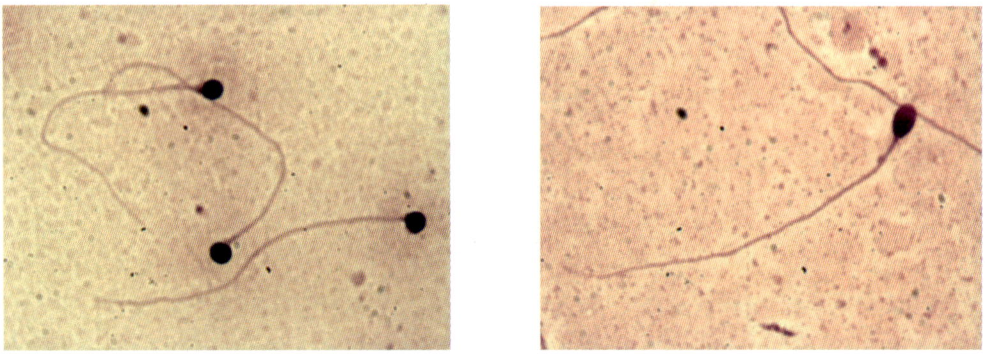

A B

彩图 35 DPY19L2 纯合突变导致的圆头精子症患者精子图像

A 圆头精子症的精子形态 B 正常精子的精子形态(病例 61)

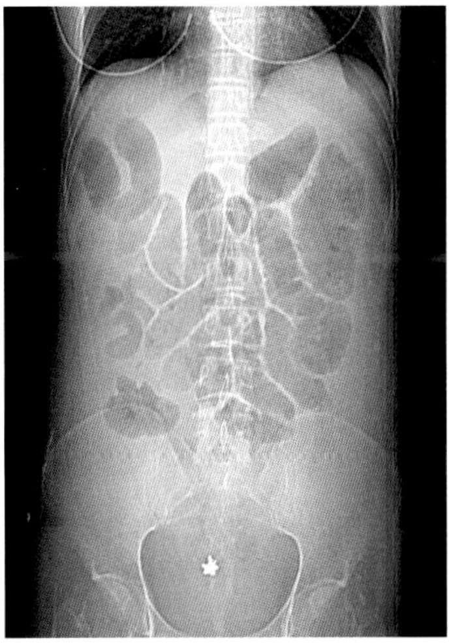

A

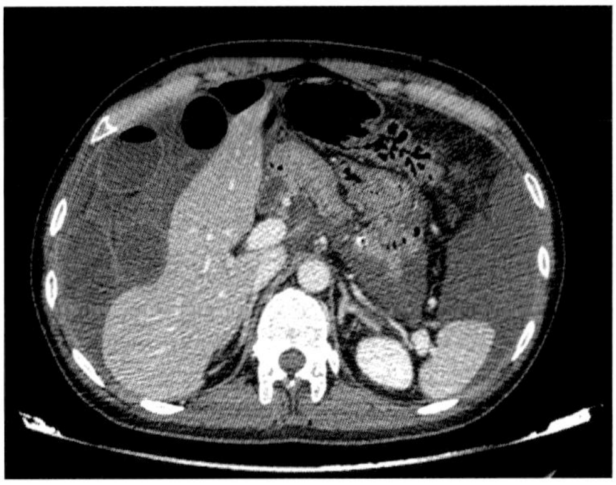

B

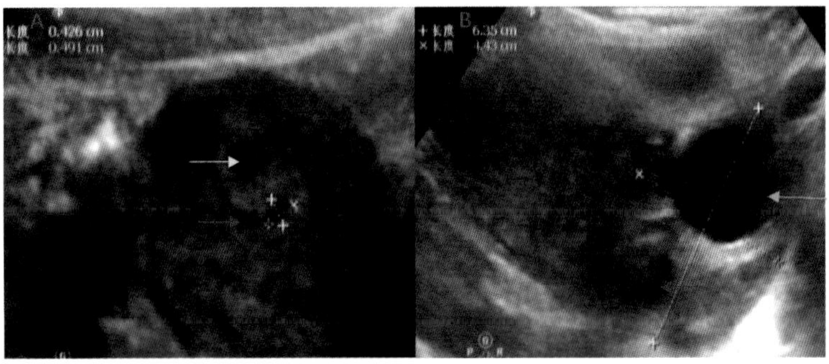

C

彩图 36　重度卵巢过度刺激综合征合并绞窄性肠疝患者影像学特点

A. 腹部 X 线显示腹腔部分肠管扩张　B. 腹部 CT 显示肝周间隙多发小肠积气、积液，并见液平面　C. 阴道超声提示子宫腔内可见三个妊娠囊（箭头黄、红和蓝所示），左侧卵巢大小为 64 mm *44 mm. 左侧卵巢内可见两个囊肿（箭头绿和紫所示），其中绿色箭头所示囊肿大小为 34 mm *29 mm（病例 80 ）

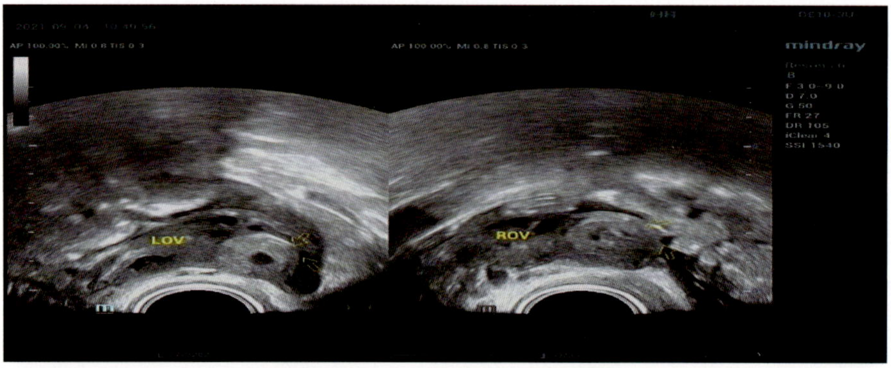

彩图 37　双侧卵巢妊娠患者超声图像(病例 83)阴道超声提示双侧卵巢内壁厚囊区,异位妊娠病灶可能

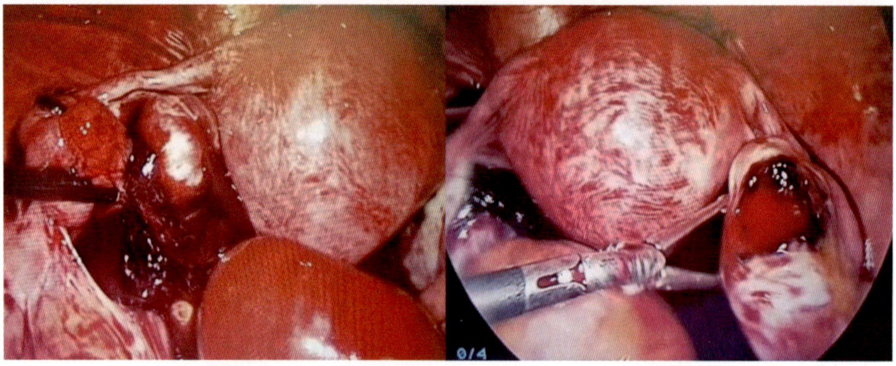

彩图 38　双侧卵巢妊娠患者腹腔镜下表现:术中双侧卵巢妊娠病灶(病例 83)

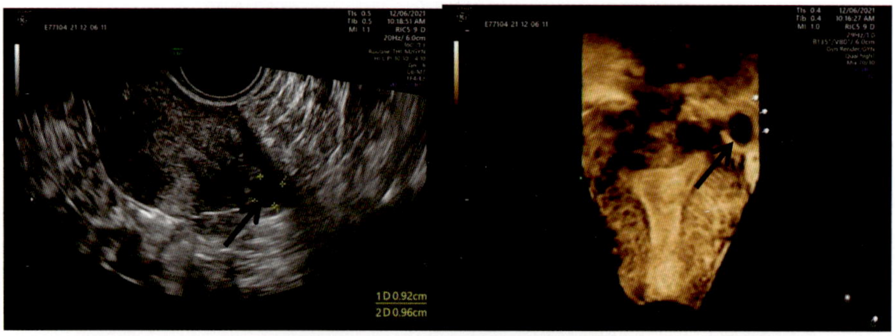

彩图 39　双侧输卵管切除术后输卵管残端妊娠患者阴道超声(病例 84)

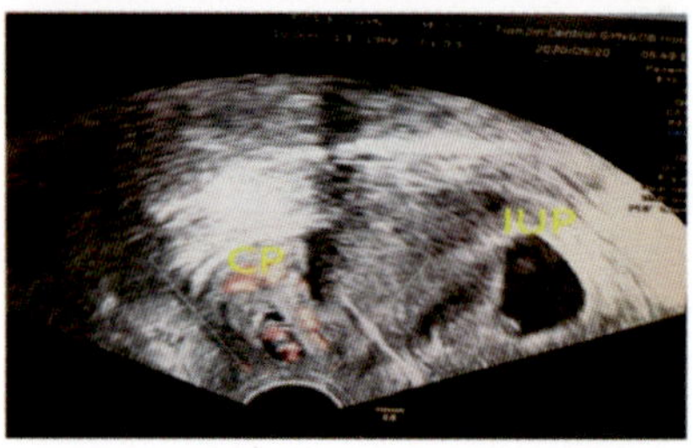

彩图 40　宫内合并宫颈复合妊娠患者超声:宫内合并宫颈复合妊娠(病例 86)

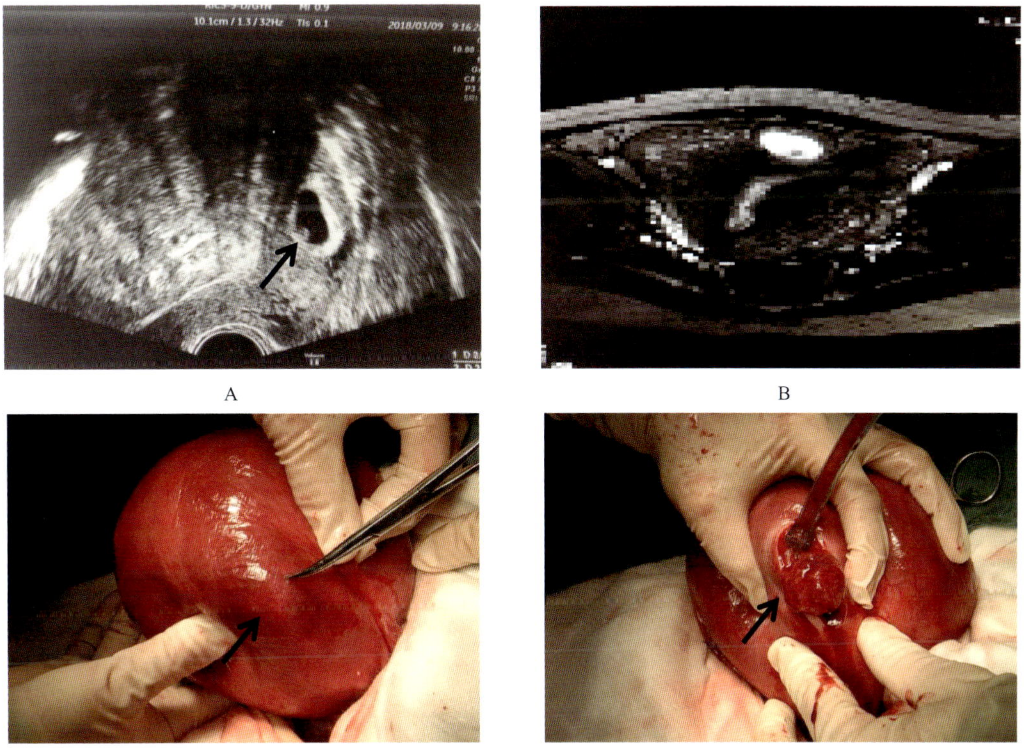

A　B　C　D

彩图 41　肌壁间妊娠患者超声表现及术中情况（病例 87）

A、B：B 超影像 及.MRI 影像提示子宫左前壁肌壁间妊娠　C、D.：术中所见子宫左前壁肌壁间妊娠病灶

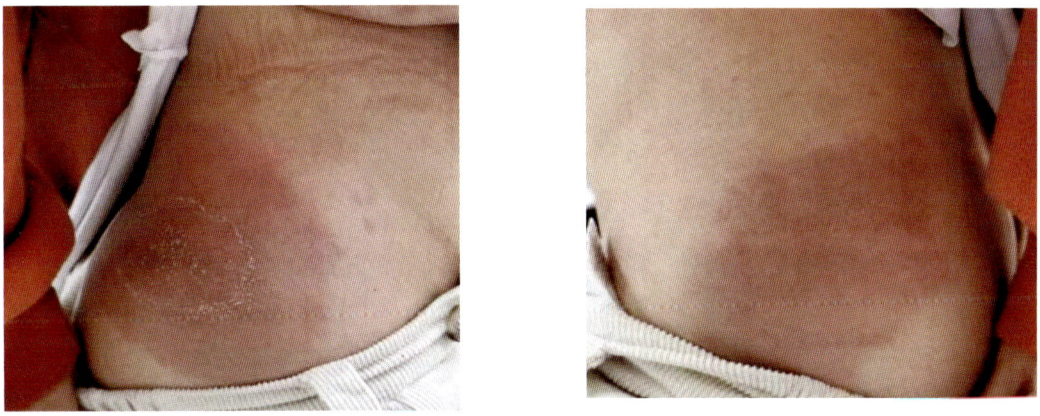

A　B

彩图 42　肌注黄体酮致蜂窝组织炎患者的临床表现：双臀红肿，有压痛，散在硬结，皮温升高，右臀充血，有波动感，红肿呈地图状，左 臀 红 肿，有硬结（病例 91 ）

A. 右臀黄体酮注射后 4 周　B. 左臀黄体酮注射后 4 周